LES

PHOSPHATES

LEURS FONCTIONS

CHEZ

LES ÊTRES VIVANTS

PAR

Ld JOLLY

Pharmacien de 1re Classe
Officier d'Académie
Membre de la Société de Médecine Pratique de Paris
de l'Association Française pour l'avancement des Sciences
de la Société des Agriculteurs de France.

PARIS

LIBRAIRIE GEORGES CARRÉ

112, BOULEVARD SAINT-GERMAIN, 112
(En face l'Ecole de Médecine)

—

1887

LES

PHOSPHATES

LEURS FONCTIONS CHEZ LES ÊTRES VIVANTS

LES

PHOSPHATES

LEURS FONCTIONS

CHEZ

LES ÊTRES VIVANTS

PAR

Ld JOLLY

Pharmacien de 1re Classe
Officier d'Académie
Membre de la Société de Médecine Pratique de Paris
de l'Association Française pour l'avancement des Sciences
de la Société des Agriculteurs de France.

> *Cherchez la cause des phénomènes et*
> *lorsque vous l'aurez trouvée, demandez-vous*
> *quelle est la cause de cette cause.*
> NEWTON.
> CHEVREUL.

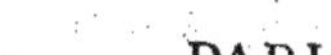

PARIS

LIBRAIRIE GEORGES CARRÉ

112, BOULEVARD SAINT-GERMAIN, 112
(En face l'Ecole de Médecine)

1887

PRÉFACE

On sait que les phosphates jouent un grand rôle chez tous les êtres vivants, végétaux et animaux. L'augmentation des récoltes obtenue en agriculture par leur emploi raisonné sont des résultats synthétiques positifs à l'encontre desquels personne n'oserait plus s'élever aujourd'hui. Les troubles pathologiques qui suivent ou accompagnent la phosphaturie chez l'homme en fournissent une autre preuve d'ordre analytique.

Mais quel est le rôle des phosphates dans les végétaux et chez les animaux ? Malgré les nombreuses recherches dont les plantes ont été l'objet (aucune recherche n'ayant été pratiquée sur les matières animales), on peut dire qu'on n'en sait encore rien. Cela d'ailleurs n'est pas surprenant, étant données les difficultés à vaincre, si l'on se contente de recherches exclusives au règne végétal. En effet, les phosphates sont associés, ainsi que nous le démontrerons, aux éléments vivants, lesquels sont de nature protéique. Or, ces éléments forment dans les végétaux une très faible partie, tandis que le substratum, le ligneux, occupe la plus grande place. Mais, ainsi que l'a démontré Cl. Bernard, le principe vivant végétal, le protoplasma, offre de très grandes analogies avec celui de la cellule animale. Ils se nourrissent semblablement, leur constitution chimique est identique. D'ailleurs, si les végétaux composent de toutes pièces leurs principes constituants ; les animaux n'empruntent-ils pas, aux végétaux, par l'alimentation, leurs matériaux tout formés, se bornant à leur faire subir une transformation morphologique pour les adapter à leur nouvelle fonction. Et, tandis que les éléments vivants sont disséminés dans les végétaux et n'y occupent qu'une petite place ; ils sont au contraire condensés chez les animaux et les constituent en presque totalité. C'est pourquoi les animaux présentent de grandes facilités pour l'étude de cette importante question.

Partant de ces analogies, nous pourrons indifféremment choisir nos matériaux d'étude dans le règne végétal, ou chez les animaux, selon que pris dans l'une ou l'autre classe, ils pourront nous fournir des résultats plus précis pour éclairer un point de notre sujet. Donc, déterminer le rôle des phosphates dans un règne, ce sera le connaître dans l'autre.

Par cette raison même que les principes vivants constituent la presque totalité du corps des animaux, tandis qu'ils n'occupent qu'une faible place dans les végétaux ; on comprendra que si le rôle des phosphates est déjà très grand en agriculture et indispensable au développement normal des végétaux, leur importance est beaucoup plus considérable encore chez les animaux et chez l'homme en particulier. Aussi, quand, au cours des recherches que nous allons exposer, nous établirons que les prétendus perfectionnements apportés, soit à l'élevage des animaux destinés à l'alimentation de l'homme, soit dans la culture des plantes alimentaires en produisant l'étiolement de ces végétaux, soit dans l'extraction de la farine des céréales et la panification, ont pour résultat d'appauvrir en principes nutritifs et surtout en phosphates nos aliments principaux ; on comprendra facilement, alors, comment il se fait que les générations humaines vont, dans notre pays, s'affaiblissant de plus en plus ; que l'anémie s'étend et se généralise dans les villes, malgré des soins plus grands, une hygiène mieux entendue, une alimentation plus soignée et enfin malgré une quantité et une variété fantastiques de préparations ferrugineuses que l'on ingère.

En 1868, nous avions parmi nos clientes une dame atteinte d'une affection nerveuse compliquée d'anémie datant de plus de vingt années, chez laquelle toutes les médications avaient échoué. Elle consulta le D' Gruby qui lui conseilla une poudre composée. Une amélioration rapide se manifesta, laquelle encouragea la malade à continuer son traitement avec régularité. Enfin la guérison fut bien complète au bout de deux ans. Nous crûmes devoir attribuer les propriétés curatives de cette poudre au phosphate de fer bleu des pharmacies et au phosphate de soude qu'elle contenait.

Nous apprîmes à ce moment que le phosphate de fer avait procuré un certain nombre de cures heureuses au D' Sandras et qu'il avait publié, sur son emploi, une brochure intéressante.

Notre attention étant portée sur ce produit, nous en fîmes la base de quelques préparations et avec le concours de plusieurs médecins de nos amis, nous pûmes l'expérimenter sur un assez grand nombre de malades, recherchant surtout ceux qui se montraient réfractaires à l'action des autres ferrugineux. C'est par ces expériences comparatives que nous avons acquis la conviction que le phosphate de fer est supérieur à tous les autres ferrugineux. Quel était l'élément qui donnait cette supériorité? Était-ce l'acide phosphorique seul, ou le phosphate de fer complet, c'est-à-dire l'association de l'acide phosphorique et du fer dans un même composé chimique défini.

Tel était le problème dont nous cherchions la solution, lorsque survint la catastrophe épouvantable dans laquelle notre chère Patrie faillit sombrer. Les angoisses patriotiques de cette époque avaient changé le cours des idées; mais nos maîtres, par un effort sublime dont la postérité conservera le souvenir, voulaient relever, par la science, notre pays écrasé par la force. C'est alors qu'en 1872 M. Boussingault publia, dans les comptes rendus des séances de l'Académie des sciences, les résultats de l'analyse d'une hématosine très riche en phosphate de fer; mais, dont le mode de préparation n'était pas indiqué. Cette note fut pour nous un trait de lumière. Nous nous demandâmes si le fer n'existait pas dans le sang à l'état de phosphate ; car il nous semblait étrange et impossible à admettre que le quart, le cinquième de l'oxyde de fer, ou plus, ou moins, fût combiné à l'acide phosphorique. Nous instituâmes alors un procédé spécial afin d'en acquérir la preuve et d'en faire la démonstration.

Au moment où nous venions d'obtenir nos premiers résultats sur la constitution chimique du fer du globule hématique ; en 1873, nous trouvant en relation avec le Dr Paquelin qui venait de publier une longue observation sur l'emploi du phosphate de chaux, nous avions supposé qu'il avait étudié la question des phosphates et que sa collaboration pourrait nous être utile. Nous avons publié ensemble plusieurs notes sur le sang, ainsi qu'une étude des pyrophosphates, des hypophosphites et du phosphate de chaux, dont les conclusions sont diamétralement opposées à celles de sa première observation. Quelques assertions, fruits de son imagination vive plutôt que de constatations scientifiques, ont dû être rectifiées à la suite de nos recherches ultérieures. Au bout de quelque temps, notre collaborateur abandonnant la physiologie pour la physique et la mécanique, nous cessâmes en 1877 une collaboration qui, depuis un certain temps déjà, n'était plus que nominale.

Nous avons voulu, par ces quelques mots d'historique, rendre la part d'honneur qui leur revient, à MM. Gruby et Boussingault, qui, par leurs travaux antérieurs, ont été les inspirateurs de nos recherches.

Ainsi que nous l'avons dit en commençant, c'est en empruntant aux différentes espèces animales, la plus grande partie de nos matériaux d'étude, qu'il nous a été possible de déterminer les fonctions des phosphates. En comparant les qualités physiques des tissus à leur constitution minérale phosphatée, nous avons pu connaître le rôle des phosphates à l'état statique ; l'étude des déchets de l'organisme nous a guidé pour établir leur rôle dynamique.

Tous les tissus végétaux et animaux sont des aggrégations cellulaires ; si, au point de vue fonctionnel, tous les éléments histologiques qui composent un tissu sont solidaires les uns des autres, ils sont absolument indépendants dans l'accomplissement des phénomènes vitaux et nutritifs. Aussi, quand nous avons voulu aborder les phénomènes de la nutrition chez l'homme, a-t-il été nécessaire que nous étudiions ce phénomène dans la cellule isolée ; puisque la nutrition dans un organe n'est, en définitive, que la résultante nutritive de tous les éléments qui le composent.

Poussant plus loin nos investigations, nous avons acquis la preuve qu'un grand nombre de maladies générales ne sont dues qu'à une perversion vitale, nutritive ou fonctionnelle de l'élément anatomique.

Dans nos recherches, nous avons procédé par analyse, cela se conçoit ; mais dans l'exposition que nous allons faire des résultats, nous procéderons inversement, en étudiant la vie, d'abord, dans le protoplasma, puis dans l'élément organisé simple la cellule. Nous prendrons ensuite le règne végétal parce que la vie s'y manifeste d'une manière excessivement simple, malgré une variété infinie de formes. Enfin, nous terminerons par le règne animal, dans ses espèces les plus parfaites, les animaux supérieurs et l'homme.

Toutes les questions que nous allons traiter, s'appuient sur des recherches chimiques. Comme nous ne prétendons pas faire une œuvre médicale, pour laquelle nous sommes incompétent ; nous les exposerons en chimiste, c'est-à-dire en physiologiste.

Il y a quelque trente ans, les chimistes étaient tenus en assez maigre estime quand ils voulaient se permettre d'aborder les problèmes de la physiologie. On leur reprochait de prétendre résoudre par la chimie la plupart des phénomènes de biologie et d'avancer, que toutes les transformations qui s'accomplissent dans l'organisme vivant, s'opèrent comme dans une cornue inerte. Depuis cette époque la science a progressé et ce qui était hérésie alors, est vérité aujourd'hui. En effet, toutes les métamorphoses chimiques, que subissent les matières organiques, s'effectuent dans l'économie et dans la cornue du chimiste d'une manière identique. L'organisme peut, à la vérité, les ralentir ou les accélérer, mais il ne peut en modifier profondément les résultats.

Il est établi d'une manière indiscutable aujourd'hui, que tous les phénomènes de la vie sont d'ordre physique, mécanique ou chimique. Nous ne pouvons pas expliquer les phénomènes de la locomotion animale sans les lois de la physique et de la mécanique. Les phénomènes de la digestion sont des transformations chimiques ; la nutrition proprement dite est précédée, d'abord, d'un phénomène physique d'osmose et ensuite l'assimilation et la désassimilation provoquent des phénomènes chimiques. Le travail musculaire ne peut s'effectuer sans l'intervention de combustions chimiques qui produisent du calorique et la transformation mécanique de la chaleur en mouvement qui produit la force.

On se demandera peut-être pourquoi, à propos des phosphates, nous allons parler de la nutrition et du sommeil ? Si l'on veut bien prendre la peine de nous lire, on verra que c'est par l'étude des phosphates, que nous avons pu découvrir que ce sont les éléments des globules hématiques qui servent à la nutrition et à la croissance histologiques. C'est aussi par l'élimination des phosphates, que nous avons pu établir que les phénomènes de la nutrition intime des tissus s'accomplissent pendant le sommeil.

Un dernier mot.

Dès le début de nos recherches, lorsque nous avons présenté notre premier mémoire sur la constitution chimique des globules sanguins, on a insinué que nos conclusions pouvaient être inventées dans un but mercantile ?

Voici ce qui a été imprimé dans un journal de médecine, dont nous tairons le nom, le rédacteur en chef de cette époque étant décédé :

. . . .

« Quant à nous, nous n'hésitons pas à déclarer, sans vouloir rien préjuger sur la valeur scientifique de ce mémoire, qu'il est regrettable, au point de vue scientifique même, qu'une annonce dans les journaux, sur le phosphate de fer hématique ait précédé la lecture de ce mémoire devant une société scientifique. » . . . .

Voici notre réponse qui a été insérée dans un numéro suivant :

. . . .

Un problème qui intéresse vivement la thérapeutique, la solubilisation du phosphate de fer, est à l'étude depuis 1848 (travaux de M. Persoz), je le résous et je prends date de priorité par les journaux de médecine en annonçant que je l'ai résolu. En quoi ai-je commis un acte regrettable ?

Cependant je présente le résultat de mes recherches sur le rôle biologique de l'élément phosphoré à l'approbation des sociétés savantes ; je suis chimiste et pharmacien, en cette double qualité je fais de la science et de la pharmacie. En quoi suis-je condamnable ?

« La science, envisagée au point de vue économique, a dit Dumas, offre deux aspects : dans le laboratoire de l'inventeur elle coute ; dans l'atelier de l'industriel elle rapporte... O vous qui vivez de la science, n'oubliez pas qu'il en est qui en meurent. »

Voilà les paroles prononcées dans la séance annuelle de la Société de secours des amis des sciences, par son illustre Président.

En quoi, un inventeur qui cherche comme industriel à s'assurer le bénéfice de sa découverte peut-il être coupable ?

Votre esprit d'équité m'est une assurance que vous voudrez m'accorder. . . . .

L'expérimentation, au moyen d'un produit pharmaceutique a précédé nos travaux et ce sont les résultats obtenus, qui nous ont décidé à les entreprendre, nous l'avons déjà dit. Durant tout le cours de nos recherches, nous avons continué l'expérimentation, afin de contrôler les déductions théoriques, au moyen de produits que nous avons composés d'après les résultats analytiques. Nous ne craignons pas de nous féliciter hautement d'avoir procédé de cette manière ; car, si, d'une part, les succès ont souvent confirmé nos théories ; d'autre part, les insuccès constatés nous ont permis de compléter nos études en recherchant les causes de ces exceptions et de rectifier nos conclusions dans ce qu'elles pouvaient avoir de trop absolu.

Nous étant proposé, avant tout, de rechercher la vérité scientifique sur le rôle des phosphates ; nous la présentons telle qu'elle nous apparaît et nous ne répudions aucun des moyens dont nous avons fait usage.

L. JOLLY.

PRINCIPES IMMÉDIATS

DÉRIVÉS DU PHOSPHORE

CHAPITRE PREMIER

DU PHOSPHORE ET DE SES COMPOSÉS OXYGÉNÉS

I

PHOSPHORE

Historique. — Un alchimiste de Hambourg, nommé Brandt, travaillant sur l'urine dans laquelle il s'obstinait à chercher la pierre philosophale, découvrit par hasard le phosphore en 1669; mais il ne communiqua à personne la manière de le préparer et mourut avec son secret. Après sa mort, Kunkel, chimiste de l'Électeur de Saxe, s'appliqua à le rechercher; il y réussit et montra généreusement sa découverte à plusieurs de ses amis.

Vers l'année 1680, Boyle de Londres instruit sur ce sujet par Kraft de Dresde le fit connaître au public par un ouvrage qu'il intitula *Noctiluca aerea*; mais depuis, Homberg, gentilhomme allemand, qui l'avait vu faire par Kunkel, présenta un grand nombre de remarques curieuses sur ce corps à l'Académie royale des Sciences de Paris, dont il était membre, et le prépara devant elle.

Enfin vers 1769, Gahn et Scheele, ayant constaté dans les os la présence, en grande quantité, de l'acide phosphorique combiné à la chaux, indiquèrent un procédé pour en extraire le phosphore. Aujourd'hui même, une grande partie du phosphore employé est encore retirée des os.

La découverte du phosphore eut un grand retentissement dans le monde scientifique et une foule de chimistes à Londres, à Berlin, à Paris s'appliquèrent exclusivement à sa préparation, car il était rare et d'un prix très élevé. Les uns cherchant simplement à la perfectionner afin d'obtenir le phosphore plus facilement et en plus grande quantité ; les autres à l'extraire de matières différentes de l'urine qui n'en fournissait que peu. Parmi ces derniers, nous citerons le fameux chimiste de Berlin Marggraff, qui travailla avec le plus d'ardeur ; mais il ne paraît pas que le succès ait couronné ses efforts.

Il est dit encore dans le dixième tome des *Anciens mémoires de l'Académie :* « que M. Homberg a ouï dire à Kun-« kel, qu'il l'avait encore tiré des gros excrémens ; comme « aussi de la chair, des os, du sang et même des cheveux, du « poil, de la laine, des plumes, des ongles et des cornes. »

Ce n'est guère que près d'un siècle après sa découverte, comme nous le verrons plus loin, que le phosphore fut employé en médecine.

II

COMPOSÉS OXYGÉNÉS DU PHOSPHORE

Le phosphore a une grande affinité pour l'oxygène ; il se combine directement avec lui, même à froid. Un bâton de phosphore exposé à l'air répand des fumées blanches qui indiquent son oxydation et sa combinaison avec l'oxygène de l'air. L'oxydation devient plus rapide à mesure que la température s'élève et elle s'effectue alors avec production de flamme.

Le phosphore forme avec l'oxygène trois séries de composés *acides à différents degrés d'oxydation,* ce sont :

L'acide hypophosphoreux . PhH^2O^3, (HO)
L'acide phosphoreux   . . $PhHO^4$, 2 (HO) .
L'acide phosphorique . . PhO^5, 3 (HO)

Tandis que l'acide phosphorique est triatomique et tribasique ; les deux acides phosphoreux et hypophosphoreux sont aussi triatomiques, mais le premier n'est plus que bibasique, et le second monobasique. Les formules précédentes permettent de comprendre que c'est par l'intégration d'une molécule d'hydrogène à la place d'une d'oxygène que la basicité est changée. Nous pouvons ajouter que ces molécules d'hydrogène sont en état d'équilibre instable, en raison de la facile oxydation de ces acides et de leur transformation en acide phosphorique.

Acide hypophosphoreux PhH^2O^3, (HO). — Il représente le premier terme acide de l'oxydation du phosphore, c'est l'élément au minimum d'oxydation. C'est un acide monobasique. Il donne avec les oxydes métalliques des combinaisons salines parfaitement définies dont plusieurs ont joui d'une grande vogue en médecine. Ils sont plus loin l'objet d'un chapitre spécial.

A l'état libre, cet acide est très instable. Son affinité pour l'oxygène est telle qu'il réduit l'acide sulfurique à chaud en donnant de l'acide sulfureux et du soufre. Il réduit aussi un certain nombre d'oxydes métalliques. C'est donc un réducteur des plus puissants.

Nous insistons sur cette propriété parce qu'il faut en tenir compte dans les emplois en thérapeutique.

Acide phosphoreux $PhHO^4$, 2 (HO). — Cet acide représente un degré plus avancé de l'oxydation du phosphore. Son affinité pour l'oxygène est grande encore car il réduit l'acide sulfureux. Il s'empare de son oxygène pour former de l'acide phosphorique et donne un dépôt de soufre.

L'acide phosphoreux contient deux équivalents d'eau qui

peuvent être remplacés par des oxydes métalliques. C'est donc un acide bibasique pouvant donner naissance à deux classes de sels qui sont plus stables que les hypophosphites.

On peut considérer les deux premiers termes d'oxydation du phosphore acides hypophosphoreux et phosphoreux comme des composés instables dont les affinités des éléments composants ne sont pas satisfaites.

Acides phosphoriques PhO^5. — Les termes ultimes de l'oxydation du phosphore dans lequel les affinités des éléments composants sont satisfaites, sont les acides phosphoriques, représentés par la formule PhO^5.

On connaît quatre espèces de composés phosphoriques qui peuvent former avec l'eau et les bases métalliques des combinaisons différentes.

1° *L'acide phosphorique anhydre* PhO^5 ou *Anhydride phosphorique* qui ne renferme pas d'eau de constitution. Il ne peut pas se combiner avec les bases. Ce n'est donc pas un acide dans l'acception rigoureuse du mot.

2° *Acide métaphosphorique* PhO^5, HO. — Il renferme un équivalent d'eau de constitution, ou eau basique qui peut être remplacée par des bases métalliques.

C'est un acide monobasique jouissant de propriétés caractéristiques.

On connaît un certain nombre de composés polymériques de l'acide métaphosphorique.

3° *L'acide pyrophosphorique* PhO^5, 2 (HO).

Cet acide renferme deux équivalents d'eau de constitution, qu'il peut échanger contre deux équivalents d'oxydes métalliques ; c'est donc un acide bibasique.

Il se polymérise avec facilité, et, dans ses combinaisons métalliques, il se comporte comme un double molécule de cet acide, ayant une capacité tétrabasique.

L'acide pyrophosphorique et les pyrophosphates possèdent des propriétés spéciales, caractéristiques qui peuvent servir à les distinguer des autres composés phosphoriques.

Acide phosphorique normal, ou acide orthophosphorique PhO^5 3 (HO). — Cet état de l'acide phosphorique est celui qui nous intéresse le plus, parce que c'est sous cette forme combinée que nous le rencontrons chez tous les êtres vivants, végétaux et animaux.

Des trois formes méta, pyro et orthophosphorique, la dernière est la plus stable ; parce que les deux formes méta et pyro, abandonnées à elles-mêmes en présence de l'air et de l'humidité, passeront progressivement à la forme ortho. Ajoutons toutefois, que cette transformation ne se produira qu'au bout d'un temps très long et que, quelque prolongée que soit la durée de l'expérience, la transformation ne sera jamais complète. Pour arriver à ce résultat, il faudra faire intervenir les agents les plus énergiques, tels que les acides minéraux, ou les bases alcalines sous l'influence de la chaleur prolongée. De même aussi, on peut, en partant d'un orthophosphate, arriver par l'action de la chaleur aux formes pyro et méta, à la condition que l'orthophosphate renferme un ou deux équivalents d'eau de constitution qu'il pourra perdre sous l'influence d'une température élevée. Alors, en même temps qu'il perdra de l'eau de constitution il perdra de sa capacité basique ; sa constitution chimique et ses propriétés physiques et chimiques seront complètement modifiées.

Aussi, bien que les trois formes méta, pyro et ortho forment une même famille en raison de la possibilité qu'il y a, sous certaines conditions précises, de passer de l'une à l'autre. Il n'en est pas moins vrai que ces trois formes constituent trois acides différents, trois espèces bien distinctes jouissant de propriétés fort dissemblables et ne présentant même pas le caractère commun de l'isomorphisme.

Si nous insistons sur ces points, c'est parce qu'en physiologie et en médecine, ces détails qui paraissent peu importants acquièrent une grande valeur, en présence de l'obstination intéressée avec laquelle on cherche à égarer la religion du médecin et du physiologiste, en lui faisant confondre, au point de vue de l'application médicale, les formes pyro et ortho alors que ce sont des éléments complètement dissemblables, qui ne peuvent pas être substitués les uns aux autres.

III

EXISTE-T-IL DANS L'ORGANISME DU PHOSPHORE
A L'ÉTAT MÉTALLOIDE, C'EST-A-DIRE A L'ÉTAT NON OXYDÉ, OU A L'ÉTAT
IMPARFAITEMENT OXYDÉ ?

Pendant longtemps on admit qu'il existait dans différentes parties du corps et dans le cerveau en particulier des substances qui, au nombre de leurs éléments, renferment du phosphore intégré à l'état de métalloïde dans une molécule organique.

Le professeur A. Gautier paraît encore admettre son existence (1). Quand, dans toutes nos recherches, nous ne parlons que d'acide phosphorique, on comprend que nous ne puissions pas laisser subsister cette hypothèse, qui nous paraît être aujourd'hui en contradiction avec tous les travaux modernes.

Pour les partisans de la théorie du phosphore métalloïde, l'acide phosphoglycérique serait un produit de décomposition consécutif à la formation de l'acide phosphorique par oxydation du phosphore pendant la décomposition des matières dans lesquelles il est intégré. De même aussi les phosphates alcalins des cendres animales résulteraient de l'action de

____

(1) *Chimie appliquée à la physiologie*, t. I, pages 309-484 et II, 214.

l'acide phosphorique de formation pyrogénée sur les carbonates alcalins résultant de la destruction des sels organiques alcalins.

Pour que cette hypothèse soit acceptable, il faudrait admettre que le phosphore s'oxyde et se transforme en acide phosphorique, sous l'influence de la chaleur rouge, en présence du charbon. Or, le phosphore s'obtient dans des conditions identiques en chauffant un mélange d'acide phosphorique et de charbon ; d'où nous devrions conclure que l'acide phosphorique pourrait se former et se décomposer dans des conditions identiques. En d'autres termes, les conditions de mélange et de température que favorisent la dissociation de l'acide phosphorique seraient aussi celles qui favoriseraient la formation de cet acide. On comprend combien cette hypothèse est inadmissible.

Supposons encore, malgré cela, que l'acide phosphorique puisse se former par oxydation du phosphore sous l'influence de la chaleur, que cette oxydation soit même, pour ainsi dire, favorisée par la présence des sels alcalins, la combinaison de cet acide avec l'alcali ne peut se faire, à cette température, que quand les molécules des deux composants sont devenues mobiles et peuvent se pénétrer l'une l'autre ; se grouper pour former un nouvel équilibre défini et stable. Or les conditions de mobilité moléculaire pouvant favoriser l'état statique nouveau sont la dissolution dans l'eau des éléments, ou leur liquéfaction par la chaleur. Ni l'une, ni l'autre de ces conditions ne se réalisent pendant la calcination des matières animales.

Enfin, on ne peut pas admettre davantage que l'acide phosphorique formé et les carbonates alcalins existent à l'état libre, chacun de leur côté, et que l'addition d'eau pour l'analyse des cendres facilite les combinaisons ; car l'effervescence, due au dégagement d'acide carbonique, indiquerait cette action et on ne l'observe pas.

Toutes ces considérations démontrent bien que le phosphore n'existe pas à l'état métalloïdique dans les tissus vivants et que l'acide phosphorique, qui se trouve dans les cendres, ne peut pas être un produit d'oxydation du phosphore prenant naissance pendant l'incinération.

MM. Lépine et Aubert ont publié, dans les comptes rendus de l'Académie des Sciences en 1884, une note établissant l'existence normale, en petite quantité, du phosphore à l'état *incomplètement oxydé* dans l'urine, mais dont la proportion s'élèverait notablement dans certains états nerveux.

Voici les faits sur lesquels ils s'appuient pour déduire leur conclusion : Si, d'une part, dans un volume déterminé d'urine, on précipite tout l'acide phosphorique à l'état de phosphate-ammoniaco-magnésien, en ayant soin d'ajouter le réactif en grand excès, de manière à bien entraîner tout l'acide phosphorique ; d'autre part, les eaux mères, séparées du précipité par filtration, évaporées à siccité, puis calcinées avec du nitrate de potasse et traitées ensuite convenablement donnent un nouveau précipité de phosphate ammoniaco-magnésien.

La démonstration serait complète, si les auteurs avaient eu soin d'établir que, sans l'addition de nitrate de potasse, l'acide phosphorique n'est pas décélé dans les résidus urinaires calcinés.

Nous ne trouvons dans cette expérience rien qui prouve que le phosphore du dernier précipité a déjà subi un commencement d'oxydation ; les partisans de l'existence du phosphore à l'état métalloïde pourraient tout aussi bien invoquer ces résultats à l'appui de leur hypothèse.

La conclusion tirée de ces expériences est pour nous tout à fait inexacte. En voici les raisons :

Nous établirons plus loin, que les phosphates intimement associés aux éléments organisés en constituent la charpente minérale. Cette union entre les deux espèces d'éléments est telle qu'il est impossible de la rompre complètement, il faut, pour cela, aller jusqu'à la destruction de l'une d'elles.

Ainsi, Würtz, essayant de purifier l'albumine d'œuf, par les procédés chimiques, fait remarquer qu'il est impossible d'enlever complètement tous les phosphates qu'elle renferme. Il en reste toujours une petite quantité, quoi qu'on fasse.

Henninger, à propos de la préparation des peptones à l'état de pureté, fait la même remarque, et cependant, pour les obtenir, on fait intervenir l'acide chlorhydrique dilué qui est un bon dissolvant de tous les phosphates.

Alors, si l'on considère que dans l'urine, en dehors de l'urée et de l'acide urique qui sont des produits d'oxydation des matières protéiques, on en trouve d'autres mal définis, que l'on réunit sous la désignation de matières extractives, on comprend qu'il existe normalement dans l'urine, une proportion variable de ces principes non brûlés qui retiennent des phosphates, lesquels ne sont pas indiqués par les réactifs.

Les recherches que nous poursuivons depuis plusieurs années déjà, et qui portent sur l'analyse de l'urine de plusieurs centaines de personnes, nous ont permis de constater :

1° Que l'on trouve toujours dans l'urine, mais en plus ou moins grande quantité, des matières azotées analogues à la gélatine qui précipitent par le tannin;

2° On rencontre fréquemment aussi, chez les névropathes et même chez les individus bien portants qui font usage d'une alimentation fortement animalisée, une matière protéique de la nature des peptones précipitable aussi par le tannin, mais surtout par le bichlorure de mercure dissous sans l'intervention du chlorhydrate d'ammoniaque (nous considérons cette dernière réaction comme caractéristique). Or ce sont ces matières gélatineuses et peptoniques qui retiennent encore des phosphates et les dissimulent aux réactifs; c'est seulement quand on les a détruites par la calcination, que l'on peut constater encore la présence des phosphates et il n'est pas pour cela nécessaire d'ajouter des oxydants aux résidus urinaires.

La conclusion de MM. Lépine et Aubert est donc erronée.

IV

GÉNÉRALITÉS SUR LA CONSTITUTION CHIMIQUE DES PHOSPHATES NORMAUX
OU ORTHOPHOSPHATES.

L'acide phosphorique normal ou ordinaire a pour formule
$$PhO^5, 3 (HO).$$
Si dans cette formule on remplace successivement 1, 2 ou
les 3 équivalents d'eau par 1, 2 ou 3 équivalents d'un oxyde
métallique quelconque, on obtient trois séries de corps qui
ont successivement pour formules :

1   PhO^5, MO, 2 (HO)

2   PhO^5, 2 (MO,) HO.

3   PhO^5, 3 (MO).

On désigne sous le nom générique de phosphates les divers
sels qui résultent de ces trois modes de combinaisons et suivant qu'ils appartiennent à l'une ou à l'autre de ces trois
séries, c'est-à-dire suivant qu'ils contiennent 1, 2 ou 3 équivalents d'oxyde métallique ils portent des noms différents.
Ceux de la 1re série s'appellent phosphates monométalliques,
biphosphates, ou phosphates acides, en raison de leur grande
acidité ; ceux de 2e série portent les noms de phosphates bimétalliques et de phosphates neutres, parce qu'ils sont neutres au
tournesol, et phosphates trimétalliques, ou phosphates basiques ceux de la 3e série parce que parmi ces phosphates, ceux
de potasse et de soude ont une réaction franchement alcaline
au tournesol.

Un phosphate est donc un sel dans la constitution duquel
il entre, d'une part, une partie fixe, invariable PhO^5 et une
partie mobile, variable 3 (HO) qui peut être remplacée en
tout, ou en partie par un oxyde métallique quelconque MO.

Métamorphoses. — Les métamorphoses des phosphates ou
en d'autres termes la facilité avec laquelle ils passent d'une

forme dans une autre, constituent un des points les plus importants de leur histoire envisagée dans leurs rapports avec les êtres vivants.

Des trois formes constitutionnelles que peut prendre un phosphate, la forme 2 :

$$PhO^5, 2 (MO), HO$$

paraît être le pivot de ces mutations ; c'est d'ailleurs la forme la plus stable.

C'est probablement sous cette forme qu'existent les phosphates libres dans les plantes, parce que le milieu dans lequel ils se trouvent est constamment acidifié par de l'acide carbonique. Nous ne savons pas si c'est sous cette forme ou sous la forme 3 qu'ils sont combinés aux substances azotées végétales.

Si, le milieu dans lequel pénètre le phosphate est alcalin, si, en même temps il se trouve un autre sel de la même base, il tendra à se constituer dans la forme PhO^3, 3 (MO) qui est la constitution sous laquelle les phosphates sont intégrés dans les tissus organiques des animaux, parce que chez eux les phénomènes physiologiques d'assimilation s'accomplissent dans des milieux alcalins, ou tout au moins neutres.

Cette forme est très peu stable en général. A l'état isolé nous ne connaissons que les phosphates basiques de potasse, de soude, de chaux et de magnésie. Or, ce sont précisément les phosphates que l'on rencontre dans l'économie. Un acide extrêmement faible comme l'acide carbonique leur enlève très facilement leur troisième équivalent d'oxyde métallique et les ramène à la forme de phosphate bimétallique :

$$PhO^5, 2 (MO), HO.$$

Quand, au contraire, le phosphate se trouve dans un milieu acide, il prendra la forme :

$$PhO^5, MO, 2 (HO).$$

Cette forme de combinaison phosphatique est aussi très instable. Théoriquement on conçoit qu'elle doive exister ; mais elle se transforme si facilement en phosphate bimétallique, plus acide phosphorique libre d'après l'équation suivante :

$$2 \, [PhO^5, MO, 2 \, (HO)] = PhO^5, 2 \, (MO), HO + PhO^5, 3 \, HO$$

et cela sous les influences les plus légères, telles qu'addition d'eau, élévation de température, comme l'ont établi les travaux de MM. Debray, Erlenmayer, etc., qu'on est en droit de se demander si elle existe réellement.

D'autre part, ces mêmes phosphates acides sous l'influence des alcalis fixes et de leurs carbonates se scindent de la même manière, en donnant naissance à équivalents égaux de phosphate alcalin et de phosphate métallique.

Si nous faisons ressortir l'instabilité des phosphates monométalliques et la facilité avec laquelle ils se scindent en acide phosphorique libre et en phosphate bimétallique ; c'est parce que nous démontrerons qu'ils exercent une action physiologique importante par cet acide phosphorique libre.

V

DES PHOSPHATES MÉTALLIQUES QUE L'ON TROUVE CHEZ LES ÊTRES VIVANTS. PHOSPHATES ORGANIQUES

Chez les êtres vivants, végétaux et animaux, l'acide phosphorique que l'on rencontre est toujours combiné à l'une des cinq bases métalliques suivantes : potasse, soude, chaux, magnésie et fer. On rencontre aussi dans le cerveau un acide phosphorique conjugué, combiné à des bases organiques animales, composant ce que l'on a appelé les graisses phosphorées ou *lécithines*.

L'acide phosphorique pouvant avec une même base donner naissance à trois combinaisons différentes, il en résulte qu'avec cinq bases, le nombre des composés métalliques peut s'élever à quinze et même plus, car il existe des phosphates mixtes. Nous en connaissons deux parmi les phosphates de désassimilation : le phosphate ammoniaco-sodique et le phosphate ammoniaco-magnésien. (L'ammoniaque est chez les êtres vivants un produit de décomposition.)

Nous avons trouvé aussi sous le champ du microscope un phosphate mixte potassico-sodique ayant une forme cristalline spéciale bien déterminée ; nous ne pouvons pas établir si c'est l'effet de la cristallisation qui a occasionné ce groupement mixte, ou bien s'il existe en réalité dans l'organisme.

Chez les animaux, les phosphates doivent être rangés en deux grandes catégories : les phosphates de constitution, ou d'assimilation et les phosphates excrémentitiels, ou de désassimilation.

Tous les milieux de l'organisme étant alcalins quand ils sont à l'état de repos, les phosphates de constitution sont tous tribasiques, c'est-à-dire combinés à trois équivalents d'oxyde métallique.

Pendant la période de travail, ces milieux devenant acides, les phosphates éliminés ou phosphates de désassimilation, ou phosphates excrémentitiels sont acides. Mais, selon que le milieu par la voie duquel ils seront éliminés sera acide, neutre, ou alcalin, les phosphates désassimilés pourront être trouvés sous les trois modes de combinaisons que l'acide phosphorique peut former avec une même base.

On ne trouve pas de phosphate de soude dans les plantes. Elles exercent à l'endroit des phosphates une faculté élective qu'il est intéressant de faire ressortir. La terre, dans laquelle les végétaux puisent leur provision minérale phosphatée, renferme souvent du phosphate d'alumine en forte proportion. Ce phosphate est soluble dans les mêmes conditions que le phosphate de fer et cependant, jusqu'à ce jour, sa présence n'a pas été constatée dans les substances protéiques végétales, quoique à la rigueur il puisse pénétrer dans les plantes comme tant d'autres substances étrangères, du moment qu'il est dissous.

D'autre part, des expériences de Fernand Papillon sur des animaux jeunes ont démontré que le phosphate de chaux des os peut être, au moins partiellement, remplacé par d'autres phosphates isomorphes avec lui. Ainsi, en supprimant la chaux de l'alimentation des jeunes animaux et en la remplaçant chez les uns par de la magnésie, chez d'autres par de la strontiane, les analyses ont établi que des phosphates de magnésie et de strontiane ont remplacé le phosphate de chaux dans une notable proportion. Or ces phosphates sont non seulement isomorphes, mais ils possèdent le même caractère d'insolubilité dans l'eau.

Quoique ces expériences aient été poursuivies pendant six mois, elles sont malgré cela encore incomplètes, parce qu'elles n'établissent pas si la substitution peut être complète, ou si elle sera toujours limitée, et enfin si la résistance physique des os ne sera pas modifiée et la vitalité de l'animal affaiblie. Malgré ces réserves, ces expériences n'en offrent pas moins un grand intérêt.

Nous ajouterons qu'il serait téméraire de conclure de ces expériences que tout phosphate organique peut être remplacé par un phosphate isomorphe ; de nouvelles expériences pourront seules éclairer ce point.

VI

PHOSPHATES DE POTASSE

La potasse est l'alcali des plantes. Toutes les plantes renferment donc du phosphate de potasse, mais en quantité variable. Par les plantes qui servent de nourriture aux animaux et à l'homme, les phosphates de potasse sont introduits dans leur organisme en quantité d'autant plus considérable que le régime est plus exclusivement végétal.

Mais la soude est l'alcali des animaux et de l'homme ; de sorte que, par l'alimentation végétale, il est introduit du phosphate de potasse, alors qu'il faut surtout du phosphate de soude.

Liebig a avancé que le phosphate de potasse, en présence du chlorure de sodium, se change en phosphate de soude et en chlorure de potassium. N'ayant trouvé nulle part la preuve de cette assertion, nous avons cherché à l'établir. Le phosphate de potasse et le chlorure de sodium sont solubles comme le phosphate de soude et le chlorure de potassium ; de sorte qu'en mélangeant les deux premiers sels, nous n'avons aucun indice extérieur qui pourra nous indiquer s'il y a, entre les deux sels mélangés, échange de leurs bases afin de donner naissance aux deux autres. Nous avons fait évaporer à froid le mélange salin sur de l'acide sulfurique et, par l'examen des cristaux, nous avons eu la démonstration certaine que les phénomènes s'accomplissent bien comme Liebig l'a avancé.

Il ressort de ce fait que, dans tous les liquides physiologiques, où l'on trouve du chlorure de sodium, il ne peut pas exister simultanément du phosphate de potasse libre.

PHOSPHATE TRIPOTASSIQUE OU PHOSPHATE BASIQUE DE POTASSE

PhO^5 3 (KO).

Historique. — Vauquelin paraît être le premier chimiste qui ait signalé la présence de ce phosphate dans l'économie animale (1812); il le trouva dans la substance des centres nerveux, du cervelet, du cerveau et de la moelle épinière, en un mot dans tout le système nerveux. Dans toutes les autres parties du corps, tant liquides que solides, c'est toujours le phosphate de soude dont la présence est indiquée ; nous en avons précédemment donné la raison.

M. Boussingault a signalé la présence du phosphate de potasse dans l'urine du porc. Cela tient à ce que l'on ne donnait pas à cet animal un excès de chlorure de sodium.

Les aliments végétaux ne renferment que du phosphate de potasse, c'est donc par eux que ce principe est introduit dans l'économie.

D'après Liebig et ses élèves, on ne trouve pas de phosphates dans l'urine des vaches ni dans celle des chevaux, bien que ces animaux consomment tous les jours une grande quantité de phosphates alcalins solubles qui sont ensuite emportés par le sang. La composition de la fiente de ces animaux, dont on a analysé le fourrage, démontre que tout l'acide phosphorique des aliments se retrouve dans cette fiente, à l'état de phosphates calcaire et ammoniaco-magnésien. La raison en est que, par l'eau des boissons et leurs aliments végétaux, ces animaux ingèrent une grande quantité de sels calcaires et magnésiens qui transforment les phosphates alcalins libres en phosphates terreux et d'autre part, l'urine des herbivores étant toujours alcaline, les phosphates terreux qui sont insolubles dans un milieu semblable ne peuvent pas être éliminés par cette voie.

Propriétés. — Le phosphate basique de potasse a une réaction fortement alcaline.

Il se dissout dans l'eau bouillante et cristallise par refroidissement en aiguilles fines.

Il n'est point déliquescent, mais il attire l'acide carbonique, il se transforme alors en phosphate dipotassique mélangé de carbonate de potasse.

Préparation. — On le prépare en calcinant l'acide phosphorique avec un excès de carbonate de potasse.

On peut encore l'obtenir en faisant bouillir le phosphate dipotassique avec un excès de potasse caustique. L'excès de potasse et le phosphate tripotassique restent dissous au fond sous forme de liqueur huileuse.

Observation. — La difficulté que l'on éprouve à l'obtenir cristallisé, jointe à la rapidité avec laquelle il se décompose, en absorbant l'acide carbonique sont causes qu'il a été peu étudié jusqu'à ce jour.

PHOSPHATE DIPOTASSIQUE OU PHOSPHATE NEUTRE DE POTASSE

$PhO^5, 2 (O). HO + aq.$

Sa réaction qui devrait être neutre au tournesol est presque toujours alcaline, par suite de la présence d'un léger excès de carbonate de potasse.

Il est très soluble dans l'eau et déliquescent ; insoluble dans l'alcool.

Graham le considère comme incristallisable ; tandis que Berzélius dit qu'il cristallise en prismes.

Par l'évaporation lente de solutions concentrées, sur l'acide sulfurique concentré, nous avons pu l'obtenir cristallisé en gros prismes obliques asymétriques appartenant au système Klinoedrique.

Préparation.—Le procédé le plus facile pour l'obtenir consiste à saturer par du carbonate de potasse le phosphate acide de chaux dissous. Il se forme un précipité blanc et la liqueur aqueuse renferme le phosphate de potasse. (Voir, pour les observations que comporte ce mode opératoire, la préparation du phosphate de soude neutre.)

A cause de sa grande affinité pour l'eau, le phosphate de potasse du commerce est soumis à une dessication plus ou moins complète, à une température dont le degré n'est pas réglé. Il en résulte qu'une quantité variable de phosphate de potasse est transformée en pyrophosphate dont les propriétés physiologiques sont bien différentes. (On peut consulter sur ce point le chapitre spécial des pyrophosphates.)

PHOSPHATE MONOPOTASSIQUE OU PHOSPHATE ACIDE DE POTASSE

$$PhO^5, KO, 2 (HO) + 2 \text{ aq.}$$

Il est très soluble dans l'eau ; insoluble dans l'alcool.

Il possède une réaction acide très prononcée.

Il cristallise en prismes quadratiques. Il cristallise bien, surtout en présence d'un excès de phosphate dipotassique inaltéré.

On l'obtient en ajoutant un équivalent d'acide phosphorique au phosphate dipotassique.

VII

PHOSPHATES DE SOUDE

PHOSPHATE TRISODIQUE OU PHOSPHATE BASIQUE DE SOUDE

$$PhO^5, 3\,(NaO).$$

La constitution alcaline du sang autorise à considérer le phosphate trisodique comme existant normalement dans ce milieu et c'est à lui que serait due l'alcalinité.

Enderlin (1834) lui attribue le principal rôle dans la constitution du sang ; après lui et le chlorure de sodium viendraient, selon leur degré d'importance et comme indispensables à l'organisme, l'oxyde et le phosphate de fer.

D'après Moleschott, la réaction alcaline du sang serait due au phosphate de soude et la quantité d'acide carbonique que ce milieu charrie serait insuffisante pour neutraliser sa propriété alcaline.

La réaction du phosphate trisodique est fortement alcaline. Il est soluble dans l'eau et insoluble dans l'alcool.

Il cristallise en prismes déliés à six pans terminés par des faces obliques.

Ses cristaux absorbent facilement l'acide carbonique et se transforment en un mélange de phosphate disodique et de carbonate de soude.

Préparation. — On le prépare en chauffant ensemble un équivalent de soude caustique et un équivalent de phosphate disodique. On évapore la solution jusqu'à ce qu'apparaisse une croute cristalline. Par le refroidissement le sel cristallise en prismes déliés et laisse une eau mère contenant l'excès de soude.

Certains auteurs disent que pour l'obtenir pur, il faut le soumettre à une nouvelle cristallisation ; nous avons essayé ce moyen de purification et nous pouvons affirmer que la plus grande partie du phosphate trisodique est décomposé et ramené à l'état de phosphate disodique. L'examen au microscope des cristaux produits ne laisse aucun doute à cet égard.

Le meilleur moyen de purification consiste à laver les cristaux obtenus par la première opération avec de l'alcool concentré qui dissout l'excès de soude caustique.

PHOSPHATE DISODIQUE OU PHOSPHATE NEUTRE DE SOUDE

$$PhO^5, 2 (NaO), HO + 24 aq.$$

Historique. — Ce sel fut pris par Hellot et Polt, qui en parlèrent les premiers, pour de la Sélénite ; il a été décrit d'abord exactement, par Haupt, sous le nom de sel admirable perlé ; Margraf l'a également décrit avec soin et Rouelle le jeune reconnut qu'il renferme de la soude ; il le décrit sous le nom de *sel fusible à base de natrum.* Toutefois on a reconnu depuis, que c'était un sel double de soude et d'ammoniaque qu'il obtenait.

Proust, Klaproth, Fourcroy, Vauquelin, Boudet, Enderlin, Molescholt, etc., ont constaté la présence du phosphate de soude dans les divers tissus et les liquides de l'économie qu'ils soient physiologiques ou excrémentitiels.

Origine. — Liebig, le premier, a avancé que le phosphate de soude que l'on rencontre chez les animaux et chez l'homme provient du phosphate de potasse des plantes alimentaires, que le chlorure de sodium fait passer à l'état de phosphate de soude par double décomposition.

Ce sel se rencontre dans toutes les parties solides et liquides de l'économie ; l'urine de l'homme en contient. C'est probablement par l'action de l'acide urique sur ce sel que se forme le phosphate de soude acide qui donne sa réaction à l'urine.

En raison de sa solubilité, il est toujours en dissolution dans les liquides de l'organisme.

Propriétés. — La réaction du phosphate de soude devrait

être neutre ; mais elle est presque toujours rendue alcaline par des traces de carbonate alcalin en excès.

Ce sel est le plus stable des phosphates sodiques.

Il est soluble dans quatre parties d'eau froide et dans deux parties d'eau bouillante.

Ce sel ne cristallise jamais mieux qu'au milieu d'une dissolution contenant un léger excès de carbonate sodique ; cela explique la réaction alcaline que donne toujours le sel du commerce.

Il cristallise en prismes transparents rhomboïdaux obliques qui ont une grande tendance à s'effleurir. Ordinairement, à l'air sec, les cristaux se recouvrent en très peu de temps d'une poudre blanche, et, au bout de un ou deux jours, ils deviennent tout à fait pulvérulents. Ces effets varient suivant la quantité d'eau de cristallisation.

Le phosphate de soude cristallisé ordinaire renferme un équivalent d'eau de constitution et 24 équivalents d'eau de cristallisation ou 61,19 pour 100 d'eau de cristallisation. Exposé à l'air, à la température ordinaire, il perd rapidement 10 de ces équivalents d'eau d'hydratation ; mais si on le chauffe à 100° il perd facilement les 24 équivalents d'eau, sans que sa constitution chimique soit altérée par cette perte.

Lorsque ce sel cristallise dans une liqueur dont la température dépasse 30°, il ne renferme plus que 14 équivalents d'eau d'hydratation ou 46,88 pour 100. Le sel effleuri à l'air sec, exposé à l'air humide reprend de l'eau jusqu'à concurrence de 14 équivalents. Enfin, ce sel à 14 équivalents d'eau de cristallisation, redissous dans l'eau et abandonné à la cristallisation au-dessous de 30°, reprend ses 24 équivalents d'eau d'hydratation.

Une solution saturée à la température de l'ébullition renferme, sur 100 parties d'eau, 112 parties de sel à 1 équivalent d'eau de cristallisation et le point d'ébullition de la liqueur est à 106°,6.

La solution de ce sel absorbe plus de gaz acide carbonique que la quantité correspondante d'eau et il se forme ainsi, jusqu'à un certain degré, du biphosphate et du bicarbonate sodique.

Lorsqu'on chauffe le phosphate de soude, il fond d'abord dans son eau de cristallisation, puis devenu anhydre et chauffé au rouge sombre, il perd son équivalent d'eau de constitution. Le nouveau produit obtenu diffère considérablement du phosphate de soude ; il n'en a plus la constitution chimique ni la composition. Ce n'est plus un phosphate à proprement parler, aussi lui donne-t-on le nom de *pyrophosphate*, c'est-à-dire de phosphate altéré par le feu. Nous n'entrerons pas ici dans de plus longs détails sur ce sujet, qui est l'objet d'un chapitre spécial.

Quand on fait cristalliser, sur la lame porte objet du microscope, de trop petites quantités de phosphate de soude, au lieu de former des cristaux isolés, il affecte la forme de dendrite. Mais ses ramifications se terminent comme pour le chlorhydrate d'ammoniaque par des cristaux rectangulaires aplatis ou tétraédriques, ou hexagonaux.

Dans d'autres circonstances, quand il y a des matières albuminoïdes et qu'il a été évaporé lentement et à basse température, les cristaux sont formés d'aiguilles larges et aplaties adhérentes ensemble par une de leur extrémité et dans une assez grande longueur, lesquelles se terminent en pointe par leur extrémité libre.

En ajoutant, à quelques gouttes de sang, un peu d'alcool et laissant dessécher sur une plaque de verre, on peut obtenir des formes tétraédriques analogues.

Si, à de l'urine fortement concentrée, on ajoute un volume égal d'alcool, il se précipite beaucoup de substances salines que l'on sépare par filtration ; si a ce nouveau liquide on ajoute de l'alcool absolu, il se dépose lentement, sur les parois du vase, des cristaux de phosphate neutre de soude. Ce sont des tables dérivant du prisme rhomboïdal oblique,

avec décroissement sur les arêtes. Quelquefois, ces plaques
sont irrégulières et striées sur leurs faces de diverses manières.
Ils polarisent la lumière et quelques formes donnent des colorations remarquables par leur teinte et leur intensité.

Ce qui caractérise toutes les cristallisations de phosphate
de soude, c'est la facilité avec laquelle elles s'effleurissent à
l'air libre, en prenant un aspect blanc et opaque, à moins
qu'elles ne soient souillées par la présence de quelque substance déliquescente.

Préparation. — Depuis la découverte des phosphates fossiles, le phosphate de soude est préparé industriellement, au
moyen de ces produits, par des procédés compliqués que nous
ne décrirons pas ici.

Le procédé le plus ancien et le plus facile, que l'on peut
employer dans tous les laboratoires, consiste à le préparer au
moyen des os. On prend trois parties d'os calcinés réduits en
poudre fine et l'on verse dessus deux parties d'acide sulfurique étendu de 24 parties d'eau. On abandonne le mélange
pendant 24 heures en le remuant souvent, puis on le jette sur
une toile et on lave bien, à plusieurs reprises, le résidu insoluble de sulfate de chaux.

La liqueur obtenue renferme l'acide phosphorique des os à
l'état de phosphate acide de chaux, mais en même temps elle
retient en dissolution une forte proportion de sulfate de chaux.
Il est nécessaire de soumettre alors cette liqueur à l'évaporation en consistance de sirop clair ; pendant cette opération, la
plus grande partie du sulfate de chaux se dépose. On décante
le liquide clair et le résidu de sulfate de chaux est lavé pour
entraîner tout le phosphate acide de chaux. Les liqueurs
réunies sont saturées par le carbonate de soude qui précipite
toute la chaux. Ces liqueurs filtrées de nouveau et évaporées
donnent par refroidissement le phosphate de soude cristallisé.

Ce procédé classique est défectueux en ce sens qu'il ne
donne à l'état de phosphate de soude que la moitié de l'acide
phosphorique des os, en admettant que l'on n'a ajouté que la

quantité d'acide sulfurique rigoureusement nécessaire pour obtenir le phosphate acide de chaux, après avoir saturé toute la chaux du carbonate des os.

Quand on sature le phosphate acide de chaux dissous par le carbonate de soude ; on a supposé, parce que l'analyse exacte des résidus n'a pas été faite, que la chaux du phosphate était précipitée à l'état de carbonate et que tout l'acide phosphorique se trouvait dans les liqueurs à l'état de phosphate de soude. On a bien trouvé du phosphate de chaux dans le résidu, mais on n'en a pas fixé la quantité par rapport au résultat obtenu. C'est de là qu'est venue l'erreur.

Nous aurons plus d'une fois l'occasion de voir que le phosphate acide de chaux est un composé instable et qu'il se comporte comme un mélange d'acide phosphorique tenant en dissolution du phosphate bicalcique. L'équation suivante exprime cette constitution :

$$2\,[PhO^5, CaO, 2\,(HO)] + aq = PhO^5, 3\,HO + aq + PhO^5, 2\,(CaO), HO.$$

Alors, si l'on ajoute du carbonate de soude à une solution renfermant ce sel, l'acide phosphorique libre, qui représente la moitié de l'acide total est saturé et transformé en phosphate de soude, tandis que l'autre moitié reste dans les résidus insolubles à l'état de phosphate bicalcique, forme sous laquelle il existait déjà, probablement.

En conséquence de ces faits, nous avons modifié le procédé de la manière suivante :

Sur un kilogramme d'os calcinés pulvérisés nous versons 800 grammes d'acide sulfurique concentré, additionné d'eau et nous opérons comme précédemment. A la solution de phosphate acide de chaux décantée nous ajoutons de nouveau 150 grammes d'acide sulfurique concentré et on laisse encore reposer 24 heures. On sature alors par le carbonate de soude mais incomplètement et l'on chauffe, la plus grande partie du sulfate de chaux se précipite; il est séparé et on achève ensuite la saturation. Si pendant l'évaporation il se précipite de nouveau du sulfate de chaux, il est séparé par décantation.

Nous obtenons ainsi à peu près tout l'acide phosphorique contenu dans les os.

PHOSPHATE MONOSODIQUE OU PHOSPHATE ACIDE DE SOUDE

$$PhO^5, NaO. \ 2 \ (HO) + 2 \ aq.$$

Origine. — Ce principe immédiat n'a été jusqu'alors trouvé que dans l'urine seulement. L'acidité de l'urine est due à l'existence de ce sel. Il se forme par l'action de l'acide urique sur le phosphate de soude neutre. Comme on ne trouve dans l'urine d'autre acide que l'acide urique, lequel ne donne qu'une réaction extrêmement faible au papier de tournesol ; comme d'autre part, l'acidité persiste même dans l'urine bouillie et débarrassée de son acide carbonique libre, on est donc forcé d'attribuer l'acidité à ce phosphate de soude acide.

Ce fait, d'ailleurs, peut être vérifié expérimentalement : On fait bouillir de l'eau distillée dans laquelle on a mis une certaine quantité d'acide urique ; c'est à peine si le liquide donne, au papier de tournesol, une coloration rouge sensible ; cela s'explique en raison de la solubilité extrêmement faible de l'acide urique dans l'eau pure. Que l'on ajoute alors à cette liqueur une dissolution de phosphate de soude neutre, ou très légèrement alcaline ; après quelques minutes d'ébullition, le liquide donne une réaction franchement acide. Voici ce qui se passe : La minime proportion d'acide urique dissoute enlève de la soude au phosphate pour se transformer en urate de soude soluble ; une nouvelle proportion d'acide urique se dissout, l'eau n'en étant plus saturée, lequel agit à son tour sur le phosphate de soude et ainsi de suite. Par cette action de l'acide urique sur le phosphate de soude, de l'acide phosphorique se trouve mis en liberté et il décèle sa présence par la réaction fortement acide qu'il donne à la liqueur.

Préparation. — On le prépare en ajoutant au phosphate neutre de soude une quantité d'acide phosphorique égale à celle qu'il contient déjà et évaporant la liqueur jusqu'à cristallisation. Quand tout le phosphate neutre de soude est à l'état de phosphate acide, le chlorure de baryum ne donne plus de précipité. On peut utiliser cette réaction comme guide pour la quantité d'acide phosphorique à ajouter.

On peut aussi extraire le phosphate acide de soude de l'urine. On opère comme pour le phosphate neutre. Ce dernier sel se dépose d'abord, tandis que le phosphate acide ne se dépose qu'en dernier lieu. On peut hâter le dépôt en ajoutant de l'éther au liquide déjà alcoolisé.

Propriétés. — Selon Mitscherlich, le phosphate acide de soude a la propriété de cristalliser sous deux formes primitives différentes, sans que la quantité d'eau qu'il contient varie; mais on ne connaît pas encore les circonstances qui déterminent la production de l'une ou de l'autre forme. L'une de ces formes est un prisme rhomboïdal droit, et l'autre un octaèdre à base rectangle. Si l'évaporation est poussée trop loin, le sel cristallise en écailles. Il contient 25,95 pour 100 d'eau ou 4 atomes.

Lorsque les cristaux très petits sont examinés au microscope, ils paraissent transparents et leurs faces ne peuvent être bien observées qu'autant qu'on les voit tourner sur eux-mêmes, entraînés par un courant liquide sous le champ du microscope. De plus, comme les cristaux se déposent généralement contre les parois des vases auxquels ils adhèrent; il est rare d'en trouver de bien conformés; ils sont alors aplatis et incomplètement formés du côté adhérent.

Ce sel est très soluble dans l'eau et insoluble dans l'alcool.

Lorsqu'on traite le phosphate neutre de soude par une quantité d'acide phosphorique moindre que celle qui est nécessaire pour produire le phosphate acide, un quart, ou la moitié par exemple; par l'évaporation il se dépose d'abord un sel neutre qui a une réaction alcaline, quoique ayant cris-

tallisé dans un liquide acide. Après cette première séparation l'eau mère donne, par une nouvelle évaporation, des cristaux de phosphate acide qui rougissent le tournesol.

Si, d'autre part, la quantité d'acide phosphorique ajouté est
en excès, les cristaux de phosphate qui se forment dans ce
milieu ne contiennent que la quantité équivalente d'acide
phosphorique. L'excès d'acide reste dans les eaux mères d'où
l'on peut l'extraire au moyen de l'alcool.

Si l'on chauffe le phosphate acide à 100°, il perd ses deux
équivalents d'eau d'hydratation. Sa constitution chimique
n'est pas modifiée.

Si, ensuite, la température est portée entre 194° et 235°, un
nouvel équivalent d'eau est éliminé. Mais comme c'est de
l'eau de constitution, la nature chimique du sel est changée,
c'est du *pyrophosphate* qui prend naissance.

Au-dessus de 235°, le dernier équivalent d'eau de constitution commence à se dégager, et, si l'on élève encore un peu
la température, on obtient un sel absolument anhydre qui ne
ressemble plus au précédent. Graham a démontré que le sel
obtenu est une nouvelle espèce chimique à laquelle on a
donné le nom de *métaphosphate.*

Pas plus que le précédent, ce nouveau corps ne possède
les propriétés physiologiques des phosphates qui leur ont
servi de point de départ.

PHOSPHATE POTASSICO-SODIQUE

PhO^5, 2 (KO), HO + PhO^5, 2 (NaO), HO, + 15 aq.

Mitscherlich l'a obtenu en neutralisant le phosphate acide
de potasse par le carbonate de soude, ou en neutralisant le
phosphate acide de soude par le carbonate de potasse, jusqu'à ce qu'il n'y ait plus d'effervescence. Le sel double cristallisé par l'évaporation. Il contient :

Phosphate de potasse	27,38
Phosphate de soude	22,12
Eau	50,50

ce qui correspond à 17 atomes d'eau, y compris les 2 atomes d'eau de constitution.

Nous avons obtenu ce même sel double en mélangeant des quantités équivalentes de phosphate neutre de potasse et de phosphate neutre de soude en solutions concentrées. Par évaporation à froid sur l'acide sulfurique, nous avons obtenu des cristaux en écailles se conservant parfaitement à l'air.

Elles ne sont ni déliquescentes comme le phosphate de potasse ni efflorescentes comme le phosphate de soude.

L'enchevêtrement des écailles cristallines les unes dans les autres nuit beaucoup à la cristallisation et il ne nous a pas été possible de trouver un cristal assez parfait pour en déterminer le type cristallin avec certitude.

Quand on laisse évaporer quelques gouttes de solution concentrée dans un verre de montre; la masse cristalline vue au microscope apparaît comme formée d'un certain nombre de feuilles de synanthérées mêlées et superposées.

Si, à une solution concentrée de phosphate mixte, on ajoute de l'alcool successivement et sans opérer le mélange de manière à le laisser s'effectuer lentement et par diffusion, on voit se déposer petit à petit des cristaux prismatiques extrêmement fins groupés de manière à former des masses étoilées.

Si, d'autre part, dans un verre de montre on laisse évaporer spontanément, à l'air libre, quelques gouttes de la liqueur mère alcoolique; le résidu solide apparaît comme dissocié. On trouve des cristaux bien définis, opalins, ressemblant à ceux du phosphate de soude et en outre une masse mamelonnée, sans forme définie, qui est probablement du phosphate de potasse.

D'autre part, le résultat de l'évaporation spontanée des eaux mères alcooliques du phosphate double nous fait voir que l'addition d'une petite quantité d'alcool insuffisante pour précipiter les substances salines, dissocie le phosphate mixte potassico-sodique, ou s'oppose à sa formation.

L'existence du phosphate double potassico-sodique a une grande importance au point de vue de la chimie biologique ; lorsque, dans un liquide physiologique ou pathologique de composition saline complexe, il est nécessaire de déterminer les espèces chimiques, après avoir fait cristalliser la masse.

PHOSPHATE AMMONIACO-SODIQUE

$$PhO^5, \ NaO, \ Az \ H^4O, \ HO + 9 \ aq.$$

On l'appelle aussi *sel de phosphore*, *sel microscomique, sel fusible de l'urine*. C'est un produit excrémentitiel, qui se forme dans l'urine par combinaison du phosphate acide de soude, éliminé par cette voie, avec l'ammoniaque produite par la destruction de l'urée.

On peut le retirer de l'urine ammoniacale par évaporation. Mais il est nécessaire de le purifier en lui faisant subir plusieurs cristallisations dans l'eau ammoniacale.

Le meilleur moyen, pour l'obtenir en quantité, consiste à le préparer artificiellement. On fait dissoudre à chaud, dans la plus petite quantité d'eau possible, six parties de phosphate de soude ordinaire et une partie de chlorhydrate d'ammoniaque en poudre. On filtre la dissolution à chaud et on la laisse cristalliser dans un endroit froid.

Dans cette préparation, on emploie la plus petite quantité d'eau possible, afin d'éviter l'évaporation qui occasionnerait une déperdition d'ammoniaque. Si la quantité d'eau est trop considérable et nécessite une évaporation préalable, il faut ajouter un léger excès d'ammoniaque avant d'abandonner à la cristallisation. On purifie les cristaux par une nouvelle cristallisation ; pour cela on en fait une dissolution saturée à chaud et on lui ajoute un peu d'ammoniaque au moment où on laisse refroidir.

En préparant le sel sur une grande échelle, on obtient de gros cristaux prismatiques transparents qui renferment 9 atomes ou 38,17 pour 100 d'eau de cristallisation. Il s'effleurit à l'air et perd, avec son eau de cristallisation, une partie de son ammoniaque.

VIII

PHOSPHATES DE CHAUX

PHOSPHATE TRICALCIQUE OU PHOSPHATE BASIQUE DE CHAUX
PhO^5, 3 CaO.

Historique. — La présence du phosphate de chaux dans l'économie fut d'abord constatée dans les os. Hérissant (1758) qui, un des premiers, avait séparé la matière animale de la substance terreuse des os, prît celle-ci pour analogue à la craie. C'est aussi ce que pensaient Papin et Haller. Ce fut Gahn qui, en 1770, découvrit réellement le phosphate de chaux dans les os. Le fait ne fut publié qu'en 1776 en sorte que Scheele, qui ne fit que perfectionner la méthode, surtout pour l'extraction de l'acide phosphorique, mais publia ses recherches en 1771, eut les honneurs de la découverte.

État naturel. — Le phosphate de chaux est disséminé et se trouve en quantité variable, dans tous les règnes de la nature, aussi bien dans le sol, dans les plantes que chez les animaux.

Il n'existe aucun tissu, aucune humeur du corps de l'homme et des animaux qui, réduits en cendres, ne laissent reconnaître dans leur composition une quantité plus ou moins considérable de phosphate de chaux. Il est le principe constituant minéral des os ; toutes les incrustations et les dépôts calcaires, ainsi que beaucoup de calculs urinaires, de sables et de graviers renferment du phosphate de chaux.

Ce principe est toujours à l'état amorphe dans l'organisme. Cependant, dans certaines concrétions pathologiques, il affecte des formes cristallines bien nettes mais difficiles à déterminer quant au système cristallin, en raison de l'enchevêtrement des cristaux.

Ch. Robin a vu des cristaux de phosphate de chaux dans des concrétions de la membrane jaune, des artères poplitées et crurales. Ils paraissent dériver du prisme rectangulaire droit terminé en biseau ou en pyramide au sommet. Lebert en a trouvé de semblables dans le pus qui recouvrait la face interne d'un corps de vertèbre carié. Dans ces diverses circonstances, la surface des cristaux est généralement rugueuse et les arêtes sont souvent émoussées.

Le phosphate de chaux forme habituellement la surface extérieure des pierres vésicales un peu grosses ; il remplit quelquefois les intervalles des calculs mûraux ; c'est lui qui forme la plupart des calculs qui ont pour noyau un corps étranger introduit dans la vessie, ainsi que ceux du prépuce ; c'est lui qui se dépose sur les instruments que l'on est obligé de laisser séjourner dans la vessie. Les calculs prostatiques sont formés par ce principe presque seul.

La quantité de phosphate de chaux varie beaucoup dans les divers tissus et les humeurs. Dans les os à l'état physiologique, il y en a de 48 à 59 pour 100, et, dans quelques cas morbides, il descend à 30 pour 100.

De Bibra a reconnu que le phosphate de chaux varie dans les différents organes d'un même système, suivant les conditions physiologiques où chacun d'eux est placé. Plus un organe est soumis à des influences mécaniques, ou remplit des fonctions de ce genre, plus il renferme de phosphate de chaux. C'est ainsi que les os des membres inférieurs en renferment plus que ceux des supérieurs et pour le même poids, tous ces os contiennent plus de phosphate que les côtes, ou autres os ayant des usages plus passifs encore.

Comme nous aurons à parler plusieurs fois du phosphate de chaux, on trouvera, dans la suite, l'explication de ces divers phénomènes.

Propriétés. — Le phosphate tricalcique peut être considéré comme insoluble dans l'eau pure, car celle-ci n'en dissout que $\frac{3}{100.000}$ environ lorsqu'il a été calciné et $\frac{8}{100.000}$ lorsqu'il est récemment précipité. La présence des sels ammoniacaux augmente notablement cette solubilité ainsi que la présence du chlorure, ou de l'azotate de sodium.

Les acides dissolvent facilement le phosphate tricalcique ; l'acide carbonique lui-même opère cette dissolution. Ce fait est très important au point de vue de l'assimilation des phosphates par les plantes.

Ce n'est pas une dissolution au sens propre du mot ; c'est une véritable décomposition que subit le phosphate de chaux sous l'influence des acides. S'il paraît dissous, c'est parce que l'acide s'est emparé de deux de ses équivalents d'oxyde de calcium et l'a transformé en phosphate monocalcique ou phosphate acide de chaux.

Préparation. — Le phosphate basique de chaux s'extrait généralement des os calcinés qui, comme on le sait, renferment environ 20 pour 100 de carbonate. Les os calcinés et pulvérisés sont dissous par l'acide chlorhydrique. La liqueur filtrée est précipitée à chaud par l'ammoniaque en excès ; on élève ensuite la température presque jusqu'à l'ébullition afin d'avoir un précipité pulvérulent facile à laver.

Quand on fait la précipitation à froid, le précipité est gélatineux, il présente un grand volume et se laisse difficilement laver ; en outre, la dessiccation est très longue.

Si l'on verse une dissolution de sel de chaux dans une solution de phosphate alcalin additionnée d'ammoniaque, on obtient du phosphate tricalcique pur.

Si la dissolution de phosphate est alcalinisée par la potasse, la soude ou leur carbonate, le phosphate de chaux obtenu n'est plus pur, il contient une certaine quantité d'oxyde ou de carbonate de calcium libre.

PHOSPHATE BICALCIQUE OU PHOSPHATE NEUTRE DE CHAUX

PhO^5, 2 (CaO). HO, 3 aq.

Ce sel se rencontre fréquemment dans les concrétions et les

dépôts urinaires. Il se présente alors en cristaux microscopiques groupés en rosettes.

Il ne prend naissance que dans des milieux légèrement acides.

Ce sel est blanc, cristallin et à peu près insoluble dans l'eau. Il renferme 21,90 pour 100 d'eau ou 4 atomes, dont 1 de combinaison.

Le phosphate bicalcique est, comme le précédent, soluble dans les acides ; l'eau chargée d'acide carbonique le dissout également. A l'égard de cette solubilité, nous ferons la même observation que précédemment, à savoir que c'est une décomposition et non une solubilité vraie.

Préparation. — On l'obtient en versant goutte à goutte une dissolution de phosphate sodique cristallisé dans une dissolution de chlorure calcique. Il se forme un précipité demi-cristallin, et, quoique le phosphate sodique employé ait une réaction alcaline, la liqueur au sein de laquelle s'est fait le précipité est acide, surtout quand la chaux n'a pas été précipitée totalement. Cela tient à la formation d'une petite quantité de phosphate tricalcique qui prend naissance au début, par suite de l'alcalinité du phosphate sodique.

Le précipité ainsi obtenu est une poudre cristalline qui, vue sous le microscope, paraît composée de petits fils dont les extrémités se divisent en trois ou plusieurs fils encore plus fins. Après la dessiccation, elle est pulvérulente.

On peut encore obtenir le phosphate bicalcique en précipitant lentement et incomplètement la dissolution chlorhydrique d'os par un lait de chaux de moyenne concentration.

PHOSPHATE MONOCALCIQUE. — PHOSPHATE ACIDE DE CHAUX. — BIPHOSPHATE DE CHAUX

$$PhO^5, CaO, 2 HO.$$

État naturel. — Il se rencontre dans l'urine acide de

l'homme et surtout dans celle du chien, où il est en plus grande proportion généralement.

On sait que les acides, même faibles, ont la propriété d'enlever aux sels neutres ou basiques une portion de leur oxyde avec lequel ils se combinent ; c'est alors que le sel neutre ou basique devient acide. C'est à une réaction de ce genre que l'on doit l'existence du phosphate acide de chaux dans les liquides excrémentitiels de réaction acide.

Ce sel cristallise en lames nacrées très solubles dans l'eau. La solution a une réaction et une saveur très acides. Il attire l'humidité de l'air en devenant visqueux et gluant.

Lorsqu'on chauffe le phosphate acide de chaux jusqu'à la chaleur rouge, il se fond en un verre demi-transparent qui est insoluble dans l'eau. Sous cette influence, il s'est transformé en métaphosphate de chaux dont la constitution et les propriétés physico-chimiques sont différentes.

Le phosphate acide de chaux est très instable, il a une grande tendance à se décomposer et à se comporter comme s'il était formé de phosphate bicalcique, dissous à la faveur d'un excès d'acide phosphorique libre.

M. Debray en France, Erlenmeyer en Allemagne ont démontré que si, à une dissolution d'un gramme de phosphate acide de chaux dans un peu d'eau, on ajoute successivement de l'eau distillée, jusqu'à concurrence d'un litre par exemple, le liquide devient trouble et il s'effectue un précipité de phosphate bicalcique. La liqueur limpide ne renferme que de l'acide phosphorique libre.

Cette réaction a pour nous une grande importance; nous la ferons ressortir au cours de cette étude.

Préparation. — On prépare le phosphate acide de chaux en traitant les os, ou le phosphate bicalcique par l'acide sulfurique étendu en proportion déterminée. L'acide sulfurique s'empare de deux équivalents de chaux du phosphate pour former du sulfate de chaux peu soluble, et le liquide renferme le phosphate acide de chaux que l'on obtient après évaporation.

La solution retenant une notable proportion de sulfate de chaux, il faut le redissoudre et l'évaporer une seconde fois pour l'obtenir à l'état de pureté.

Il est nécessaire que la quantité d'acide sulfurique soit déterminée avec soin, attendu que son action ne s'arrête pas à la limite résultant de la formation du phosphate calcique acide.

IX

PHOSPHATES DE MAGNÉSIE

PHOSPHATE TRIMAGNÉSIQUE OU PHOSPHATE BASIQUE

$$PhO^5, 3\ MgO, + 7\ aq.$$

Historique. — C'est Fourcroy qui découvrit le phosphate de magnésie dans l'urine en 1780. Wollaston vérifia le fait quelques années après.

État naturel. — Il se rencontre dans toutes les humeurs et dans tous les tissus du corps des mammifères. Il n'existe du reste jamais qu'en très petite quantité dans chacun d'eux. Liebig a montré qu'il est plus abondant que le phosphate de chaux dans la chair musculaire. Il manque complètement, ou à peu près, dans l'urine des herbivores, mais abonde dans leurs fécès.

Il se rencontre quelquefois sous forme cristalline dans l'économie. C'est à lui qu'est dû l'aspect trouble jaunâtre que présente ordinairement l'urine des lapins domestiques. (Quelquefois cependant, sous l'influence de certaine alimentation, c'est du carbonate de chaux que l'on rencontre). Ces cristaux, tant que l'urine est récemment formée et chaude, sont pour la plupart allongés à bords mousses ou minces et allongés, à extrémités amincies mais terminées par des lignes courbes et onduleuses ; en un mot, beaucoup sont encore mal formés. Plus l'urine est depuis longtemps dans la vessie, plus est considérable le volume des cristaux ; plus ils sont nettement délimités, mieux les angles sont formés et les arêtes rectilignes. Enfin, quand l'urine est froide, le dépôt cristallin est bien marqué. Ces cristaux appartiennent au cinquième type, ou prisme oblique à base rhomboïdale, mais tous présentent des décroissements sur des arêtes verticales qui en font des prismes à six pans.

Le phosphate de magnésie cristallin a été trouvé dans le pus d'un très grand nombre d'organes, dans la sérosité d'un certain nombre de kystes avec ou sans épanchement sanguin.

Les os des herbivores contiennent plus de phosphate de magnésie, que ceux de l'homme et des carnivores. Berzelius a trouvé dans un os humain 1 gr. 16 pour 100 de phosphate de magnésie et 2 gr. 05 dans un os de bœuf.

Le phosphate de magnésie se rencontre quelquefois dans les calculs urinaires ; c'est même là ce qui a fait soupçonner à Fourcroy qu'il devait y en avoir dans l'urine normale. On le trouve aussi dans les calculs d'acide urique et dans ceux de phosphate de chaux.

Propriétés. — Le phosphate basique de magnésie est une poudre amorphe lourde et insoluble dans l'eau. Récemment précipité, il se dissout dans 5,000 parties d'eau. Les sels alcalins augmentent un peu cette solubilité.

Il se dissout facilement dans tous les acides, sauf l'acide acétique dans lequel il se dissout avec lenteur. Ici encore il faut faire remarquer que ce n'est pas une véritable dissolution ; il y a décomposition, comme pour le phosphate de chaux.

Préparation. — On l'obtient facilement en précipitant une solution de chlorure de magnésium par le phosphate trisodique desséché.

PHOSPHATE DIMAGNÉSIQUE. — PHOSPHATE NEUTRE DE MAGNÉSIE

$$\text{PhO}^5, 2\,(\text{MgO})\,\text{HO}, + 14\,\text{aq}.$$

C'est probablement sous cette forme que se trouve le phosphate magnésien abondant dans les plantes, parce que la sève des plantes est acide. Mais la constatation ne peut pas en être faite par l'analyse, à cause de la nécessité dans laquelle on se trouve d'incinérer les produits ; opération qui, détruisant les acides végétaux, rend alcalines les cendres qui forment le résidu.

Préparation. — On peut l'obtenir en mélangeant des dissolutions concentrées chaudes de phosphate de soude et de sulfate de magnésie. Au bout de quelques heures, la liqueur dépose des cristaux de phosphate de magnésie, sous forme d'aiguilles hexagonales, qui s'effleurissent à l'air et finissent par prendre un aspect pulvérulent.

Les cristaux contiennent 54,5o pour 100 d'eau ou 15 équivalents dont un de constitution et 14 d'hydratation. A 100°, ils perdent 8 atomes ou 29,2 pour 100 d'eau ; à 176°, ils en perdent encore 6 ou 21,9 pour 100. Le dernier atome ne s'en va que par la calcination pendant laquelle le sel passe à l'état de pyrophosphate.

A la température ordinaire, le sel cristallisé se dissout d'après Graham dans 322 parties d'eau froide. C'est pourquoi il ne se précipite pas immédiatement, lorsque l'on mélange à froid des solutions étendues de phosphate de soude et de chlorure magnésique : il ne se dépose qu'insensiblement. La solution saturée commence à se troubler à + 49° et ce trouble augmente encore à + 100, température à laquelle il s'est déposé à l'état de sel trimagnésien, environ un tiers du sel dissous.

Le phosphate neutre de magnésie se dissout facilement dans l'eau aiguisée d'acide acétique et la liqueur ne se trouble pas à l'ébullition. Cette solubilité distingue le phosphate neutre du phosphate basique.

Lorsqu'on fait bouillir le sel neutre avec beaucoup d'eau, la solution devient acide ; lorsque après repos on décante la liqueur claire acide et qu'on soumet de nouveau à l'ébullition avec de nouvelle eau, tant qu'elle entraîne des traces d'acide, on obtient comme résultat du phosphate basique de magnésie.

PHOSPHATE MONOMAGNÉSIQUE OU PHOSPHATE ACIDE DE MAGNÉSIE

$$PhO^5, MgO, 2 (HO) + aq.$$

On l'obtient par l'action des acides sur les autres phosphates de magnésie, mais il est difficile de le séparer des autres sels magnésiens qui sont également solubles.

Il est préférable de le préparer en dissolvant le phosphate neutre de magnésie dans une quantité d'acide phosphorique égale à celle qu'il renferme déjà. Par l'évaporation, on obtient une masse sirupeuse qui ne cristallise pas.

Si, à cette liqueur, on ajoute de l'alcool, le produit se scinde en deux parties ; il se fait un dépôt de phosphate neutre de magnésie et l'alcool renferme de l'acide phosphorique en dissolution. On voit par ce résultat que le phosphate acide de magnésie est un sel instable et que, comme le phosphate acide de chaux, il se comporte comme si c'était simplement du phosphate neutre de magnésie dissous à la faveur d'un excès d'acide phosphorique libre, sans qu'il y ait combinaison.

PHOSPHATE AMMONIACO-MAGNÉSIEN

$$PhO^5, 2 (MgO), AzH^4O + 12 aq.$$

Historique. — Ce sel a été trouvé d'abord dans les calculs urinaires par Fourcroy en 1787, mais il publia le fait en 1794 seulement.

État naturel. — Ce phosphate double n'existe pas normalement dans l'organisme ; c'est un produit excrémentitiel ou pathologique. Il ne se forme que dans les liquides rendus ammoniacaux soit par altération intra-organique ou par putréfaction à l'air, de l'urine par exemple.

On le trouve assez souvent dans l'urine fraîche de cheval, même lorsqu'elle ne contient pas d'ammoniaque libre, bien qu'ayant une réaction neutre ou légèrement alcaline. Dans ce cas, il provient directement des plantes dans lesquelles sa présence a été signalée dans ces derniers temps.

Braconnot en a trouvé 0,10 pour 100 dans l'urine d'un veau nourri du lait de sa mère. Il convient d'en attribuer l'origine aux plantes servant à l'alimentation de la mère.

Les urines rendues ammoniacales dans la vessie, ou en dehors, par décomposition de l'urée, donnent toujours un dépôt de phosphate ammoniaco-magnésien.

Les sédiments des urines, rendues alcalines par les eaux minérales, contiennent beaucoup de phosphate ammoniaco-magnésien.

On trouve ce phosphate cristallisé dans les excréments rendus dans diverses maladies, mais principalement et d'une manière constante dans la dysenterie et le typhus. Dans les affections graves de la vessie et à la suite de maladies de la moelle épinière, on observe des sédiments presque entièrement composés de semblables cristaux ; ces sédiments sont incolores ou d'un blanc sale.

Le phosphate ammoniaco-magnésien se trouve dans les calculs vésicaux, plus souvent encore dans les calculs rénaux de l'homme et des mammifères. On le trouve aussi dans des graviers, avec des calculs. On en trouve encore dans les calculs intestinaux ou bézoards humains.

Il s'en forme, et il s'en échappe beaucoup par les urines, quand on administre des eaux alcalines à l'intérieur. Donné a cité le cas d'un malade chez lequel un séjour intempestif de deux semaines à Vichy avait suffi pour déterminer la formation d'un calcul de phosphate ammoniaco-magnésien. Il est probable, d'après ce qui précède, que les eaux alcalines ne doivent être administrées, d'une manière prolongée, qu'autant que les urines restent acides et il faut, pendant leur administration suivre les modifications qu'éprouve cette humeur.

Propriétés. — Le phosphate ammoniaco-magnésien cristallise en prisme droit à base rectangle, mais les formes sont modifiées d'un très grand nombre de manières par des décroissements sur les arêtes et sur les angles.

L'eau n'en dissout que 0,019 pour 100 grammes, lorsqu'il

est récemment précipité. La présence des sels alcalins augmente un peu cette solubilité; mais celle des phosphates solubles ou de l'ammoniaque libre la diminuent.

Il est soluble dans tous les acides, même l'acide carbonique. Nous ajouterons encore ici que la dissolution est une véritable décomposition.

Préparation. — La composition constante du phosphate ammoniaco-magnésien, son insolubilité presque absolue dans l'eau contenant de l'ammoniaque libre sont utilisées en chimie analytique. On détermine la formation du phosphate ammoniaco-magnésien, soit pour doser l'acide phosphorique dans une liqueur, soit pour précipiter la magnésie.

Si l'on veut précipiter l'acide phosphorique d'une liqueur, après l'avoir rendue fortement ammoniacale, on y ajoute un grand excès d'une solution concentrée contenant parties égales de sulfate de magnésie et de chlorhydrate d'ammoniaque. Pour que tout l'acide phosphorique soit exactement précipité, il faut ajouter une quantité de sel de magnésie 8 ou 10 fois plus élevée que celle qui est nécessaire. La précipitation n'est bien complète qu'au bout de 5 à 6 heures.

Si c'est la magnésie qu'on veut précipiter; il faut encore rendre le liquide fortement ammoniacal, y ajouter un peu de chlorhydrate d'ammoniaque et une quantité de phosphate de soude 8 ou 10 fois plus élevée que celle qui est nécessaire.

Le précipité recueilli est lavé à l'eau ammoniacale, puis séché et calciné.

On détermine l'acide phosphorique ou la magnésie en partant de la composition suivante du pyrophosphate de magnésie qui se forme par la calcination.

Pour 100 parties, il est composé de :

Acide phosphorique.   63,39
Oxyde de magnésium.   36,61

X

PHOSPHATES DE FER

Généralités. — Le fer forme avec les acides deux classes de composés salins : les sels de protoxyde de fer ou sels ferreux, composés très instables qui se suroxydent très facilement à l'air ; ils passent alors à l'état de sels de sesquioxyde ou sels ferriques, beaucoup plus stables en général.

Sous l'influence de l'air atmosphérique, la suroxydation du fer est toujours incomplète et semble former plusieurs classes de composés oxydés intermédiaires entre le minimum et le maximum d'oxydation. Un certain nombre de ces composés se rencontrent fréquemment dans la nature, quelquefois seuls, souvent mélangés à d'autres corps. Forment-ils des espèces définies, ou bien ne constituent-ils que de simples mélanges ? Il est bien difficile de se prononcer sur ce point ; car, en raison de leur insolubilité dans l'eau, on ne peut pas les faire cristalliser, ce qui serait un caractère à invoquer en faveur de la combinaison.

Les sels de protoxyde de fer étant très difficiles à conserver absolument exempts de sesquioxyde, il en résulte que, quand on prépare les phosphates de fer par double décomposition, on peut avoir des mélanges en proportion variées de phosphates de protoxyde et de sesquioxyde de fer. Ainsi, quand on mélange une dissolution de sulfate de protoxyde de fer à une dissolution de phosphate de soude, on obtient un précipité blanc caséeux qui bleuit très rapidement à l'air et conserve cette coloration.

Le phosphate blanc caséeux a pour formule : PhO^5, $2 (FeO)$, $HO + aq$. C'est un phosphate biferreux. On trouve dans la nature un minéral connu sous le nom de *vivianite*, qui offre la même composition et renferme 8 équivalents d'eau ; comme le phosphate artificiel, il bleuit aussitôt qu'il est à l'air.

Le phosphate bleu, résultant de l'action de l'air, est un mélange à parties égales de phosphate de protoxyde et de phosphate de sesquioxyde de fer. On peut lui donner la formule suivante :

$$\begin{cases} PhO^5, 2 (FeO), HO \\ PhO^5, Fe^2O^3. \end{cases}$$

Le phosphate de sesquioxyde de fer est blanc aussi ; le mélange après la suroxydation devrait rester blanc ; pourquoi prend-il une coloration bleue ? Pourquoi la suroxydation s'arrête-t-elle à moitié chemin ? Autant de questions insolubles, quant à présent ; et rien ne prouve d'ailleurs que cette formule que nous avons donnée soit la formule véritable.

Si, dans un mélange dissous de 1 partie de sulfate de protoxyde de fer et de 3 parties de sulfate de peroxyde, on verse une dissolution de phosphate de soude, on a un précipité blanc caséeux encore, mais qui verdit à l'air et conserve cette couleur après dessiccation. Il renferme une partie de phosphate de protoxyde et 3 parties de phosphate de sesquioxyde.

Enfin, en mélangeant, dans des proportions variées, des sels de protoxyde et de sesquioxyde de fer, on obtient, avec le phosphate de soude, des précipités blancs d'abord, mais qui, au contact de l'air, peuvent affecter une foule de nuances bleues ou vertes. Si tous ces sels ne sont pas des composés chimiquement définis, il est certain que chacun d'eux doit posséder un arrangement moléculaire particulier, pour affecter des colorations si variées et si différentes des composants qui servent à les former.

Tous ces phosphates, que l'on peut préparer artificiellement, se rencontrent dans la nature avec une coloration semblable et fixe. Chacun d'eux porte en minéralogie un nom particulier et est considéré comme une espèce distincte.

Tous les phosphates de fer se dissolvent facilement dans les acides chlorhydrique et nitrique et sont insolubles dans l'acide acétique. Ceux de chaux et de magnésie, au contraire, se dissolvent facilement dans cet acide. On peut donc se servir de cette propriété quand on a à séparer le phosphate de fer des phosphates de chaux ou de magnésie.

PHOSPHATE TRIFERREUX, OU PHOSPHATE BASIQUE DE PROTOXYDE DE FER

$$PhO^5, 3 FeO.$$

M. Debray a obtenu un phosphate triferreux en chauffant le phosphate biferreux à 250° en présence de la vapeur d'eau. Il renferme une molécule d'eau et se présente en petits grains cristallins d'un vert foncé.

Le phosphate triferreux, obtenu par double décomposition, est extrêmement instable ; il se décompose dès qu'il subit l'action de l'air.

Nos recherches nous ont amené à conclure qu'il existe dans le globule hématique, ainsi que dans le foie et la rate ; mais dès que l'on emploie les agents chimiques pour l'isoler, il est décomposé ; il se transforme en phosphate biferreux, et se trouve souillé d'une partie d'oxyde de fer mis en liberté.

Préparation. — Il s'obtient par double décomposition, au moyen d'un sel ferreux et du phosphate trisodique. Or, nous avons vu précédemment qu'il est difficile d'obtenir ce phosphate sodique à l'état de pureté parfaite ; aussi, selon que ce phosphate contient un peu de soude caustique en excès, ou bien un peu de phosphate bisodique, le précipité se comporte différemment.

1° Si l'on verse une solution de sel ferreux dans une dissolution de phosphate trisodique contenant une partie de phosphate disodique, il se forme un précipité blanc caséeux qui devient transparent et gélatineux. Recueilli sur un filtre, il commence instantanément à verdir ou à bleuir par suite de l'oxydation du troisième équivalent d'oxyde de fer. La couleur est verte seulement tant que la dissociation du phosphate n'est pas complète, plus tard l'oxyde de fer libre passe au rouge ;

2° Si le phosphate trisodique, employé à précipiter le sel

ferreux, contient une petite quantité de soude en excès, on obtient un précipité blanc qui verdit d'abord à l'air, puis passe définitivement au rouge. Le phosphate triferreux s'est aussi décomposé en phosphate biferreux et le troisième équivalent d'oxyde s'est joint à l'oxyde libre précipité par le soude en excès ; c'est la suroxydation successive de cet oxyde qui produit les variations dans la coloration du précipité.

PHOSPHATE BIFERREUX OU PHOSPHATE NEUTRE DE PROTOXYDE DE FER

$$PhO^5,\ 2\ (FeO).\ HO.$$

Le phosphate biferreux, au moment où il vient d'être précipité, forme une masse blanche volumineuse et d'aspect gélatineux. Il est caractérisé par la propriété qu'il a de bleuir, dès qu'il est exposé à l'air.

Friedreich l'a trouvé dans le poumon d'un phtisique.

Schlossberger l'a rencontré aussi dans d'autres circonstances.

Nicklès a constaté sa présence dans des os qui avaient séjourné quelque temps dans la terre.

On le rencontre fréquemment dans la nature, il fait partie d'un certain nombre d'espèces minéralogiques.

Préparation. — On le prépare en décomposant le phosphate de soude par une dissolution de sulfate ferreux.

Nous renvoyons pour tous les détails de cette préparation aux généralités sur les phosphates de fer.

PHOSPHATE MONOFERREUX. — PHOSPHATE ACIDE DE FER

$$PhO^5,\ FeO,\ 2\ (HO) + aq.$$

Si l'on fait dissoudre le phosphate biferreux dans de l'acide phosphorique, on obtient une dissolution incolore ; mais bientôt on voit se déposer de fines aiguilles cristallines de phosphate acide de fer.

L'acide phosphorique en excès ne s'oppose pas à cette cristallisation.

Le phosphate acide ferreux présente cette particularité d'être le moins soluble, même dans un excès d'acide phosphorique, des différents phosphates acides dont nous avons parlé.

PHOSPHATE DE SESQUIOXYDE DE FER

$$2 \ (PhO^5), \ 2 \ (Fe^2O^3) \ vi + 4 \ aq.$$

Ce phosphate est le seul phosphate ferrique que l'on connaisse aujourd'hui.

Lorsqu'on verse une dissolution de perchlorure de fer dans une dissolution de phosphate de soude ordinaire, on obtient un précipité blanc, légèrement jaunâtre, inaltérable à l'air.

Il renferme quatre équivalents d'eau d'hydratation et aucune trace d'eau de constitution soit 19,21 pour 100 d'eau.

Dans le phosphate ainsi obtenu, le sesquioxyde de fer est hexatomique, parce que l'oxyde contenu dans le perchlorure de fer est lui-même hexatomique.

Le phosphate de sesquioxyde de fer-blanc est très commun dans la nature ; la terre en est, en général, très abondamment pourvue ; nous pouvons même ajouter qu'une très grande quantité de l'acide phosphorique terrestre est sous cette forme de combinaison. Si le phosphate de fer terrestre ne nous apparaît pas avec sa couleur normale, cela tient à ce qu'il est tantôt accompagné d'oxyde de fer qui lui donne une couleur rouge, ou de phosphate de protoxyde de fer qui, bien qu'incolore par lui-même, contribue cependant à donner au mélange une coloration bleue ou verte.

Dans toutes les graines végétales que nous avons analysées, nous avons trouvé le phosphate de sesquioxyde de fer-blanc.

Dans tous les tissus animaux, à l'exception des globules hématiques, du foie et de la rate, nous avons toujours rencontré le phosphate de sesquioxyde de fer-blanc inaltérable.

XI

MÉTHODE ANALYTIQUE DE DÉTERMINATION ET DE SÉPARATION DES PHOSPHATES

Les cinq bases métalliques : potasse, soude, chaux, magnésie et oxyde de fer, peuvent former chacune trois combinaisons avec l'acide phosphorique, ainsi que nous l'avons vu précédemment. L'analyse chimique ne peut pas toujours nous permettre de déterminer le mode de combinaison ; mais la réaction des milieux nous aidera quelquefois à en fixer la nature. Ce caractère n'a pas toujours une valeur absolue et il peut occasionner de grosses erreurs. Cependant, dans une liqueur acide, il est probable qu'il n'y aura que des phosphates acides ou monométalliques, de même que dans un milieu alcalin, les probabilités sont pour que les phosphates soient trimétalliques ; enfin, dans les liqueurs neutres, on peut admettre que les phosphates sont bimétalliques.

Mais d'autre part, la sève des végétaux est toujours acide ; seulement cette acidification est produite soit par des acides organiques destructibles par l'incinération, ou volatils comme les acides carbonique, acétique, etc. ; de sorte que le résidu de la calcination des parties végétales, les cendres sont toujours alcalines. Faudrait-il conclure de l'analyse de ces cendres que les phosphates sont à l'état trimétallique dans les végétaux ? Il est probable, au contraire, que les phosphates libres et circulants sont acides, ou plutôt neutres, mais dissous à la faveur des acides ; mais, comme nous ne connaissons pas la réaction des milieux intracellulaires, nous ne savons pas, conséquemment, quelle forme de combinaison affectent les phosphates qui y sont intégrés.

Des cinq phosphates organiques que l'on rencontre chez les êtres vivants, deux sont solubles dans l'eau ; ce sont les phosphates de soude et de potasse ; les trois autres ne sont solubles que dans l'eau acidifiée.

La solubilité des phosphates alcalins dans l'eau pure nous permet de les séparer des autres phosphates. Si la liqueur ne renferme qu'une seule base alcaline, comme la potasse qui se trouve exclusivement dans tous les produits végétaux terrestres, nous pouvons spécifier immédiatement l'espèce de phosphate. Mais si, comme chez les animaux, dans les liquides ou dans les tissus, nous pouvons rencontrer les deux bases potasse et soude, la détermination des phosphates devient plus difficile. En faisant cristalliser une petite quantité de liquide par évaporation à froid sur l'acide sulfurique, nous pouvons, par la reconnaissance des cristaux, arriver à la fixation de l'espèce.

Tous les liquides physiologiques et excrémentitiels, chez l'homme, renferment toujours une proportion plus ou moins grande de chlorure de sodium ; nous avons donc la certitude de ne rencontrer que du phosphate de soude dans ces liquides, puisque le phosphate de potasse, s'il existait, serait, par la présence du chlorure de sodium, transformé en phosphate de soude. Il n'y aurait d'exception que pour le cas où la quantité de phosphate de potasse serait élevée, tandis que celle du chlorure de sodium serait faible ; le fait peut se présenter chez des animaux herbivores.

Il peut arriver que dans un même liquide on trouve réunis les deux phosphates de potasse et de soude ; ces deux sels ayant la propriété de cristalliser en donnant naissance à un phosphate double, la détermination des phosphates est difficile, car on ne peut pas distinguer toujours exactement la forme cristalline.

Le chlorure de sodium ne forme pas de combinaison avec les éléments histologiques des tissus, mais il les baigne, par suite de sa présence dans tous les liquides intercellulaires. Il ne faudrait pas de ce fait conclure qu'on ne doit rencontrer que du phosphate de soude dans les tissus. Il est bien évident qu'il devrait en être ainsi, si tous les phosphates qui sont intégrés dans les tissus étaient préalablement libres ; mais cela n'est pas, car une notable proportion de ces phosphates existait antérieurement à l'état d'intégration dans les matières protéiques végétales alimentaires. L'action du suc gastrique qui peut détruire leur organisation moléculaire est impuissante à séparer les principes phosphatés, comme l'analyse des peptones le prouve ; il en résulte que le phosphate de potasse qui s'y trouve échappe à l'action décomposante du chlorure de sodium.

On comprend alors, comment il arrive que, dans les tissus cérébraux par exemple, il y ait du phosphate de potasse bien que les liquides intercellulaires soient riches en chlorure de sodium et ne renferment par conséquent que du phosphate de soude.

Il résulte encore de ces faits que, lorsqu'on a un tissu à analyser, il est très important de le laver préalablement, afin d'enlever tous les principes étrangers à sa constitution.

Le meilleur dissolvant acide des trois autres phosphates est l'acide chlorhydrique dilué. La solution acide, étant saturée par l'ammoniaque, donne un précipité formé de phosphate de chaux, de phosphate de magnésie, de phosphate de fer et d oxyde de fer s'il s'en trouve en excès. La chaux non phosphatée, qui pourrait avoir été dissoute par l'acide chlorhydrique, n'est pas précipitée par l'ammoniaque ; c'est dans les eaux mères qu'on doit la rechercher. La magnésie non phosphatée, qui peut exister dans les liqueurs, aurait pu être précipitée partiellement par l'ammoniaque ; mais, dans ce mode opératoire, il n'en est précipité aucune trace, parce que l'acide chlorhydrique, qui est employé comme dissolvant, puis saturé par l'ammoniaque, donne du chlorhydrate d'ammoniaque, qui, par sa présence dans les liqueurs, s'oppose à la précipitation de la magnésie non combinée à l'acide phosphorique. Comme pour la chaux, c'est donc dans les eaux mères qu'il faut la rechercher.

4

INCINÉRATION ET CARBONISATION

Seul, de tous les phosphates organiques, le phosphate de fer est altérable par l'action prolongée de la chaleur, en présence du charbon ; il peut se transformer en phosphure de fer. Ce phosphure de fer, traité par l'acide chlorhydrique employé comme dissolvant, donne du phosphure d'hydrogène gazeux et volatil et de l'acide phosphorique. Il résulte de ce fait, que l'incinération peut occasionner une perte notable de l'acide phosphorique combiné avec l'oxyde de fer.

Parmi les substances d'origine végétale ou animale que l'on peut avoir à analyser, on constate que les unes s'incinèrent facilement, rapidement et à une température relativement peu élevée ; chez celles-là, le phosphate de fer, lorsqu'il y existe, ne subit aucune altération. Ainsi, les substances cellulosiques, ligneuses, amylacées, en un mot les hydrates de carbone brûlent mieux et plus vite que les matières animales. Enfin, nous avons remarqué encore, que les parties riches en sels calcaires brûlent mieux que celles qui contiennent des sels alcalins et de la silice. Les feuilles et les tiges d'une plante, par exemple, riches en sels calcaires, sont plus faciles à incinérer que les graines qui contiennent plus de sels alcalins.

Nous trouvons dans l'incinération des matières animales les mêmes différences, bien qu'en général l'opération soit plus longue et plus difficile. Ainsi, la caséine du lait, la fibrine du sang, l'osséine, etc., substances riches en phosphate de chaux, sont, parmi les matières animales, les plus faciles à incinérer, relativement ; le sang et les tissus musculaires sont parmi les plus difficiles.

C'est cette difficulté d'incinération du sang, jointe à la possibilité de décomposition du principe ferrugineux qu'il renferme, qui nous ont conduit à ne procéder seulement qu'à la carbonisation, à aussi basse température que possible.

Ce mode opératoire présente aussi plusieurs inconvénients; le volume de la masse charbonneuse est considérable, parce qu'il est nécessaire d'opérer sur des quantités assez élevées, si l'on veut isoler et déterminer quantitativement les espèces minérales. Cette masse charbonneuse nécessite des lavages nombreux et une grande quantité d'eau ; les opérations sont longues, mais on a l'immense avantage d'obtenir l'élément ferrugineux sans altération.

Mode opératoire. — Pour les raisons que nous venons d'énumérer, la matière à analyser doit être carbonisée à une température aussi basse que possible, surtout si elle est de nature animale. Le charbon refroidi est finement pulvérisé, puis lessivé à l'eau distillée bouillante, à plusieurs reprises. Toutes les liqueurs réunies sont légèrement acidifiées par quelques gouttes d'acide chlorhydrique pur, pour décomposer les carbonates alcalins qu'il peut y avoir, puis additionnées d'un excès d'ammoniaque. On verse ensuite un grand excès de sulfate de magnésie et de chlorhydrate d'ammoniaque pour précipiter tout l'acide phosphorique des phosphates alcalins à l'état de phosphate ammoniaco-magnésien.

Lorsqu'on analyse la substance cérébrale d'un animal adulte ou le vitellin des œufs, la lixiviation du charbon par l'eau distillée donne des liqueurs acidifiées par de l'acide phosphorique libre provenant de la destruction des lécithines. A la faveur de cet acide, une petite quantité de sels calcaires ou magnésiens peuvent être dissous ; ils se précipitent quand on sature l'acide phosphorique, soit par un alcali fixe, si l'on veut en établir la quantité par un essai acidimétrique, soit par l'ammoniaque. Le précipité, qui peut se produire, doit être réuni aux parties insolubles pour le traitement ultérieur par l'acide chlorhydrique dilué. On précipite ensuite, comme précédemment, tout l'acide phosphorique à l'état de phosphate ammoniaco-magnésien.

Dans ce précipité, on détermine l'acide phosphorique, soit par voie humide au moyen de la solution titrée d'urane, soit par voie sèche en le déduisant du pyrophosphate de magnésie obtenu par la calcination du précipité. Puis, au moyen des équivalents, on établit à quelle quantité de phosphate de soude ou de potasse cet acide correspond, selon que les sels sont mono, bi ou trimétalliques dans les produits que l'on analyse.

Le charbon, dépouillé des sels alcalins, est abandonné pendant douze heures, avec une quantité suffisante d'acide chlorhydrique pur, puis traité à plusieurs reprises, par décoction dans l'eau distillée acidifiée. Il ne faut pas craindre de répéter trois ou quatre fois la décoction acide, afin de bien épuiser le charbon. Toutes les liqueurs acides réunies sont précipitées par un excès d'ammoniaque et laissées en repos pendant cinq ou six heures. On filtre et on lave le précipité.

Ici, deux cas peuvent se présenter, le précipité peut être blanc ou rouge.

Premier cas. — *Quand le précipité est blanc.* — Il peut contenir du phosphate de chaux, du phosphate de magnésie et du phosphate de fer. Après avoir été lavé avec le plus grand soin possible, on le redissout dans la plus petite quantité possible d'acide chlorhydrique dilué et on ajoute, au jugé, une quantité d'eau suffisante, pour que chaque gramme supposé du précipité corresponde à 100 centimètres cubes de liquide. Dans cette liqueur, on projette, par petites fractions, de l'acétate de soude pur en petits cristaux qui se dissolvent rapidement par l'agitation ; au bout de quelque temps, on voit la liqueur se troubler de plus en plus, par la formation d'un nuage blanc légèrement jaunâtre qui se condense peu à peu sous forme de précipité. On cesse l'addition de l'acétate de soude, dès que l'on suppose que la quantité d'alcali qu'il contient serait largement suffisante pour saturer tout l'acide chlorhydrique employé comme dissolvant. (Pour chaque gramme d'acide chlorhydrique pur employé comme dissolvant, il faut environ 4 grammes d'acétate de soude cristallisé.) Après douze heures de repos, le précipité est recueilli sur un filtre taré puis lavé et séché à 105°. Il est formé de phosphate de sesquioxyde de fer pur que l'on pèse.

Les eaux de lavage, réunies aux eaux mères ne renferment plus que du phosphate de chaux et du phosphate de magnésie. Dans ces liqueurs qui sont acidifiées par l'acide acétique, on précipite la chaux par addition d'oxalate d'ammoniaque en excès. Quand les liqueurs sont éclaircies par le repos, le précipité d'oxalate de chaux est recueilli sur un filtre, puis lavé, séché et transformé en carbonate de chaux par la calcination. Du poids de ce carbonate de chaux, on déduit, par le calcul, la quantité d'oxyde de calcium qu'il renferme et, à quelle quantité de phosphate de chaux mono, bi ou tribasique il correspond.

Les eaux mères, réunies aux eaux de lavage du dernier précipité, ne renferment plus que du phosphate de magnésie et l'acide phosphorique auquel la chaux était combinée. En saturant l'acide acétique libre par un excès d'ammoniaque, toute la magnésie se précipite à l'état de phosphate ammoniaco-magnésien. Du poids de ce précipité, transformé par la calcination en pyrophosphate de magnésie, on déduit la quantité de magnésie qu'il renferme, et par le calcul on détermine à quelle quantité de phosphate de magnésie elle correspond.

2° CAS. — *Quand le précipité est rouge.* — En outre des phosphates de chaux, de magnésie et de fer, il s'y trouve un excès d'oxyde de fer libre, qui a été précipité en même temps. Dans ce cas, le procédé analytique doit être légèrement modifié.

Le précipité bien lavé à l'eau distillée, afin d'enlever tous les sels calcaires et magnésiens non phosphatés restés en dissolution, est redissous dans l'acide chlorhydrique dilué. On ajoute à la solution une quantité suffisante d'acide citrique et on précipite de nouveau par l'ammoniaque. Le citrate d'ammoniaque, qui se trouve formé, retient en dissolution le phosphate et l'oxyde de fer, ainsi que le phosphate de chaux.

Le phosphate de magnésie est seul précipité à l'état de phosphate ammoniaco-magnésien.

La dissolution chloro-citro-ammoniacale est acidifiée, de
nouveau, par l'acide acétique et l'on précipite la chaux, par un
excès d'oxalate d'ammoniaque. Après séparation de l'oxalate
de chaux, on précipite tout l'acide phosphorique des eaux
mères à l'état de phosphate ammoniaco-magnésien.

Une part de cet acide phosphorique doit être attribuée à la
chaux; le précipité d'oxalate de chaux nous sert à la fixer par
le calcul. L'autre partie se trouvait combinée avec l'oxyde de
fer.

Tout l'oxyde de fer, resté dans les eaux mères, est précipité
à l'état de sulfure par l'addition de sulfhydrate d'ammoniaque.
Il faut laisser environ douze heures pour que la précipitation
soit bien complète.

Le sulfure de fer, recueilli et lavé avec soin, est ensuite redissous dans l'acide sulfurique dilué. Le soufre qui se dépose
est séparé, puis l'oxyde de fer est dosé au moyen de la solution titrée de permanganate de potasse.

Si, du poids d'oxyde de fer fourni par l'analyse, on retranche celui qui est combiné à l'acide phosphorique, dont nous
connaissons la quantité; la différence donne la quantité d'oxyde
de fer libre qui colorait le premier précipité.

XII

LÉCITHINES

Outre les combinaisons phosphatées métalliques, dont nous
venons d'indiquer les principaux caractères, on trouve encore,
dans l'organisme, des combinaisons de l'acide phosphorique
avec des principes azotés et hydrocarbonés.

On a désigné sous le nom de *lécithine* (de λεκιθος, *jaune
d'œuf*), un corps retiré par Gobley du jaune d'œuf de poule,
des œufs et de la laitance de carpe, du cerveau, du sang, de

la légumine des légumineuses, du gluten des graminées, etc.,
ayant l'apparence d'une matière grasse blanche. C'est à cause
de cet aspect gras, qu'on désigne encore, sous le nom de
graisses phosphorées, les produits complexes que l'on retire
du cerveau des animaux.

La réaction fondamentale, qui caractérise la lécithine, est
son dédoublement en acide phosphoglycérique, en acide gras
et en une base puissante, la névrine.

Diakonow a démontré que l'acide gras combiné avec l'acide
phosphoglycérique peut être l'acide oléique, l'acide margarique, l'acide stéarique, l'acide palmitique, etc. En conséquence, le nom de lécithine a été généralisé et on en a fait
une famille de composés ayant l'acide phosphoglycérique pour
noyau.

L'histoire des lécithines est encore, à l'heure actuelle, imparl
faitement connue et beaucoup de points restent obscurs.
Ajoutons que les dernières recherches tendent à augmenter
considérablement le nombre de ces corps phosphorés ; ce qui
n'est pas pour simplifier la question.

Les lécithines n'existeraient pas à l'état isolé. Dans ces derniers temps, M. Hoppe-Seyler a exprimé l'opinion que la
lécithine pouvait exister dans l'organisme, en combinaison
avec une matière albuminoïde. Il envisage, par exemple, la
vitelline comme une combinaison de la lécithine avec la globuline, ou une matière analogue.

Ces combinaisons seraient très instables.

En effet, l'alcool et l'éther sont les véhicules que l'on emploie pour l'extraction des graisses phosphorées ; or, selon le
degré de l'alcool employé, selon que l'on opère à froid
ou à chaud, selon la proportion variable des mélanges avec
l'éther, on obtient des produits qui renferment de l'acide
phosphoglycérique en proportions très variables.

CÉRÉBROTE, PROTAGON

Vauquelin et Couerbe après lui ont extrait, de la matière

cérébrale épuisée par l'éther, une substance, peu soluble dans l'alcool froid, à laquelle ils ont donné le nom de *cérébrote*.

Cette substance est celle que O. Liebreicht a, dans ces dernières années, extraite du même organe par une méthode analogue et dans un plus grand état de pureté. Il l'a nommée *protagon*.

Pour préparer ce corps, après avoir lavé le cerveau par injection d'eau froide à travers les carotides, on l'écrase, puis on l'agite avec un mélange d'éther et d'eau maintenu à 0° et que l'on renouvelle souvent. L'éther dissout la majeure partie de la cholestérine ; l'eau s'empare des sels et de quelques substances grasses, protéiques et extractives. A la bouillie ainsi épuisée, on ajoute de l'alcool à 85° centésimaux et à la température de 45°; on laisse digérer et l'on filtre. En refroidissant à 0° cette solution alcoolique, on obtient des flocons qu'on lave à l'éther pour les débarrasser d'un peu de cholestérine. On les redissout dans l'alcool fort à la température de 45° et on les reprécipite de nouveau à 0°. En répétant plusieurs fois ce traitement, on obtient le protagon sous forme d'un précipité blanc floconneux.

La masse, séchée dans une cloche sur l'acide sulfurique, donne un corps d'aspect cireux, puis bientôt pulvérulent. Dans ce dernier état, il est brillant, léger non hygrométrique. Il est soluble à chaud dans l'alcool à 85° et très peu soluble dans l'éther. Il se gonfle dans l'eau avec laquelle il forme une sorte d'empois, qui se conserve presque indéfiniment sans se décomposer. Cet empois, délayé dans l'eau donne une demi-dissolution trouble. Le protagon se dissout aisément dans l'acide acétique concentré et s'en dépose par refroidissement. Les solutions salines, quand on les chauffe avec lui, forment un précipité floconneux qui, privé de sels, se redissout de nouveau.

Le protagon, soumis à l'action de l'eau bouillante, se décompose sensiblement, mais partiellement et cette décomposition devient complète, si l'on chauffe avec de l'eau de baryte. Liebreicht a observé que, dans ce cas, il se fait un mélange de phosphoglycérate, d'oléate et de stéarate de baryte, en même temps que de névrine ; c'est-à-dire tous les produits de décomposition de la lécithine.

Bouilli, pendant douze heures dans l'obscurité, avec de l'acide chlorhydrique étendu, le protagon donne des flocons blancs solubles dans l'alcool et exempts de phosphore, qui paraissent très analogues à la *cérébrine* de Müller et Gobley.

Baeyer, étudiant plus à fond les produits de dédoublement du protagon, a trouvé une grande quantité de glucose.

Diakonow, étudiant l'action de l'acide sulfurique étendu sur le protagon, a obtenu également du glucose et une substance ayant tous les caractères de la cérébrine.

La cérébrine serait donc dérivée d'un glucoside encore inconnu, lequel, combiné avec la lécithine, constituerait le protagon.

CÉRÉBRINE

La cérébrine de Müller, celle de Gobley et l'acide cérébrique de M. Fremy, sont trois substances présentant de grandes analogies entre elles, par leur composition et leurs propriétés. Ce sont, probablement, des produits de dédoublement de corps plus complexes existant dans le cerveau.

Si, d'autre part, ces corps présentent quelque différence dans leur composition, cela tient au plus ou moins grand état de pureté, c'est-à-dire que les modes de préparation étant différents, chaque procédé entraîne certaines impuretés spéciales, qui se mêlent au produit principal.

Müller prépare sa cérébrine en faisant bouillir la pulpe cérébrale avec l'eau de baryte et traitant le coagulum par l'alcool à chaud.

Gobley a retiré la sienne du jaune d'œuf en le faisant bouillir avec de l'acide chlorhydrique dilué ; séparant la couche huileuse, on la laisse reposer dans un endroit frais et on traite par l'alcool à chaud.

M. Fremy épuise le cerveau par l'alcool absolu bouillant et traite le résidu par l'éther bouillant. L'acide cérébrique se dépose d'abord et, dans le liquide surnageant, on trouve de l'acide oléophosphorique. On purifie par lavage à l'éther froid et redissolution à chaud.

ACIDE PHOSPHOGLYCÉRIQUE

$C^3H^9PhO^6$.

Ce corps a été préparé d'abord synthétiquement par Pelouze en chauffant, pendant longtemps, à 100° de la glycérine très concentrée avec de l'acide phosphorique anhydre ou vitreux. On étend d'eau la masse et on sature l'acide par du carbonate de baryte ou de chaux. L'acide phosphorique, resté intact, se précipite à l'état de phosphate de chaux ou de baryte insoluble et le phosphoglycérate reste en dissolution. On rapproche les liqueurs en consistance sirupeuse, par évaporation, à une température peu élevée et on précipite le phosphoglycérate par addition d'alcool au liquide.

On décompose ensuite le phosphoglycérate par l'acide sulfurique dilué et on évapore, dans le vide, le liquide filtré. Si l'on concentre l'acide par la chaleur, il se décompose en glycérine et en acide phosphorique.

L'acide phosphoglycérique est un liquide incristallisable de consistance sirupeuse. Il est instable et se décompose spontanément.

D'après la théorie atomique sa formule s'écrit de la manière suivante :

$$PhO''' \begin{cases} OH \\ OH \\ OC^3H^5 \end{cases} \begin{cases} HO \\ HO \end{cases}$$

Il représente de l'acide orthophosphorique dans lequel une molécule d'hydrogène est remplacée par le radical glycérile $C^3H^5.\ OH.\ OH$.

NÉVRINE

$$C^5H^{13}AzO^2.$$

Liebreicht a donné ce nom à la base résultant du dédoublement, par l'eau de baryte, du protagon qu'il considérait comme l'élément essentiel du tissu nerveux.

Baeyer, Diblowsky et Strecker ont démontré l'identité de la névrine avec la *choline* que Strecker avait retirée de la bile en 1849. Toutefois, ils ont démontré ultérieurement que la choline diffère de la névrine par H^2O en moins, que l'on peut lui restituer par l'action de l'eau sur son chloroplatinate (Würtz).

Baeyer a fait connaître la constitution de la névrine, en étudiant les produits de sa décomposition : c'est l'hydrate de triméthyl hydroxéthylène ammonium.

Quelque temps après, Würtz put en réaliser la synthèse en chauffant, pendant plusieurs heures à 100°, dans un tube scellé, un mélange de 4 parties de glycol chlorhydrique et 3 parties de triméthylamine :

$$C^2H^4 \left\{ \begin{array}{l} OH \\ Cl \end{array} \right. + (CH^3)^3Az = \begin{array}{l} (CH^3)^3 \\ (C^2H^4.OH)' \end{array} \left\} AzCl \right.$$

Glycol chlorhydrique.   Triméthylamine.   Chlorure d'hydroxéthylène triméthyl ammonium.

puis, traitant le chlorure d'hydroxéthylène triméthyl ammonium par l'oxyde d'argent et l'eau, réaction qui donne l'hydrate correspondant à ce chlorure :

$$Az (CH^3)^3 (C^2H^4. OH)'Cl + AgHO = AgCl + Az (CH^3)^3 (C^2H^4. OH)' \left. \begin{array}{l} \\ H \end{array} \right\} O$$

Chlorure d'hydroxéthylène triméthyl ammonium.   Oxyde d'argent.   Chlorure d'argent.   Hydrate d'hydroxéthylène triméthyl ammonium.

LÉCITHINE

Une lécithine est une combinaison de phosphoglycérate de névrine, avec deux équivalents d'acide gras stéarique, oléique ou margarique.

Soit l'acide phosphoglycérique.

$$\text{PhO}''' \begin{cases} \text{OH } (a) \\ \text{OH} \\ \text{OC}^3\text{H}^5 \begin{cases} \text{OH } (b) \\ \text{OH } (b) \end{cases} \end{cases}$$

Si dans cette formule on remplace la molécule H (a) de l'acide phosphorique par la base névrine et les deux molécules H (b) du glycéryle par l'acide stéarique, on aura la lécithine distéarique.

$$\text{PhO}''' \begin{cases} \text{O.(CH}^3)^3.\text{C}^2\text{H}^4.\text{OH}) \text{ Az} \\ \text{OH} \\ \text{OC}^3\text{H}^5 \begin{cases} \text{C}^{18}\text{H}^{35}\text{O}^2 \\ \text{C}^{18}\text{H}^{35}\text{O}^2 \end{cases} \end{cases}$$

C'est la lécithine distéarique que l'on extrait du cerveau.

Dans le jaune d'œuf, c'est la lécithine dioléique qui s'y trouve. Strecker en a aussi retiré une lécithine oléomargarique. Enfin Diakonow admet encore qu'il existe dans le jaune d'œuf une lécithine dipalmitique soluble dans l'éther.

Cela fait donc, dès aujourd'hui, quatre lécithines connues.

Toutes ces substances sont amorphes, blanches, insolubles ou très peu solubles dans l'eau, peu solubles dans l'éther, solubles dans l'alcool chaud.

Leurs dissolutions précipitent par le chlorure de cadmium et le bichlorure de platine, en solutions alcooliques. C'est sur cette propriété que l'on s'appuie pour isoler les lécithines des autres corps gras cérébraux.

M. Strecker extrait la lécithine pure, en épuisant les jaunes d'œufs par un mélange d'alcool et d'éther; il filtre et chasse la plus grande partie de l'éther, ajoute de l'alcool, aussi longtemps qu'il se forme un trouble, puis additionne la liqueur alcoolique d'une solution acide de chlorure de platine dans l'alcool. Il se précipite des flocons jaunes de chloroplatinate de lécithine soluble dans l'éther, le sulfure de carbone, le chloroforme, la benzine. La solution éthérée de chloroplatinate double, traitée par l'hydrogène sulfuré, donne du sulfure de platine noir insoluble et du chlorhydrate de lécithine en dissolution dans l'éther. Par l'évaporation de l'éther, il se présente sous la forme d'une masse cireuse.

Le précipité de lécithine et de chlorure de cadmium est insoluble dans l'alcool et dans l'éther.

Les chlorures doubles lécithino, cadmique et platinique, quoique bien définis, sont très instables et se dédoublent spontanément quand on les laisse longtemps en dissolution.

Toutes les lécithines se décomposent lentement à froid, rapidement dans l'eau chaude, surtout en présence d'un peu d'acide ou d'alcali et donnent, sous forme de gouttes huileuses, des acides gras libres ou à l'état de sels.

Les lécithines jouent, à la fois : le rôle de corps gras, car elles se saponifient par les acides et par les bases et donnent ainsi des acides gras ou des savons ; le rôle de bases, car elles s'unissent à l'acide chlorhydrique et donnent des chloroplatinates; enfin le rôle d'acide, puisqu'elles paraissent former, avec la potasse, des combinaisons cristallisées.

Le docteur Thudicum a donné un diagramme de la constitution de ces corps pour montrer qu'ils contiennent chacun quatre classes de radicaux qui donnent lieu à quatre différents pôles de puissance de combinaisons : le pôle acide, le pôle alcaloïdal et deux pôles de substitution.

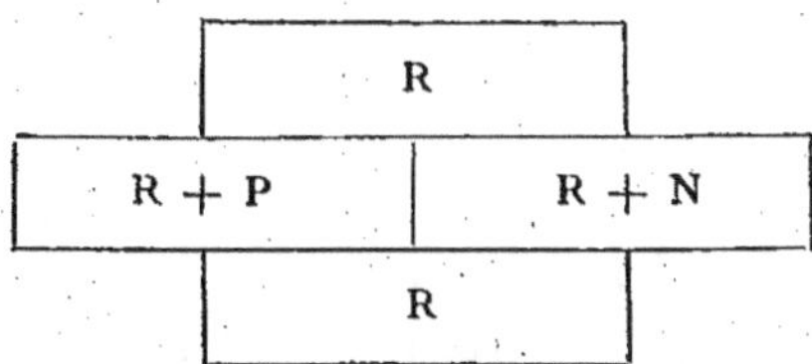

Le pôle acide, faiblement développé comme il l'est, paraît être le résultat de la survivance de l'un des hydroxyles des radicaux de l'acide phosphorique, dans les radicaux de glycérophosphoryle plus développés. Les radicaux des acides gras paraissent occuper les places des deux hydroxyles de la glycérine laissées inoccupées par le phosphoryle; de telle sorte qu'il ne reste qu'une dynamicité à laquelle le noyau nitrogénisé (névrine, oxynévrine ou choline) puisse être rattaché et c'est le second hydroxyle de phosphoryle.

$$C^3H^5 \left\{ \begin{array}{l} OH \\ OH \\ OPhO.(OH)^2 \end{array} \right\} = C^3H^9PhO^6$$

Acide glycérophosphorique

$$C^3H \left\{ \begin{array}{l} C^{18}H^{33}O^2 \\ C^{16}H^{31}O^2 \\ OPhO \left\{ \begin{array}{l} C^5H^{15}AzO^2 \\ OH \end{array} \right. \end{array} \right\} = C^{42}H^{85}NPHO$$

Lécithine oléomargarique

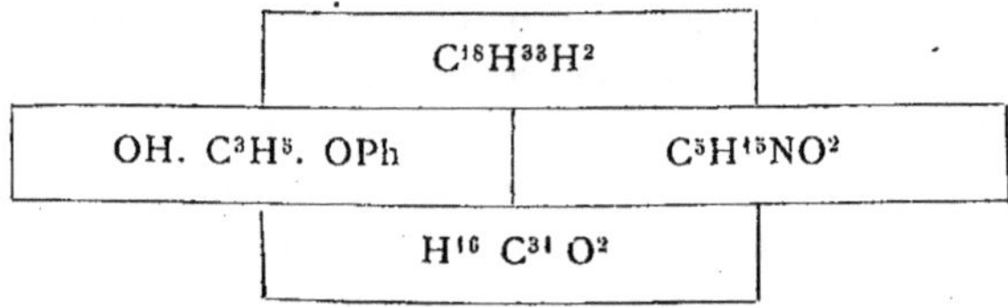

ou mieux encore:

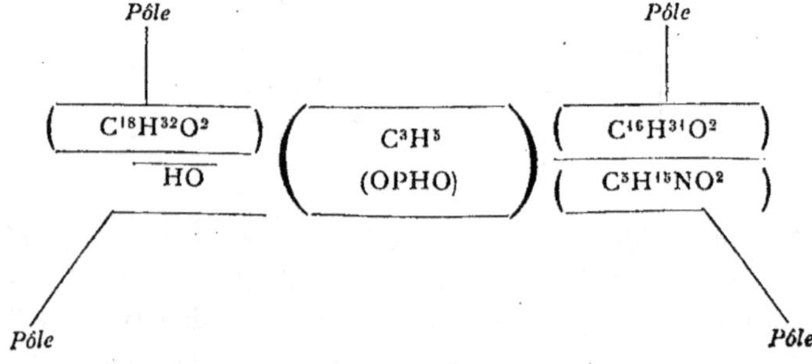

KÉPHALINES, MYÉLINES

Le docteur Thudicum de Londres, en opérant sur plusieurs milliers de cerveaux de bœufs, a obtenu un grand nombre de composés phosphorés à noyau phosphoglycérique ; il en a formé trois classes sous les noms de képhalines, myélines, lécithines.

Voici le mode d'extraction dont il s'est servi : les cerveaux sont débarrassés du sang par macération dans l'eau et on enlève ensuite la plus grande quantité de l'eau de ces cerveaux, par plusieurs macérations successives dans l'alcool fort. Quand ils sont suffisamment durcis, on les hache menu, puis ils sont réduits en pulpe claire en mélangeant avec de l'alcool et passés au tamis de crin. Toute la masse est mise en macération, pendant un certain temps à la température de 5o°, dans une grande quantité d'alcool à 85°, puis passée avec expression à travers un linge fin. La même opération est répétée cinq ou six fois successivement. Les liqueurs alcooliques réunies sont refroidies à o°, il s'opère alors un *dépôt blanc* cristallin ou granuleux que l'on sépare par filtration. La plus grande partie de l'alcool étant retiré par distillation, la masse refroidie donne un *dépôt butyreux*. En continuant encore l'évaporation, il se forme un nouveau *dépôt huileux* cette fois, quand toute la masse est en consistance de sirop clair. Tous les principes phosphorés se trouvent dans ces trois dépôts de couleur et de consistance différentes. Le sirop clair ne contient plus que des matières extractives et des substances salines.

Le dépôt blanc ne diffère du dépôt butyreux que parce qu'il renferme plus de substances cérébrineuses. A part cela, comme ils renferment les mêmes corps phosphorés, on peut les traiter ensemble ou séparément.

Les dépôts sont traités par l'éther qui dissout tous les corps phosphorés et laisse les cérébrines sous forme de résidu blanc.

La solution éthérée de couleur rouge est fortement fluorescente. Cette propriété est due à la présence de la képhaline. Par la concentration, il s'opère un dépôt cristallin de cholestérine que l'on sépare. Du liquide restant, additionné d'un volume égal d'alcool absolu, la képhaline se sépare, par dépôt en masse visqueuse d'un brun rougeâtre. Le liquide surnageant alcoolique est précipité par une solution alcoolique de chlorure de cadmium. Comme il renferme encore de la képhaline, sa combinaison chlorocadmique étant seule soluble dans l'éther, on la sépare par ce véhicule.

Nous ne connaissons pas les moyens employés par l'auteur pour séparer les myélines des lécithines dans leur combinaison chlorocadmique, ni comment il isole les différentes képhalines et les myélines.

Voici les corps que M. Thudicum a extraits des cerveaux de bœufs.

KÉPHALINES

Képhaline	$C^{42}H^{79}AzPhO^{13}$
Képhaloïdine	$C^{42}H^{79}AzPhO^{13}$
Oxy-képhaline	$C^{42}H^{79}AzPhO^{14}$
Peroxy-képhaline	$C^{42}H^{79}AzPhO^{15}$
Amido-képhaline	$C^{42}H^{80}AzPhO^{13}$

MYÉLINES

Myéline	$C^{40}H^{85}AzPhO^{8}$
Oxy-myéline	$C^{40}H^{75}AzPhO^{10}$
Amido-myéline	$C^{40}H^{82}AzPhO^{10}$

LÉCITHINES

Lécithine	$C^{42}H^{83}AzPhO^{9}$

Dans le groupe des cérébrines, l'auteur a séparé quatre espèces qu'il appelle : cérébrine, stéaroconote, phrénosine, kérasine.

Tous les corps phosphorés se combinent également avec le chlorure de cadmium et le bichlorure de platine.

Les képhalines sont toutes solubles dans l'éther, elles se

colorent en rouge et possèdent une grande affinité pour l'oxygène.

Les myélines sont blanches et ne s'oxydent pas à l'air.

La lécithine de M. Thudicum est un composé très instable, même dans sa combinaison avec le bichlorure de platine, forme sous laquelle elle a été surtout étudiée ; elle différerait surtout des myélines en ce qu'elle ne peut former, comme elles, de combinaison avec l'oxyde de plomb.

Le groupe des cérébrines et celui des képhalines prennent, au contact de l'eau, des états sur lesquels il est intéressant de nous arrêter, en raison des qualités physiques qu'elles donnent au cerveau.

La képhaline, chauffée avec de l'eau, gonfle et forme une émulsion qui finit par passer à l'état de solution trouble et incomplète ; c'est-à-dire, que cette substance se dissout d'une certaine manière et dans une certaine mesure, malgré les filtrages répétés qu'on peut lui faire subir. Elle ne se dyalise pas cependant, ce qui permet de conclure qu'elle est dans un état colloïdal.

Les cérébrines, de leur côté, au contact de l'eau, se gonflent en formant des masses gélatineuses, sans se dissoudre plus tard.

Outre les combinaisons insolubles que les képhalines peuvent former avec certains acides comme l'acide chlorhydrique et avec certains sels comme ceux de cuivre de platine, etc., combinaisons qu'une grande quantité d'eau détruit; elles ont, pour les oxydes métalliques, de bien plus grandes affinités qui ne peuvent être détruites que par l'action des acides minéraux.

Il résulte de ces deux propriétés que, si l'on administre un sel arsenical, par sa diffusion dans tout l'organisme, on en retrouvera une petite quantité dans le foie, les muscles, la moelle et une quantité beaucoup plus grande dans le cerveau. Les expériences de M. Scolosuboff sur les animaux ont démontré l'exactitude de cette propriété du cerveau.

5

La propriété, que possèdent les képhalines de se combiner avec les oxydes métalliques, permet d'expliquer comment tant de chimistes ont pu trouver dans le cerveau, et en quantité notable, un certain nombre d'oxydes métalliques tels que le cuivre, etc.

LA MATIÈRE VIVANTE

AMORPHE ET ORGANISÉE

CHAPITRE II

LA MATIÈRE VIVANTE AMORPHE ET ORGANISÉE

I

PROTOPLASMA

Il y a un peu plus de quarante ans, le naturaliste français Dujardin a fait voir que, les corps de quelques-uns des êtres placés au dernier degré du règne animal se composent d'une substance semi-fluide, contractile et dépourvue de structure, à laquelle il a donné le nom de *sarcode*. Une substance semblable, qui se trouve dans les cellules des plantes, a été étudiée par Hugo von Mohl qui lui a donné le nom de *protoplasma*. C'est Max Schultze qui a démontré que le sarcode des animaux et le protoplasme des plantes sont identiques.

De nombreuses recherches ont suivi ces premières découvertes et les ont pleinement confirmées; de sorte qu'il est rigoureusement démontré aujourd'hui : *que le protoplasma sert de base à tous les phénomènes vitaux dans le règne animal, aussi bien que dans le règne végétal*. Cette conclusion est de la plus haute importance, car elle exprime la généralisation, en même temps que l'unification des phénomènes vitaux.

On peut donc répéter, après Huxley, que : *le protoplasma est la base physique de la vie.*

Partout où la vie existe, depuis ses manifestations infimes jusqu'aux plus élevées, le protoplasme se rencontre aussi. Il a la même étendue que le monde organique, puisque tout acte vital peut se rapporter à quelque mode, ou à quelque propriété du protoplasme et devient, pour le biologiste, ce qu'est l'éther pour le physicien ; seulement, au lieu d'être une conception hypothétique acceptée à cause de la facilité qu'elle offre pour l'explication des phénomènes physiques, le protoplasme est une réalité visible et tangible, que le chimiste peut analyser et le naturaliste examiner au microscope.

D'après l'état actuel de nos connaissances, le protoplasma paraît essentiellement formé par l'association de principes albuminoïdes ayant une consistance semi-fluide, analogue à celle du blanc d'œuf non coagulé. Sa constitution paraît fort complexe.

Dans son état abstrait, le protoplasma est amorphe. Si on l'examine au microscope, on voit certains mouvements y prendre naissance ; des ondes en sillonnent la surface, ou bien il se divise en courants, les uns larges et ne s'étendant qu'à peu de distance de la masse, les autres allant bien loin de leur source, sous la forme de filets liquides, tantôt simples, tantôt divisés en rameaux, dont chacun prend un cours indépendant. Il peut encore arriver que plusieurs filets se réunissent, comme les ruisselets se jettent dans les ruisseaux et ceux-ci dans les rivières, et cela, non seulement d'accord avec les lois de la force de gravité, mais, dans des directions tout à fait contraires à ces lois ; puis, tout à coup, on voit le protoplasma s'étendre en tous sens et former une mince couche liquide, pour revenir ensuite aux limites étroites dans lesquelles il était d'abord enfermé ; et tout cela se fait sans qu'il soit possible de découvrir aucune force extérieure qui produise ces ondes à la surface, ou qui détermine ces courants. Bien qu'il soit certain que tous ces phénomènes dépendent d'actions exercées sur le protoplasma par le monde extérieur, ce sont des phénomènes qu'un liquide purement physique ne présente jamais ; des mouvements spontanés qui résultent de son irritabilité propre, de sa constitution essentielle comme substance vivante.

Si l'on examine le protoplasma avec les instruments les plus puissants, tantôt la masse paraîtra absolument homogène, quelquefois aussi on trouvera disséminées des myriades de granulations d'une petitesse extrême, mais cela ne constitue pas une organisation telle que nous la concevons aujourd'hui et cependant, quand on considère cette substance douée de mouvements spontanés, il est impossible de nier qu'elle ne soit vivante. C'est une substance fluide dépourvue d'organes et de structure, qui manifeste les phénomènes essentiels de la vie.

Le protoplasma, selon l'heureuse expression de Cl. Bernard, *représente la vie sans forme spécifique.*

Nous disions que ce protoplasma amorphe et vivant existe ; il a été, en effet, trouvé dans quelques régions profondes de l'Océan. Huxley lui a donné le nom de *Bathybius Hœckelii.*

Au-dessus du protoplasma amorphe, Hœckel a trouvé des amas minuscules qui présentaient une forme sans cesse variable, leurs contours se modifiant à tout moment par l'apparition, sur différents points de leur surface, de larges lobes et d'épaisses proéminences digitiformes, qui disparaissent au bout d'un certain temps, pour reparaître sur quelque autre point de la surface. Ces protrusions de substance, sans position fixe, ni forme définie auxquelles on a donné le nom de *pseudopodies,* sont par excellence un des caractères distinctifs du protoplasma, dans quelques-uns de ces états les plus simples. On leur a donné le nom de *protamibes.*

Toutes les masses vivantes, sous forme définie, qui présentent un assez grand nombre de variétés, Hœckel les a réunies en une seule classe qu'il appelle *monères* et dont il voulait faire un troisième règne.

A une phase un peu plus élevée du développement des

êtres protoplasmiques nous trouvons des éléments qui présentent la forme changeante des protamibes. Mais, vers le centre, une petite masse ronde de protoplasma plus formé se distingue du reste et constitue un noyau ; en même temps, le protoplasma des contours diffère un peu du reste de la masse. Il est plus transparent, homogène et plus dur, en apparence, que la substance intérieure. On remarque aussi l'apparition sur un point, d'un espace sphérique clair que l'on voit tout à coup se contracter et disparaître, pour reparaître au bout de quelques secondes, et ainsi de suite, le retour et la disparition s'opérant à des intervalles réguliers. Cette petite cavité à pulsations rythmiques a reçu le nom de *vacuole contractile ;* on la trouve fréquemment chez les êtres qui occupent les derniers degrés de l'échelle animale. Ces classes d'êtres portent le nom générique de *Cytodes.*

En remontant encore, nous rencontrons la classe des êtres protoplasmiques ayant une forme cellulaire avec noyau, ce sont les *amibes.* Une amibe peut affecter la forme d'une vésicule, ou une forme différente ; elle peut être protégée par une membrane enveloppante, ou être dépourvue de membrane ; elle peut contenir une vacuole contractile, ou n'en pas avoir ; il se peut enfin que son noyau soit, ou non composé d'un, ou plusieurs petits noyaux secondaires. Malgré toutes ses dissemblances apparentes qui les éloignent, un ensemble d'autres caractères les rapprochent.

L'amibe, comme tous les êtres vivants, a besoin d'être nourrie. Elle ne peut s'accroître, comme le ferait un cristal, par l'accumulation à sa surface de nouvelles molécules matérielles. Il faut qu'elle se nourrisse, qu'elle reçoive par intussusception les aliments nécessaires, qu'elle assimile ces aliments et qu'elle les convertisse en sa propre substance.

Cependant si nous cherchons une bouche par laquelle les aliments puissent pénétrer dans le corps de l'amibe, ou un estomac par lequel ces aliments puissent être digérés, nous ne trouverons rien. Mais examinons là un instant, dans une goutte d'eau placée sous le champ du microscope. Dans son voisinage se trouve quelque habitante vivante de la même goutte d'eau, et sa présence produit sur le protoplasma de notre amibe une stimulation spéciale qui détermine les mouvements nécessaires à la préhension des aliments. Un courant de protoplasma part immédiatement du corps de l'amibe, en se dirigeant vers la proie convoitée, l'enveloppe et retourne avec elle vers le protoplasma central, ou cette proie s'enfonce de plus en plus dans la masse molle et peu résistante et elle y est dissoute, digérée et assimilée de manière à accroître le volume et à entretenir les forces de l'amibe.

Mais il faut aussi que l'amibe se multiplie, comme tous les autres êtres vivants ; aussi, le noyau parvenu à une certaine grosseur se divise-t-il en deux moitiés. Le protoplasma qui lui sert d'enveloppe se sépare également en deux parties, qui conservent chacune une des moitiés du noyau. Les deux êtres, ainsi produits, vivent désormais d'une manière indépendante, s'assimilent de la nourriture et finissent par prendre les caractères et les dimensions de l'amibe mère.

Nous venons de voir que l'amibe nous présente le type de la cellule. Cette propriété de lancer des pseudopodies protoplasmiques pour saisir leurs proies se retrouve dans une foule d'autres éléments cellulaires protoplasmiques, aussi leur a-t-on donné le nom de mouvements amiboïdes.

Les eaux douces et la mer contiennent une quantité immense d'êtres qui ne s'élèvent jamais au-dessus de l'état de simple cellule. Quelques-uns de ces êtres se font une enveloppe calcaire qui, souvent, a une forme symétrique et présente des ornements compliqués ; d'autres se construisent un squelette siliceux de spicules rayonnées, ou de sphères concentriques aussi transparentes que du cristal, d'une symétrie et d'une beauté parfaite.

Le rôle de ces êtres unicellulaires, dans l'économie générale de la nature, a toujours été fort considérable et un grand nombre de couches géologiques, composées en majeure partie de leurs squelettes calcaires, ou siliceux, témoignent de leur extrême abondance dans les eaux anciennes. De nos jours, des organismes unicellulaires semblables sont encore à l'œuvre.

Mais l'organisation n'en reste pas longtemps à cette phase de simplicité unicellulaire et à mesure que nous remontons de ces formes inférieures à d'autres plus élevées, nous voyons les cellules s'ajouter les unes aux autres, jusqu'à ce que des millions de ces unités se trouvent réunies dans un seul et même organisme.

Jusqu'ici nous avons considéré la cellule comme étant seulement une masse de protoplasma à noyau central douée d'activité, soit absolument nue, soit entourée d'une enveloppe incomplète, qui laisse toujours le protoplasma en contact avec le milieu ambiant. Mais il est loin d'en être toujours ainsi et à mesure que l'on s'élève dans l'échelle des êtres, on trouve le protoplasma entouré par l'enveloppe résistante d'une cellule, qui parait le séparer complètement du monde ambiant. Mais si résistante et si épaisse que paraisse cette enveloppe cellulaire, la séparation est plus apparente que réelle, attendu que cette paroi reste toujours perméable. La paroi cellulosique des cellules végétales qui nous fournit un bel exemple de rigidité, d'épaisseur et de résistance reste cependant perméable au protoplasma intérieur lequel se trouve donc réellement encore en rapport avec le monde extérieur.

IDENTITÉ DU PROTOPLASMA DANS LES DEUX RÈGNES

En 1862, Graham, étudiant la propriété que possèdent certaines substances de se diffuser facilement à travers une membrane de parchemin végétal, tandis que pour d'autres elle est absolument imperméable, rangeait toutes les substances organiques en deux grandes classes d'après l'état physique de la matière chez les êtres organisés. Il a appelé cristalloïdes toutes les substances perméables au parchemin végétal et colloïdes toutes celles qui sont imperméables. Ces recherches ont prouvé, dit Maundsley, « la nécessité d'une modification considérable dans l'idée qu'on a habituellement de la matière solide. Nous devons remplacer l'idée d'une matière inerte et impénétrable, par l'idée d'une matière qui, dans son état colloïdal est pénétrable, produit de l'énergie, et est grandement sensible aux agents extérieurs. » Cette sorte d'énergie n'est pas un résultat de l'action chimique, car les colloïdes sont particulièrement inertes dans tous les rapports chimiques ordinaires ; mais c'est un résultat de la constitution moléculaire inconnue. L'existence indubitable de l'énergie colloïde dans les substances organiques, qu'on considère généralement comme inertes et qu'on appelle mortes, peut bien faire croire à son rôle prépondérant dans les phénomènes de la vie.

Une telle énergie suffirait donc pour expliquer les mouvements simples de la substance homogène dont se compose l'animal inférieur et l'absence de toute différentiation de structure est une raison suffisante pour expliquer l'absence de toute localisation de fonction, et de la réaction uniforme générale aux différentes impressions. Graham, lui-même, dit que l'état colloïde doit être regardé « comme la première source probable de la force, qui se montre dans les phénomènes de vitalité. » *La condition colloïde est l'état dynamique de la matière et la condition cristalloïde l'état statique.* La première, qui est la règle dans le royaume organique de la nature, est l'exception dans le règne inorganique.

L'alumine et les hydrates ferriques, l'acide silicique et quelques autres substances inorganiques existent à l'état colloïdal. Par analogie, il semblerait que l'état colloïde de ces corps différât de leur état cristalloïde simplement par la grandeur de la molécule. En d'autres termes l'opale qui est de la silice colloïde serait un polymère du quartz. Si cette théorie est vraie, il ne peut y avoir de doute sur la complexité beaucoup plus grande d'une molécule albuminoïde et colloïde que d'une molécule cristalloïde. Or il y a un fait très significatif dans ce rapprochement, c'est qu'aucun colloïde organique n'a jamais été synthétisé. La gélatine, qui est un des meilleurs exemples d'un colloïde, a une structure comparativement simple et quoique Hunts ait suggéré, il y a plusieurs années, l'idée que la gélatine était probablement un amido-dérivé du groupe sucre — théorie dans la suite confirmée en partie par Gibbs— cependant, aucun procédé inverse ne nous a encore donné cette substance. Il est très possible que la matière, sous les formes cristalloïde et colloïde, soit chimiquement identique, différant seulement par la grandeur de la molécule. Mais, il est très possible aussi que la différence soit une différence physique. Produire l'état colloïde d'après l'état cristalloïde n'est nullement au delà du pouvoir de la science.

Les animaux se nourrissent de plantes, le protoplasma végétal passe donc chez les animaux. Est-il détruit dans ce passage, ou modifié au point de ne plus retrouver ses propriétés primitives ? Tel est le point à examiner.

Mais, dans les plantes, le protoplasma est presque toujours accompagné de pigment chlorophyllien vert, que l'on ne retrouve plus chez les animaux supérieurs, il est vrai ? Ce pigment est indépendant du protoplasma, dans les plantes, et il n'existe pas absolument dans toutes ; il peut donc très bien être détruit et les résidus de son oxydation expulsés dans les animaux supérieurs. Tandis qu'au contraire, nous retrouvons la chlorophylle dans un certain nombre d'animaux inférieurs tels que les infusoires, les hydres, certains vers planaires, etc.

D'ailleurs, quand nous verrons chez l'homme et les animaux supérieurs que le globule hématique fournit, par sa dissociation, les principes nutritifs des éléments histologiques, nous verrons également disparaître le pigment hématique rouge et nous le suivrons avec des altérations de plus en plus profondes, d'abord dans la vésicule biliaire, puis dans l'urine.

Nous rencontrons chez les animaux et dans les végétaux

un si grand nombre de propriétés similaires que force nous est bien d'admettre l'identité des deux protoplasma.

Darwin, dans ses recherches sur les plantes insectivores, nous en fournit un exemple. Non seulement ces plantes possèdent un mécanisme destiné à prendre les insectes, mais elles secrètent un suc gastrique qui les digère. Nägeli a démontré la présence de la pepsine dans les cellules de la levure. M. Würtz et d'autres chimistes, ont signalé le suc du carica papaya comme contenant une substance semblable à la pepsine, capable de peptoniser complètement la fibrine. La même propriété a été encore trouvée dans le suc laiteux du figuier. Il y a la similitude la plus complète entre la diastase et la ptyaline. Le lait de l'*arbre à vache,* récemment analysé par M. Boussingault et reconnu semblable à la crème par sa composition, montre la présence d'agents émulsifs dans le règne végétal, analogues à ceux que l'on trouve dans le pancréas de l'animal.

Les preuves les plus curieuses et les plus probantes de l'identité du protoplasma chez les plantes et les animaux et l'absence de toute différence essentielle entre la vie de l'animal et celle de la plante nous ont été fournies par Claude Bernard, dans son étude de l'influence des anesthésiques sur les plantes et sur les animaux.

Quand un homme respire de la vapeur de chloroforme, ou d'éther, cette vapeur passe dans les poumons où elle est absorbée par le sang, pour être de là, portée par la circulation dans tous les tissus de l'organisme. Le premier tissu sur lequel cette vapeur agit est l'élément nerveux du cerveau et, de cette action résulte la perte de toute conscience. Si l'agent anesthésique continue à agir, tous les autres tissus sont successivement influencés et leur irritabilité est annulée. Les plantes peuvent présenter une série de phénomènes absolument comparables à ceux-ci.

Claude Bernard a placé une sensitive, en bon état et vigoureuse, sous une cloche dans laquelle était placée une éponge imbibée d'éther. Au bout d'une demi-heure, la plante était anesthésiée, ses feuilles restaient complètement ouvertes et elles n'avaient plus aucune tendance à se rétracter lorsqu'on les touchait. Une fois soustraite à l'influence de l'éther, la sensitive reprit peu à peu son irritabilité et finit par redevenir aussi sensible au toucher qu'elle l'était auparavant.

Évidemment, dans ce cas, l'irritabilité du protoplasma avait été suspendue par l'agent anesthésique, de sorte que la plante ne répondait plus à l'action des stimulations extérieures.

Mais, ce n'est pas seulement sur l'irritabilité du protoplasma des éléments moteurs que les agents anesthésiques peuvent exercer leur influence. Ils peuvent agir aussi sur le protoplasma des cellules chargées de la synthèse chimique, telle qu'elle se manifeste dans les phénomènes de la germination de la graine et dans la nutrition en général, et Claude Bernard a fait voir que la germination est suspendue par l'action de l'éther ou du chloroforme.

Pour cela, il a pris des graines de cresson, plante dont la germination est très rapide et les a placées dans des conditions favorables à une prompte germination ; puis il les a soumises à l'action de la vapeur d'éther. La germination, qui sans cela se serait manifestée le lendemain, fut suspendue. Les graines furent maintenues pendant cinq ou six jours sous l'influence de l'éther et pendant tout ce temps ne montrèrent aucune tendance à germer. Mais elles n'étaient pas mortes, elles n'étaient qu'endormies ; car, lorsque de l'air ordinaire remplaça l'air éthérisé, dans lequel elles étaient plongées, la germination reprit et marcha activement.

Des expériences ont aussi été faites sur la fonction par laquelle les plantes absorbent de l'acide carbonique et exhalent de l'oxygène, fonction qui s'accomplit par l'intermédiaire du protoplasma vert chlorophyllien sous l'influence de la lumière. Les plantes aquatiques sont les plus commodes pour les expériences de ce genre. Si l'on met une de ces plantes dans un vase contenant de l'eau mêlée d'éther ou de chloroforme, le tout étant recouvert d'une cloche de verre, on reconnaît que la plante a cessé d'absorber de l'acide carbonique et de dégager de l'oxygène. Cependant elle reste verte et en bon état ; aussi, pour la réveiller suffit-il de la mettre dans de l'eau qui n'ait point été éthérisée, et alors elle recommence à absorber de l'acide carbonique et à exhaler de l'oxygène sous l'influence des rayons solaires.

Le même auteur a aussi étudié l'action des anesthésiques sur la fermentation alcoolique. Le protoplasma de ce ferment a la propriété de décomposer les dissolutions de sucre en alcool qui reste dans le liquide et en acide carbonique qui se dégage. Or, si on met de la levure de bière avec du sucre dans de l'eau éthérisée, elle n'agit plus comme ferment. Elle est anesthésiée et ne peut plus répondre à la stimulation qu'exercerait sur elle, dans les circonstances ordinaires, la présence du sucre. Mais, si on met cette levure sur un filtre et qu'on la lave de manière à faire disparaître tout l'éther ; replacée ensuite dans un liquide sucré, elle ne tarde pas à recouvrer la propriété de transformer le sucre en alcool et en acide carbonique.

Claude Bernard a appelé l'attention sur un fait des plus significatifs que l'on peut observer dans cette expérience. Tandis que la fermentation alcoolique proprement dite est arrêtée par l'éthérisation de la levure, il s'opère, cependant, dans la dissolution sucrée un changement chimique fort curieux : le sucre de canne de la dissolution se trouve converti en sucre de raisin, substance qui présente une composition chimique identique à celle du sucre de canne, mais d'une constitution moléculaire différente. Or les recherches de M. Berthelot ont démontré que cette transformation du sucre de canne en sucre de raisin est due à un ferment inversif particulier qui, tout en accompagnant la levure, est lui-même un corps soluble et sans vie. On a même démontré qu'à l'état naturel la

levure alcoolique est incapable, par elle-même, de s'assimiler
le sucre de canne et que ce sucre ne peut être amené à un état
qui convienne à la nourriture du ferment, qu'après avoir été
d'abord transformé en sucre de raisin.

Après l'exposition de tous ces faits, nous nous trouvons
amené à la conception d'une unité essentielle dans les deux
grands règnes de la nature organique — d'une unité de
structure, puisque chez tout être vivant le protoplasma est la
substance essentielle de tous les éléments vivants de chaque
tissu ; d'une unité physiologique, dans la propriété universelle
d'irritabilité qui a pour siège ce même protoplasma et qui est
le premier agent de tous les phénomènes vitaux.

Nous avons vu combien la forme a peu d'influence sur les
propriétés essentielles du protoplasma. Cette substance peut
prendre la forme de cellules et celles-ci peuvent à leur tour se
réunir pour constituer des organes de plus en plus complexes;
la force du protoplasma peut être ainsi rendue de plus en
plus intense et efficace; mais il nous faudra toujours remonter au protoplasma nu et amorphe si nous voulons trouver,
dégagé de toutes les complications qui ne sont pas essentielles,
l'agent dont la fonction est de composer les tissus et de transformer les forces de la matière inanimée en forces vivantes.

Dans ce plasma amorphe, nous trouvons la vie, mais la vie
non définie, ce qui veut dire qu'on y retrouve toutes les
propriétés essentielles dont les manifestations des êtres supérieurs ne sont que des expressions diversifiées et définies des
modalités plus hautes. Dans le protoplasma se rencontrent les
conditions de la synthèse qui assimile les substances am-
biantes et crée les produits organiques ; on y retrouve l'irritabilité, point de départ et forme particulière de la sensibilité.

Ainsi, le protoplasma a tout ce qu'il faut pour vivre ; c'est
à cette matière qu'appartiennent toutes les propriétés qui se
manifestent chez les êtres vivants. Cependant, le protoplasma
n'est que la matière vivante ; il n'est pas réellement un être

vivant. Il lui manque la forme qui caractérise la vie définie.

En étudiant le protoplasma, on étudie la vie à l'état de nudité, la vie sans être spécial, selon l'expression de Cl. Bernard. C'est une sorte de *chaos vital* qui n'a pas encore été modelé et où tout se trouve confondu.

COMPOSITION CHIMIQUE ET CONSTITUTION DE PROTOPLASMA

L'unité vitale du protoplasma chez tous les êtres vivants, telle qu'elle ressort des faits que nous venons d'exposer, c'est-à-dire l'uniformité d'impression de la matière vivante, sous les influences physiques, cosmiques, météorologiques et chimiques est-elle suffisante pour nous amener à conclure à son unité de composition, en supposant que nous considérions comme le résultat d'une constitution moléculaire différente, la multiplicité incalculable de formes qui peuvent émaner de ce protoplasma.

Voici par exemple, deux espèces animales protoplasmiques très voisines placées en bas de l'échelle des êtres vivants les foraminifères et les polycystines. Le protoplasma de ces êtres est homogène en apparence, contenant à peine quelques vésicules, quelques noyaux ; pourquoi ce protoplasma secrète-t-il dans le premier cas un test calcaire, dans le second un squelette siliceux ? Pourquoi la variabilité si grande de ces formes au lieu d'être désordonnée, est-elle suffisamment limitée pour qu'on puisse reconnaître, tout au moins dans ces groupes, des genres parfaitement déterminés ? On pourrait peut-être supposer ici des différences légères dans la constitution moléculaire, invisibles au microscope cependant et entraînant une différence dans les propriétés chimiques.

Les œufs de tous les animaux peuvent à la rigueur n'être considérés que comme composés de protoplasma et le microscope ne nous révélera que des différences de formes peu appréciables. Mais prenons comme exemple un œuf de poule qui, au point de vue de la vitalité abstraite, présente la plus grande analogie avec tous les autres œufs ; le chimiste nous

le présentera avec une composition extrêmement complexe
dans le nombre et la variété des substances organiques qu'il
renferme. Ainsi le blanc de l'œuf est composé de plusieurs
variétés d'albumine, on en compte aujourd'hui trois, il est
possible qu'il y en ait plus. Le jaune renferme aussi une
substance albuminoïde, la vitelline, associée à un principe phosphoré, la lécithine ; il y a encore différentes autres substances
organiques, plus des principes minéraux et surtout des phosphates. Or, que trouvons-nous dans le jeune poulet qui s'est
formé aux dépens des substances de l'œuf ? En négligeant les
parties accessoires nous remarquerons trois espèces de tissus
bien différents dans leurs caractères physiques ; ce sont : un
tissu osseux, un tissu musculaire et un tissu nerveux. Il ne
répugnerait certainement pas à l'esprit d'admettre que par
l'arrangement moléculaire, une même matière albuminoïde
put donner naissance à des éléments histologiques de consistance si différente. C'est d'ailleurs l'opinion qui a encore cours
aujourd'hui dans la science ; mais elle n'est pas rigoureusement exacte, comme nous nous proposons de l'établir et ce
sont ces principes phosphatés qui, par leur association différente avec les matières albuminoïdes, leur donnent des propriétés physiques si variées.

Dans le règne animal, dans tous les végétaux, partout où
l'on trouvera un principe albuminoïde, on y rencontrera des
phosphates et l'association de ces deux espèces de principes
et tellement intime, qu'il faut arriver jusqu'à la destruction de
la matière organique pour isoler ces phosphates ; aussi, sans
phosphates il n'y a pas de création vitale possible.

Nous dirons donc que l'unité de la manifestation vitale,
telle qu'elle est admise aujourd'hui, est complètement indépendante de la constitution moléculaire et de la composition
élémentaire ; d'où il résulte que cette identité du protoplasma,
chez tous les êtres vivants, ne doit être comprise que comme
manifestation physique abstraite de la vie.

Mais nous ajouterons que, si grandes que l'on puisse supposer les variations du protoplasma, au point de vue de sa composition élémentaire et de son organisation moléculaire, il est deux faits invariables et immuables, qui dominent toutes les considérations vitales ; ce sont :

1° Que le protoplasma est azoté et de nature albuminoïde;
2° Qu'il est toujours associé à des phosphates métalliques.

Si nous ne pouvons pas démontrer notre deuxième proposition en analysant les êtres vivants les plus simples ; nous croyons cependant qu'elle ne sera pas erronée parce que nous aurons pris nos exemples un peu plus haut dans l'échelle des êtres.

Nous donnerons ici la composition minérale phosphatée du protoplasma de la levure de bière, qui doit se rapprocher beaucoup du protoplasma amorphe, puisqu'il ne donne naissance qu'à un organisme des plus simples, une cellule.

Il perd à la dessiccation 75 pour 100 de son poids d'eau.

100 grammes de protoplasma sec de levure de bière renferment les phosphates suivants :

Phosphate de potasse	0,129
— de chaux	0,397
— de magnésie . . .	0,174
— de fer	0,115
Total. . .	0,815

Théorie plastidulaire. — On avait cru d'abord que le protoplasma est une substance homogène sans structure appréciable ; mais, des recherches récentes de quelques micrographes, il résulte que le protoplasma nu ne serait pas le dernier terme que puisse atteindre l'analyse microscopique. Dans beaucoup de cas, le protoplasma laisse apercevoir une sorte de charpente formée d'un réseau de granulations fines reliées par des filaments très déliés : ce sont les *plastidules.* La théorie plastidulaire serait donc le point ultime où l'histologie conduirait la conception des êtres vivants. Lorsque Heitzmann et Frohmann examinèrent le tissu fondamental du cartilage, ou les noyaux des globules du sang de l'écrevisse, ils aperçurent des fibrilles très nettes disposées en réseau plastidulaire, à l'intersection desquelles se trouvent de petites masses granuleuses.

S'il convient d'attendre que des confirmations plus nombreuses soient apportées à l'appui de la complexité de structure du protoplasma ; il existe cependant dès à présent un ensemble de travaux qui militent en faveur de cette complexité : Tels sont les travaux de Strassburger sur les noyaux des cellules végétales pendant la division cellulaire, ceux de Butschli sur les noyaux des globules du sang, de Weitzel sur les cellules de la conjonctive enflammée et les cellules de la peau de grenouille, de Balbiani sur les cellules épithéliales des ovaires de certains insectes, tels que les stenobothrus, de Hertwig sur l'œuf de la poule, de Fol sur certains œufs d'invertébrés.

Nous pouvons nous demander si ce réseau fibrillaire, simulant une charpente dans le protoplasma, ne renfermerait pas les phosphates minéraux disposés méthodiquement, de manière à lui donner ses caractères physiques de solidité et de résistance.

II

LA CELLULE

La cellule est l'élément anatomique le plus simple dont soient constitués les êtres vivants.

Deux noms sont intimement liés à la théorie cellulaire, ce sont ceux de Schleiden et de Schwann. Le premier par ses recherches dans le règne végétal, l'autre chez les animaux ; tous deux ont donné une impulsion puissante et fait faire d'immenses progrès à ce chapitre de nos connaissances qui, avant eux, n'existait qu'à l'état de faits isolés et incohérents.

Dès le milieu du dix-septième siècle, Robert Hooke avait découvert, dans les plantes, ces cavités microscopiques closes de toutes parts et réunies en nombre immense, qu'il appela cellules, nom qui est resté. L'attention fixée d'abord sur la membrane des cellules, c'est-à-dire sur leur carapace quasi inerte, ne commença, que dans notre siècle, à se porter sur leur contenu animé. Robert Brown fut le premier à signaler en 1831 un de leurs éléments les plus remarquables, un globule plus ou moins dense et granuleux le *nucleus*, ou noyau de la cellule. En même temps, on observait, de divers côtés, des cas isolés de multiplication des cellules, on essayait de suivre leur développement, on cherchait à les *voir venir* suivant l'expression du botaniste Turpin : c'étaient Adolphe Brongniart et Mirbel en France ; Dumortier et Charles Morren en Belgique ; Hugo Mohl et Meyen en Allemagne. C'est à ce moment que parurent les observations de Schleiden. Il démontre d'abord la généralité du nucleus découvert par Robert Brown et propose de lui donner le nom de *cytoblaste*, ou formateur de la cellule ; en même temps, il constate qu'il est de nature azotée. Le premier, il signale un corpuscule particulier qui existe presque toujours dans le cytoblaste ; on le nomme aujourd'hui le *nucléole*.

Il donna aussi une théorie de la génération cellulaire ; mais nous n'en dirons rien, les découvertes ultérieures en ayant démontré l'inexactitude.

Les travaux de Schwann sont un peu postérieurs à ceux de Schleiden. Ses recherches portent sur des matériaux de nature animale. Il reconnut au noyau des cellules de la corde dorsale et du cartilage hyalin tous les caractères que Schleiden avait assignés aux cytoblastes ; il découvrit des nucléoles dans ces mêmes cellules ; enfin il constata l'identité complète, tant morphologique que physiologique des cellules végétales et des cellules du cartilage.

Ainsi se trouva résolu le problème de l'unité morphologique de l'élément anatomique chez tous les êtres vivants.

Une autre découverte, non moins importante, fut de prouver que, tous les tissus, malgré leur apparente diversité, procèdent de cellules. Il montra, par exemple, que les fibres du cristallin résultent de la transformation de cellules bien caractérisées ; que les fibrilles du tissu conjonctif se développent aux dépens de cellules embryonnaires, tenues en suspension dans une substance fondamentale. Il décrivit les cellules adipeuses et les rattacha au tissu conjonctif ; il fit connaître la composition de la pulpe dentaire. Il vit les fibres nerveuses se développer aux dépens de cellules fusiformes ; il observa le noyau des fibres musculaires striées et les rattacha aux cellules embryonnaires qui produisent la substance musculaire ; etc.

La connaissance de la constitution des divers tissus amena Schwann à en donner une nouvelle classification. Les vingt et une classes établies par Bichat furent réduites à cinq. Dans la première il fit figurer les tissus à cellules isolées suspendues dans un liquide, tel que le sang, la lymphe, etc. ; dans la seconde classe, il réunit les tissus formés de cellules distinctes, juxtaposées entre elles, comme l'épiderme, les épithéliums ; dans la troisième il plaça les tissus dans lesquels les membranes cellulaires sont fondues entre elles et unies avec la substance inter-cellulaire pour former ce que l'on appelle la substance fondamentale de ces tissus : tels sont le cartilage, le tissu osseux, le tissu des dents ; dans la quatrième classe, il rangea les tissus formés de fibres cellules, tels que le tissu celluleux, le tissu des tendons, le tissu élastique ; enfin dans la cinquième, il réunit les tissus chez lesquels non seulement les parois cellulaires, mais aussi les cavités des cellules se sont confondues ; comme par exemple, le tissu musculaire, le tissu des nerfs, les vaisseaux capillaires.

Lorsque le principe de l'origine cellulaire de tous les tissus fut admis, Schwann s'occupa de rechercher par quel procédé s'effectue la filiation cellulaire.

Schleiden avait affirmé que, dans le règne végétal, les cellules prennent naissance *dans* des cellules préexistantes et il avait décrit les phases successives de leur développement. Schwann crut trouver dans quelques tissus, notamment dans la corde dorsale et le cartilage, la confirmation des faits constatés par Schleiden ; mais ayant souvent observé des noyaux libres dans la substance intercellulaire de la plupart des tissus, il admit aussi la formation libre de cellules entre les cellules préexistantes. La substance dans laquelle les cellules prennent naissance reçut de Schwann le nom de *Blastème* ou de *Cytoblastème*, qu'elle soit intra, ou extra-cellulaire ; dans l'un comme dans l'autre cas, la formation de la cellule consistait, selon Schwann, dans le dépôt de couches successives de molécules autour d'un centre. Pour lui la substance intercellulaire était absolument amorphe et la formation des cellules, dans ce milieu, comme une véritable génération spontanée.

En France, Ch. Robin a émis des idées analogues.

Cette théorie subsista sans contradictions jusqu'en 1852 où Remak montra que, dans le développement de l'embryon, les cellules nouvelles qui apparaissent proviennent toujours d'une cellule antérieure. En cela, l'analogie est complète avec les tissus végétaux, ou les éléments nouveaux ont toujours des antécédents de même forme. Virchow compléta la démonstration en examinant les proliférations cellulaires dans les cas pathologiques. Ainsi, en opposition avec la théorie du blastème, ou de la génération équivoque des cellules, se produisit la théorie cellulaire qui peut se formuler dans l'adage : *Omnis cellula e cellula.*

Pour Schwann comme pour Schleiden la cellule représentait l'élément vivant le plus simple, le plus rudimentaire. Mais, comme nous l'avons vu en parlant du protoplasma, la cellule est déjà un organisme complexe. Aujourd'hui l'élément dernier où se manifeste la vie n'est plus la *cellule* élément figuré, c'est la masse protoplasmique sans forme définie. Ce n'est pas seulement un petit nombre d'êtres exceptionnels qui se présenteraient dans un état aussi simplifié ; tous les êtres, tous les organismes supérieurs seraient transitoirement dans le même cas. L'œuf, en effet, se trouve à un moment dans les mêmes conditions, lorsqu'il a perdu la vésicule germinative, avant de recevoir l'action de la fécondation.

Ainsi donc, l'élément anatomique que l'on trouve à la base de l'organisation animale, ou végétale est une forme déterminée de la vie, une sorte de moule où se trouve encaissée la matière vivante, le protoplasma. Et la cellule ainsi isolée peut constituer un organisme vivant. Le globule du sang chez les animaux supérieurs, la levure de bière, etc., sont des corps simplement monocellulaires et chacun d'eux constitue une individualité vivante, un organite vivant comme on les appelle encore.

A mesure que nous remontons dans les formes compliquées de l'organisme, nous voyons les cellules s'ajouter les unes aux autres, jusqu'à ce que des millions de ces unités se trouvent réunies dans un même organe. Dans cette association chaque cellule, ou chaque groupe de cellules a sa tâche spéciale, tout en concourant avec les autres au bien-être et à l'unité de l'ensemble.

Cependant, chez les animaux les plus complexes, les cellules élémentaires, malgré leurs nombreuses modifications et l'union intime qui existe ordinairement entre elles, sont loin de perdre tout à fait leur individualité. Chez l'homme et les animaux supérieurs, la cellule hématique, autrement dit le globule du sang, nous représente la cellule indépendante douée d'une vitalité propre que nous concevons fort bien, en raison même de cette indépendance. Dans toute la série animale, nous trouvons aussi une foule d'éléments cellulaires tels que les cellules pigmentaires qui colorent les tissus ; les cellules rudimentaires des œufs constituent autant d'individualités bien indépendantes. Mais l'organisme tout entier, quelque complexe qu'il soit, est une association de cellules dans lesquelles chaque élément individuel a réellement une indépendance, une au-

tonomie qui, pour être moins évidente de prime abord que
ne l'est celle des cellules du sang, n'en est pas moins réelle
pour cela. Cette autonomie de chaque élément est accompagnée d'une subordination de chaque individu à l'ensemble,
qui assure l'unité de l'organisme tout entier, en maintenant,
dans tous les phénomènes de sa vie, une harmonie et un con-
cert parfaits.

Dans cette association de cellules, chacune a sa tâche bien
marquée, et la vie de l'organisme n'est que la somme des vies
de toutes les cellules qui le constituent. C'est ici que nous
trouvons exprimée de la manière la plus distincte la grande
loi de la division physiologique du travail. Dans les organismes les moins élevés, où l'être tout entier ne contient
qu'une seule cellule, l'accomplissement de tous les actes qui
constituent sa vie est nécessairement à la charge du protoplasma de cette cellule unique ; mais, à mesure que nous nous
élevons dans l'échelle des êtres, nous voyons le travail se répartir entre un nombre d'agents de plus en plus considérable.
Ces agents sont les cellules qui composent l'organisme complexe. Cependant, cette répartition du travail n'est pas uniforme et il faut se garder de croire que le travail accompli
par chaque cellule ne soit que la répétition de celui de toutes
les autres. En effet, les actes vitaux, qui sont tous réunis dans
la cellule unique de l'organisme unicellulaire, sont séparés
dans un organisme plus complexe. Certains d'entre eux acquièrent plus d'intensité, ou subissent d'autres modifications
et constituent les groupes de cellules auxquels nous donnons
le nom d'organes, dont le rôle est désormais d'accomplir les
actes spéciaux qui leur sont assignés. Il y a là une véritable
division du travail, mais une division qui n'a rien d'absolu,
puisque les actes qui sont essentiels à la vie de la cellule ne
cessent pas d'être communs à toutes les cellules de l'organisme.
Aucune cellule, quelque spéciale que soit sa fonction dans l'organisme, ne perd son irritabilité, cette propriété essentielle et
constante de chaque cellule vivante. Ainsi, chaque cellule ou

chaque groupe de cellules est chargé de quelque travail qui contribue au bien-être général et tous ces travaux combinés assurent, à toutes les cellules de l'organisme, les conditions né-cessaires à la vie et déterminent les phénomènes complexes qui constituent la vie des organismes supérieurs.

Nous résumerons en disant : *chez les êtres supérieurs les cellules de chaque organe sont solidaires et dépendantes au point de vue fonctionnel, tandis qu'elles sont absolument indépendantes dans l'accomplissement de leurs phénomènes nutritifs.*

CONSTITUTION DE LA CELLULE

Dans une cellule à l'état parfait, nous devons considérer le contenu cellulaire, le noyau et la membrane qui forme l'enveloppe de la cellule.

Contenu cellulaire. — Des recherches récentes de Heitzmann, de Frohmann, etc., tendraient à établir que le contenu cellulaire a une composition très compliquée. En attendant que la lumière soit faite définitivement sur ce point, nous n'examinerons que deux parties : le protoplasma et le suc intra-cellulaire.

Le protoplasma a déjà été l'objet d'une étude spéciale, nous n'avons rien à y ajouter.

Il ne faut pas confondre le suc intra-cellulaire avec le liquide d'imbibition du protoplasma. Dans une cellule, les deux éléments protoplasma et suc remplissent toute la cavité d'où il résulte que la quantité de chacun d'eux est inversement proportionnelle à celle de l'autre. Le suc intra-cellulaire est tantôt à peine visible, tantôt il remplit presque en entier la cavité de la cellule. On l'observe surtout dans certaines cellules végétales où il est coloré et tranche ainsi sur le reste du contenu cellulaire. Sa composition chimique est peu connue. Ce suc doit être le véhicule des substances solubles, qui servent de matériaux à la cellule et l'intermédiaire obligé entre le protoplasma et l'extérieur.

Noyau. — Le noyau est un corpuscule sphérique, situé ordinairement dans la partie centrale, plus rarement dans la partie périphérique de la cellule ; une même cellule peut contenir plusieurs noyaux. Le noyau forme tantôt un globule demi-solide, tantôt une vésicule remplie de liquide. Dans son intérieur se trouvent une ou plusieurs granulations, ou *nucléoles*. Chimiquement le noyau est azoté comme le protoplasma ; il contient en outre, dans un certain nombre de cellules, de la nucléine (globules de pus, globules rouges à noyau, etc.).

Des observations nombreuses établissent que le noyau est l'appareil cellulaire reproducteur. M. Ranvier a constaté, dans les globules lymphatiques de l'axolotl, un bourgeonnement véritable du noyau qui, primitivement arrondi, pousse en différents points des prolongements autour desquels se groupe la substance protoplasmique ; de telle sorte que chacun de ces prolongements apparaît bientôt comme le début d'une organisation nouvelle et comme le premier âge d'un globule lymphatique de seconde génération. R. Hertwig a constaté le même phénomène du bourgeonnement du noyau chez un acinète, le *podophrya gemmipara*, où la végétation nucléaire est le point de départ et le signal de la multiplication de l'animal.

Ce noyau cellulaire, d'abord considéré comme simple, aurait au contraire, d'après les études approfondies de quelques physiologistes, une constitution très complexe. N. Auerbach distingue dans le noyau quatre parties : l'enveloppe, le suc nucléaire, les nucléoles, les granulations. De ces éléments, celui dont l'importance est la plus grande c'est le *nucléole*. Quelques micrographes comme Strassburger considèrent le nucléole comme une masse protoplasmique pleine, véritable germe de la cellule. D'autres, au contraire, regardent le nucléole comme une masse lacunaire creusée de vacuoles, vésicules nucléaires, ou nucléolules. M. Balbiani, qui a attiré l'attention des histologistes sur cette structure, en a déduit une interprétation physiologique du rôle du nucléole. Il le regarde comme un organe de nutrition, une sorte de cœur. Il a observé un grand nombre de fois que ces nucléoles étaient doués de mouvements amiboïdes et de mouvements de contraction des vacuoles placées dans la masse homogène du nucléole.

Membrane de la cellule. — Dans les globules dépourvus de membrane enveloppante, la périphérie du protoplasma représente cependant une sorte de couche corticale plus dense et plus résistante que le reste. C'est, pour ainsi dire, le premier pas vers la production d'une membrane cellulaire et, entre les deux extrêmes, on trouve tous les degrés de transition.

Complètement développée, la membrane cellulaire forme une véritable vésicule à parois minces qui enferme la masse globulaire. Cette membrane est homogène, amorphe, transparente, au moins dans son jeune âge et offre, suivant son épaisseur, un simple, ou un double contour à l'examen microscopique. Sa consistance varie depuis une mollesse semi-liquide jusqu'à une dureté ligneuse ; tantôt elle est élastique, se moulant sur le contenu cellulaire en changeant de forme avec lui ; d'autrefois, au contraire, elle est rigide, ce qui assure la constance de sa forme.

Elle est perméable, pour l'eau contenant des acides, des bases, des sels ; mais elle ne laisse pas passer les corps gras liquides tels que l'huile.

La constitution chimique n'est pas la même dans les deux règnes. La membrane de cellule végétale est formée au début par de la cellulose ; ce n'est que plus tard qu'une membrane secondaire, de nature azotée, vient s'ajouter à la première. La membrane de la cellule animale, sauf peut-être dans quelques organismes inférieurs, est toujours azotée.

L'activité vitale de la membrane cellulaire est nulle. Elle ne contribue à la vie de la cellule que par ses propriétés physiques et par son intervention dans les phénomènes d'osmose.

Dans les mouvements de la cellule, l'enveloppe ne fait que suivre passivement les mouvements du protoplasma.

La membrane cellulaire est produite par le protoplasma. Une fois formée, elle subit des transformations physiques et chimiques ; elle devient plus dure, plus résistante, moins perméable ; elle peut même s'incruster de sels calcaires, de silice, etc.

L'accroissement de la membrane cellulaire se fait de deux manières : accroissement en surface et accroissement en épaisseur. L'accroissement en surface peut être uniforme, c'est-à-dire porter sur toute l'étendue de la membrane ; alors la cellule s'agrandit sans changer de forme, la vésicule cellulaire se dilate ; ou bien cet accroissement se localise dans certains points déterminés de la membrane, comme par exemple sur une zone équatoriale de la cellule ; cette partie seule se dilate et repousse les deux pôles de la cellule, qui prend alors une forme cylindrique, ou ovoïde. L'accroissement en épaisseur peut se faire de deux façons : il peut être centrifuge, les nouvelles couches se déposant à l'extérieur de la membrane déjà existante, ou centripète, quand les nouvelles couches se déposent à la partie interne de la membrane. Dans les deux cas, du reste, l'accroissement peut se répartir uniformément, ou se localiser, et, dans ce dernier cas, produire, s'il est centrifuge, des saillies ou des crêtes à la surface des cellules ; s'il est centripète, des cloisons à l'intérieur de leur cavité.

En même temps que ces phénomènes d'accroissement des membranes cellulaires, il peut se produire parallèlement des phénomènes de résorption qui, en se localisant dans certaines régions de la membrane, peuvent donner naissance à des pores et à des canaux, comme on en voit surtout dans certaines cellules végétales.

NUTRITION CELLULAIRE

La nutrition cellulaire est l'étude des mutations matérielles qui s'opèrent au sein de la cellule, elles comprennent deux ordres de phénomènes, l'assimilation et la désassimilation.

Par l'assimilation, la cellule prend, dans le milieu qui l'entoure, les matériaux dont elle a besoin. Cette fonction comprend deux phases bien distinctes : elle fait subir à ces matériaux des transformations de manière à les rendre utilisables ; ensuite ces matériaux, ou bien sont intégrés dans la substance cellulaire, ou bien ils sont utilisés pour les phénomènes de son activité vitale. Les deux ordres de phénomènes sont très inégaux selon qu'on les envisage dans des cellules végétales, ou dans des cellules animales. Dans les cellules végétales la plus grande partie des matériaux sont intégrés parce que leur activité vitale est faible. Dans les cellules animales, au contraire, l'intégration matérielle est moindre, surtout dans l'âge adulte de la cellule, et la dépense de matériaux plus élevée, en raison de la grande activité fonctionnelle.

La désassimilation comprend l'élimination des matériaux propres de la cellule détruits par le fonctionnement vital et celle des résidus comburés pour produire un dégagement de forces vives destinées à assurer ce fonctionnement.

Chaque cellule a ses trois âges bien distincts : la phase de jeunesse, dans laquelle la cellule s'accroît ; elle est caractérisée par la prédominance des fonctions assimilatrices sur les fonctions de désassimilation ; l'âge adulte, durant lequel la cellule reste stationnaire ; cependant, l'activité fonctionnelle atteint son maximum d'intensité, mais l'assimilation et la désassimilation se font, à peu près équilibre ; puis, l'âge de vieillesse marqué par la régression de la cellule, la vitalité de l'élément étant épuisée, les fonctions assimilatrices cessent, tandis que la désassimilation se continue, de plus en plus lentement, jusqu'à disparition complète de la cellule ; c'est la mort.

Mais auparavant la cellule a engendré d'autres cellules pour assurer la continuation de l'espèce.

Tous ces phénomènes nutritifs et fonctionnels s'accomplissent dans le protoplasma, indépendamment des formes sous lesquelles il peut être modelé. Lui seul vit, travaille, fabrique des produits, se désorganise et se régénère incessamment. Il est actif en tant que substance et non en tant que forme, ou figure.

Dans la cellule, qui n'est en somme qu'un protoplasma façonné, nous avons à tenir compte d'un autre phénomène la synthèse morphologique qui crée les formes, c'est une nouvelle complication dans l'étude des phénomènes vitaux. Si, à côté de l'unité vitale du protoplasma chez tous les êtres, nous rapprochons la multiplicité, à l'infini, des formes dans le plasma façonné, nous voyons que la forme imprime une direction à la vitalité de ce protoplasma, selon des lois qui nous sont encore inconnues ; mais nous savons cependant qu'une forme définie, comme espèce vivante, engendre des espèces semblables à forme à peu près identique.

Lorsque chaque élément cellulaire doit vivre isolément, comme la cellule de levure de bière, le globule hématique, le phénomène s'arrête à la création d'une nouvelle cellule. C'est ce que Cl. Bernard a défini sous le nom de *morphologie générale*. Dans les organismes compliqués, les cellules formées se groupent et se modifient en donnant naissance à des formes spécifiques ; c'est ce que l'on appelle la *morphologie spéciale*.

GÉNÉRATION CELLULAIRE OU MORPHOLOGIE GÉNÉRALE

Chaque cellule a, comme l'organisme dont elle fait partie, une existence limitée et, comme tous les êtres vivants, elle doit reproduire d'autres éléments semblables à elle-même, afin d'assurer la continuité de la vie.

Toute production nouvelle de cellules, dit Sachs, n'est au fond que l'arrangement nouveau d'un protoplasma préexistant. Il est important de connaître par quels procédés la cellule apparaît soit spontanément, soit aux dépens d'une cellule préexistante. Disons en passant que les procédés de genèse cellulaire sont les mêmes dans les deux règnes.

Génération protoplasmique. — Robin, le premier, a émis

l'opinion que des cellules peuvent naître dans un liquide (*Cytoblastème* de Schvann, *blastème* de Robin) dépourvu d'éléments cellulaires ; c'est la *formation libre* ou *spontanée des cellules*. En Allemagne, les histologistes de l'école de Virchow nièrent absolument ce mode de génération cellulaire et paraphrasant la formule d'Harvey : *omne vivum ex ovo* ils posèrent l'axiome suivant : *omnis cellula e cellula*.

Les progrès de la science histologique permettent d'affirmer aujourd'hui que la formule de Virchow est trop absolue. Il est certains cas, peu nombreux, il est vrai, dans lesquels une masse de protoplasma amorphe, sans structure appréciable, se segmente peu à peu en parcelles correspondantes aux cellules naissantes, dont les contours apparaissent peu à peu dans la masse plastique homogène. C'est surtout sur de jeunes embryons qu'on peut observer le mieux ce mode de naissance des cellules. Il est vrai que cette masse de protoplasma provenant en réalité des cellules embryonnaires, on pourrait encore, quoique indirectement rattacher ce mode de formation protoplasmique à la multiplication cellulaire ; dans ce cas, le protoplasma représenterait une sorte de stade intermédiaire entre deux générations cellulaires.

Les cellules des organismes supérieurs possèdent trois modes de multiplication cellulaire : la génération endogène, la génération par scission et la génération par bourgeonnement.

Génération endogène. — Ce mode de génération ne se présente que dans les cellules pourvues d'une membrane enveloppante. Le noyau et le protoplasma se divisent en deux masses distinctes qui se comportent ensuite chacune comme une cellule, tout en restant contenues dans la membrane de la cellule mère. Cette segmentation se fait de la façon suivante : le noyau s'étrangle circulairement et se divise peu à peu en deux parties ; le protoplasma suit cette division. Chacune de ces deux parties se subdivise ensuite encore en deux par le même procédé et ainsi de suite. Il en résulte deux, puis quatre, puis huit, etc. cellules, suivant que le processus de segmentation continue plus, ou moins longtemps. C'est ainsi que se fait la segmentation de l'ovule.

Quelquefois, le processus de segmentation ne s'accomplit pas d'une façon aussi parfaite ; ainsi, le noyau seul peut y prendre part et l'on a des cellules à noyaux multiples ; d'autres fois, une partie seulement du protoplasma prend part à la segmentation, l'autre partie restant indivise : telle est la segmentation partielle de l'ovule comme chez les oiseaux. Dans cette multiplication cellulaire endogène, la membrane de la cellule mère doit s'accroître pour pouvoir contenir les générations successives qui se produisent dans son intérieur ; mais il arrive, en général, un moment où cet accroissement s'arrête et où la multiplication endogène continuant, la membrane de la cellule mère disparaît laissant échapper et mettant en liberté les cellules nouvelles.

Il existe encore un autre mode de génération endogène dans lequel une partie seulement du protoplasma est employée à la formation des cellules nouvelles. C'est à ce mode qu'on a donné aussi le nom de *formation libre endogène*. Strassburger a constaté ce mode de formation à l'intérieur du sac embryonnaire des phanérogames. M. Balbiani l'a également observé pour la constitution des cellules blastodermiques des insectes aux dépens du vitellus. Les cellules prennent naissance çà et là au milieu de la masse protoplasmique.

Génération par scission ou fissiparité. — Dans ce mode de génération le processus est le même ; c'est une segmentation qui débute par le noyau, mais qui se continue de façon à intéresser toute la cellule, membrane d'enveloppe comprise ; il en résulte que, dans ce cas, les deux nouvelles cellules provenant de la scission de la cellule génératrice deviennent immédiatement libres et indépendantes, la cellule mère disparaît en donnant naissance à deux cellules filles. Ce mode

7

de multiplication cellulaire est le plus commun chez l'homme.

Génération par bourgeonnement ou gemmiparité. — Il se fait, sur un des points de la cellule génératrice, une saillie en forme de bourgeon qui s'accroît peu à peu, en tenant toujours à l'organisme générateur par un pédicule. Celui-ci devient de plus en plus étroit et finit enfin par se rompre ; la cellule nouvelle se détache alors de la cellule mère et commence une existence indépendante. Cette génération par bourgeonnement, dont on trouve un exemple dans la levure de bière, est très répandue dans les organismes inférieurs, mais beaucoup moins chez l'homme où on la rencontre seulement dans quelques cas (cellules de la rate).

La cellule mère peut présenter aussi plusieurs bourgeonnements simultanés à divers degrés de développements.

Il existe encore d'autres modes de formation cellulaire, mais qui ne se présentent pas dans le règne animal ; ce sont les modes de formation par rajeunissement, par conjugaison et par gemmation.

Génération par rajeunissement. — Ce mode de génération, extrêmement rare, a été constaté seulement par Pringheim pour la formation des zoospores des algues, dans le genre Œdogonium. Il y a une cellule préexistante et la masse entière du protoplasma se rajeunit pour ainsi dire en donnant naissance à une cellule nouvelle.

Génération par conjugaison. — Ce mode consiste dans la fusion de deux, ou plusieurs masses protoplasmiques en une seule. Deux éléments participent à la formation de l'élément nouveau ; cela peut se faire de deux manières : ou par conjugaison proprement dite, ou par conjugaison sexuelle, c'est-à-dire par fécondation.

Dans la conjugaison ordinaire, les deux cellules qui interviennent sont sensiblement identiques en forme et en taille. C'est ainsi que se forment les zoospores des algues conjuguées et volvocinées et les zygospores des champignons myxomicètes et des mucorinées. Le règne animal n'offre pas d'exemple connu de cette genèse cellulaire.

Quant à la conjugaison sexuelle, ou fécondation, dans laquelle les deux éléments sont différenciés, on en a des exemples dans les zoospores des cryptogames et chez les animaux un type universel dans la fécondation de l'œuf.

Génération par gemmation. — Dans ce mode de genèse cellulaire, les observations sont très peu nombreuses ; il est donc probable que c'est un procédé rare.

Robin a observé la formation des œufs des insectes par bourgeonnement des cellules de la gaine ovigène. Avec la multiplication des infusoires acinètes observée par Hertwig et la division des globules lymphatiques de l'axolotl par Ranvier, ce sont les seuls exemples connus. Le noyau s'allonge, s'étrangle en bisac et alors on voit naître de ce noyau des bourgeons plus ou moins nombreux et dans chacun de ceux-ci un nucléole. Chacun de ces bourgeons semble gouverner la masse protoplasmique environnante qu'il groupe autour de lui de manière à former une cellule nouvelle.

Évolution cellulaire. — Une fois nées, les cellules éprouvent souvent des métamorphoses profondes. Ces transformations se font suivant deux modes différents : 1º la cellule conserve le type cellulaire, tout en changeant de forme ; 2º elle perd son caractère de cellule et subit une complète transformation. Ainsi, par exemple, il serait difficile de reconnaître une cellule dans une fibre musculaire, dans une fibre connective, dans un capillaire sanguin si on n'en avait suivi l'évolution pas à pas. En même temps qu'elle change de forme, la cellule s'accroît, contenu et contenant ; elle augmente de volume et les

diverses parties de la cellule prennent part à cet accroissement. Cependant, on constate que le noyau se modifie beaucoup moins que les autres parties.

Pour certains organismes comme la levure de bière, le globule du sang, la forme cellulaire représente l'état parfait,
aussi ne changent-ils pas de forme.

Durée de la vie des cellules. — Les cellules de levure de
bière se reproduisent un grand nombre de fois dans l'espace
de vingt-quatre heures, de sorte que la durée de leur existence
n'excède guère ce temps.

Dans les organismes compliqués, comme chez l'homme par
exemple, la durée de la vie des cellules varie selon les organes
et leur fonction. Les cellules épithéliales de l'appareil digestif
paraissent avoir à peine une existence de douze à vingt-quatre
heures. Les cellules de la glande mammaire ont une existence
plus éphémère encore. La durée des cellules de l'ongle paraît
être de cinq mois en été et de quatre en hiver (Berthold). M. Enger,
en s'appuyant sur la constitution minérale ferrugineuse du
globule hématique, arrive à établir que la durée de son existence est de trente jours très approximativement. Nous n'a-
vons aucune donnée sur la durée probable des éléments histologiques musculaires et nerveux; mais, étant donnée l'activité
fonctionnelle de chacun de ces organes et la dimension très
variable de chacun de leurs éléments constituants, on est
amené à penser que la durée de leur vie n'est pas bien longue,
une année peut-être. Dans le système osseux, au contraire
qui est un système organique de résistance et de sustentation
la durée de la vie cellulaire est très longue peut-être vingt ans,
trente et peut-être plus encore.

La mort des cellules se produit de diverses façons: quand
la vitalité des cellules épidermiques est épuisée, elles tombent
sous l'influence de causes mécaniques extérieures, telles que
lavages, frottements, etc. La cause de mort la plus fréquente
des cellules, c'est la résorption successive des particules qui la

composent, dont les déchets sont emportés par le sang ; c'est une sorte de liquéfaction cellulaire.

Enfin, sous le nom de *transformation chimique*, on comprend la transformation graisseuse, ou granulo -graisseuse, très importante en pathologie; on en rencontre aussi d'autres telles que l'infiltration calcaire, la dégénérescence colloïde, amyloïde, etc.

RECHERCHES SUR LA CONSTITUTION MINÉRALE DE LA CELLULE DE LEVURE DE BIÈRE

Malgré les dissidences qui séparent ordinairement les physiologistes dans l'interprétation des phénomènes biologiques, tous sont d'accord cependant pour regarder la cellule comme l'élément histologique le plus important chez tous les êtres vivants. C'est seulement par la détermination de la constitution immédiate et par l'étude des phénomènes nutritifs et fonctionnels, dans ces éléments simples, que nous pouvons arriver à connaître ces mêmes phénomènes chez les êtres les plus compliqués et les plus parfaits, comme l'homme.

La composition chimique immédiate des cellules est généralement peu connue pour plusieurs raisons : d'abord à cause de la rareté des êtres, ou éléments vivants monocellulaires; d'autre part, la difficulté qu'il y a à isoler les cellules des parties voisines et enfin la multiplicité des principes en voie d'élaboration que l'on ne peut séparer les uns des autres. La lacune qui existe dans la science, sur ce point, est donc compréhensible et justifiée, quant à présent.

Chez les animaux supérieurs, nous pouvons étudier le globule hématique qui est un organite monocellulaire isolé ; il est plus loin l'objet d'un chapitre spécial.

Dans les végétaux nous avons la levure de bière, élément monocellulaire, aussi, dont l'étude offre, pour nous, un grand intérêt, parce qu'elle se rapproche beaucoup, par sa composition, des organes élémentaires des animaux supérieurs et que les résultats, auxquels on arrive dans son étude, peuvent êtretransportés, avec un certain degré de probabilité, aux éléments histologiqnes composant les tissus vivants d'un ordre plus élevé.

La levure de bière est, comme l'on sait, un ferment alcoolique. Pendant longtemps, on a considéré son développement, dans la fermentation alcoolique, comme une production accessoire et fortuite ; M. Pasteur, le premier, a affirmé que la levure est la cause de la production de l'alcool et que cette formation est intimement liée aux phénomènes vitaux de cet élément cellulaire vivant.

Pour réaliser la preuve expérimentale de cette assertion, M. Pasteur a composé son milieu fermentescible de la manière suivante :

Sucre candi pur	10 grammes.
Eau distillée	100 —
Cendres de 15 gr. de levure . .	
Tartrate droit d'ammoniaque, . .	0.100.
Traces de levure humide de la grosseur d'une tête d'épingle . .	

Nous n'avons pas à suivre ici l'auteur dans sa démonstration, nous devons en retenir un seul point, à savoir qu'il est nécessaire d'ajouter au liquide, pour favoriser la formation de la levure nouvelle, des cendres de levure ancienne, lesquelles agissent surtout par les phosphates qu'elles renferment. En d'autres termes, l'acide phosphorique est nécessaire à la genèse de la levure ; M. Pasteur a insisté d'une manière spéciale sur ce fait.

Ainsi donc, voilà un organisme aussi simple que possible, puisque c'est une cellule isolée, et cependant il ne peut se développer et procréer d'autres cellules, qu'à la condition qu'il trouvera de l'acide phosphorique dans le milieu fermentescible.

Payen a trouvé que la levure de bière était composée de :

Matière azotée 62,73
Cellulose 29,37
Matières grasses 2,10
Matières minérales 5,80

Les cendres, dit-il, se composent de phosphates de soude et de magnésie, avec un peu de chaux. Cette analyse des cendres, toute sommaire qu'elle est, indique bien la présence de l'acide phosphorique, en proportion notable, à l'état de combinaison saline.

Le but de notre étude étant de déterminer le rôle des principes minéraux phosphatés chez les êtres vivants ; nous avons établi la composition phosphatée minérale des cendres de la levure de bière avec plus de précision qu'il ne l'a été fait jusqu'alors.

La levure humide, telle qu'elle est fournie par le commerce renferme en chiffres ronds :

Matières solides. 25
Eau 75

Total 100

100 grammes de levure sèche nous ont donné 5 gr. 50 de cendres dans lesquelles nous avons trouvé les substances minérales suivantes :

Phosphate de potasse. 1,007
— de chaux 0,741
— de magnésie 0,263
— de fer 0,232

Total des phosphates. . . 2,243

Oxyde de calcium non phosphaté. 0,134
— de magnésium — 0,083
— de fer — 0,000

Dans la cellule de levure, nous devons distinguer deux parties principales : l'enveloppe cellulaire et son contenu.

D'après les recherches de M. Schutzenberger, l'enveloppe cellulaire de la levure serait un composé complexe pouvant donner naissance après hydratation à un homologue supérieur de la cellulose et à une matière azotée semblable aux matières protéiques, mais insoluble dans les dissolutions alcalines de potasse.

Le contenu cellulaire est formé essentiellement de deux parties : le protoplasma vivant et le suc intra-cellulaire dans lequel sont accumulés, en attendant qu'il les utilise, des matériaux de plusieurs espèces nécessaires à la cellule : les uns protéiques destinés à l'extension du protoplasma, les autres hydro-carbonés, que la levure transformera en conséquence de son fonctionnement vital et reversera ensuite dans le milieu ambiant.

Le protoplasma étant insoluble dans l'eau pure et soluble dans l'eau alcalinisée par la potasse, nous avons utilisé cette propriété pour le séparer des enveloppes cellulaires. Il a été précipité de sa solution, en saturant l'alcali par l'acide acétique et lavé ensuite à l'eau vinaigrée. Obtenu par ce procédé, le protoplasma n'est certainement pas pur, les matières protéiques contenues dans le suc intra-cellulaire y sont ajoutées. Mais si l'on tient compte que nous avons été forcé d'opérer, sur plusieurs kilogrammes de levure pour obtenir, de chacun de ses constituants, une quantité suffisante, nous donnant une proportion notable de cendres, afin d'en pouvoir faire l'analyse quantitative ; on concevra qu'il aurait fallu plusieurs jours de macération de la levure dans l'eau simple, pour enlever le suc intra-cellulaire. Pendant ce temps, la levure pouvait s'altérer et les produits d'altération de son protoplasma s'ajoutant au suc intra-cellulaire, les résultats auraient été faussés dans un autre sens. D'ailleurs, si nous nous en référons aux analyses de M. Schutzenberger déjà citées, nous pourrons conclure, avec beaucoup de probabilité, que notre principe protéique protoplasmique est souillé d'un dixième environ de matière albuminoïde intra-cellulaire ; nous pouvons donc en faire la correction.

Ne possédant aucun procédé qui nous permette d'isoler l'élément azoté des enveloppes de la partie cellulosique, nous les avons incinérés ensemble, après les avoir lavés à l'eau alcalinisée d'abord, puis acidifiée par l'acide acétique, avant la dessiccation.

Enfin, nous avons établi, par différence, la constitution minérale du suc intra-cellulaire, parce que la quantité de liquide à employer pour traiter plusieurs kilogrammes de levure était trop considérable pour essayer d'en tenter la concentration.

Par les détails succincts dans lesquels nous venons d'entrer, on comprendra facilement que, opérant sur des quantités importantes de substance, il nous a été difficile d'arriver à une grande précision pour la constitution immédiate des globules de levure ; c'est pourquoi nous ne donnons pas de fractions du gramme.

100 grammes de levure sèche présentent la composition suivante :

```
Protoplasma.  . . . . . . .   23 grammes.
Enveloppes cellulaires  . . . .   22      —
Suc intra-cellulaire  . . . . .   55      —
                Total  . . . . .  100      —
```

Dans 100 grammes de levure sèche les phosphates sont distribués de la manière suivante :

	Protoplasma 23 gr.	Enveloppes 22 gr.	Suc intra-cellulaire 55 gr.	Totaux ou levure en masse.
Phosphate de potasse. . .	0,029	0,010	0,968	1,007
— de chaux. . . .	0,090	0,530	0,121	0,741
— de magnésie . .	0,004	0,162	0,097	0,263
— de fer	0,026	0,112	0,094	0,232
Totaux des phosphates. .	0,149	0,814	1,280	2,243
Oxyde de calcium non phosphaté.	0, »	0, »	0,134	0,134
Oxyde de magnésium . . .	0, »	0, »	0,083	0,083
— de fer	0, »	0, »	0, »	0; »

Afin de faciliter la comparaison des différentes sortes d'éléments constituant la cellule, nous donnons, dans le tableau suivant, la composition minérale phosphatée rapportée à 100 grammes de chacune des parties sèches.

100 grammes de chacune de ces parties sèches renferment :

	Protoplasma	Enveloppes cellulaires	Suc intra-cellulaire
Phosphate de potasse.	0,129	0,044	1,743
— de chaux	0,397	2,334	1,334
— de magnésie	0,017	0,702	0,175
— de fer	0,115	0,495	0,170
Totaux.	0,658	3,575	3,422

Si nous envisageons la cellule de levure comme élément vivant ; nous savons que ses fonctions vitales sont très actives, que sa durée est éphémère, que dans l'espace de vingt-quatre heures elle donne naissance à un nombre considérable de cellules jeunes.

Les phosphates sont indispensables à la création et au développement de tous les êtres vivants ; aussi, en prévision de phénomènes vitaux et fonctionnels extrêmement actifs trouvons-nous une provision abondante de ces principes minéraux dans le suc intra-cellulaire de la levure. Ce fait d'accumulation des principes phosphatés, à proximité du protoplasma vivant, n'est-il pas, par lui-même, significatif de l'importance de ces substances chez les êtres vivants.

Nous en constaterons bien d'autres exemples au cours de cette étude.

Nous ne savons pas comment sont disposés, dans les enveloppes cellulaires, les matériaux cellulosiques et les principes protéiques ; mais, nous serions assez disposé, en raison même de cette constitution mixte de l'enveloppe cellulaire, à admettre que la cellule de levure occupe une place intermédiaire entre les végétaux et les animaux.

Si nous examinons la distribution minérale phosphatée dans la matière protéique des enveloppes, nous voyons que les phosphates terreux y sont très abondants, ils doivent donc contribuer à donner à ces matières des qualités physiques de rigidité et d'insolubilité qui donnent à la cellule une partie de sa solidité et lui constituent une sorte de charpente. Par sa constitution minérale phosphatée, la matière protéique des enveloppes présente une grande analogie avec la fibrine du sang, l'osséïne des os, le principe azoté des cartilages, etc. L'insolubilité dans les alcalis est aussi un caractère commun à toutes ces substances et contribue encore à augmenter l'analogie.

RÈGNE VÉGÉTAL

CHAPITRE PREMIER

CHLOROPHYLLE. — PLASMA CHLOROPHYLLIEN

I

CHLOROPHYLLE

Pour le chimiste, la chlorophylle est un pigment vert qui donne aux plantes leur coloration.

Il résulte des recherches du professeur A. Gautier que la chlorophylle, au point de vue de ses aptitudes, de ses réactions et de sa composition élémentaire, se rapproche beaucoup de la *bilirubine* qui n'est qu'une modification du pigment hématique.

Comme la bilirubine, la chlorophylle se dissout dans l'éther, le chloroforme, le pétrole, le sulfure de carbone, la benzine et se dépose de ses solutions tantôt amorphe, tantôt cristallisée.

Comme elle, elle est enlevée à la plupart de ses dissolvants par le noir animal, qui peut ensuite, s'il a été préparé dans les conditions voulues la céder de nouveau à l'éther.

Comme la bilirubine, la chlorophylle joue le rôle d'un acide faible, donnant des sels solubles et instables avec les alcalis, des sels insolubles avec toutes les autres bases.

Comme les solutions alcalines de chlorophylle, les solutions alcalines de bilirubine s'altèrent et s'oxydent très facilement sous l'*influence de l'incitation lumineuse*.

Ces deux substances donnent de nombreux dérivés colorants jaunes, verts, rouges et bruns ; ils ont été constatés pour la chlorophylle, que l'on peut faire successivement passer, comme la bilirubine, du vert au jaune, au rouge, au brun par soustraction ou addition d'oxygène.

Enfin, la chlorophylle, comme la bilirubine, jouit de la propriété de s'unir directement à l'hydrogène naissant.

Contrairement à tout ce qui est écrit dans tous les ouvrages, la chlorophylle de M. Gautier est exempte de fer. Mais elle retient encore quelques substances minérales riches en phosphates alcalins.

Pour obtenir la chlorophylle cristallisée, on prend des feuilles vertes d'épinards ou de cresson ; on les pile dans un mortier, en ayant soin d'ajouter du carbonate de soude de manière à saturer presque complètement l'acidité du jus. On exprime fortement le suc. Le résidu est mis en macération avec de l'alcool à 55° centigrades, puis exprimé de nouveau énergiquement au bout de vingt-quatre heures.

La matière ainsi épuisée est traitée par l'alcool à 83°. La matière colorante verte se dissout et avec elle de la cire, des résines, etc. On filtre après macération suffisante et on ajoute du noir animal. On laisse en digestion pendant quatre ou cinq jours en chauffant plusieurs fois. Au bout de ce temps, la matière colorante verte est dissoute, la liqueur est devenue jaune verdâtre ou brunâtre ; elle renferme toutes les impuretés. Le noir est lavé dans une allonge avec l'alcool à 65°. Celui-ci s'empare d'une substance jaune cristallisable, qui accompagne la matière verte.

Sur le noir ainsi purifié, on verse de l'essence de pétrole qui dissout la couleur verte. Par évaporation spontanée dans l'obscurité elle se dépose sous forme cristalline.

Elle est formée de petits cristaux en aiguilles aplaties rayonnantes pouvant acquérir un demi-centimètre de lon-

gueur, de consistance un peu molle. Quand elle est de préparation récente elle est d'un vert intense, en vieillissant elle
devient vert jaunâtre ou vert brunâtre. Lorsqu'elle cristallise
trop vite, elle donne des masses vert noirâtre entièrement
formées de cristaux microscopiques qui, lorsqu'ils ne sont
pas complètement privés d'eaux mères, sont beaucoup plus
foncés que les parties verdâtres qui les entourent. Les plus
petits sont verts par transparence ; quelques-uns, toutefois,
colorent la lumière transmise d'une belle teinte lilas, soit que
ceux-ci appartiennent à un pigment spécial, soit plutôt que
les cristaux dichroïques de chlorophylle présentent des teintes
complémentaires lorsque la lumière les traverse.

Ces cristaux semblent appartenir au prisme rhomboïdal
oblique.

Exposés à la lumière même diffuse, ils deviennent lentement vert jaunâtre, puis se décolorent au bout d'un très
long temps. La matière vert brunâtre ou jaunâtre est devenue
incristallisable.

En 1865, M. Trécul sépara de l'écorce de *lactuca altis-
sima*, par macération, des lames de cellules qui contenaient
d'élégantes aiguilles cristallines du plus beau vert. Elles étaient
diversement groupées. Les unes formaient des touffes globu-
loïdes ou hémisphériques ; les autres, portées sur des pédi-
celles grèles, imitaient des aigrettes très dilatées au sommet.
Ayant mis de l'alcool sur la préparation, tout disparut. D'autres lames cellulaires semblables ayant été placées dans l'éther,
tous les cristaux disparurent de la même manière.

La forme cristalline d'un corps étant considérée comme un
signe de pureté, on peut supposer que la chlorophylle pigment
est un principe immédiat unique. Cependant, M. Frémy,
s'appuyant sur le résultat de ses expériences, considère la
chlorophylle comme un mélange d'une matière jaune (phyl-
loxanthine) avec une matière bleue (phyllocyanine). Seulement, les agents employés pour opérer la séparation de ces
deux principes ne sont pas assez inoffensifs, chimiquement

parlant, pour que l'on ne puisse craindre une action décomposante.

La lumière, qu'elle provienne du soleil ou d'une source artificielle comme l'électricité, est nécessaire à la production de la chlorophylle. Guillemin a recherché quelles sont les couleurs du spectre qui exercent une action plus active et il a reconnu que les rayons jaunes agissent plus énergiquement que les autres. Les rayons ultra-violets et ultra-rouges, que notre œil ne peut percevoir, facilitent aussi la production de la chlorophylle.

Mais le point le plus intéressant dans l'étude de la chlorophylle est certainement de connaître son action sur les différents rayons lumineux du spectre.

Si l'on fait passer un faisceau de lumière à travers une solution alcoolique de chlorophylle fraîchement préparée, on observe dans le rouge une bande d'absorption très nettement limitée, d'un noir absolu qui s'étend depuis la raie B jusqu'au delà de la raie C. C'est la bande d'absorption la plus nette et la plus caractéristique de la chlorophylle. Trois autres bandes beaucoup plus étroites et moins intenses sont situées dans l'orangé, le jaune et le vert ; enfin, trois autres larges bandes absorbent presque complètement les rayons bleus et violets du spectre. Kraus a constaté qu'on observait les mêmes bandes d'absorption, en faisant passer la lumière à travers les feuilles vivantes des plantes les plus diverses.

Il résulte de cette étude, avec la plus parfaite évidence, que les rayons absorbés par la chlorophylle, c'est-à-dire les radiations correspondant aux raies d'absorption que nous venons d'indiquer, pourront seuls agir ; ceux qui passent à travers une feuille verte n'auront aucune influence. M. Timiriazeff a constaté, en effet, qu'une lumière même très intense qui a traversé une épaisseur suffisante de chlorophylle ne détermine plus aucune assimilation du carbone dans une feuille verte.

Poussant ses investigations plus loin, le même auteur a

trouvé plusieurs *maxima* pour l'action chlorophyllienne. Le plus considérable correspond exactement à la raie caractéristique de la chlorophylle située dans le rouge, entre les raies B et C; puis un second, beaucoup moins grand, dans l'orangé, un autre dans le jaune, enfin, un beaucoup plus faible dans le jaune vert. Les trois bandes qui sont dans le violet et le bleu ne produisent aucun effet. Pour comprendre cette anomalie, il faut faire intervenir un autre agent cosmique, la chaleur. Donc, parmi les rayons absorbés, les plus actifs sont ceux qui possèdent le plus de force vive calorifique. En effet, si l'on compare les résultats que nous venons d'énoncer à la courbe des intensités calorifiques d'Herschell rectifiée par H. Mouton, on trouve que les radiations correspondant à la raie caractéristique de la chlorophylle sont les plus complètement absorbées; les trois suivantes sont encore de très grande intensité, mais sont moins absorbées; enfin celles qui sont situées dans le bleu et le violet ont une intensité calorifique plus faible; nous verrons un peu plus loin que l'action chlorophyllienne est masquée dans cette région par d'autres phénomènes.

Dans les expériences qui précèdent, l'intensité d'action chimique de la chlorophylle, sous la double influence calorifique et lumineuse, a été dosée par la quantité d'oxygène rendu libre après fixation du carbone. Mais, en réalité, on n'observait là qu'une résultante de deux actions contraires. Dans les phénomènes végétatifs, il y a deux espèces d'actions chimiques bien différentes : D'un côté, la plante absorbe de l'acide carbonique qu'elle décompose, conservant le carbone qu'elle assimile et rejetant l'oxygène; mais en même temps la plante respire et oxyde, absorbant de l'oxygène et émettant de l'acide carbonique qu'elle désassimile.

Or, les auteurs, dont nous avons exposé les résultats des recherches, ont implicitement supposé que cette respiration était constante pour toutes les radiations obscures ou lumineuses, parce qu'elle se produit aussi bien la nuit que le jour ; mais en réalité cela n'est pas exact. Quoique des recherches très précises n'aient pas encore été faites sur ce sujet, il est certain que les phénomènes oxydants de la désassimilation sont inégaux pour les différentes radiations. D'ailleurs, on a déjà observé, en étudiant la respiration des infusoires, que l'acide carbonique est dégagé en plus grande quantité, quand ces animaux microscopiques sont exposés à la lumière violette que lorsqu'ils sont éclairés par les rayons moins réfrangibles. M. Pringsheim a démontré, d'ailleurs, que ce sont surtout les rayons au delà du bleu qui activent l'action respiratoire. En d'autres termes, c'est sous les rayons bleus et violets que les actions chimiques se font avec le plus d'énergie. On comprend alors que, si l'on n'a pas observé de dégagement d'oxygène chez les végétaux placés dans le bleu et le violet du spectre, c'est parce que les phénomènes d'assimilation chlorophyllienne sont contrebalancés par les phénomènes d'oxydation et de désassimilation. Il aurait donc fallu séparer les deux actions contraires dans les expériences précédentes, pour obtenir des résultats vraiment exacts.

Il paraît ressortir de toutes ces études, que le pigment chlorophyllien sert d'écran protecteur au protoplasma et de régulateur de ses fonctions vitales. Ainsi, quand la lumière solaire est trop vive, le protoplasma chlorophyllien pourrait être altéré et même détruit, c'est alors surtout qu'intervient l'action protectrice du pigment vert. On a objecté à cette conclusion, que les orobanches, les champignons, etc., toutes plantes dépourvues de chlorophylle supportent *aussi bien* les rayons solaires que les autres plantes à pigment vert. Le mot, aussi bien, nous paraît de trop, car cela n'a pas été prouvé expérimentalement, et, de plus, si nous consultons les habitudes végétatives de ces plantes, nous constaterons qu'elles se développent, le plus souvent, sous la protection d'autres espèces végétales qui ne leur laissent que les rayons de lumière diffuse.

On remarque, en outre, que les champignons, les orobanches, etc., assimilent des matériaux azotés tout formés et se développent principalement dans les amas de matières organiques riches en principes azotés, de là la culture des agarics au moyen du *terreau*. Ainsi donc, dans ces quelques cas, les plantes privées de chlorophylle y suppléent en absorbant des principes antérieurement formés. Ce sont, pour ainsi dire, des plantes parasites.

Malgré tout l'intérêt qui s'attache à ces découvertes, on voit qu'il reste encore bien des points à éclaircir sur cette importante fonction ; mais ceci ne leur retire, en rien, leur valeur.

II

PLASMA CHLOROPHYLLIEN. — CELLULES CHLOROPHYLLIENNES

Le pigment vert appelé chlorophylle n'existe jamais seul dans les végétaux, il, est toujours associé au protoplasma qui l'a produit et forme dans les cellules, le plus souvent, de petits corps arrondis ou lenticulaires appelés *grains de chlorophylle*. Quelquefois, on trouve le plasma vert remplissant tout à fait de jeunes cellules ; d'autres fois, quand celles-ci se sont agrandies, il est en couche plus ou moins étendue, que l'on peut voir se diviser en parcelles, d'abord accusées par des proéminences, qui deviennent autant de grains de chlorophylle.

Chaque grain, composé du protoplasma et de la chlorophylle, doit être considéré comme un organe particulier vivant, ou un organite, si l'on veut. Il constitue si bien un petit organe, une vésicule, qu'on le rencontre fréquemment revêtu d'une membrane propre. Il se comporte comme une petite cellule et, dans beaucoup de circonstances, le plasma vert ne remplissant pas complètement la vésicule, on aperçoit nettement la membrane qui la délimite.

Si, comme nous l'avons dit déjà, la lumière est nécessaire à la formation du pigment chlorophyllien, une insolation trop forte semble exercer sur lui une influence fâcheuse. Les feuilles de certaines plantes semblent se décolorer après une exposition au soleil prolongée assez longtemps. Ce phénomène est dû à un déplacement des grains chlorophylliens qui semblent fuir la lumière et cherchent à échapper à l'insolation trop vive, en se réunissant dans la partie la plus éloignée des cellules. Ces faits ont été constatés par MM. Bœhm, Pamintzin et Borodin. Cela explique pourquoi les plantes paraissent moins vertes le soir d'une journée chaude et ensoleillée, que le matin.

Le pigment vert du plasma chlorophyllien subit des modifications intéressantes dans les plantes, lorsqu'elles sont placées pendant un certain temps à l'obscurité. La coloration verte disparaît, mais elle peut reparaître rapidement, quand les plantes sont exposées de nouveau à la lumière. Dans les cellules végétales étiolées qui doivent verdir, la substance qui donne naissance à la chlorophylle existe, car il suffit de les traiter par de l'acide sulfurique, pour les voir instantanément se colorer en vert (Sachs). D'autre part, si l'on prend ce pigment vert et qu'on le soumette à l'action de l'hydrogène naissant : il se décolorera et se recolorera plus tard à la façon de l'indigo. Il existe donc une modification de la chlorophylle, soit plus pauvre en oxygène, soit plus riche en hydrogène, que M. Gautier appelle *chlorophylle blanche*, douée de la propriété de réduire les corps oxygénés. Cette propriété jouerait un grand rôle dans les phénomènes végétatifs.

Le plasma chlorophyllien n'a pas toujours, par lui-même, une forme délimitée ; mais il est enfermé dans des cellules à enveloppe cellulosique, qu'il peut remplir plus ou moins complètement. Il se trouve, cependant, en contact avec le monde extérieur par la perméabilité de son enveloppe qui permet l'entrée et la sortie à tous les matériaux, qui y sont attirés d'abord, puis repoussés ensuite.

Ce plasma chlorophyllien est l'agent actif de la création vitale dans les végétaux. Il fabrique des matières organiques avec les éléments de l'eau, de l'acide carbonique et des principes minéraux que lui apporte sans cesse la circulation générale de la plante. Or, comme il est, surtout, abondant dans les feuilles, il en résulte que ces organes végétaux, loin d'être de simples ornements, comme on le croyait autrefois, sont les agents les plus actifs de la végétation et de la synthèse organique. On comprend donc immédiatement, que la suppression d'une quantité appréciable de feuilles, à un arbre ou à un végétal quelconque, lui enlève une partie notable de ses organes essentiels, ralentit immédiatement, par là, la végétation et provoque un affaiblissement sensible.

La faculté créatrice la plus importante du plasma chlorophyllien consiste à transformer l'acide carbonique en hydrates de carbone, par des actions chimiques complexes que nous ne connaissons pas, mais que nous concevons très bien, étant donnée la composition compliquée des éléments produits tels que l'amidon, le sucre, les corps gras, etc. Ces réactions chimiques s'opèrent avec dégagement d'oxygène. Ces hydrates de carbone produits ne sont pas des principes définitifs, ils doivent se transformer postérieurement en cellulose qui servira, soit à la création de cellules nouvelles, soit au remplissage des cellules anciennes. Ces éléments, qui prennent naissance dans les cellules plasmatiques chlorophylliennes des feuilles, émigrent en suite au sommet des plantes pour en faciliter le développement. Les principes cellulosiques qui deviennent le ligneux forment la partie la plus considérable des végétaux, mais non la plus importante. Leur rôle n'est que secondaire ; ils servent à donner au végétal sa forme. Ils ne sont, pour ainsi dire, que le substratum des principes vivants ; car, à mesure qu'une cellule, d'abord remplie de plasma, s'incruste de nouvelles couches ligneuses, la matière vivante se résorbe de plus en plus et disparaît, à mesure que de nouvelles couches cellulosiques la remplacent. C'est pourquoi l'on ne trouve plus de plasma dans le ligneux complètement formé.

La création organique la plus importante du plasma chlorophyllien est d'abord son auto-développement. Mais son rôle ne se limite pas à la simple multiplication de sa propre substance. Il fabrique aussi, selon l'espèce végétale, un certain nombre de principes protéiques végétaux, tels que l'albumine, la fibrine, la glutine, la caséine, l'amandine, la légumine, etc., qui, soit seules, soit par association, ou mélange, constituent les principes immédiats albuminoïdes végétaux.

Cette création des éléments protéiques par le plasma chlorophyllien est extrêmement importante, parce que ces principes sont indispensables à la perpétuation des espèces végétales d'une part et que, d'autre part, ils deviennent les parties nutritives essentielles des animaux, dont l'effort de l'appareil digestif aura pour effet de les séparer de leur gangue ligneuse.

C'est à l'organisation moléculaire de ces principes protéiques que concourent les phosphates minéraux ; c'est donc à ce titre qu'ils nous intéressent particulièrement, nous y reviendrons.

Mais, le premier point important de notre étude est de connaître la constitution minérale du plasma chlorophyllien, le créateur de tous les éléments végétaux.

Ce principe étant condensé principalement dans les feuilles, ce sont ces parties végétales que nous employons pour sa préparation et de préférence celles qui tout en étant très riches sont les plus faciles à écraser telles que les feuilles d'épinards, d'ortie, de chicorée sauvage, etc. Mais ces feuilles contiennent en même temps une petite quantité d'albumine qu'il est bon d'éliminer autant que possible.

Nous utilisons pour cela les propriétés suivantes : Le suc des plantes est toujours acide et tandis que l'albumine est soluble dans ce suc, le plasma chlorophyllien ne s'y dissout pas. La petite quantité qui est entraînée par le suc, en est facilement séparée par la simple filtration au papier, à froid. D'autre part, le plasma chlorophyllien se dissout mieux dans l'eau alcalinisée et peut être précipité, à froid, de sa dissolution par un acide. Notre procédé de préparation repose sur ces différentes actions.

On prend des feuilles vertes d'épinards, de cresson ou d'autres que l'on contuse finement, on y ajoute de l'eau de manière à bien baigner la plante et on exprime fortement. Le résidu peut être lavé une seconde fois. Le marc repris est mis à digérer à une température de 25 à 30° au plus pendant une demi-heure dans l'eau alcalinisée. On exprime et le liquide filtré à travers un linge fin est précipité par un acide quelconque dilué. Le plasma forme un précipité floconneux vert foncé que l'on recueille sur un filtre. On le lave à l'eau vinaigrée tant que le liquide sort coloré. Ce précipité séché est carbonisé.

100 grammes de plasma chlorophyllien séché nous ont donné à l'analyse la composition minérale suivante :

PLASMA CHLOROPHYLLIEN EXTRAIT DES FEUILLES DE CHICORÉE SAUVAGE

Composition minérale de 100 grammes :

Phosphate de potasse	0,259
— de chaux	1,091
— de magnésie	0,495
— de fer (orangé)	1,572
Oxyde de fer non phosphaté (1)	0,185
— de calcium —	2,812
— de magnésium —	0,326
— de potassium —	0,126

La précipitation du plasma chlorophyllien par un acide, son lavage à l'eau acidulée ne permettent pas de supposer que les substances minérales, dont l'énumération précède, sont des impuretés provenant des plantes ou de l'eau employée et inhérentes au mode d'extraction.

Avant de discuter la signification de ces résultats, il importe de connaître la composition minérale des différents principes immédiats protéiques que le plasma chlorophyllien crée de toutes pièces.

Nous ferons remarquer seulement que le plasma chlorophyllien est très riche en phosphate de chaux et en phosphate de fer.

(1) L'oxyde de fer que nous avons précipité était au minimum d'oxydation, car le précipité formé par l'ammoniaque était vert foncé et a rougi au contact de l'air.

CHAPITRE II

ORIGINE DES MATIÈRES PROTÉIQUES VÉGÉTALES

Les principes immédiats protéiques végétaux sont créés par le protoplasma chlorophyllien, parce que c'est dans les cellules chlorophylliennes qu'est concentrée toute l'activité vitale des plantes.

Pendant l'acte de la germination, la vie, qui était à l'état latente dans la plante embryonnaire, s'éveille et le protoplasma vivant qu'elle renferme commence à fonctionner. Il est à peu près certain que ce protoplasma embryonnaire doit contenir des granules de chlorophylle blanche ; car si, à son émergeance de terre, la plante est blanche, ou plutôt légèrement jaunâtre, on voit déjà apparaître des points verts au bout de vingt-quatre heures.

En raison de l'état rudimentaire des organes de la jeune plante, elle puise dans les cotylédons des principes albuminoïdes tout formés, soit de l'albumine et du gluten dans le grain de blé, de la légumine dans la semence des légumineuses, de manière à ce que les racines dans la terre et les feuilles dans l'air puissent acquérir un développement suffisant pour pouvoir commencer à remplir leurs fonctions.

Les principes protéiques accumulés dans les graines servent donc à augmenter le premier protoplasma de la plante embryonnaire. En effet, l'analyse chimique des jeunes plantes établit que, le plasma chlorophyllien est à peu près le seul élément protéique existant en notable proportion.

Mais à mesure que la plante croît et se développe, le plasma chlorophyllien forme d'autres principes protéiques. Ainsi, quand les feuilles ont acquis un certain développement, on y trouve de l'albumine, en même temps que le plasma chlorophyllien.

Aussitôt après la fécondation, toute l'activité se concentre dans les ovaires pour la fructification. L'albumine végétale précédemment formée vient se condenser dans la graine, dont la composition immédiate devient de plus en plus compliquée. Dans un certain nombre d'espèces végétales, à côté de l'albumine et à son détriment, probablement, se forment d'autres matières protéiques plus complexes; ainsi, dans les céréales (blé, orge, avoine, riz, etc.), l'albumine disparaît presque complètement et est remplacée par le gluten qui présente certaines analogies avec la fibrine animale. Dans les légumineuses (pois, haricots, lentilles, etc.), on trouve surtout de la légumine, substance que l'on a rapprochée de la caséine animale. On a aussi constaté dans beaucoup de graines l'existence de certaines matières protéiques, analogues à celles qui dominent dans la substance nerveuse et cérébrale.

Nous avons essayé de suivre pendant la végétation du haricot la formation de l'albumine et de la légumine.

Le problème nous a paru présenter des difficultés de contrôle par l'analyse chimique. Le dosage absolu des principes immédiats nécessitait, pour leur extraction complète, l'emploi d'une certaine quantité d'eau. Plus nos solutions étaient diluées, plus augmentaient nos chances d'erreurs et plus ces erreurs devaient être grandes. Dans ces conditions, au lieu de chercher à déterminer la quantité absolue de l'albumine et de la légumine, nous nous sommes contenté d'établir leur rapport, en opérant sur des dissolutions assez concentrées.

Pour séparer l'albumine de la légumine, nous avons utilisé la propriété que possède la légumine dissoute dans l'eau d'être précipitée par l'acide acétique à froid. En ayant soin de n'ajouter (par tâtonnements) que la quantité strictement nécessaire pour obtenir la précipitation. Un excès d'acide dissolvant une partie de la légumine.

Quand la légumine a été séparée, reçue sur un filtre taré et lavée, les eaux mères réunies et portées à l'ébullition ont donné un précipité d'albumine qui a été également recueilli sur un filtre taré.

Comme le haricot, dans les différentes phases de la végétation, est une plante peu aqueuse, nous avons, dans nos recherches, ajouté un demi-litre d'eau à chaque kilogramme de matière et nous n'avons pratiqué nos dosages que sur 5oo centimètres cubes de liquide.

Dans ces conditions, si, comme nous l'avons déjà dit, nos chiffres n'ont aucune signification comme valeur absolue; nous croyons exacts les rapports entre les deux espèces protéiques.

RECHERCHES SUR LA FORMATION DE LA LÉGUMINE DANS LE HARICOT

Résultats des opérations sur 1,000 grammes de substance fraîche	Albumine	Légumine	Total des matières protéiques	Rapport entre les deux espèces.
Tiges et feuilles vertes de haricots avant la floraison . . .	0,215	0,571	0,786	:: 1 : 2.65
Petites gousses avant la formation des semences.	0,265	1,400	1,665	:: 1 : 5,28
Graines au 1/4 de leur développement ; 1,000 grammes de gousses renferment : graines 40 grammes et gousses vides 960 grammes.				
1,000 grammes de ces graines renferment	0,350	2,845	3,195	:: 1 : 8,12
1,000 grammes de ces gousses vides renferment	0,254	1,250	1,294	:: 1 : 4,91
Graines aux 3/4 de leur développement ; 1,000 grammes de gousses renferment : graines 400 grammes, gousses vides 600 grammes.				
1,000 grammes de ces graines renferment	0,347	3,892	4,239	:: 1 : 12,2
1,000 grammes de ces gousses vides renferment	0,267	0,869	1,136	:: 1 : 4,25

D'après la manière dont nous avons opéré, il est évident que nos résultats ont une valeur relative à peu près exacte ; nous pouvons donc conclure que :

1° Pendant toute la durée de la formation de la graine, la quantité d'albumine ne varie pas beaucoup.

2° La formation de la légumine suit une marche constamment ascendante ;

3° La légumine existe déjà dans la plante avant la fructification ;

4° Nous ne pouvons pas savoir si la légumine résulte d'une transformation de l'albumine, ou si c'est une création directe du protoplasma chlorophyllien.

Cependant, dans les opérations d'extraction de la légumine que nous avons faites avec la farine de pois et de fèves arrivées à maturité, la quantité d'albumine qui restait dans les eaux mères était tellement faible, que nous n'avons pas cherché à l'extraire. Elle nous a toujours paru inférieure à un cinquantième de la quantité de légumine. Il est donc possible, lorsque la végétation est arrêtée dans la plante, que la graine soit encore, jusqu'à sa dessication, le siège d'une élaboration intérieure de produits, de transformations intimes, qui achèvent le travail de la plante, d'où résulterait la formation d'une nouvelle quantité de légumine au détriment de l'albumine.

Nous avons extrait de différentes semences des principes protéiques dont nous avons étudié la constitution minérale.

Voici les résultats de ces recherches :

	Phosphate de potasse	Phosphate de chaux	Phosphate de magnésie	Phosphate de sesqui-oxyde de fer.	Total des phosphates
Albumine (de graine de lin)	0,019	0,021	0,027	0,050	0,117
Albumine (du blé). . .	0,143	0,048	0,005	0,102	0,298
Gluten (du blé). . . .	0,005	0,127	0,036	0,170	0,338
Légumine (des fèves). .	1,617	0,072	0,020	0,120	1,829
— (des pois). .	1,104	0,042	0,016	0,082	1,244
— (du fenu grec).	0,321	0,234	0,071	0,405	1,031
Plasma chlorophyllien .	0,259	1,091	0,495	1,572	3,417

Le plasma chlorophyllien, dont nous rappelons ici la constitution phosphatée, étant l'agent créateur de tous les éléments végétaux, il est, en même temps, le dispensateur des éléments protéiques en principes phosphatés.

Or, si nous comparons la constitution phosphatée de la légumine des pois, par exemple, à celle du plasma chlorophyllien, nous trouvons, dans la légumine, une quantité de phosphate de potasse au moins quatre fois plus considérable que dans le plasma chlorophyllien. Ce phosphate de potasse a donc dû être créé en même temps que la légumine, en empruntant l'acide phosphorique au phospate de chaux, ou au phosphate de fer, ou bien encore à tous les deux en même temps, plus probablement et la potasse au sol à mesure qu'elle est dégagée de sa combinaison silicatée feldspathique, à moins qu'elle ne soit fournie par un engrais minéral.

Les semences en période de développement contiennent du plasma chlorophyllien vert le plus souvent. Ce produit est probablement une émanation de celui des feuilles. Si, comme ce dernier, il crée des éléments organiques, son action ne peut pas être identique à celle du plasma des feuilles, parce qu'il n'est pas en contact direct avec l'air et la lumière ambiants. Il est probable que l'oxygène doit intervenir dans tous ces phénomènes synthétiques et, probablement aussi, cet oxygène est fourni par le pigment vert qui, subissant une réduction, perd sa coloration et passe à la forme blanche. De sorte que la décoloration des graines, à mesure qu'elles arrivent à maturité, constitue une preuve qu'elles sont le siège de phénomènes chimiques et de mutations morphologiques, au moins, sinon de créations organiques. Si, d'autre part, on constate la rapidité avec laquelle les jeunes plantes qui arrivent à l'air et à la lumière verdissent dans la germination, on est bien forcé d'admettre l'existence de la chlorophylle blanche dans la graine et son apparition résulte alors simplement d'un phénomène d'oxydation.

Si les preuves tendant à établir que les graines sont le siège

de phénomènes vitaux, d'où résultent des mutations morphologiques et peut-être des créations synthétiques, sont
exactes, les substances protéiques peuvent subir une organisation moléculaire plus compliquée, nécessitant l'intégration
d'une proportion plus élevée de phosphates, ainsi que nous
l'avons déjà fait remarquer à propos de l'extraction de la
légumine. Les graines doivent alors contenir une certaine
quantité de phosphates libres, c'est-à-dire non combinés aux
matières albuminoïdes pour répondre à ces besoins.

De plus, ces phosphates libres pourront encore servir à faciliter les premières créations vitales, pendant la germination
de la graine, alors qu'elle est encore trop faible pour emprunter à la terre les matériaux dont elle a besoin.

Dans le but d'éclairer ce point, nous avons institué les expériences suivantes :

Ayant encore à notre disposition de la poudre de fèves de
marais, dont une partie nous avait servi à extraire la légumine analysée ci-dessus ; nous en avons prélevé un nouvel
échantillon, pour rechercher s'il existe dans la graine des
phosphates libres non combinés aux matières azotées.

Pour arriver à la solution de cette question, nous pouvions
faire usage de deux procédés différents. Nous les avons employés tous les deux, parce que le point nous paraissait très
intéressant à élucider et que nous croyions qu'il y avait
avantage à accumuler les preuves.

Le premier procédé, qui est le plus simple, consiste à analyser, d'une part, une quantité connue de poudre de fèves
et à déterminer la nature et le poids des phosphates renfermés. D'autre part, une autre quantité de poudre de fèves,
égale à la première, est traitée par les procédés spéciaux, pour
en extraire la légumine qui est pesée et analysée à part. Alors,
si, du poids des phosphates contenus dans les fèves, on retranche le poids des phosphates combinés à la légumine, il est
évident que la différence représentera la portion des phosphates libres de toute combinaison.

100 grammes de poudre de fèves ont fourni 19 gr. 62 de légumine.

Dans 100 grammes de poudre de fèves et dans la légumine qu'elle renferme, les phosphates sont distribués de la manière suivante :

	100 grammes de fèves	19 gr. 62 de légumine	Phosphates libres
Phosphate de potasse	1,090	0,317	0,773
— de chaux.	0,181	0,014	0,167
— de magnésie.	0,194	0,004	0,190
— de fer (sesqui-oxyde). .	0,098	0,024	0,074
	1,564	0,359	1,204

Dans le deuxième procédé, on prend un poids déterminé de fèves en poudre qu'on traite successivement par l'eau froide et par l'eau légèrement alcalinisée pour enlever toutes les matières albuminoïdes solubles. Nous avons pratiqué ce deuxième lavage à l'eau alcalinisée, parce que le premier à l'eau simple étant acide au tournesol, nous pouvions supposer que tous les principes acides pourraient n'être pas entraînés. Dans ces deux macérations réunies, la légumine est précipitée à froid par l'acide acétique, recueillie sur un filtre et lavée à l'eau très légèrement acidulée. Les eaux mères réunies sont portées à l'ébullition de manière à précipiter les traces d'albumine qu'il peut y exister.

Toutes ces eaux mères sont alcalinisées par l'ammoniaque et abandonnées au repos pendant six heures au moins, puis filtrées au papier, en réservant le précipité qui peut s'être formé. Ces liqueurs, additionnées d'un excès de sulfate de magnésie et de chlorhydrate d'ammoniaque, ont donné un abondant précipité de phosphate ammoniaco-magnésien renfermant tout l'acide phosphorique qui existait à l'état de phosphate de potasse libre dans les semences de fèves.

Le marc de poudre de fèves a été lessivé à plusieurs reprises par de l'eau additionnée d'acide nitrique pur. Toutes les liqueurs acides réunies ont été précipitées par l'ammoniaque. Ce précipité, recueilli et ajouté à celui qui a été retiré antérieurement des liqueurs alcalines, renferme les phosphates de chaux, de magnésie et de fer que nous avons déterminés par notre procédé habituel.

Les eaux mères et les résidus de 100 grammes de poudre de fèves desquels on a extrait la légumine, nous ont encore donné les quantités suivantes de phosphates :

```
Phosphate de potasse. . . . . . . . .   0,571
    —      de chaux . . . . . . . . .   0,183
    —      de magnésie . . . . . . . . 0,170
    —      de fer (Sesquioxyde) . . . .  0,060
                                        ──────
                    Total . . . .       0,984
```

Ce deuxième procédé est très long ; il manque de précision à cause des grandes quantités de liquides qu'il faut employer pour épuiser la poudre de fèves, laquelle prend une consistance mucilagineuse et occasionne par là des pertes notables en retenant beaucoup de liquide. Mais, il a au moins cette valeur indiscutable que les phosphates, que l'on trouve dans les eaux mères et les résidus, ne peuvent pas ne pas être considérés comme absolument libres de toute attache avec les éléments protéiques.

La présence des phosphates libres dans les graines à une valeur et une signification sur lesquelles nous croyons intéressant d'insister.

Dans la jeune plante qui vient de germer tous les organes sont à l'état rudimentaire. Les feuilles qui doivent jouer un si grand rôle dans la végétation sont peu nombreuses, deux souvent tout au plus et à peine formées ; les radicelles ont à peine un commencement de développement ; les phénomènes vitaux doivent être très faibles et les fonctions créatrices n'ont pas encore les éléments pour se manifester. C'est alors qu'interviennent tous les matériaux accumulés dans les cotylédons : matières protéiques, phosphates et amidon.

Les matières protéiques des graines sont des créations du plasma chlorophyllien des plantes antérieures. Dans la nouvelle plante qui vient de germer elles serviront à reproduire du plasma chlorophyllien nouveau, pour donner de l'extension à la minime proportion de protoplasma contenu dans l'embryon. Elles suppléeront ainsi à l'impuissance de la jeune plante et lui permettront d'acquérir le développement et la force nécessaires, pour exercer leurs facultés créatrices et se suffire à elles-mêmes.

Le plasma chlorophyllien est plus riche en phosphates minéraux que les principes protéiques qu'il a formés ; c'est alors qu'interviennent les phosphates libres de la graine. A mesure que ces matières albuminoïdes, subissant de nouvelles métamorphoses, repassent à l'état de plasma végétal, elles intègrent des phosphates libres qui les entourent et contribuent ainsi à donner à la plante sa vitalité nécessaire.

Les enveloppes des cellules végétales sont de nature cellulosique ; mais les cotylédons qui accompagnent les graines étant généralement riches en amidon, celui-ci, pendant la germination est solubilisé par l'action de ferments diastasiques, il peut ainsi circuler en dissolution dans la sève et servir à former les nouvelles cellules de la jeune plante.

Nous arrivons ainsi à la conclusion que, plus les graines sont bien développées, plus elles sont riches en principes protéiques et minéraux et plus les jeunes plantes, dès le début, acquéreront de force et croîtront rapidement. C'est, en résumé, l'explication scientifique d'un fait empiriquement reconnu en agriculture, que l'on obtient le perfectionnement des espèces par la sélection des graines.

On peut encore observer, dans tout le règne végétal, que plus les cotylédons des graines sont charnus, plus la jeune plante a de développement dès sa sortie de terre et plus est rapide la formation des premières feuilles.

CHAPITRE III
LA TERRE ARABLE

COMPOSITION CHIMIQUE

Connaître la composition de la terre arable, non pas l'énumération abstraite des matériaux qu'elle renferme tant acides que basiques ; mais, dans la limite du possible, le mode d'association des différents éléments qui la composent, constitue la première partie et le point de départ important de notre étude. La composition immédiate de la terre nous fera connaître les matériaux que la nature net à la disposition des plantes et dans quelles conditions, c'est-à-dire sous quelles formes elle les lui présente.

Nos recherches étant limitées au rôle des phosphates ; nous ne nous occuperons que de cette classe d'éléments et des matériaux qui peuvent servir à les former.

Dans les plantes on rencontre quatre espèces de phosphates, savoir : le phosphate de potasse, le phosphate de chaux, le phosphate de magnésie et le phosphate de fer.

Phosphates. — Pendant longtemps, on a cru que c'était à l'état de phosphate de chaux, que l'acide phosphorique existait dans le sol, qu'il était absorbé tel par les plantes, et assimilé en nature.

Lorsqu'au commencement de ce siècle, on employa comme engrais, d'après les expériences du duc de Richemond, le noir des raffineries, où la poudre d'os qui étaient à peu près les seules sources de phosphates que l'on possédat ; les succès obtenus semblèrent confirmer le bien fondé de cette théorie.

C'est à Paul Thenard que nous devons de mieux connaître la constitution minèrale des phosphates du sol. Il a reconnu que c'est à l'état de phosphates de fer et d'alumine, corps insolubles dans les acides faibles et organiques, que la plus grande partie de l'acide phosphorique existe dans le sol. On y trouve aussi des phosphates de chaux et de magnésie, mais en quantité variable et généralement faible.

Le phosphate de potasse ne s'y trouve pas normalement; la faible quantité que l'analyse peut déceler provient des débris végétaux, ou des engrais dans lesquels il est intégré. On comprend qu'il ne puisse pas en être autrement, car ce phosphate étant très soluble dans l'eau, les pluies auraient pour effet, s'il existait, de l'entraîner dans le sous-sol, à des profondeurs où les plantes ne pourraient l'atteindre et serait par conséquent perdu pour la végétation.

Nous pouvons donc dire que : la plus grande partie de l'acide phosphorique de la terre arable n'est pas sous forme immédiatement assimilable par les plantes.

On s'explique alors pourquoi il est fréquemment nécessaire d'ajouter à la terre des engrais phosphatés, quoique le sol soit souvent relativement riche en phosphates.

Ces engrais phosphatés, qui portent dans le commerce le nom de superphosphates, résultent de l'action de l'acide sulfurique sur les phosphates fossiles en poudre. Dans ces minéraux la plus grande partie de l'acide phosphorique est à l'état de phosphates de fer, ou d'alumine. Par l'action de l'acide sulfurique sur ces phosphates il se produit des phosphates acides de fer et d'alumine solubles et des sulfates de fer et d'alumine également solubles.

Les phosphates acides de fer et d'alumine, comme tous les autres phosphates mono-métalliques d'ailleurs, sont des composés chimiques très instables ; ils se comportent comme s'ils étaient simplement un mélange d'acide phosphorique libre tenant en dissolution du phosphate bi-métalliques, ou neutre. Or, on sait que les phosphates de fer et d'alumine, dissous dans l'acide phosphorique libre, se déposent avec le temps sous forme de cristaux insolubles dans l'eau. C'est là certainement la première modification qui s'opère dans les superphosphates pendant l'acte qu'on a désigné sous le nom de rétrogradation.

Aujourd'hui, on considère comme immédiatement assimilable, l'acide phosphorique libre et celui de ses combinaisons solubles dans l'eau pure ; tandis que les combinaisons d'acide phosphorique solubles dans l'acétate, le citrate, ou l'oxalate d'ammoniaque sont bien encore considérées comme assimilables, mais plus lentement et ne devant être utilisées qu'à une époque plus éloignée.

Lorsqu'on répand des superphosphates sur le sol, qu'ils soient ensuite incorporés à la terre par un labourage immédiat, ou laissés à la surface du sol, quand il est déjà emblavé ; nous devons nous demander si l'acide phosphorique libre et soluble reste longtemps dans cet état, car on ne peut pas supposer un instant, qu'il puisse être assimilé immédiatement par les plantes, ni qu'il puisse rester sous cet état soluble jusqu'au moment où il sera utilisé, puisque l'eau des pluies l'entraînerait dans le sous-sol et qu'il serait perdu pour les plantes. Le sol contenant toujours une certaine quantité de carbonates terreux, l'acide phosphorique libre sera fixé à l'état de phosphates terreux (chaux et magnésie) et au bout d'un temps très court il ne restera plus d'acide phosphorique libre, ni soluble dans l'eau pure. Comme la terre et son humidité renferment toujours de l'acide carbonique libre, les réactions que nous venons d'indiquer s'opérant dans un milieu acide, nous pouvons presque affirmer que le phosphates de chaux formé sera bicalcique, ou neutre (ceci est important).

Potasse. — La potasse existe dans la terre à l'état de silicate insoluble dans l'eau. Ce silicate est, le plus souvent, associé à d'autres silicates terreux et métalliques, avec lesquels il constitue des masses à composition très complexe et très stable connues en minéralogie sous les noms de feldspath, basaltes, traps, etc.

Sous l'influence prolongée de l'eau chargée d'acide carbonique et les alternatives de froid et de chaleur, ces roches peuvent se désagréger ; le silicate de potasse peut être dégagé, petit à petit, de sa combinaison et décomposé, avec mise en liberté de la potasse que la plante absorbe. Certaines espèces végétales telles que les graminées absorbent probablement une certaine quantité de silicate de potasse en nature.

Les sols d'origine granitique sont particulièrement riches en potasse ; tandis que les sols calcaires en sont généralement pauvres.

Chaux. — La chaux existe généralement dans le sol sous un grand nombre de combinaisons toutes insolubles ; mais c'est le carbonate de chaux qui est utilisé en plus grande quantité par les plantes. Le sulfate de chaux parait nécessaire aussi.

Les terrains volcaniques, qui sont les plus riches en potasse, sont généralement pauvres en carbonate calcaire ; tandis qu'au contraire, les terrains calcaires qui sont riches en carbonate de chaux sont assez pauvres en sels potassiques.

Magnésie. — La chaux et la magnésie sont des substances isomorphes, qui s'accompagnent à peu près toujours dans la nature. C'est pour cette raison qu'on ne s'en préoccupe généralement pas en agriculture. Il est à peu près certain que l'une ne fait pas défaut sans l'autre. D'ailleurs, les plantes absorbent beaucoup moins de magnésie que de chaux et quelques expériences tendent à prouver que la chaux et la magnésie peuvent se substituer l'une à l'autre dans les plantes, dans une certaine mesure, sans que leur végétation soit modifiée.

Fer. — Toutes les terres sont plus ou moins riches en composés ferrugineux ; mais le phosphate de fer est pour nous la combinaison ferrugineuse la plus intéressante et la seule vraiment utile pour les plantes.

Si nous voulons résumer en quelques mots ce qui précède nous dirons :

La terre renferme trois des phosphates contenus dans les plantes ce sont les phosphates de chaux de magnésie et de fer ; un phosphate fait défaut, celui de potasse ; un autre, qui se trouve dans le sol, ne se rencontre pas dans les plantes, le phosphate d'alumine.

Tous ces phosphates sont insolubles dans l'eau pure, mais deux d'entre eux, ceux de chaux et de magnésie peuvent se dissoudre dans l'eau chargée d'acide carbonique, les autres y sont complètement insolubles.

Les phosphates de fer et d'alumine sont insolubles dans les acides minéraux faibles et dans les acides organiques. Ils sont solubles dans les acides minéraux énergiques; mais ces acides ne se rencontrent pas en liberté dans la nature. Un certain nombre de sels organiques alcalins et ammoniacaux peuvent dissoudre les phosphates de fer et d'alumine.

La potasse, qui est à l'état insoluble et inassimilable, n'est mise en liberté que petit à petit, sous l'action combinée de la chaleur, du froid et de l'eau chargée d'acide carbonique;

Le sulfate de chaux est soluble en petite quantité dans l'eau pure;

Les carbonates de chaux et de magnésie, insolubles dans l'eau pure, se dissolvent assez facilement dans l'eau chargée d'acide carbonique.

HUMUS — FUMIERS ET MATIÈRES ORGANIQUES — LEUR INFLUENCE SUR L'ASSIMILATION DES PHOSPHATES PAR LES PLANTES

La terre contient toujours une quantité variable de détritus végétaux et animaux en décomposition. Ces substances jouent un grand rôle dans la végétation; c'est pourquoi on en ajoute fréquemment à la terre arable, sous forme de fumier.

Toutes ces matières organiques, en décomposition dans le sol, sont englobées sous la désignation générique d'humus.

Que l'humus soit formé par des détritus de végétaux morts, ou de fumier, il renferme toujours, mais en proportions variables, des phosphates minéraux nécessaires aux végétaux. Mais la quantité de ces phosphates, introduits par ces moyens, est presque toujours minime, si on la compare à celle que la récolte empruntera directement au sol.

L'azote, qui est à l'état organique dans l'humus et le fumier, se transforme, partie en acide nitrique, partie en ammoniaque, sous l'influence des agents cosmiques, des microzoaires, etc.

La partie cellulosique (hydrocarbonée) de l'humus en s'oxydant donne naissance à des acides organiques encore imparfaitement connus, qui fixent une partie de l'ammoniaque produite. Ces combinaisons restent en dissolution et sont retenues avec assez d'énergie par l'humus non altéré ; de sorte qu'elles ne sont pas facilement entraînées par les pluies.

Indépendamment de ces acides organiques, la décomposition des matières végétales donne naissance à de l'acide carbonique, qui est retenu dans le sol et lui donne une réaction franchement acide.

Il est important de remarquer que ces décompositions de l'humus s'effectuent avec lenteur et d'une manière continue, de sorte que la terre, pendant la végétation des plantes, est toujours imprégnée des produits de la combustion humique.

Or, parmi ces produits de l'oxydation de l'humus nous y trouvons l'acide carbonique qui facilite la dissolution des phosphates de chaux et de magnésie ; puis des sels organiques ammoniacaux qui peuvent favoriser la dissolution des phosphates de fer et d'alumine. Ainsi donc, les matières organiques, ajoutées au sol par la fumure, facilitent beaucoup la dissolution des phosphates contenus dans le sol et leur assimilation par les plantes.

Dans les environs de Paris, comme autour des grandes villes et des villes de garnison de calvalerie, le fumier est très abondant, aussi les jardiniers fument-ils en quantité telle que le sol des jardins est de l'humus presque pur, tant il est en excès comparé à la terre arable proprement dite. Cette pratique a évidemment pour résultat de produire une végétation luxuriante et même hative, quand le terrain n'est pas trop humide.

Dans ces cas particuliers, la quantité de phosphates introduits avec le fumier suffit amplement aux besoins de la végétation et la terre se trouve surabondamment pourvue des sels organiques ammoniacaux dissolvants de phosphates.

Mais d'autre part, le sol est tellement riche en azote nitrique et ammoniacal, que les plantes en sont sursaturées et en deviennent malades. C'est certainement à cette cause qu'il faut attribuer les affections parasitaires qui atteignent les végétaux arbres et herbes qui croissent dans de pareils terrains.

. Ceci d'ailleurs n'est pas un phénomène particulier et exclusif au règne végétal. En médecine humaine, il est établi que la goutte et un certain nombre d'affections cutanées et parasitaires ont pour cause une alimentation trop azotée.

Analyse chimique de la terre arable. — Pour répondre aux demandes de l'agriculture, il nous semble que l'analyse chimique de la terre arable doit être multiple. Il ne suffit pas de connaître la quantité numérique de chacun des principes acides et basiques qui constituent la terre ; il est encore nécessaire de savoir, autant que possible, le mode de combinaison qu'affectent ces différents éléments ; cela permet de préjuger le degré de solubilité et d'assimilabilité de ces substances. D'autre part encore, comme la plupart de ces combinaisons minérales sont insolubles et ne deviennent solubilisables que quand elles ont subi l'action des agents atmosphériques ; il nous paraît indispensable de préciser la quantité de ces composés qui est devenue soluble dans certains sels organiques ammoniacaux, ayant de l'analogie avec ceux qui se forment dans la décomposition humique. Ainsi, par exemple, les phosphates de fer et d'alumine de la terre, qui sont insolubles dans le citrate d'ammoniaque, le deviennent quand ils ont subi pendant un certain temps l'influence de la chaleur solaire en présence de l'humidité.

Voici le procédé dont nous nous sommes servi pour déterminer la nature des combinaisons phosphatiques de la terre arable.

1° On prend 100 grammes de terre desséchée à 100° et finement pulvérisée. Elle est d'abord lavée à l'eau distillée bouillante à trois ou quatre reprises. Toutes ces eaux de lavage sont réunies, évaporées à siccité et le résidu est chauffé de manière à carboniser les matières organiques. On traite ce résidu par l'eau chaude et dans la dissolution on précipite l'acide phosphorique à l'état de phosphate ammoniaco-magnésien. Cet acide existait dans la terre à l'état de phosphate alcalin soluble.

S'il existe un résidu de calcination insoluble dans l'eau, on le réunit à la terre déjà lessivée. La terre arable étant toujours acide et pouvant contenir certains sels ammoniacaux organiques, la décoction peut entraîner des oxydes terreux et métalliques, ainsi que des phosphates dissous à la faveur de ces acides et de ces sels ; c'est pourquoi la carbonisation du résidu est nécessaire pour ramener tous ces corps à leur insolubilité naturelle.

2° La terre est ensuite traitée à plusieurs reprises par décoction au moyen de l'acide acétique dilué. Cet acide dissout les carbonates de chaux et de magnésie, ainsi que les phosphates de même base. On réunit toutes ces décoctions et on les précipite par l'ammoniaque, en laissant le précipité se former pendant cinq ou six heures. Le précipité est formé des phosphates de chaux et de magnésie, tandis que la chaux et la magnésie des carbonates sont restées en dissolution dans les liqueurs. On peut les doser par les procédés ordinaires.

Le précipité des phosphates de chaux et de magnésie, après avoir été bien lavé, est redissous dans l'acide acétique et l'on précipite toute la chaux par l'oxalate d'ammoniaque. Le carbonate de chaux obtenu par calcination de ce précipité, sert à calculer la quantité d'acide phosphorique qui était combiné à son oxyde. Après séparation de la chaux, on reprécipite le phosphate de magnésie par l'ammoniaque à l'état de phosphate ammoniaco-magnésien. Ce précipité recueilli, lavé et calciné sert à déterminer le phosphate de magnésie.

Les phosphates solubles dans l'acide acétique sont assimilables par les plantes.

3° Le résidu du traitement de la terre par l'acide acétique est repris par l'acide chlorhydrique dilué et bouillant qui ne doit laisser comme résidu que les grains de sable quartzeux et les débris végétaux de l'humus. On précipite par l'ammoniaque. Ce précipité doit contenir des oxydes de fer et d'aluminium et les phosphates de ces bases. Après avoir été recueilli et lavé, on met digérer ce précipité dans une solution concentrée de potasse pendant vingt-quatre heures. La potasse dissout le phosphate d'alumine, ou, pour être plus exact, le dissocie en formant du phosphate de potasse soluble et de l'aluminate de même base également soluble. On dilue ensuite la masse de manière à pouvoir la filtrer au papier. Le précipité d'oxyde et de phosphate de fer qui reste sur le filtre est lavé. Toutes les eaux alcalines étant réunies, on les acidifie par l'acide acétique et le phosphate d'alumine se reforme par double de composition. Recueilli sur un filtre, il est lavé, séché et pesé.

Le résidu d'oxyde de fer est redissous dans l'acide chlorhydrique dilué et additionné de deux ou trois grammes d'acide citrique. Le liquide additionné d'ammoniaque ne doit donner aucun précipité. Dans cette liqueur, on précipite l'acide phosphorique à l'état de phosphate ammoniaco-magnésien, dont le poids sert à établir la quantité d'acide phosphorique qui existait à l'état de phosphate de fer.

4° Quand on veut connaître la quantité de phosphates de fer et d'alumine qui peuvent être immédiatement utiles aux plantes, en raison de leur solubilité dans les sels humiques ammoniacaux, on soumet la terre, qui a été préalablement traitée par l'eau pure et par l'acide acétique dilué, à la décoction dans l'eau additionnée d'une certaine quantité de citrate d'ammoniaque. On fait plusieurs décoction. Dans toutes ces liqueurs réunies on précipite l'acide phosphorique à l'état de phosphate ammoniaco-magnésien. L'acide phosphorique ainsi obtenu exprime la quantité que les plantes peuvent emprunter au sol, à ce moment.

CHAPITRE IV

ASSIMILATION DES PHOSPHATES PAR LES PLANTES

L'évolution d'une plante, au point de vue de l'étude qui nous occupe, comprend deux phases bien distinctes : la phase germinative, ou de naissance et la période de développement proprement dit.

Toute graine, arrivée à maturité parfaite, renferme une plante à l'état embryonnaire composée d'une petite tigelle très courte et d'une, ou plusieurs feuilles rudimentaires, la racine n'existe pas. Cette jeune plante est en communication avec un, ou plusieurs cotylédons, réservoirs où sont condensés les matériaux qui serviront à la formation de ses premiers organes.

Quand cette graine est placée dans un endroit suffisamment humide (il n'est pas absolument nécessaire que ce soit dans la terre) elle se gonfle sous l'influence de l'humidité et la vie s'éveille dans la jeune plante. La tigelle s'allonge rapidement du côté des feuilles et surtout du côté de la racine. Ce premier accroissement de la plante se produit en empruntant les matériaux accumulés dans les cotylédons, lesquels sont devenus solubles par l'effet d'une véritable fermentation et cette réserve est utilisée en totalité par la plante. On peut déduire, comme conséquence immédiate de ces faits, que plus la réserve cotylédonnaire sera abondante, en d'autres termes plus les graines sont grosses, plus elles fourniront d'éléments à la jeune plante et plus celle-ci aura de vigueur dès sa naissance.

Les matières albuminoïdes des graines, qui sont devenues solubles pendant l'acte de la germination, sont assimilées par le protoplasma de la jeune plante, en même temps que les phosphates qui y sont intégrés ; mais comme ces phosphates seraient insuffisants, il en existe d'autres à l'état de liberté dans la graine, lesquels sont employés également.

Donc, pendant la période de naissance de la jeune plante, celle-ci n'emprunte au sol que de l'humidité et les tissus des premiers organes, racines et feuilles sont formés avec les matériaux accumulés dans les cotylédons des graines, élaborés par le protoplasma de l'embryon.

Quand la jeune plante a épuisé la réserve de matériaux accumulés dans les graines, la racine a acquis un certain développement, et dans les cellules des feuilles des grains de chlorophylle se sont formés. C'est à ce moment seulement que cette plante, pour se nourrir, commence à emprunter au sol et à l'air les matériaux dont elle a besoin.

Depuis ce moment, jusqu'à la floraison, les phénomènes vitaux sont extrêmement actifs dans toutes les parties des plantes et surtout dans les parties vertes. Aussitôt que la fécondation s'est opérée, le centre de la vitalité se déplace et se concentre dans les ovaires. Tous les matériaux successivement formés et accumulés dans les cellules chlorophylliennes se portent successivement vers la graine.

L'assimilation des phosphates par les plantes doit s'effectuer probablement suivant une règle générale, si l'on réserve quelques points de détail, ainsi que la quantité de phosphates assimilés, qui varie avec chaque plante, sans que la loi soit modifiée en rien dans ses principes. Cette assertion ne peut être considérée comme une simple hypothèse, puisque le plasma chlorophyllien est identique dans toutes les plantes.

Pour l'étude de cette question, nous avons choisi deux plantes annuelles aussi dissemblables que possible et appartenant chacune a une grande famille des plus utiles pour nous ; savoir : une graminée, le blé et une légumineuse, le haricot.

Nous avons analysé :

1° La terre dans laquelle chaque plante a végété ;

2° La plante au début de la floraison ;

3° La plante à maturité, en analysant à part la graine et le chaume.

BLÉ.

Voici d'abord les résultats rapportés à 100 grammes de substance sèche.

	Terre arable	Blé à la floraison	Graine	Chaume
Phosphate de potasse	0,065	1,448	0,228	0,424
— de chaux.	0,0	0,260	0,062	0,237
— de magnésie.	0,644	0,237	0,251	0,106
— de fer.	0,625	0,050	0,040	0,009
— d'alumine	0,215	0,0	0,0	0,0
Totaux.	1,549	1,995	0,581	0,776

120 tiges de blé avec le grain pèsent . . 246 grammes.
Le blé contenu pèse . . . . . . 64 —
Il reste pour le chaume. . . 182 —

Ce qui donne un rendement en poids de 35 pour 100 de grains.

Ces expériences ont été faites en 1882. Le temps a été pluvieux, depuis la floraison jusqu'à la récolte, aussi les grains sont-ils maigres et beaucoup sont atrophiés. Les échantillons avaient été pris dans la partie la plus belle du champ.

100 grains de blé pesaient 4 gr. 80.

Voici la manière dont les phosphates sont distribués dans la récolte :

	182 grammes de chaume	64 grammes de blé
Phosphate de potasse.	0,771	0.136
— de chaux	0,431	0,037
— de magnésie . . . . , . . .	0,193	0,150
— de fer	0,016	0,024
Totaux	1,411	0,347

La végétation a été brusquement arrêtée à la suite de quelques journées excessivement chaudes survenues vers le milieu de juillet.

HARICOT.

Résultats rapportés à 100 grammes de substance sèche :

	Terre arable	Plante à la floraison	Graine	Chaume
Phosphate de potasse	0,098	0,991	0,536	0,151
— de chaux.	0,036	1,443	0,129	0,205
— de magnésie.	0,130	0,081	0,250	0,012
— de fer.	0,701	0,480	0,050	0,300
— d'alumine	0,105	0,	0,	
Totaux.	1,070	2,995	0,965	0,668

Le poids de la récolte sèche plante et fruits est de. . 184 grammes.
Celui des graines est de. . . . . 100 —
Il reste pour les tiges sèches . . . . . 84 —

Dans cette récolte, les phosphates sont distribués de la manière suivante :

	80 grammes de chaume	100 grammes de graines
Phosphate de potasse.	0,127	0,536
— de chaux	0,172	0,129
— de magnésie	0,010	0,250
— de fer	0,252	0,050
Totaux. . . .	0,561	0,965

Un fait très intéressant ressort de la comparaison des phosphates existant dans la terre arable à ceux trouvés dans la plante ; c'est que le phosphate d'alumine, quoique abondant dans la terre, n'a pas pénétré dans les plantes sur lesquelles nos recherches ont porté et cependant il présente des caractères de solubilité analogues à ceux du phosphate de fer. Il

faut donc admettre que les plantes exercent vis-à-vis du phosphate d'alumine une faculté élective, en vertu de laquelle elles
le repoussent. Il ne peut donc être utilisé par la plante, qu'à
la condition qu'il aura été préalablement décomposé dans le
sol et que son acide phosphorique sera entré dans une combinaison nouvelle, utile à la végétation. Nous n'avons connaissance d'aucun travail signalant la présence du phosphate
d'alumine dans les plantes, ce qui permettrait de croire que
le fait que nous avons signalé pour deux végétaux aurait un
caractère général.

Les deux terres que nous avons analysées étaient franchement acides ; c'est certainement à la faveur de cette acidité que
les phosphates de chaux et de magnésie auront pu être dissous
par l'eau du sol et absorbés par les plantes. Nous avons,
d'autre part, constaté, par l'examen de plus de cent plantes,
que la sève des végétaux est toujours acide, on comprend
alors que les phosphates terreux peuvent pénétrer et circuler
facilement dans les végétaux, en dissolution dans la sève acide.
Quant au phosphate de fer, nous pensons qu'il doit être solubilisé par les sels humiques alcalins, ou ammoniacaux qui sont
fournis par les fumiers, ou qui prennent naissance pendant
la décomposition de toutes les matières organiques que le sol
renferme.

Mais les faits les plus importants, de cette étude de l'assimilation des phosphates par les végétaux, sont les suivants : Dans
les plantes jeunes nous trouvons en abondance des phosphates de chaux et de fer ; ils sont prédominants jusqu'à
l'époque de la floraison. A partir de cette époque c'est le
phosphate de potasse qui se trouve généralement en plus
grande quantité, tandis que les deux phosphates précédents
diminuent.

Puisque le phosphate de fer est généralement abondant
dans la terre ; il suffit, pour qu'il soit assimilé par la plante, que
la terre renferme des sels organiques alcalins, ou ammoniacaux qui favorisent sa dissolution et il faut, en outre,

qu'ayant subi l'influence des agents cosmiques, le phosphate
de fer ait acquis la propriété d'être soluble dans ces sels alcalins. Cette double condition de solubilité du phosphate de
fer a, dans la pratique agricole, une plus grande importance
qu'on ne pourrait le supposer et permet d'expliquer des résultats qui ont une apparence paradoxale. Depuis que l'agriculture est entrée dans la voie scientifique, on a constaté
qu'une terre renfermant cinq mille kilogrammes d'acide
phosphorique à l'hectare, est suffisamment riche pour n'avoir
pas besoin de l'addition d'engrais phosphatés ; cependant il
arrive assez fréquemment, que des terres qui renferment huit
mille kilogrammes d'acide phosphorique à l'hectare se comportent comme des terres pauvres et ont besoin d'un complément d'engrais phosphatés, pour fournir une récolte convenable. On ne peut expliquer cette anomalie, qu'en disant
que l'acide phosphorique est dans une combinaison insoluble,
ou que les dissolvants lui font défaut.

Nous savons, depuis les analyses de P. Thénard, que la plus
grande partie de l'acide phosphorique existe dans le sol sous
forme de phosphates de fer et d'alumine. Or, ces phosphates,
qui ont supporté dans les siècles passés une température
extrêmement élevée, sont difficilement solubles, même dans
les acides les plus énergiques. Cependant, sous les influences
combinées d'une division mécanique extrêmement tenue, de
l'humidité et de la chaleur prolongées, ils finissent par devenir
solubles dans des conditions spéciales. Il suffit donc que
l'une de ces nombreuses conditions exigées ne se réalise pas,
pour que l'acide phosphorique ne puisse être utilisé par les
végétaux. Telles sont, en quelques mots, les conditions essentielles, dont dépend l'assimilabilité et l'assimilation du phosphate de fer.

Le phosphate de chaux ne se rencontre pas toujours dans
le sol en quantité suffisante pour répondre aux besoins des
plantes ; il faut donc qu'il puisse se former, de toutes pièces,
dans ce milieu et dans le voisinage des racines des plantes.

Or, ces mutations d'acides et de bases, d'où résultent des combinaisons nouvelles, ne peuvent s'opérer que dans les milieux où ils sont dissous, c'est-à-dire dans des conditions physiques telles que ces doubles décompositions soient faciles à réaliser. Si l'acide phosphorique doit être emprunté à des phosphates de fer, ou d'alumine, nous connaissons les conditions de solubilité de ces sels, nous n'avons pas à nous y appesantir. Il faut, d'autre part, un sel calcaire soluble ; le sulfate de chaux hydraté, peut se dissoudre dans l'eau en petite quantité ; mais dans le sol, dont l'humidité est toujours assez chargée d'acide carbonique, le carbonate de chaux se dissout avec plus de facilité et en plus grande quantité, sous forme de bicarbonate de chaux. Alors, quand ces doubles conditions de présence d'acide phosphorique et de base calcaire en dissolution peuvent se réaliser, au voisinage des racines des plantes, celles-ci favorisent leur combinaison et les absorbent. Mais, si, certains terrains, comme ceux du bassin de la Seine, sont riches en carbonate calcaire, d'autres, au contraire, en sont presque absolument privés, d'où la nécessité, dans ces cas, d'en ajouter, soit associé aux engrais, soit sous forme d'amendement. Quand le phosphate de chaux n'existe pas primitivement dans le sol, il nous paraît probable qu'il se forme préalablement dans ce milieu, pour une bonne part, tout au moins, avant d'être absorbé par la plante. Si la plus grande partie du phosphate de chaux se formait dans les plantes mêmes, nous devrions y rencontrer proportionnellement les résidus de leurs premières combinaisons oxydes de fer et d'alumine. Or, d'un côté, on ne trouve pas d'alumine dans les cendres des plantes et, quant à l'oxyde de fer, sa quantité n'est pas excessive et nous croyons pouvoir attribuer une autre origine à son existence, à l'état isolé, dans certaines parties des plantes, car on ne le rencontre guère, sous cette forme, que dans les cellules chlorophylliennes.

Pour comprendre le mécanisme physiologique, en vertu

duquel, à des phosphates de fer et de chaux d'abord prépondérants dans la plante verte, se substitue, partiellement, du phosphate de potasse dans la plante à maturité, il faut étudier minutieusement la fonction du protoplasma des cellules chlorophylliennes.

Ce protoplasma est, ainsi que nous l'avons déjà dit précédemment, l'agent créateur de tous les éléments végétaux immédiats et organisés, or, les mutations, qui s'opèrent dans la prédominance des phosphates, sont intimement liées à la création de principes albuminoïdes nouveaux, différents selon les espèces végétales. Ainsi, dans le blé, le protoplasma chlorophyllien créé du gluten dans lequel le phosphate de chaux est également prépondérant ; aussi trouvons-nous, dans le blé à maturité, un faible écart entre les phosphates terreux et le phosphate de potasse. Dans le haricot, au contraire, l'écart est plus sensible, nous voyons que le phosphate de chaux a sensiblement diminué parce que la légumine, création du protoplasma, est exclusivement riche en phosphate de potasse.

Ces différences, dans la proportion des divers phosphates des matières protéiques, sont bien plus apparentes quand nous analysons séparément ces divers éléments que quand nous opérons sur des parties complexes des plantes. La cause en est dans ce fait, que la plante accumule toujours des phosphates, dans la mesure du possible, en prévision de grandes dépenses qui seront occasionnées par les créations futures. Nous en avons eu un premier exemple, en constatant la richesse en phosphate de potasse du suc intra-cellulaire dans la levure de bière ; nous avons vu, encore que les semences contiennent une notable proportion de phosphate de potasse, libre de toute association avec les matières protéiques ; de même aussi, le protoplasma des cellules chlorophylliennes s'enrichit de phosphate de potasse qu'il accumule dans le suc intra-cellulaire, d'abord et dispense ensuite, à mesure qu'il crée des matières protéiques nouvelles. Cette création des matières albuminoïdes n'est pas un phénomène qui se produit seulement à un moment donné de la vie des plantes ; il se manifeste dès que la jeune plante commence à végéter réellement, c'est-à-dire dès qu'elle peut créer, de toutes pièces, des principes immédiats, au moyen des éléments minéraux qu'elle puise autour d'elle et cette faculté commence, pour ainsi dire, dès que la période germinative est terminée. Tout porte à croire que l'albumine végétale est le principe protéique que forme d'abord le protoplasma et c'est seulement, quand la plante a acquis un certain degré de développement, que cette albumine peut se changer en une isomère protéique, à la suite de modifications dans l'arrangement moléculaire ; mutations qui entraînent aussi un changement dans la constitution de la charpente minérale phosphatée.

La terre ne renfermant pas de phosphate de potasse, en proportion notable, celui que l'on rencontre dans les plantes est forcément un produit de formation spéciale, dont l'acide phosphorique est fourni par les phosphates insolubles du sol et la potasse par la décomposition des silicates feldspathiques sous l'influence combinée de la chaleur, de l'humidité et de l'acide carbonique. Lorsque de l'acide phosphorique et de la potasse se trouvent simultanément en dissolution dans l'humidité du sol, nul doute que la plante ne favorise cette combinaison et n'absorbe immédiatement le phosphate formé. Il est vraisemblable qu'une certaine quantité du phosphate de potasse des plantes, se forme dans le sol par les moyens que nous venons d'indiquer ; mais, dans certaines plantes, on constate une diminution réelle de la quantité des phosphates de chaux, de magnésie et de fer coïncidant avec l'augmentation du phosphate de potasse. Devons-nous supposer alors, que ces phosphates auront été rejetés après avoir circulé dans la plante et peut-être après avoir été absorbés par le protoplasma ? Aucun indice n'autorise à admettre une telle hypothèse. Nous pouvons supposer aussi, qu'une partie de ces phosphates a pu être décomposée dans l'intérieur même

des cellules chlorophylliennes et servir à créer du phosphate
de potasse. Plusieurs faits constatés permettent de considérer
cette hypothèse comme vraisemblable. En effet, on rencontre
dans le protoplasma chlorophyllien des oxydes de calcium,
de magnésium, de fer en combinaisons non phosphatées,
qu'on ne trouve pas dans les autres substances albuminoïdes
et de plus, il existe dans toutes les plantes des sels de potasse
combinés à des acides organiques qui peuvent bien participer
à la formation de ce phosphate potassique, avec l'acide phosphorique des phosphates terreux et ferrugineux du protoplasma.

Par les deux exemples que nous avons choisis pour étudier
l'assimilation des phosphates dans les plantes, nous avons vu
que les parties vertes sont le siège de phénomènes très importants. Quoique la terre ne renferme généralement pas de
phosphate de potasse, il peut s'en former, par double décomposition dans le sol et dans la plante, mais avec le concours de certaines circonstances, toutefois ; de sorte que cette
dernière peut en faire la provision nécessaire à ses besoins,
l'accumuler dans la gràine et assurer ainsi la reproduction de
l'espèce.

. Nous nous sommes proposé d'étudier le même phénomène
dans deux plantes bisannuelles. Nous les avons choisies aussi
dissemblables que possible, quoique appartenant à la même
famille botanique des crucifères, ce sont : le navet et le
chou.

Nous ne rapporterons pas l'analyse de la terre arable ; ces
plantes ayant été cultivées dans le même jardin que les haricots analysés un peu plus haut et dans un espace assez restreint, pour que nous soyons en droit de supposer que la
terre a la même composition que celle dont nous avons donné plus haut les résultats.

NAVET

Dans le navet, la sève pénètre par le chevelu des racines,

monte à travers l'écorce et vient s'accumuler dans les feuilles, où elle subit une concentration et des modifications dans sa composition, en dissolvant les produits qui se sont formés dans ces organes. Elle les entraîne ensuite et va les condenser dans le parenchyme charnu du tronc principal de la racine, lequel fait fonction de réservoir pour emmagasiner tous les matériaux qui serviront à la fructification rapide de la plante, au printemps de l'année suivante.

Nous avons pris une quantité de racines garnies de toutes leurs feuilles, pesant 1,587 grammes qui se décomposaient comme suit :

Feuilles vertes. . . . . . . 382 grammes.
Racines . . . . 1.205 —

Ces dernières sont formées de :

Écorce . . . . 220 grammes.
Parenchyme charnu . . . . 985 —

Voici d'abord la manière dont les phosphates sont distribués dans 100 grammes de substance fraîche de chacune de ces parties :

	Feuilles	Racines	
		Ecorce	Parenchyme charnu
Phosphate de potasse	0,009	0,008	0,071
— de chaux.	0,065	0,051	0,075
— de magnésie.	0.126	0,056	0,030
— de fer.	0,071	0,032	0,011
Totaux.	0,271	0,147	0,187

Le tableau suivant indique la quantité de phosphates contenus dans chacune des parties totales composant les 1,587 gr. de plantes.

	Feuilles 382 grammes	Racines 1,205 grammes	
		220 grammes Ecorce	985 grammes Parenchyme
Phosphate de potasse	0,036	0,017	0,703
— de chaux.	0,237	0,113	0,747
— de magnésie.	0,459	0,124	0,295
— de fer.	0 262	0,071	0,110
Totaux. . . .	0,992	0,325	1,855

Les résultats analytiques consignés dans ces tableaux démontrent, bien que les phosphates sont venus se concentrer dans les feuilles où ils ont subi des transformations à la suite desquelles du phosphate de potasse a été formé en notable proportion ; il est venu se condenser ensuite dans le parenchyme charnu des racines.

CHOU

Le chou est une autre plante bisannuelle de la même famille que le navet ; mais qui, au lieu de produire une racine charnue, donne naissance à un grand nombre de feuilles, qui s'imbriquent en un cœur volumineux et compact, afin de mieux résister à l'action du froid de l'hiver et préserver de la gelée les bourgeons centraux d'où sortiront les organes de fructification.

Tandis que nous avons vu s'effectuer des réserves dans le parenchyme charnu des racines du navet ; nous nous sommes demandé comment procède la nature pour le chou, qui n'est formé que de feuilles, les unes vertes extérieures, plus âgées, les autres jeunes placées au centre du cœur et jaunes ; c'est-à-dire dépourvues de chlorophylle verte et ne subissant pas l'action de la lumière solaire, ce qui indique que leurs cellules protoplasmiques sont inaptes à remplir les fonctions créatrices analogues à celles des feuilles vertes.

Nous avons analysé séparément les feuilles vertes extérieures et les feuilles jaunes centrales.

Nous avons pour chacunes d'elles trouvé la richesse suivante en azote :

Feuilles vertes, . 0,70 d'azote pour 100 de feuilles fraîches.
Feuilles jaunes . 0,28 — — —

Le tableau suivant, nous donne la manière dont les phosphates sont distribués dans 100 grammes de feuilles fraîches de chaque espèce.

	Feuilles vertes extérieures	Feuilles jaunes centrales
Phosphate de potasse.	0,025	0,171
— de chaux	0,063	0,100
— de magnésie	0,206	0,096
— de fer	0,046	0.023
	0,340	0,390

Les résultats précédents nous démontrent que, les feuilles jaunes centrales, bien qu'imparfaitement développées, ce que prouve leur richesse bien moins grande en azote, sont cependant plus riches en phosphates, que les feuilles vertes et surtout en phosphate de potasse. Cette différence paraît peu importante, comparée dans des poids égaux, mais elle devient beaucoup plus sensible si l'on tient compte de ce fait que les feuilles jaunes, dans les choux bien développés, peuvent atteindre un poids 2, 3, 4 et même davantage de fois plus grand.

Ces analyses nous démontrent donc que pour le chou c'est dans les feuilles jaunes centrales que s'accumule la réserve phosphatée de la plante.

Il résulte de ces recherches que, dans les cellules chloro-

phylliennes des crucifères, le phosphate de magnésie est en
bien plus grande quantité que le phosphate de chaux, tandis
que dans le parenchyme du navet et dans les feuilles jaunes
du chou il a notablement diminué ; par contre, le phosphate
de chaux et le phosphate de potasse ont considérablement
augmenté. Dans ces plantes, ce sont donc les phosphates de
magnésie et de fer qui ont cédé une partie de leur acide phosphorique pour créer des phosphates de chaux et de potasse.

Si l'on considère que le haricot, le chou et le navet ont
végété dans le même terrain, on constate que les deux plantes
crucifères ont une affinité spéciale pour le phosphate de magnésie. Il est certain que l'analyse de deux plantes est insuffisante pour permettre de conclure à l'affinité des plantes
crucifères, en général, pour le phosphate de magnésie et ce
serait peut-être aussi à cette même cause, qu'il faudrait attribuer le fait constaté que les crucifères, végètent de préférence
dans le voisinage des habitations humaines. En tout cas, il
est certain que les crucifères se trouvent très bien dans un
terrain aussi fumé que l'on voudra, qu'elles ne sont pas,
comme tant d'autres plantes, la proie de parasites, et enfin,
nous savons aussi que le fumier des animaux est généralement assez riche en phosphate ammoniaco-magnésien. Toutes
ces raisons plaident en faveur de l'affinité élective des crucifères pour le phosphate de magnésie ; mais malgré cela,
nous attendrons des preuves plus nombreuses pour considérer
ce fait comme une loi générale.

CHAPITRE V

ROLE DES FEUILLES DANS LA VÉGÉTATION

Étant donné que : l'activité vitale créatrice réside dans les
cellules végétales renfermant le plasma chlorophyllien ;

Ce plasma chlorophyllien étant accumulé principalement
dans le parenchyme des feuilles ;

On arrive à conclure que les fonctions créatrices végétales sont accumulées dans les feuilles.

Une autre conclusion découle encore de celle-ci : c'est que l'effeuillaison, c'est-à-dire la suppression d'une certaine quantité de plasma chlorophyllien est une entrave apportée à la végétation. Cette opération est pratiquée quelquefois, lorsqu'il y a intérêt à retarder la végétation dans quelques systèmes de culture. Ainsi, par exemple, on pratique l'effeuillaison partielle de la vigne, lorsque celle-ci a une tendance marquée à prendre une trop grande extension végétative du côté des branches ; on opère encore l'effeuillaison partielle des blés, lorsque dans certains terrains, le chaume s'est trop allongé et se trouve disposé à la verse. L'effeuillaison, pratiquée sur les betteraves, entraîne une perte de sucre proportionnelle à la quantité de feuilles supprimées. Nous pourrions multiplier les exemples.

Lorsque la suppression des feuilles est le résultat d'un accident, ou d'une maladie, les fonctions vitales ne s'arrêtent pas pour cela dans la plante. Le protoplasma, qui se trouve accumulé dans les bourgeons pour l'année suivante et dont la vitalité devait rester latente jusqu'à cette époque, entre immédiatement en activité et fait effort pour créer de nouvelles feuilles afin de remplacer celles qui ont disparu. Mais pour atteindre ce but, il est obligé de se servir des réserves qui avaient été effectuées pour servir au début de la végétation de l'année suivante. La vitalité générale de la plante se trouve donc gravement atteinte par cette mutilation accidentelle.

Si tous ces exemples, que l'on peut rencontrer fréquemment, démontrent que la suppression des feuilles n'amène pas immédiatement la cessation de la vie ; il n'en est pas moins prouvé que la vitalité est toujours plus ou moins compromise.

Dans les exemples du chapitre précédent, qui ont servi à déterminer les fonctions des feuilles dans la végétation, nous avons opéré sur des plantes herbacées à existence annuelle, ou bisannuelle, tout au plus ; nous nous sommes proposé d'étudier, ici, le rôle des feuilles dans la végétation des arbres et nous avons choisi le marronnier, parce que la floraison et la fructification pouvaient nous guider sur les phases végétatives de la plante. Nous avons donc analysé les feuilles du même arbre, à divers moments de sa végétation annuelle.

Nous avons pris les premières feuilles quelques jours avant la floraison de l'arbre. A ce moment, elles ont atteint à peu leur développement normal, et c'est à partir de cette époque que leurs fonctions vont devenir plus actives.

La deuxième analyse a été exécutée sur des feuilles recueillies au moment où les fruits sont à peu près à la moitié de leur développement.

Les feuilles de la troisième analyse, encore parfaitement vertes, ont été récoltées au moment de la pleine maturité des fruits.

Enfin, la dernière analyse a porté sur les feuilles tombées normalement à la fin de la saison végétative, c'est-à-dire à la fin d'octobre.

Le tableau suivant donne les résultats de ces diverses analyses, rapportés à 100 grammes de feuilles sèches.

	1 Feuilles prises au début de la floraison 5 mai	2 Feuilles cueillies au milieu de la fructification 20 juillet	3 Feuilles prises à la maturation des fruits fin septembre	4 Feuilles séchées tombées normalement fin octobre
Phosphate de potasse	0,097	0,464	0,029	0,
— de chaux.	0,465	1,260	1,652	0,320
— de magnésie.	0,273	0,082	0,220	0,030
— de fer.	0,566	0,160	0,320	0,020
Chaux non phosphatée.	0.261	1,299	2.300	3,808
Magnésie —	0,170	0,436	0,571	0,585
Oxyde de fer —	0 0	0,0	0,	0,560
Silice.	0,0	0,345	1,221	1 236

Le tableau n° 1, qui nous donne la constitution minérale phosphatée et calcaire des feuilles quelques jours avant la floraison, peut être considéré comme représentant la composition minérale normale de la feuille, au moment où elle va réellement commencer à remplir ses fonctions vitales, au profit de l'arbre.

Le tableau n° 2 nous donne la composition minérale des feuilles au milieu, à peu près, de leur existence végétative. Les deux phosphates de potasse et de chaux ont considérablement augmenté, tandis que les phosphates de magnésie et de fer ont diminué. La diminution du phosphate de magnésie doit provenir de ce que son acide phosphorique a contribué à la formation des phosphates de potasse et de chaux, l'augmentation des sels magnésiens non phosphatés nous en fournirait la preuve. La diminution du phosphate de fer pourrait tenir à deux causes ; d'abord à une migration de cet élément vers d'autres organes, ou vers les fruits dans lesquels on constate sa présence, migration qui serait plus active que ne l'est l'apport de cette substance entraînée du sol, en dissolution dans la sève ascendante. Le phosphate de fer, qui existe abondamment dans les feuilles, peut céder aussi son acide phosphorique à la potasse et à la chaux pour créer des phosphates de ces bases ; nous n'en trouvons cependant aucune preuve dans ces feuilles par la présence d'oxyde de fer non phosphaté. Mais il est possible, aussi, que cet oxyde de fer soit expulsé au dehors, à la faveur de l'évaporation active qui se fait par les stomates, comme on peut le constater pour d'autres substances salines inutiles ; tandis que si la chaux et la magnésie non phosphatées restent, c'est parce que, étant solubles dans la sève chargée d'acide carbonique, elles iront remplir un rôle secondaire, en servant à l'incrustation des cellules ligneuses, dans le but de leur donner plus de dureté, de solidité et de résistance.

Ce qui nous porte à croire que l'oxyde de fer est éliminé, sous forme pulvérulente, par les stomates des feuilles, c'est que nous en avons trouvé à l'analyse dans le protoplasma chlorophyllien extrait des feuilles fraîches de plantes herbacées; tandis que nous n'en trouvons pas dans les feuilles séchées, dont l'eau a été éliminée par les stomates.

Nous trouvons aussi, parmi les résidus minéraux des cendres, de la silice qui a probablement pénétré sous forme de silicate de potasse. La potasse a servi à créer du phosphate de même base, tandis que la silice reste pour servir secondairement de matière incrustante.

Dans le tableau nº 3, représentant la composition des feuilles cueillies au moment de la maturation des fruits, nous constatons une diminution du phosphate de potasse seulement, résultant d'une migration active vers les fruits. Tous les autres éléments phosphatés et non phosphatés sont en augmentation sur le tableau précédent. La grande quantité de phosphate de chaux restant n'a pas été utilisée par les fruits. Le léger relèvement des phosphates de magnésie et de fer, nous prouve que la formation du phosphate de potasse s'est ralentie.

Enfin, le quatrième tableau donne la composition minérale des feuilles séchées et tombées normalement, à la fin de la végétation (fin octobre). On ne trouve plus trace de phosphate de potasse. Les quatre cinquièmes du phosphate de chaux et les huit à neuf dixièmes des phosphates de magnésie et de fer ont disparu. Tous ces éléments sont allés, probablement, s'accumuler dans les bourgeons, afin de servir l'année suivante à la formation des premières feuilles.

Dans cette dernière phase de la vie des feuilles, l'évaporation par les stomates s'est considérablement ralentie, en même temps que la circulation de la sève ; c'est pourquoi l'oxyde de fer, résultant des dernières décompositions du phosphate, est resté dans le parenchyme mort ; c'est pour cela que nous le retrouvons, cette fois, dans les cendres des feuilles.

Ces diverses analyses démontrent que les feuilles sont le centre d'une activité vitale créatrice très active, jusqu'à la maturation des fruits.

Dans la dernière période de leur existence, nous assistons à une régression presque complète du protoplasma vivant et des principes minéraux phosphatés qui l'accompagnent. Il est probable que, si le vent et les alternatives de chaleur et de froid de cette saison n'accéléraient pas la chute des feuilles, la régression des phosphates serait complète et il ne resterait plus que les déchets de leurs mutations.

CHAPITRE VI

COUP D'ŒIL GÉNÉRAL SUR LA VIE DANS LES VÉGÉTAUX
ET L'ASSIMILATION DES PHOSPHATES

Quoique les plantes, examinées dans leur ensemble, paraissent présenter une structure souvent très compliquée et des formes qui varient pour ainsi dire à l'infini, il n'en est pas moins établi, que le règne végétal est remarquable par la simplicité avec laquelle s'accomplissent les phénomènes vitaux.

Les plantes sont des êtres vivants et synthétisants; c'est-à-dire, qu'avec un nombre d'éléments minéraux des plus restreints elles créent une masse souvent considérable de principes immédiats organisés et organiques. Et si, comme tous les êtres qui vivent, c'est-à-dire assimilent et désassimilent elles brûlent et détruisent une certaine quantité de matériaux ; ce dernier phénomène, comparé au premier, est tellement restreint et limité, qu'il a été longtemps mis en doute.

Toute l'activité créatrice des plantes est condensée dans le protoplasma, auquel est associé le pigment chlorophyllien vert et nous pouvons dire que toute l'extension végétative de la plante, depuis l'herbe la plus chétive, jusqu'à l'arbre le plus gigantesque est subordonnée à l'auto-extension du protoplasma.

Ce principe vivant est azoté, de nature protéique et il ne peut s'organiser et prendre de développement, qu'avec le concours dé phosphates minéraux. L'azote, si abondant dans l'air et que les plantes anciennes en décomposition restituent constamment, ne fait jamais défaut aux plantes nouvelles. Il n'en est pas de même des phosphates.

En réalité, l'assimilation des phosphates par les plantes se réduit à l'assimilation par le protoplasma chlorophyllien.

Les phosphates minéraux que l'on rencontre dans les plantes sont au nombre de quatre; savoir; le phosphate de potasse, le phosphate de chaux, le phosphate de magnésie et le phosphate de sesquioxyde de fer.

La terre est surtout riche en phosphates de fer et d'alumine; les phosphates de chaux et de magnésie s'y rencontrent, en quantité très variable et quelquefois extrêmement minime. Le phosphate de potasse n'existe pas normalement dans le sol et la faible quantité, que l'analyse décèle quelquefois, provient des débris organiques en décomposition dans la terre.

Le phosphate d'alumine, dont la terre est généralement riche, paraît être repoussé par les plantes: celles que nous avons analysées n'en contenaient aucune trace. Il en résulte alors, que ce phosphate ne peut être utile à la végétation, qu'autant qu'il aura été préalablement décomposé dans le sol et que son acide phosphorique aura servi à engendrer d'autres phosphates, de potasse, de chaux, de magnésie, par exemple. L'absence de phosphate d'alumine dans les plantes ne tiendrait-elle pas à l'état colloïdal de ce sel, état qui s'opposerait à son osmose à travers les parois des cellules radiculaires?

Le phosphate de potasse, qui n'existe pas dans la terre et que l'on rencontre cependant dans les plantes et surtout dans les graines, en si grande abondance, est formé, peut-être partiellement, dans le sol, au contact des racines qui favorisent probablement la combinaison. L'acide phosphorique serait fourni par les phosphates minéraux de la terre et la potasse par les silicates feldspathiques. La potasse est aussi absorbée en notable proportion par les plantes à l'état de bicarbonate, probablement, à mesure qu'elle se dégage de sa gangue insoluble et elle sert à former, dans le protoplasma même, du phosphate de potasse, en prenant l'acide phosphorique aux phosphates de chaux et de fer de ce même protoplasma. Cette formation du phosphate de potasse, dans le protoplasma, s'opère certainement en notable proportion, si l'on considère la quantité de résidus d'oxydes de fer et de calcium qui sont mis en liberté.

Les phosphates de chaux et de magnésie sont insolubles dans l'eau seule ; mais ils se dissolvent facilement dans l'eau chargée d'acide carbonique et l'humidité du sol est généralement acidifiée par cet acide. Ces phosphates de chaux et de magnésie, nécessaires aux plantes, font quelquefois défaut, plus ou moins, dans le sol. Il en résulte alors que, comme pour le phosphate de potasse, ils doivent se former dans la terre avec les carbonates calcaires et magnésiens, solubilisés par l'acide carbonique et l'acide phosphorique des phosphates de fer et d'alumine, solubilisés par leurs dissolvants spéciaux. On comprend qu'il est absolument nécessaire, que tous ces éléments minéraux soient préalablement dissous pour pouvoir être absorbés ; c'est probablement alors, que les racines, en vertu de leurs facultés électives, favorisent les dissociations salines et les mutations entre acides et bases, en les rapprochant au moment de l'endosmose.

Après le phosphate de potasse, qui est soluble dans l'eau ; les phosphates de chaux et de magnésie sont les deux phosphates les plus facilement absorbables par les plantes, parce qu'ils sont facilement solubles dans l'eau chargée d'acide carbonique et que la sève des plantes est toujours acide.

Le phosphate de fer, insoluble dans l'eau pure, ou acidifiée par l'acide carbonique, ne se dissout facilement que dans l'eau contenant certains sels organiques ammoniacaux, ou potassiques, dont les acides ne se forment, selon toute probabilité, que fort lentement, à mesure de l'oxydation des matières humiques. Dans ces conditions, l'absorption du phosphate de fer par les plantes ne peut s'opérer qu'avec une certaine lenteur.

Ainsi l'absorption des phosphates par les plantes offre un

certain nombre de difficultés ; tantôt il y a insuffisance de
certains phosphates (ceux de potasse, de chaux ou de magnésie) ; tantôt c'est le dissolvant qui fait défaut pour le phosphate de fer. Il arrive même quelquefois, plus simplement, que
ce phosphate n'est pas soluble dans son dissolvant spécial.
Alors, quoique la terre soit relativement riche en phosphates,
on est obligé d'en fournir aux plantes sous forme rapidement
assimilable, afin d'obtenir des récoltes rémunératrices. Ces
superphosphates, qui se comportent comme des mélanges
d'acide phosphorique libre tenant en dissolution un phosphate bibasique, produisent dans le sol du phosphate de chaux,
quand le carbonate calcaire est en proportion suffisante. De
plus, comme cette action s'effectue dans un milieu généralement acide, il est probable que c'est du phosphate bicalcique
qui prend naissance, forme sous laquelle il est plus facilement
soluble dans l'eau chargée d'acide carbonique.

Quand, dans les superphosphates employés, il y a une certaine quantité d'acide phosphorique rétrogradé, c'est-à-dire
retourné à l'état de phosphates de fer et d'alumine insolubles,
il n'est pas absolument perdu pour la végétation. Ces phosphates de fer et d'alumine reconstitués sont solubles dans
leur dissolvant spécial, mais alors leur utilisation est subordonnée à l'existence de ce dissolvant.

En présence de toutes ces conditions spéciales nécessaires
pour assurer l'absorption des phosphates par les plantes, on
comprend que ceux-ci ne sont pas toujours sous la forme et
dans les proportions compatibles avec les besoins de la végétation.

A mesure de leur absorption, les phosphates et les autres
substances minérales nécessaires aux plantes viennent se condenser dans les cellules chlorophylliennes, qui sont le siège de
créations organiques et de transmutations chimiques des plus
importantes.

Dans ces milieux, les phosphates absorbés par les racines,
selon les hasards plus ou moins heureux des influences

climatériques et de la composition du sol, subissent des transformations nouvelles, qui ont pour but de mieux les approprier aux besoins des plantes. Ainsi, le phosphate de potasse, qui est le phosphate prédominant dans les graines, est aussi celui dont la terre est le plus pauvre. C'est à le former que participent les cellules chlorophylliennes ; c'est pour cela qu'elles ont emmagasiné des phosphates de chaux, de magnésie et de fer en forte proportion. Une certaine quantité de ces phosphates constitue la charpente minérale du protoplasma, mais il en existe aussi en liberté dans le suc intracellulaire ; lesquels, selon la proportion accumulée, fourniront de l'acide phosphorique, à mesure que la potasse, dégagée de sa combinaison silicatée insoluble, pourra être absorbée par la plante et ce phosphate potassique, aussitôt sa formation, servira à constituer la charpente des matières albuminoïdes formées, ou sera envoyé dans les organes fructifères.

Parmi les produits auxquels donne naissance l'activité créatrice du protoplasma chlorophyllien, l'albumine est un des premiers formés et c'est à peu près le seul corps protéique que l'on rencontre dans les plantes jeunes. En s'organisant, l'albumine fixe des phosphates qu'elle emprunte au milieu chlorophyllien où ils sont en excès et elle émigre vers les graines dans lesquelles elle s'accumule. Dans ces organes, elle subit quelquefois des transformations qui en font une substance nouvelle, gluten dans les céréales, légumine dans les légumineuses, etc. Mais ces mutations exigeant la fixation d'une nouvelle proportion de phosphates ; ils sont fournis par la réserve phosphatique qui s'est formée dans les graines où elles s'opèrent ; phosphates qui, constituant une sorte de plasma physiologique, pourvoiront aux besoins des matériaux de nouvelle formation et en faciliteront les métamorphoses.

C'est ainsi que les transmutations phosphatées précédant, accompagnant, ou suivant les créations organiques, puis opérant en même temps qu'elles leurs migrations vers les organes reproducteurs, ces phosphates favorisent les dernières métamorphoses élémentaires. Enfin, en s'accumulant dans les graines, ils fournissent aux germes, qui devront reproduire l'espèce, des matières azotées déjà organisées pour créer leurs premiers organes et les principes minéraux phosphatés solubles nécessaires ; jusqu'à ce que les nouvelles plantes aient acquis un développement suffisant pour pourvoir d'elles-mêmes à leurs besoins.

APPENDICE

LUPULIN

Les cônes de houblon, fleurs femelles, sont chargés d'une poussière résineuse jaune odorante. On l'avait d'abord considérée comme un principe immédiat et le nom de *lupuline* lui avait été donné. L'analyse chimique a démontré qu'elle renferme une résine, de l'huile volatile et une matière amère, c'est-à-dire un certain nombre de principes immédiats.

Raspail, le premier, a fait observer que cette matière, qui apparaît sous forme de gouttelettes résineuses transparentes et homogènes, est véritablement organisée. Quand, par macération dans l'alcool, on l'a débarrassée des matières solubles, elle apparaît formée d'une masse uniforme de tissu cellulaire amincie en cône et pédiculée du côté qui l'attachait à la plante. Raspail l'avait considérée comme un pollen solitaire naissant sur toutes les parties de houblon femelle et pouvant servir à sa fécondation.

Cette opinion n'a pas été adoptée et cette matière est plutôt considérée aujourd'hui comme une glande formée par l'exubérance de petites parties cellulaires destinées à excréter et à éliminer au dehors des matières inutiles; c'est à ce titre qu'elle serait imprégnée de matières résineuses.

En nous appuyant sur la nature organisée de cette glande et sur sa fonction sécrétante ou excrétante, il nous a paru intéressant de l'analyser au point de vue de la constitution minérale phosphatée.

Voici les résultats de cette analyse.

100 grammes de lupulin sec renferment :

Phosphate de potasse.	. . . .	0,090
— de chaux	. . . .	0,056
— de magnésie	. . . . . .	0,312
— de fer	. . . .	0,396
Chaux non phosphatée.	. . . . . .	0,980
Magnésie —	. . . . . .	0,556
Oxyde de fer non phosphaté.	. . . . .	0,562

Si l'on considère les quantités de chaux, de magnésie et d'oxyde de fer non phosphatés, contenues dans les glandes lupulines, on est autorisé à leur accorder une fonction excrétante active, servant à éliminer les déchets minéraux des phénomènes nutritifs qui se sont accomplis dans les fleurs et les fruits du houblon.

Mais si, d'autre part, on envisage la quantité des différents phosphates minéraux contenus dans ces glandes, on est en droit de se demander encore si, en raison de leur voisinage auprès des graines et retenues comme elles le sont par les bractées, elles ne pourraient pas servir de premiers aliments aux plantes qui naîtront des graines ; les cotylédons n'en contenant qu'une réserve insignifiante, en raison de leur faible développement.

Nous enregistrons ici ce fait isolé, il pourra peut-être avoir son utilité plus tard.

RÈGNE ANIMAL

PREMIÈRE PARTIE

LES PHOSPHATES SONT RÉPANDUS DANS TOUTES LES PARTIES DE L'ORGANISME

CHAPITRE I

DU MODE DE COMBINAISON DU FER DANS LES GLOBULES SANGUINS ET DISTRIBUTION DES PHOSPHATES DANS CE MILIEU

I

Vers 1746, Galéati, médecin de Bologne, constata l'existence du fer dans les cendres provenant de la combustion des corps des animaux. Quelques années plus tard, Menghini, médecin de la même ville, démontrait l'existence du fer dans le sang et surtout dans les globules rouges.

En s'appuyant sur la couleur rouge des cendres du sang, tout le monde conclut, sans autres recherches, à l'existence du fer sous forme d'oxyde.

La plupart des chimistes de la fin du siècle dernier attribuaient la couleur rouge du sang au fer. Deyeux et Parmentier pensaient que ce métal s'y trouve en dissolution, à peu près comme dans la préparation nommée jadis teinture martiale de Stahl (on l'obtient en versant du nitrate de peroxyde de fer dans une solution de carbonate de potasse). La différence de coloration du sang artériel et du sang veineux s'expliquait de la façon suivante : le fer existait à l'état de peroxyde dans le sang artériel, d'où la coloration rutilante de ce sang; il perdait de l'oxygène dans les organes et passait à l'état de protoxyde dans le sang veineux, d'où la coloration noirâtre. Par la respiration pulmonaire, il recouvrait, avec son oxygène perdu, sa coloration rouge.

Fourcroy crut pouvoir expliquer cette coloration, en supposant que du *sous-phosphate de fer* y était en dissolution dans l'albumine, et il pensait même qu'il était possible de fabriquer ainsi, de toutes pièces, la matière rouge du sang.

Berzélius, en 1808, démontra que la coloration du sang est due à une matière organique dont le fer est un des éléments constitutifs. Mulder, cependant, prouva par de nombreuses expériences, que la matière colorante du sang peut être complètement dépouillée de fer, sans que sa couleur soit altérée. Schéerer, en 1841, est arrivé aux mêmes conclusions que Mulder.

Vauquelin, Brandt et M. Chevreul ont toujours soutenu que le fer est étranger à la composition de la matière colorante du sang, qu'il l'accompagne toujours, ainsi que la chlorophylle, sous un état encore inconnu : « qu'il s'y fixe et les fixe aux éléments anatomiques en agissant à la manière des mordants pour les teintures » (Chevreul).

On voit, par ces quelques détails que, depuis bien longtemps déjà, le sang a exercé la sagacité de la plupart des grands chimistes. A ces noms bien connus, nous pouvons encore y ajouter ceux de MM. Dumas et Prévost, Andral et Gavarret, Lecanu, Simon, etc. Des recherches de tous ces savants, il résulta différents corps de propriétés et de composition variables, mais tous contenant du fer, qui furent appelés *hématine* et *hématocristalline*, par Berzélius, *hématosine*, par MM. Chevreul et Lecanu, et *hémoglobine*, par M. Hoppe Seyler.

L'hémoglobine, d'après M. Hoppe Seyler, entre pour quatre-vingt-dix centièmes, au moins, dans la composition des globules sanguins et le fer, à l'état de métal, en serait un des éléments constitutifs. Ce qui a surtout séduit dans les travaux de ce savant, c'est la possibilité d'obtenir, sous le champ du microscope, quelques cristaux éphémères de cette substance ne pouvant exister qu'à une température inférieure à 0°. Ils ont eu pour effet, nous en sommes convaincu, d'arrêter le progrès sur cette question. Il n'a pas été possible d'établir le rôle physiologique du fer, et le globule hématique, qui le renferme, n'a plus été considéré que comme un support et un véhicule d'oxygène destiné à brûler les produits de l'alimentation.

Ainsi que nous le disions en commençant, aucun chimiste, excepté Fourcroy, n'a recherché sous quelle forme le fer existe dans le sang; tous ont été trompés par la couleur rouge des cendres de cet élément.

Cependant, M. Boussingault, en 1872, signala la présence du phosphate de fer, en forte proportion, parmi les principes minéraux d'une hématosine dont le mode de préparation n'a pas été indiqué. D'autre part, les analyses d'Enderlin, dont les résultats sont consignés dans l'ouvrage classique de M. Fremy, indiquent que le fer existe dans le sang à l'état de phosphate.

Enfin, Trousseau, dans son traité de thérapeutique, dit ceci : « Le globule possède du fer, le plasma n'en a pas. Le globule rouge contient surtout du phosphate et très peu de chlorure, tandis que le plasma contient plus de chlorure et dix fois moins de phosphates que les globules. » La nature des phosphates n'est pas indiquée.

On voit, par ce court historique, qu'il existait des présomptions sérieuses pour admettre que le fer existe dans le globule sous forme de phosphate, mais cela restait à démontrer.

II

LE FER EXISTE DANS LE GLOBULE A L'ÉTAT DE PHOSPHATE. — DÉMONSTRATION PAR L'ANALYSE (1).

Nos expériences ont été faites avec du sang de bœuf; elles comprennent deux opérations principales, l'extraction des globules et la recherche des principes minéraux.

Le procédé, dont on se sert le plus ordinairement pour l'extraction des globules, est celui qu'a indiqué Dumas; mais, comme il exige du sang très frais et ne permet d'opérer que sur de faibles quantités, nous avons dû en chercher un autre. Celui dont nous nous sommes servi ne donne pas les globules intacts, car ils sont complètement désagrégés, mais il fournit les éléments globulaires à l'état de pureté et en quantité suffisante pour nos analyses.

Cinq litres de sang, préalablement défibrinés par le battage, sont étendus de deux fois leur volume d'eau ordinaire. On y verse peu à peu, en agitant continuellement, un excès de sous-acétate de plomb liquide (un litre environ) qui forme avec l'albumine du sérum une combinaison insoluble. Au bout d'une demi-heure on filtre et l'on obtient une liqueur d'un beau rouge vermeil, composée d'éléments globulaires et d'un excès de plomb. On précipite ce plomb par le carbonate de soude et on le sépare par une nouvelle filtration. Les éléments globulaires sont à leur tour précipités par l'acide sulfurique étendu d'eau préalablement, afin d'éviter toute élévation de température. On obtient un coagulum noirâtre nageant dans un liquide incolore, que l'on sépare en jetant le tout sur un linge et lavant avec de l'eau additionnée d'un millième d'acide sulfurique. Ce précipité, fortement exprimé, est séché à l'étuve; il renferme tous les matériaux organiques

(1) Cet article diffère de celui publié en collaboration avec le docteur Paquelin.

du globule. La précipitation par l'acide sulfurique offre l'avantage d'éliminer la partie aqueuse du sérum et tous les principes minéraux qu'elle renferme.

100 grammes de globules parfaitement desséchés sont introduits dans un creuset d'assez grande capacité, muni d'un couvercle ; le tout placé dans un foyer ordinaire, est chauffé à une température modérée, mais suffisamment élevée, pour transformer la masse en charbon. La carbonisation est continuée jusqu'à ce que tout dégagement de vapeur, ou de fumée ait cessé. Ce charbon refroidi est finement pulvérisé, puis lessivé par l'eau distillée bouillante en grand excès. Cette eau de lavage renferme les sels alcalins du globule ; comme elle est alcaline au tournesol, on l'acidifie d'abord avec un peu d'acide chlorhydrique, puis on ajoute, en excès, de l'ammoniaque, du sulfate de magnésie et du chlorhydrate d'ammoniaque en solutions. Il se forme un précipité de phosphate ammoniaco-magnésien renfermant tout l'acide phosphorique contenu dans les liqueurs, on le recueille après cinq ou six heures de repos ; il est alors lavé puis redissous dans l'eau légèrement acidulée et l'acide phosphorique est dosé par la méthode volumétrique aux sels d'urane ; il donne :

Acide phosphorique. 0,015

Comme nous savons que la potasse prédomine dans le globule et les eaux de lavage étant alcalines, nous admettons que l'acide phosphorique est combiné à la potasse à l'état de phosphate trimétallique $3 (KO). PhO^5$, la quantité d'acide phosphorique qui précède correspond alors a :

Phosphate trimétallique de potasse. . 0,046 milligr.

En faisant cristalliser à froid sur l'acide sulfurique concentré une certaine quantité de dissolution aqueuse des sels alcalins du globule, nous avons reconnu les cristaux du phosphate de potasse à leur forme spéciale.

Le charbon, lessivé à l'eau distillée, ne renferme plus que

les sels insolubles du globule ; on l'humecte d'environ 3o grammes d'acide chlorhydrique pur et on l'abandonne pendant douze heures en agitant de temps en temps ; on ajoute ensuite de l'eau distillée que l'on porte à l'ébullition pendant un quart d'heure, puis on filtre, après quelques minutes de repos. On continue à lessiver le charbon à l'eau acidulée bouillante, tant que le liquide précipite par l'ammoniaque. Toutes les liqueurs réunies sont additionnées d'un excès d'ammoniaque et abandonnées au repos pendant douze heures. Le précipité qui se forme est d'abord blanc, puis il prend une teinte verdâtre et, lorsqu'il n'y a pas beaucoup de liquide, il passe rapidement au rouge ; quelquefois le précipité a immédiatement une couleur verte. Ces divers changements de couleurs prouvent qu'il existe, au moins, une partie de fer au minimum d'oxydation. Ce précipité de composition complexe renferme les phosphates terreux et le principe ferrugineux du globule. Après filtration et lavage, on le redissout dans la plus petite quantité possible d'acide chlorhydrique pur et l'on ajoute 4 grammes d'acide citrique.

Pour la séparation des phosphates, on opère comme nous l'avons dit à la page 53.

On obtient les résultats suivants :

Phosphate de chaux.	0,027
Acide phosphorique.	0,388
Protoxyde de fer.	0,600

Nous ne pouvons pas admettre que les 0,388 d'acide phosphorique ne soient pas combinés aux 0,600 de protoxyde de fer, puisque l'acide phosphorique n'est pas libre et qu'il n'existe pas d'autre base. Si l'on compare alors ces chiffres à leurs équivalents respectifs ; on voit qu'ils correspondent sensiblement à la formule $3 (FeO). PhO^5$. C'est-à-dire : *Que le fer existe dans le globule à l'état de phosphate trimétallique de protoxyde.*

Lorsqu'en 1873 nous avons formulé cette conclusion, nous nous sommes appuyé sur deux faits :

1° La coloration blanche du précipité, qui a verdi puis rougi consécutivement ; preuve évidente que c'était bien du protoxyde de fer ;

2° En admettant que tout le fer est au minimum d'oxydation, la quantité d'oxyde correspondait, aussi exactement que possible, à la composition du phosphate de protoxyde tri-métallique.

Lorsque nous avons voulu extraire du sang une grande quantité de phosphate de fer en nature (1878) en prenant des caillots, le phosphate de fer précipité a eu immédiatement une couleur orangée qu'il a conservée et nous avons reconnu que c'était du phosphate de sesquioxyde blanc, avec un excès de sesquioxyde qu'il retenait à la façon des laques.

Dans tous les tissus que nous avons analysés postérieurement, nous n'avons plus retrouvé que du phosphate blanc de sesquioxyde de fer sans excès d'oxyde ; c'est pourquoi, aujourd'hui, nous croyons devoir faire une réserve sur notre première conclusion et nous nous demandons ; si cette coloration ne serait pas due à une petite quantité d'oxyde de fer, en combinaison non phosphatée, qui aurait subi une réduction partielle par la chaleur en présence du charbon.

Dans la matière albuminoïde chlorophyllienne des plantes, nous avons obtenu un résultat analogue. Le précipité obtenu avait une couleur verte, laquelle a ensuite passé au rouge. Quand on analyse des feuilles entières, on n'obtient que du phosphate de sesquioxyde blanc.

Nous ne croyons pas, d'ailleurs, qu'il faille attribuer une grande importance à ce point douteux de degré d'oxydation, attendu que le fer, ainsi que nous le verrons plus loin, n'a qu'un rôle secondaire chez les êtres vivants.

Réunissons les divers résultats que nous avons trouvés successivement, alors ;

100 grammes de globules secs de sang de bœuf renferment :

Phosphate de potasse 0,046
Phosphate de chaux. 0,027
Phosphate de fer (protoxyde ?). 0,988

Le procédé que nous venons de décrire n'est pas parfait, nous le savons, on peut lui reprocher que la carbonisation substituée à l'incinération laisse un résidu volumineux, exigeant un lavage prolongé, avec de grandes quantités de liquides pour être épuisé complètement.

A côté de cet inconvénient, la carbonisation a l'immense avantage de ne pas détruire la combinaison du fer hématique.

III

EXPÉRIENCES QUI RENDENT COMPTE DES DIVERGENCES D'OPINIONS ÉMISES SUR LA CONSTITUTION DU FER HÉMATIQUE (1).

Dans les recherches précédentes, nous avons substitué la carbonisation à l'incinération, persuadé, avons-nous dit, que l'incinération fait subir une modification profonde au principe ferrugineux du globule ; c'est ce qu'il s'agit de démontrer.

Que se passe-t-il quand on soumet à l'incinération soit le sang complet, soit l'hématosine impure telle qu'on l'obtient par les procédés connus ?

Dans le premier cas, les sels alcalins à acides organiques que le sang renferme se transforment en carbonates ; dans le second cas, la matière organique qui est associée à l'élément ferrugineux dans la proportion de neuf dixièmes au moins est éliminée à l'état d'acide carbonique et d'oxyde de carbone.

Or, nous avons voulu savoir quelle sorte d'action exercent, d'une part, les carbonates ; d'autre part, le charbon sur l'élément ferrugineux du globule, c'est-à-dire sur le phosphate

(1) En collaboration avec le docteur Paquelin.

de fer, et pour cela nous avons fait les trois expériences suivantes :

1° 5o centigrammes de phosphate ferrique Fe^2O^3. PhO^5 ont été mélangés avec partie égale de bitartrate de potasse et calcinés pendant *cinq minutes* dans une petite capsule de platine ;

2° Un mélange identique au précédent a été calciné pendant *un quart d'heure ;*

3° 5o centigrammes de phosphate ferrique, mélangés avec 5 grammes de sucre, ont été calcinés pendant une demi-heure. (La combustion du carbone fut incomplète.)

	Acide phosphorique.
Le phosphate ferrique, qui a servi à nos expériences, renfermait, pour 5o centigr.	0,240
Dans la première expérience, qui a duré cinq minutes, le sel alcalin a enlevé au phosphate de fer.	0,060
Dans la deuxième expérience, qui a duré un quart d'heure, le sel alcalin a enlevé au phosphate de fer. . .	0,200
Dans la troisième expérience, quoique la combustion du carbone fut incomplète, le phosphate de fer a perdu.	0,140

Les dosages d'acide phosphorique ont été faits par la méthode volumétrique aux sels d'urane.

Pour l'analyse du phosphate de fer, l'acide phosphorique avait été préalablement séparé de sa combinaison à l'état de phosphate ammoniaco-magnésien, en présence d'un excès de citrate d'ammoniaque.

Ces expériences démontrent :

1° Que la calcination est une méthode défectueuse lorsqu'elle est appliquée à l'analyse du sang pour la recherche de l'élément ferrugineux ;

2° Que les résultats varient suivant la durée de l'opération et la composition des matières soumises à l'analyse ;

3° Que la carbonisation, en vase clos à une température aussi basse que possible, doit être préférée.

En outre, ces expériences expliquent la variété des résultats obtenus par les différents chimistes qui ont cherché à déterminer la constitution du fer hématique.

IV

EXTRACTION DU PHOSPHATE DE FER DU GLOBULE

Lorsque nous avons publié la première partie de ces recherches, dans lesquelles nous avons établi, par l'analyse, que le fer existe dans le globule sanguin à l'état de phosphate et seulement sous cette forme, nos conclusions ont été contestées. Les uns ont dit que ces conclusions étaient de pures hypothèses ; M. le docteur Thudicum, de Londres, a prétendu que nous avions attribué, au fer de l'hémoglobine, l'acide phosphorique appartenant à la myéline phosphorée, qui existe dans les globules. La grande quantité d'acide phosphorique trouvé réfute péremptoirement cette assertion, attendu qu'il n'existe dans les globules que des traces de myélines phosphorées. De plus, aucune de ces objections ne s'appuie sur des expériences contradictoires.

En réponse à ces critiques, nous avons cherché à extraire le phosphate de fer des globules hématiques et nous avons exposé en 1878 (Exposition universelle de Paris), un échantillon de près de 100 grammes de phosphate de fer que nous avons retiré du sang de bœuf, par le procédé suivant :

Nous nous sommes procuré aux abattoirs une grande quantité de caillot de sang ; on donne ce nom aux globules sanguins, emprisonnés par la fibrine, dont le sérum s'est écoulé. Ce caillot est d'abord chauffé progressivement dans une chaudière afin de le coaguler ; après cette opération, la matière s'émiette et se divise facilement, ce qui permet une dessication rapide. Le produit bien séché est introduit par fractions dans un grand pot en terre réfractaire, placé au centre d'un foyer autour duquel on entretient constamment un feu modéré. Dès que la masse est complètement carbonisée, ce que l'on reconnaît à la disparition des vapeurs et de la fumée, on enlève la masse charbonneuse et l'on recharge le pot de nouvelle matière.

Le charbon refroidi est finement pulvérisé, puis d'abord lessivé à l'eau bouillante afin d'enlever tous les sels solubles, phosphates alcalins et autres sels et aussi l'acide phosphorique pouvant provenir de la décomposition des myélines phosphorées du docteur Thudicum ; on le soumet ensuite à une série de décoctions avec de l'eau additionnée d'acide chlorhydrique pur, tant que l'ammoniaque ajoutée à un peu de liqueur y produit un trouble. Toutes les liqueurs acides réunies sont traitées par un excès d'ammoniaque ; au bout de vingt-quatre heures le précipité étant déposé, on le lave avec soin par décantation, puis on le verse sur un filtre ou une toile à tissu serré. On le redissout dans l'acide chlorhydrique étendu, en ayant soin d'employer le moins d'acide possible ; la dissolution est étendue d'eau de façon que chaque litre ne renferme pas plus de dix grammes de phosphate de fer approximativement. On ajoute alors successivement de l'acétate de soude en cristaux, dont on facilite la dissolution en agitant fréquemment. Connaissant à peu près la quantité d'acide chlorhydrique que l'on a employé pour redissoudre le précipité de phosphate de fer, on détermine approximativement la quantité d'acétate de soude qu'il faut ajouter, afin que sa base soit suffisante pour saturer l'acide chlorhydrique employé, on ajoute un faible excès d'acétate ; la proportion est d'environ 4 grammes d'acétate de soude par gramme d'acide chlorhydrique.

Au contact de l'acétate de soude, l'acide chlorhydrique s'empare de sa base, se transforme en chlorure de sodium, et met l'acide acétique en liberté. Or, comme le phosphate de fer, qui était dissous dans l'acide chlorhydrique dilué, est insoluble dans l'eau chargée d'acide acétique, on le voit se déposer à mesure que s'opère cette substitution. Au bout de vingt-quatre heures, le dépôt est complètement effectué ; le précipité jeté sur un filtre est lavé avec de l'eau aiguisée d'un peu d'acide acétique, puis séché.

Le phosphate de fer que l'on retire du sang par ce procédé est du phosphate de sesquioxyde. Il a une couleur jaune orangé plus ou moins foncé, parce qu'il est entaché d'une certaine quantité de sesquioxyde de fer, qu'il retient probablement à la façon des laques.

Le phosphate de fer que nous avons retiré du sang est différent, on le voit, de celui qui existe dans le globule, en voici la raison : Le fer se trouve, avons-nous dit, à l'état de phosphate trimétallique de protoxyde $3\,(FeO), PhO^5$ dans le globule ; jusqu'alors nous ne le connaissons sous cette forme que dans cet organite. Dissous à la faveur d'un acide, puis précipité par l'ammoniaque, il se dissocie et se scinde en deux parties, d'une part, du phosphate ferreux bimétallique, d'autre part, du protoxyde de fer qui rougit rapidement en se suroxydant.

$$3\,(FeO),\ PhO^5 + HO = 2\,(FeO),\ HO,\ PhO^5 + FeO.$$

Nous savons encore que le phosphate ferreux bimétallique se suroxyde au contact de l'air et se transforme en un phosphate mixte, que l'on considère comme un mélange de phosphate de protoxyde et de phosphate de sesquioxyde de fer : c'est le phosphate de fer bleu des pharmacies :

$$2\,[\,2\,(FeO),\ HO,\ PhO^5\,] + O = 2\,(FeO),\ HO,\ PhO^5 + Fe^2O^3, PhO^5 + HO.$$

Ainsi, pendant cette première phase de l'opération, les deux tiers de l'oxyde de fer du phosphate hématique se sont suroxydés.

Le produit de la première précipitation présente une composition complexe ; outre le phosphate et l'oxyde de fer, il renferme encore des phosphates terreux. La deuxième opération a donc pour but de purifier le phosphate de fer.

Quand on traite la dissolution chlorhydrique par l'acétate de soude, en vertu de la loi sur la statique des dissolutions salines, c'est du phosphate ferrique qui se dépose de préférence, parce qu'il est plus stable que le phosphate ferreux et le protoxyde de fer passe à l'état d'acétate de fer, forme sous laquelle il achève de s'oxyder. Le phosphate de fer en se déposant entraîne une partie de l'oxyde de fer de l'acétate (composé instable), c'est pourquoi il prend la couleur rouge sous laquelle nous le voyons.

Nous pensons que le phosphate et l'oxyde de fer ont une certaine affinité l'un pour l'autre, parce que nous n'avons jamais pu le décolorer complètement. Nous ne pouvons cependant pas admettre que la combinaison soit définie, parce que la quantité d'oxyde de fer entraîné varie selon le degré de concentration des liqueurs.

V

DE L'HÉMOGLOBINE

On donne le nom d'hémoglobine à l'association de la globuline, élément protéique constituant du globule hématique, avec un pigment rouge appelé hématine ou hématosine. L'hémoglobine forme, dit-on, les quatre-vingt-dix centièmes du globule sanguin.

Depuis les travaux de M. Hoppe Seyler, en 1862, sur ce corps, on le considère comme une combinaison définie et, en raison de la proportion contenue dans le globule, on lui a attribué toutes les propriétés physiologiques de cet organite.

D'abord, y a-t-il vraiment combinaison entre la globuline et l'hématine; ou, en d'autres termes, l'hémoglobine constitue-t-elle une espèce chimique définie ? Pour répondre à cette question, examinons le développement du globule tel qu'il résulte des derniers travaux de M. le docteur Hayem. Le globulin ou globule jeune est blanc, il ne renferme pas trace d'hématine; puis, à mesure qu'il se développe, l'hématine apparaît et elle augmente jusqu'à ce que le globule soit arrivé à l'état adulte. Si, par suite d'une cause quelconque, le globule subit un arrêt de développement, s'il reste à l'état de globule nain, l'hématine cesse d'augmenter. Certains corps tels que le fer, dit encore le docteur Hayem, ont la propriété d'augmenter la quantité d'hémoglobine, même dans le globule adulte.

Ainsi, nous trouvons dans le globule hématique deux éléments : la globuline et l'hématine qui se forment parallèlement, mais successivement, la globuline prenant naissance avant l'hématine. De plus, les molécules composant chacun de ces deux éléments sont continuellement dans un état d'équilibre instable, puisqu'elles se modifient sans cesse jusqu'à ce qu'elles soient arrivées à leur état d'élaboration complète. En combien de temps s'accomplit cette transformation ? Nous ne le savons pas exactement ; mais M. Enger croit pouvoir déduire de ses recherches que la durée maximum du globule est de trente jours. La transformation de ces substances est donc rapide et leur durée éphémère. Dans ces conditions, peut-on admettre qu'il y ait combinaison dans le sens propre du mot ? Cela nous semble bien difficile.

Les travaux de M. Hoppe Seyler permettent-ils de conclure que l'hémoglobine constitue une espèce chimique définie, s'appliquant à toute la série zoologique des animaux à sang rouge ? Pas davantage ; en effet :

1º L'hémoglobine ne peut être obtenue qu'en soumettant à un refroidissement prolongé, au-dessous de 0º, un mélange de globules sanguins et d'éther. Il existe donc un écart de 37º au moins entre la température de la substance hématique dans l'organisme et celle à laquelle s'opère son extraction. Cet écart ne peut-il pas exercer une influence sur la constitution moléculaire de ce principe ?

2º L'hémoglobine obtenue à 0º est une poudre fine de couleur vermillon clair dont la forme cristalline n'apparaît qu'au microscope. Au-dessus de 0º on n'obtient plus qu'une masse amorphe d'hémoglobine altérée. Peut-on considérer comme un corps bien défini un produit aussi instable et dont l'existence est si éphémère ?

3° Les divers sangs ne se prêtent pas avec la même facilité
à la préparation de l'hémoglobine cristallisée. Tandis qu'on
l'obtient facilement avec le sang du chien, du cochon d'Inde,
de l'écureuil, du rat, de l'oie, du canard, du pigeon ; avec le
sang de bœuf, de mouton, de porc, de lapin, on ne peut obtenir qu'un produit amorphe.

En bonne conscience, pouvons-nous accepter l'hémoglobine
de M. Hoppe Seyler comme représentant la matière colorante
du sang dans toute la série zoologique ?

4° Deux caractères définissent chimiquement un corps, la
forme cristalline et la composition élémentaire.

Or, si nous examinons l'hémoglobine de M. Hoppe Seyler,
à ce double point de vue, nous constatons qu'elle affecte une
cristallisation et une composition élémentaire différentes suivant l'espèce de sang dont on l'extrait.

Ici les cristaux fournis appartiennent au système hexagonal,
là au système rhombique.

La composition élémentaire varie comme la cristallisation
d'une espèce animale à une autre. Ainsi chacun des composants de l'hémoglobine :

$$C. \quad H. \quad Az. \quad O. \quad S. \quad Fe.$$

est représenté par un chiffre différent suivant que ce chiffre
s'applique à l'hémoglobine du chien, de l'oie, du cochon d'Inde,
ou de l'écureuil, seules espèces d'hémoglobine dont on a
donné la composition et sur la nature desquelles les chimistes
sont le plus d'accord. Notons cependant que les chiffres trouvés par C. Schmidt diffèrent de ceux de Hoppe Seyler et
que ceux trouvés par Lehmann s'éloignent plus encore de ces
derniers que ceux de Schmidt.

Il y a plus, nouvelle différence très digne de remarque ;
c'est qu'il est certains principes qui appartiennent à certaines
espèces d'hémoglobine et non à d'autres. Ainsi l'hémoglobine
du sang d'oie contient seule de l'acide phosphorique.

Ce que nous avons dit pour la cristallisation et la composition élémentaire, nous pouvons le répéter à propos de la coloration qui varie également d'une espèce d'hémoglobine à une autre.

Ainsi, différence de cristallisation, différence de composition élémentaire, différence de coloration, suivant l'espèce de sang en expérience ; donc : *autant de corps différents que de sangs différents*.

5° Mais alors, que penser de l'analogie qui existe dans les propriétés optiques de ces différents produits et de l'identité que présente leurs raies d'absorption avec celles du sang en général, quel que soit l'animal auquel il appartienne.

Disons d'adord que ce caractère n'appartient pas exclusivement à l'hémoglobine, ni au sang. En effet, Kühne a démontré qu'un diaphragme de lapin rendu exsangue par des lavages répétés à l'eau salée et traversé par la lumière donne au spectroscope les deux raies caractéristiques de l'hémoglobine.

De ces observations nous conclurons simplement ceci, c'est que les hémoglobines, aussi bien que le diaphragme de lapin renferment tous un principe identique commun qui donne naissance aux deux raies caractéristiques. Ce principe quel est-il ? Nous ne le connaissons pas d'une manière précise ; seulement nous pouvons affirmer que ce n'est pas le pigment hématique lui-même, car celui que nous avons pu extraire, tout à fait exempt de fer, ne donne plus aucune raie au spectroscope. Serait-ce le fer qui produirait ces raies ? Il faut de nouvelles expériences pour pouvoir se prononcer sur ce point intéressant, mais tout à fait secondaire à notre sujet.

En présence des résultats si divergents obtenus par les différents chimistes qui ont analysé l'hémoglobine ; en tenant compte aussi de l'aveu de ces savants qui disent n'avoir jamais pu obtenir plus de quelques centigrammes d'hémoglobine cristallisée ; nous nous sommes demandé si l'acide phosphorique, constaté seulement dans l'hémoglobine du sang d'oie, n'existerait pas également dans les autres hémoglobines analysées; si sa présence n'aurait pas échappé aux réactifs, en raison de la minime quantité contenue; le molydate d'ammoniaque exigeant parfois jusqu'à vingt-quatre heures pour en déceler la présence. Telle est la question que nous avons voulu élucider.

Notre genre de recherches exigeant une certaine quantité de produit, nous avons emprunté à M. Hoppe Seyler un procédé qui donne de l'hémoglobine à peu près pure, dit-il, mais amorphe.

On prend du sang défibriné dont on précipite l'albumine par du sous-acétate de plomb et l'on filtre. On enlève l'excès de plomb par du carbonate de potasse et une nouvelle filtration. Dans la liqueur, on fait tomber du carbonate de potasse en poudre en agitant le liquide; on continue cette addition jusqu'à ce que toute la masse soit transformée en une gelée épaisse. On jette le tout sur un filtre et on lave avec la solution saturée de carbonate de potasse. Par ce lavage, le sérum et les matières étrangères sont éliminées et il ne reste sur le filtre que l'hémoglobine mêlée à du carbonate de potasse. La masse est redissoute dans l'eau distillée et l'excès de carbonate de potasse saturé par l'acide acétique jusqu'à légère réaction acide. La liqueur étant portée à l'ébullition, l'hémoglobine est coagulée; on la lave par décantation pour enlever l'acétate de potasse, puis elle est exprimée dans une toile et séchée. Le produit traité et analysé par le procédé que nous avons indiqué précédemment a donné les résultats suivants:

Pour 100 grammes d'hémoglobine de sang de bœuf desséchée.

Phosphates alcalins	0,043
— de chaux.	0,018
— de magnésie	0, »
— de fer.	0,781
Oxyde de fer non phosphaté	0, »

M. Béchamp a donné, dans les comptes rendus des séances de l'Académie des Sciences (tome LXXVIII°, page 85o), un procédé pour obtenir à l'état de pureté, dit-il, la matière colorante rouge du sang. 100 grammes de cette matière colorante rouge, préparée d'après le procédé indiqué, nous ont donné à l'analyse les résultats suivants :

Phosphates alcalins.	0,188
— de chaux	traces
— de magnésie	0, »
— de fer.	0.3o8
Oxyde de fer non phosphaté	0,377

Les quantités notables de phosphates alcalins d'une part et d'oxyde de fer non phosphaté d'autre part, trouvés à l'analyse, n'ont rien qui doive surprendre, car cette matière colorante renferme une notable quantité de carbonate d'ammoniaque au contact duquel elle a été desséchée. Il a sous l'influence de la chaleur déplacé partiellement l'oxyde de fer sa combinaison phosphorique.

Si nous avons énergiquement critiqué l'hémoglobine envisagée comme espèce chimique définie, nous ne nions pas son existence comme agrégat organisé et nous sommes même porté à croire, en nous appuyant sur les différences de composition des hémoglobines des différents sangs, que sa constitution est plus complexe que nos moyens ne permettent de le constater jusqu'alors.

L'hémoglobine est élément constituant du globule sanguin dont l'existence est éphémère. Elle subit une transformation continuelle et rapide correspondant au développement progressif de l'hématie. Formant à elle seule la presque totalité de la masse de cet organite, il est naturel de penser que c'est elle qui possède la propriété d'absorber l'oxygène ; propriété qui varie avec son degré d'élaboration ou son altération pathologique toujours intimement liée au développement et aux modifications du globule.

Cette propriété d'absorber l'oxygène est utilisée aujour-
d'hui par certains hématologistes pour doser l'hémoglobine.
Le procédé de dosage repose sur le principe suivant, qu'ils
considèrent comme étant toujours rigoureusement exact, à savoir que : *les volumes maxima d'oxygène absorbables par l'u-
nité de volume d'un sang donné sont proportionnels à la dose
d'hémoglobine que ces sangs renferment.*

Alors, pour doser la quantité d'hémoglobine qu'un sang
renferme, il suffit de connaître, une fois pour toutes, le poids
d'hémoglobine qui correspond à 1 centimètre cube d'oxygène, que renferme le sang en question après avoir été saturé.
On sait que 1,000 grammes de sang humain contenant
125 grammes d'hémoglobine absorbent 260 centimètres cubes
d'oxygène.

Nous croyons que le principe qui sert de base à ce procédé
de dosage de l'hémoglobine, peut être à peu près exact tant
qu'il s'agit du sang pris dans des conditions physiologiques à
peu près normales et aussi dans l'anémie par exemple. Mais
nous sommes persuadé qu'il doit donner des résultats très
erronés dans tous les états pathologiques qui modifient les
conditions de vitalité du globule sanguin, dans la fièvre typhoïde par exemple ; ou bien encore chez les personnes qui
suivent un traitement arsenical. On sait que les préparations
arsenicales prises à dose médicinale font engraisser. Cette accumulation de graisse dans les tissus doit évidemment avoir
pour cause une modification dans la capacité absorbante des
globules pour l'oxygène ou, en d'autres termes, une diminution dans leurs propriétés comburantes. Le phosphore métalloïde et les sels d'antimoine jouissent de propriétés semblables.

Il n'a été fait, à notre connaissance, aucune recherche
dans les cas que nous citons plus haut, mais les résultats
thérapeutiques, nous sont un sûr garant que les choses ne
peuvent pas se passer autrement. Dans les états pathologiques
tels que la fièvre typhoïde, on pourrait peut-être à la rigueur

soutenir qu'il y a diminution réelle de la quantité d'hémoglobine, bien qu'il soit difficile de le prouver par un autre moyen ; mais dans la médication arsenicale, nous ne voyons pas comment on pourrait concilier l'accumulation de la graisse avec l'augmentation de l'hémoglobine et l'accroissement de ses propriétés vitales, les arséniaux étant regardés, par un certain nombre de médecins, comme des toniques et des reconstituants supérieurs aux ferrugineux.

Qu'il y ait utilité, dans une foule de cas, à mesurer le degré de vitalité des globules hématiques par la quantité d'oxygène qu'ils peuvent absorber, nous en sommes convaincu ; qu'il y ait souvent proportionnalité entre cette propriété et la quantité d'hémoglobine ou son degré d'élaboration, nous le croyons encore ; mais de là, à conclure qu'il en est toujours ainsi, nous pensons que c'est outrepasser la vérité et nuire à un procédé scientifique d'investigation qui a du bon, en cherchant à lui faire dire plus qu'il ne peut.

De tout ce qui précède nous concluons que :

1° Le fer existe dans l'hémoglobine sous forme de phosphate comme dans le globule.

2° Les propriétés sur lesquelles on s'appuie pour prouver que l'hémoglobine est une espèce chimique définie dont le fer est partie élémentaire sont insuffisantes.

3° Nous considérons l'hémoglobine comme une agrégation complexe dont tous les éléments ne nous sont pas connus et sa fonction est liée à celle du globule dont elle est le composant essentiel.

HÉMATOSINE

L'hématosine est un extrait complexe, riche en pigmen sanguin, elle dérive de l'hémoglobine.

Quand des chimistes qui s'appellent Berzelius, Chevreul, Lecanu, Dumas, etc., extraient du sang la matière colorante rouge ; lorsqu'ils affirment qu'elle contient du fer métallique (ou oxyde) comme partie intégrante de sa molécule organique ; quand, depuis près d'un siècle, leurs travaux font loi et n'ont pas trouvé de contradicteur, on est porté à faire les plus grandes réserves, pour ne pas dire plus, sur les travaux d'un chimiste qui apporte aujourd'hui comme conclusion : que le fer existe dans le globule à l'état de phosphate.

Cette conclusion, qui est nôtre, est-elle en contradiction avec les travaux de nos illustres devanciers ; ou, pour mieux dire, en supposant que le fer existe à l'état de phosphate dans le globule, comme nous l'affirmons, les procédés de préparation de l'hématosine, peuvent-ils dissocier cette combinaison phosphatée ferrugineuse et entraîner seulement une partie de l'oxyde de fer ? Tel est le point que nous nous proposons d'examiner.

C'est à Lecanu qu'on doit le procédé le plus parfait pour l'extraction de l'hématosine.

A ce propos, Dumas fait une observation fort judicieuse qui s'applique, d'ailleurs, à toutes les recherches sur des sujets empruntés aux êtres vivants ; c'est pourquoi nous la rapportons ici : « Il ne faut plus s'attendre à voir la matière colorante, ainsi obtenue, offrir les propriétés que nous lui avons reconnues, soit dans les globules, soit lorsqu'elle se trouve encore à l'état non coagulé. Il y a un changement aussi complet à son égard que celui qui s'opère pour l'albumine liquide qu'on a coagulée, soit par la chaleur, soit par les acides ; en un mot, de l'état de matière organisée, elle passe par le traitement nécessaire à l'état de matière organique. »

Il y a plusieurs méthodes pour préparer l'hématosine : voici la plus simple et qui donne un produit très pur, les autres s'en rapprochent beaucoup, et les modifications n'ont rien d'essentiel.

On prend du sang parfaitement défibriné par le battage et on y ajoute, peu à peu, de l'acide sulfurique dilué, jusqu'à ce qu'il se prenne en une bouillie épaisse et brunâtre. Cette masse est délayée dans un peu d'alcool et jetée sur une toile pour la laisser égoutter, ensuite on la soumet à la presse. Le

gâteau brun qu'on obtient est repris par de l'alcool acidulé par
l'acide sulfurique. On continue ce traitement tant que les liqueurs se colorent. L'alcool dissout la matière colorante et laisse
un résidu presque incolore. Les teintures alcooliques filtrées
sont sursaturées par l'ammoniaque, filtrées de nouveau puis évaporées à siccité. Le résidu desséché se compose d'hématosine,
de sels, de matières grasses et de quelque peu de matière extractive. On s'en débarrasse en le pulvérisant parfaitement et
en le traitant successivement par de l'éther, de l'alcool et de
l'eau. Le résidu constitue déjà de l'hématosine presque pur,
on le reprend par l'alcool ammoniacal, on filtre et on évapore
à siccité. Ce résidu est encore lavé à l'eau pure, puis desséché à une température peu élevée.

Obtenue de cette manière, l'hématosine est un corps solide
brunâtre, sans saveur, sans odeur. Quand on l'obtient en
évaporant sa dissolution dans l'alcool ammoniacal, au bain-
marie, elle se présente sous la forme d'une masse d'un rouge
noirâtre, ayant un peu l'aspect métallique.

Elle est insoluble dans l'eau, l'alcool, l'éther, l'éther acétique, les huiles grasses ou volatiles, soit à froid, soit à chaud.
Elle se dissout dans l'essence de térébenthine et l'huile
d'olive.

L'eau, l'alcool, l'éther acétique, contenant une très petite
quantité d'ammoniaque, de potasse ou de soude caustique,
la dissolvent aisément. Ces liquides conservent la réaction
alcaline, quelle que soit la quantité d'hématosine mise en contact avec eux. La couleur de la dissolution est d'un rouge de
sang.

Si on chauffe les dissolutions avec un excès d'alcali, l'hématosine se modifie ; elle prend avec la potasse une couleur
verdâtre, et ne se dissout plus dans l'alcool acidulé.

Les carbonates de soude et de potasse, ainsi que le borax,
rendent soluble une quantité notable d'hématosine.

L'alcool faible chargé de sulfate de soude la dissout ; ce
sel ne communique pas cette propriété à l'eau.

Voici d'après divers auteurs les quantités de fer trouvées dans l'hématosine extraite du sang de divers animaux :

	Oxyde de fer en centièmes	Fer métallique en centièmes	
Sang humain	10,00	6.93	Lecanu
— de bœuf. . . .	12,85	8,90	id.
— artériel de bœuf.	9.60	6.66	Mulder
— veineux de bœuf.	9,62	6 75	id.
— de bœuf. . . .	11,50	7,97	Simon
— de mouton. . .	9,30	6,45	Mulder
— de poules . . .	8 34	5,78	Lecanu

Mulder donne à l'hématosine la formule suivante :

$$C^{44} \ H^{44} \ Az^6 \ O^6 \ Fe$$

On peut aussi obtenir l'hématosine en faisant macérer dans l'alcool ammoniacal les globules coagulés par la chaleur.

Enfin, on prépare, dans un but commercial, une hématosine au moyen de l'eau ammoniacale afin d'avoir plus de produit et à meilleur marché.

Supposons donc que dans l'hémoglobuline, le fer soit à l'état de phosphate trimétallique et voyons ce qui peut se passer : Nous savons que, dans les phosphates trimétalliques, le troisième équivalent de base peut être enlevé avec la plus grande facilité, même par les acides les plus faibles. Ainsi, le phosphate de chaux, qui est le phosphate tribasique le plus stable et en même temps insoluble, placé dans de l'eau chargée d'acide carbonique cède facilement une partie de sa base à cet acide. Les phosphates basiques de potasse et de soude perdent leur troisième équivalent de base, rien que par exposition à l'air ; la petite quantité d'acide carbonique qui y existe suffisant à déterminer cette dissociation. On voit que le troisième équivalent de base dans les phosphates trimétalliques n'est retenu que par des affinités très faibles.

Or, après avoir donné notre conclusion dans l'analyse des globules du sang, nous avons fait remarquer qu'il existe une partie d'oxyde de fer qui n'est retenue que par des affinités très faibles dans sa combinaison. Donc, par l'action de l'acide sulfurique, même mitigé par l'alcool, il peut être facilement déplacé et entraîné par le pigment avec lequel il contracte une sorte de combinaison à la façon des laques. L'ammoniaque peut déplacer de la même façon cet équivalent d'oxyde de fer en dissociant le groupement minéro-organique et favoriser aussi sa dissolution dans l'alcool. Notre conclusion n'est donc pas en opposition avec les travaux antérieurs des chimistes.

La preuve, d'ailleurs, nous est fournie par M. Boussingault dont on ne récusera pas la haute compétence.

Dans le tome LXXV⁰ (1872) des comptes rendus des séances de l'Académie des Sciences, M. Boussingault a publié les résultats de l'analyse chimique d'une hématosine préparée dans un but commercial. Si nous devons ajouter foi à une indiscrétion, cette hématosine serait préparée en faisant macérer des globules coagulés de sang de bœuf dans l'eau ammoniacale.

100 grammes de cendres de cette hématosine ont donné à l'analyse :

Oxyde de fer.	84,121
Acide phosphorique	13,512
Chaux.	2,986

L'acide phosphorique dans ces cendres étant combiné aux oxydes, nous pouvons encore transcrire ces résultats de la manière suivante :

Sesquioxyde de fer.	75,97
Phosphate de fer.	19,14
Phosphate de chaux.	5,51

La présence du phosphate de fer et du phosphate de chaux dans cette hématosine est certainement due à la dissolution, par l'eau ammoniacale, d'une matière albuminoïde des caillots, dans laquelle ces phosphates sont intégrés, et, en outre de ces produits, la dissociation de l'hémoglobuline et de son support minéral phosphaté favorise la dissolution du pigment et l'entraînement de l'oxyde de fer mis en liberté.

Si tous les savants chimistes qui ont analysé des hématosines n'ont pas signalé la présence de l'acide phosphorique, nous nous demandons si cela ne tiendrait pas à ce qu'ils ont opéré sur de trop petites quantités de matière.

Lorsqu'en 1872 les résultats de l'analyse de M. Boussingault sont tombés sous nos yeux, nous nous sommes demandé à quelle cause on pouvait attribuer que sur 80 grammes d'oxyde de fer il y en aurait un dixième de combiné à l'acide phosphorique. C'est alors, qu'au lieu de chercher à extraire une hématosine quelconque, nous résolûmes d'analyser les globules hématiques entiers, en choisissant un procédé qui ne puisse pas altérer le phosphate de fer, dans le cas où il en existerait.

Le fer fait-il partie intégrante de la molécule organique appelée hématosine, dont nous avons donné la formule proposée par Mulder ?

Nous croyons que c'est M. Chevreul qui, le premier, émit un doute sur l'intégration du fer dans l'hématosine, envisagée comme espèce chimique. Il émit l'opinion que le fer s'y trouve associé comme dans les laques ; faisant observer que la composition de cette matière colorante varie selon la nature du dissolvant appliqué à son extraction.

Mulder dit aussi avoir obtenu une hématosine absolument exempte de fer.

Nous-même, en faisant macérer à plusieurs reprises des globules dans l'alcool ammoniacal, avons remarqué que la quantité de fer contenu dans l'hématosine de chaque macération successive allait s'affaiblissant de plus en plus, et une fois entre autres, à la quatrième macération, le produit obtenu ne contenait plus de fer.

Nous avons essayé différents procédés pour obtenir le pigment hématique exempt de fer. Voici le dernier procédé que nous avons employé ; il est le plus simple, le moins dispendieux et donne plus rapidement de bons résultats :

Nous isolons la matière globulaire par le procédé donné précédemment pour l'analyse des globules. Nous éliminons de cette manière les albuminoïdes étrangères, et concentrons déjà la matière pigmentaire. Le tourteau de globules, exprimé fortement, est mis en macération dans l'alcool additionné de 10 pour 100 d'ammoniaque. Lorsque le liquide est fortement coloré, on l'exprime, puis on y ajoute 1 gramme d'acide citrique pour 100 grammes de liqueur. L'alcool étant retiré par distillation, il reste au fond de la cornue un liquide aqueux jaunâtre et un dépôt résineux de pigment sanguin. La plus grande partie du fer qu'il contenait a été enlevée par le citrate d'ammoniaque et maintenue en dissolution dans la liqueur aqueuse. Il est toujours nécessaire de purifier ce pigment par un deuxième et même quelquefois par un troisième traitement alcoolique citro-ammoniacal.

On obtient, en dernier résultat, une masse d'aspect résineux qui, séchée, devient pulvérulente ; quelquefois aussi elle a l'aspect d'une masse extractive. Elle se dissout dans l'éther, le chloroforme, la benzine, le sulfure de carbone, en donnant une solution rouge. Elle est insoluble dans l'eau pure, et l'eau ammoniacale en dissout une petite quantité en se colorant en jaune. Elle brûle comme les matières résineuses sans laisser de cendres.

L'hématosine est donc un produit complexe mal défini et le fer qu'elle renferme est étranger à sa constitution.

En résumé, tous les travaux qui ont été faits sur l'hématosine et les produits similaires n'infirment en rien nos conclusions sur la constitution du fer hématique.

VI

DISTRIBUTION DES PHOSPHATES DANS LES DIFFÉRENTES PARTIES CONSTITUANTES DU SANG

Le sang est formé de quatre groupes de corps, savoir : une partie dite aqueuse, de l'albumine, de la fibrine et des globules. La partie aqueuse a été extraite par expression de la masse que forme le sérum sanguin coagulé par la chaleur. Ce coagulum bien lavé constitue l'albumine.

La fibrine a été obtenue par le battage du sang frais et lavé jusqu'à décoloration complète.

Les globules ont été obtenus par le procédé que nous avons indiqué plus haut.

DISTRIBUTION DES PHOSPHATES DANS 100 GRAMMES DE CHACUN DES ÉLÉMENTS DU SANG DE BŒUF

	Partie aqueuse.	Albumine sèche.	Fibrine sèche.	Globules secs.
Phosphates alcalins.	0,0426	0,045	0,004	0,046
— de chaux	0,0008	0,038	0,510	0,027
— de magnésie	» »	» »	0,140	» »
— de fer	0,0016	0,263	0,530	0,988
Oxyde de fer non phosphaté. . .	0,0026	» »	» »	» »
Total des phosphates. . .	0,0450	0,346	1,184	1,061

Dans les globules, le phosphate de fer est de couleur orange ; nous en avons donné précédemment les raisons.

Dans toutes les autres parties, albumine, fibrine, partie aqueuse, le phosphate de fer est blanc, c'est du phosphate de sesquioxyde.

Appliquant les résultats qui précèdent à la composition du sang de bœuf normal, telle que Nasse l'a établie d'après ses analyses, nous voyons que les phosphates y sont distribués de la manière suivante :

DISTRIBUTION DES PHOSPHATES DANS LE SANG DE BŒUF DE COMPOSITION NORMALE, POUR 1,000 GRAMMES

	Partie aqueuse.	Albumine sèche.	Fibrine sèche.	Globules secs.	Total des phosphates selon l'espèce chimique.
Composition normale du sang	809	67	3	121	
Phosphates alcalins . .	0,235	0,032	Traces	0,063	0,330
— de chaux . .	0,006	0,027	0,015	0,037	0,085
— de magnésie.	» »	» »	0,004	» »	0,004
— de fer . . .	0,012	0,189	0,016	1,354	1,571
Oxyde de fer non phosphaté	0,020	» »	» »	» »	» »
Total des phosphates dans chaque élément	0,253	0,248	0,035	1,454	1,990

Il ressort de l'examen de ce tableau :

Que les phosphates alcalins, (c'est-à-dire le phosphate de soude) dominent dans la partie aqueuse du sang ;

Que tous les éléments du sang contiennent une quantité variable de phosphate de fer, mais qu'il est accumulé surtout dans les globules.

CHAPITRE II

DISTRIBUTION DES PHOSPHATES
DANS LES MATIÈRES ALBUMINOIDES
ET DANS LES DIFFÉRENTS TISSUS

Depuis longtemps déjà, tous les chimistes, qui ont étudié les matières protéiques, qu'elles soient tirées du règne végétal, ou empruntées aux animaux, ont constaté que ces matières renfermaient toujours certains éléments minéraux et principalement des phosphates, dont il est extrêmement difficile de les séparer.

Dans le premier chapitre, nous avons démontré que le fer se trouve dans le globule à l'état de phosphate et qu'il y existe également des phosphates alcalins et du phosphate de chaux.

Un grand nombre de savants se sont déjà occupés de déterminer les éléments minéraux qui se trouvent dans les résidus de l'incinération des différents organes et la présence des phosphates a été indiquée à peu près partout. Mais ces analyses ayant été effectuées dans un but général, on a déterminé la nature et la quantité des acides d'une part, celle des bases d'autre part ; puis, selon les habitudes, on a attribué aux acides les plus énergiques les bases les plus fortes. Ces analyses, dans le but que nous poursuivons, ne présentant pas un degré de précision suffisant ; nous avons dû les reprendre au point de vue exclusif des phosphates, à l'étude desquels nous avons limité nos recherches et employer des méthodes spéciales nous permettant d'isoler, autant que possible, les différentes espèces phosphatées.

Nous avons rangé toutes les parties que nous avons étudiées de la manière suivante :

Matières albuminoïdes d'origine animale ;

Le sang, milieu intérieur ;

Le tissu nerveux ;

Le tissu musculaire ;

Le tissu osseux ;

Le tissu glanduleux (foie, rate, etc.) ;

Les sécrétions (lait, bile, etc.) ;

Les organes annexes (poils, ongles, etc.) ;

Les produits divers.

Pour les principaux tissus, c'est-à-dire les tissus nerveux, musculaires et osseux, nous avons étudié la même partie chez l'animal jeune et chez l'animal adulte.

Tous les matériaux de nos recherches ont été empruntés au bœuf, au veau et à la vache, c'est-à-dire à la même espèce animale.

MATIÈRES ALBUMINOÏDES D'ORIGINE ANIMALE

Les produits suivants, chez lesquels nous avons recherché la manière dont les phosphates sont distribués, ont été extraits par les procédés ordinaires indiqués dans tous les ouvrages. Nous n'avons aucun détail particulier à y ajouter.

100 grammes de substance sèche renferment :

	Phosphates alcalins	Phosphate de chaux	Phosphate de magnésie	Phosphate de fer	TOTAUX
Sérine (albumine de sang)	0,045	0,038	0, »	0,263	0,346
Albumine d'œuf . . .	0,207	0,074	0,167	0,143	0,591
Albumine (d'épanche-ment pleurétique) . .	0,234	0,072	0,003	0,200	0,509
Caséine (du lait). . .	0,255	1,769	0, »	0,409	2,433
Fibrine (du sang). . .	0,004	0,510	0,140	0,530	1 184

SUBSTANCE NERVEUSE

Envisagé au point de vue histologique, le système nerveux est constitué par des fibres et par des cellules plongées dans une masse fondamentale de tissu conjonctif appelé *névroglie*.

La composition chimique du tissu nerveux est très imparfaitement connue ; ce fait tient à sa disposition anatomique particulière. Ce sont, en effet, les appareils nerveux les plus volumineux, et pour cela les plus favorables à l'analyse chimique, tels que la moelle épinière et surtout le cerveau qui présentent la structure la plus compliquée.

Dans le tissu nerveux cérébral, on distingue deux parties, l'une extérieure appelée *substance blanche*, formée essentiellement de tubes nerveux ; l'autre intérieure, appelée *substance grise*, renferme quelques tubes, mais elle est surtout composée de cellules nerveuses.

La charpente de tissu conjonctif qui relie les fibres et les cellules se présente tantôt sous forme d'un réseau fibrillaire complètement développé, plus souvent sous celle d'une substance unissante homogène (périnèvre), ou bien elle offre l'aspect d'un tissu très délicat pourvu de noyaux et de cellules.

Il est fort long et très difficile de séparer parfaitement la substance grise de la substance blanche, même en faisant des coupes aussi minces que possible, parce que ces deux parties sont enchevêtrées l'une dans l'autre et qu'elles ne sont pas nettement délimitées. De plus, il est impossible de séparer les tubes nerveux et les cellules de la substance conjonctive qui les soutient et les englobe. Puis, les tubes nerveux et les cellules renferment, en proportions très différentes, deux éléments protéiques au moins ; l'un de nature albuminoïde prédominant dans les tubes nerveux ; l'autre de nature caséiniforme très abondant dans les cellules. Enfin, la substance conjonctive elle-même serait différente dans la substance grise et dans la substance blanche. Celle de la substance blanche, seule, donnerait de la gélatine par la coction ; de plus, elle se gonflerait sous l'action des alcalis et reprendrait son état primitif, lorsque, après l'action des alcalis, on la traiterait par l'acide acétique ; tandis que la matière conjonctive de la substance grise ne donnerait pas de gélatine, se gonflerait dans l'acide acétique et serait fluidifiée par les alcalis.

D'autre part encore, en utilisant les procédés de l'analyse immédiate, on a extrait du cerveau une foule de produits, les uns phosphorés, les autres non phosphorés. Dans l'état actuel de nos connaissances, en dehors de la cholestérine, nous ne pouvons classer aucun de ces corps. Sont-ils des produits intégrants, constants, d'assimilation ; sont-ils des produits de désassimilation ? En présence de cette incertitude, nous n'avons pas cru qu'en isolant ces produits nous éclaircirions ces points obscurs.

Alors, en face de ces difficultés, nous avons procédé de la façon suivante, à l'étude du mode de distribution des phosphates dans le tissu nerveux.

D'abord, nous avons analysé en masse les cerveaux du bœuf et du veau, en nous bornant à enlever seulement les parties solubles dans l'eau froide, que nous considérons comme formées d'un peu de sang et de principes non assimilés, ou de désassimilation.

Cervelle du veau. — Son poids à l'état frais était de 325 grammes, renfermant :

Eau.	262,5 soit 85 o/o
Substance nerveuse	62,5
Total. . .	325,»

Ces 62 gr. 5 de substance nerveuse, contenaient :

Acide phosphorique libre . . .	», »
Phosphate de potasse.	2,984
— de chaux	0,065
— de magnésie	0,034
— de fer	0,055
Oxyde de fer non phosphaté . .	», »
Total . .	3,138

Les habitudes du commerce de la boucherie à Paris ne nous ont pas permis de nous procurer la moelle épinière provenant du même animal ; pour cette raison, nous avons renoncé à donner la composition de celle d'un autre animal.

Cerveau du bœuf. — Son poids à l'état frais était de 550 grammes qui contenaient :

Eau.	440 gr. soit 80 o/o
Substance nerveuse .	110 gr.
Total .	550 gr.

Ces 110 grammes de substance nerveuse sèche renfermaient :

Acide phosphorique libre . . .	0,105
Phosphate de potasse	2,036
— de chaux	0,226
— de magnésie	0,196
— de fer	0,340
Oxyde de fer non phosphaté . .	», »
Total . .	2,903

Moelle épinière du bœuf. — Elle provient du même animal ; son poids à l'état frais était de 195 grammes qui renferment :

Eau	156 gr. soit 80 o/o
Substance nerveuse . .	39 gr.
Total .	195 gr.

Ces 39 grammes de substance nerveuse sèche renferment :

Acide phosphorique libre . . .	0,341
Phosphate de potasse	0,901
— de chaux	0,041
— de magnésie	0,030
— de fer	0,060
Oxyde de fer non phosphaté . . .	», »
Total . .	1,373

Afin de pouvoir comparer la richesse en phosphates des tissus nerveux, nous avons, dans le tableau suivant, repro-

duit les résultats de ces analyses en les rapportant à 100 grammes de substance nerveuse sèche :

	Cervelle du veau	Cervelle du bœuf	Moelle épinière au bœuf
Acide phosphorique libre.	» »	0,095	0,874
Phosphate de potasse	4,774	1,851	2,310
— de chaux.	0,104	0,206	0,105
— de magnésie	0,054	0.178	0,076
— de fer.	0,088	0,309	0,154
Oxyde de fer non phosphaté.	» »	» »	» »
Totaux.	5,020	2,639	3,519

De la comparaison des chiffres relatés dans ce tableau,
nous ferons ressortir les faits suivants :

Chez le veau, animal en voie de développement, le cerveau
est très riche en principes phosphorés.

Chez l'animal adulte, le bœuf :

1° La moelle épinière est la partie la plus riche en éléments
phosphorés.

2° Après les phosphates alcalins, le phosphate de fer est le
phosphate le plus abondant.

Dans une autre série d'opérations, des cerveaux de bœuf
et de veau ont été traités séparément de la manière suivante :
on les a divisés en coupes transversales aussi minces que
possible, pour séparer la substance blanche de la substance
grise. Chacune de ces parties a été traitée d'abord par macération dans l'eau pour enlever le sang et les matières étrangères à la substance cérébrale, puis réduite en pulpe et passée
au tamis métallique assez fin. Le résidu de la substance
blanche qui reste sur le tamis est la dure-mère.

Chaque partie de pulpe a été séparément émulsionnée à
plusieurs reprises avec de l'eau salée à un dixième pour dissoudre la substance caséiniforme. On sépare l'émulsion par
décantation et on arrête l'opération quand l'eau cesse de se

troubler. Le résidu est formé de la substance conjonctive qui retient encore un peu de matière caséeuse, parce que l'on est forcé de s'arrêter avant l'épuisement complet, à cause de la facile altération de ces produits.

La liqueur salée caséeuse portée à l'ébullition est précipitée par l'acide acétique. Le précipité bien exprimé dans un linge est ensuite séché ; il renferme, mélangées, les matières caséiniformes et albuminoïdes que l'on ne peut séparer et les lécithines qu'on enlève au moyen de l'alcool à 85° bouillant. On traite également, par l'alcool bouillant, le résidu de masse conjonctive pour enlever les traces de lécithines qu'elle peut renfermer encore.

L'alcool étant enlevé par distillation, on détermine les lécithines par l'acide phosphorique qu'elles renferment.

Cette séparation par l'alcool est nécessaire pour constater la présence des lécithines. Les matières caséeuses renfermant encore une petite quantité de chlorure de sodium ; sous l'influence de la chaleur nécessaire pour la carbonisation, l'acide phosphorique provenant des lécithines se porte sur le chlorure de sodium pour former du phosphate de soude et sa présence à l'état d'acide libre se trouve ainsi masquée.

Dure-mère. — La dure-mère est une membrane fibreuse très résistante dont la fonction est double, d'abord, elle forme une enveloppe protectrice de l'encéphale ; ensuite, par son adhérence à l'extérieur, elle établit une communication entre le périoste crânien et le cerveau.

Les phosphates y sont distribués de la manière suivante pour 100 grammes de substance sèche.

	Veau	Bœuf
Phosphates alcalins	0,540	0,706
— de chaux.	0,850	0,726
— de magnésie.	0,435	0,210
— de fer.	0,345	0,260
Totaux.	2,170	1,902

La richesse de la dure-mère en phosphates terreux concorde bien avec ses propriétés physiques de résistance.

Cerveau du veau. — La composition est rapportée pour chaque élément à 100 grammes de substance sèche.

	Substance blanche		Substance grise	
	Matière conjonctive	Matière caséeuse	Matière conjonctive	Matière caséeuse
Acide phosphorique libre. . . .	» »	» »	» »	» »
Phosphate de potasse	0,513	0,985	0,339	0,430
— de chaux.	0,843	0,123	0,491	0,238
— de magnésie	0,135	0,005	0,065	0,012
— de fer.	0,139	0,185	0,182	0,154
Totaux.	1,630	1,298	1,077	0,834

Cerveau du bœuf. — La composition est rapportée pour chaque élément à 100 grammes de substance sèche.

	Substance blanche		Substance grise	
	Matière conjonctive	Matière caséeuse	Matière conjonctive	Matière caséeuse
Acide phosphorique libre. . . .	» »	0,035	» »	0,087
Phosphate de potasse	2,044	2,069	3,500	1,523
— de chaux.	0,693	0,268	0,878	0,064
— de magnésie	0,078	0,054	0,134	0,004
— de fer.	0,335	0,440	0,495	0,322
Totaux.	3,150	2,866	5,007	2,000

Muscles. — Les muscles sont formés de deux sortes d'éléments : le tissu fibreux ou fibre musculaire proprement dite et le tissu conjonctif (appelé aussi improprement tissu cellulaire), qui sert à lier entre elles les fibres musculaires.

La fibre musculaire et le tissu conjonctif sont enchevêtrés l'un dans l'autre d'une façon si intime qu'il est impossible de les séparer exactement par un moyen mécanique quelconque et d'autre part il n'existe aucun agent chimique qui permette d'opérer exactement cette séparation.

La pepsine, sous l'influence des acides dilués dissout, facile-ment la fibre musculaire; mais elle agit aussi sur le tissu con-jonctif quoique bien plus faiblement.

En présence de toutes ces difficultés et pour avoir du tissu musculaire proprement dit, aussi pur que possible, nous avons prélevé nos échantillons sur le milieu de la cuisse, par section perpendiculaire au femur, c'est-à-dire à l'endroit où les fibres musculaires occupent la plus grande place. Nous avons opéré sur des matériaux provenant d'un bœuf engraissé dans les bons pâturages de Normandie par la vieille méthode; par abréviation, nous le désignons sous le nom de bœuf gras, par opposition aux matériaux provenant d'un bœuf fatigué par le travail que nous appelons bœuf maigre. Le veau qui nous a donné sa chair était âgé de deux mois.

La chair de bœuf a été préalablement hachée en pulpe fine, puis lavée à plusieurs reprises à l'eau distillée. Nous avons constaté que dans cette opération elle perd environ 1,56 pour 100 d'éléments solides composés de matières protéiques provenant du sang et du suc musculaire.

Le résidu lavé et fortement exprimé perd à la dessiccation 75 pour 100 d'eau.

Voici les résultats que nous avons trouvés pour 100 grammes de tissu musculaire desséché :

	Veau	Bœuf maigre	Bœuf gras
Phosphates alcalins.	0,971	0,201	1,201
— de chaux	0,099	0,060	0,350
— de magnésie	0,135	0,093	0,430
— de fer	0,042	0,040	0,065
Oxyde de fer non phosphaté.	» »	» »	» »
Totaux.	1.247	0,394	2,046

De nos recherches sur le tissu musculaire, nous ferons ressortir les points suivants :

1° Contrairement aux croyances anciennes qui accordaient au phosphate de magnésie la prédominance dans les muscles, nous avons constaté que c'est le phosphate de soude qui se trouve en plus grande quantité ; le phosphate de magnésie ne vient qu'en seconde ligne, avant le phosphate de chaux.

2° Quelle que soit la richesse du tissu musculaire en phosphates (le tissu du bœuf gras est près de sept fois plus riche que celui du bœuf maigre) ; l'économie du mode de distribution des phosphates n'est pas changée. Dans les deux cas, le phosphate de soude occupe la première place et le phosphate de magnésie la deuxième. Nous insistons sur ce fait dont nous ferons ressortir ultérieurement l'importance.

TENDONS. — *Substance conjonctive.* — Nous avons dit que le tissu musculaire est formé de fibres musculaires proprement dites soudées par du tissu conjonctif et nous avons fait ressortir la difficulté qu'il y a, de séparer ces deux espèces de tissus.

En prélevant nos échantillons au milieu des muscles, nous avons choisi l'endroit ou la fibre musculaire est en plus grande proportion, par rapport au tissu conjonctif, de sorte que nous avons pu les considérer comme formés de fibres musculaires assez pures.

D'autre part, en choisissant les extrémités des muscles, il nous est facile de séparer le tissu conjonctif qui est réuni en gros faisceaux pour constituer les tendons. C'est par ces moyens que nous avons tourné la difficulté signalée en commençant.

100 grammes de tissu conjonctif desséché renferment :

	Veau	Bœuf maigre	Bœuf gras
Phosphates alcalins.	0,480	0,185	0,270
— de chaux	0,048	0,396	0,417
— de magnésie	0,060	0,134	0,141
— de fer	0,110	0,061	0,104
Oxyde de fer non phosphaté.	» »	» »	» »
Totaux.	0,698	0,776	0,932

CARTILAGES

Les cartilages appartiennent à la classe des tissus conjonctifs. On les considère comme intermédiaires entre les tendons et les os. Ils diffèrent cependant des tendons et de l'osséine en ce que, par la coction, ils donnent de la chondrine, tandis que ces derniers produisent de la gélatine.

100 grammes de cartilages desséchés renferment :

	Veau	Bœuf
Phosphates alcalins	0,260	0,033
— de chaux.	1,142	1,777
— de magnésie.	0,402	0,283
— de fer.	0,102	0,117
Oxyde de fer non phosphaté	» »	» »
Totaux.	1,906	2,210

TISSU OSSEUX

Les os des vertébrés sont formés de deux parties essentielles : l'une organique l'osséine, l'autre minérale composée principalement de phosphate et de carbonate de chaux.

Nous nous occupons ici exclusivement de l'osséine.

Comme les tendons et les cartilages, l'osséine appartient également à la classe des tissus conjonctifs. Elle est associée si intimement aux éléments minéraux qu'il est impossible de les distinguer l'un de l'autre au microscope. Cette séparation ne peut se faire que par l'intermédiaire des acides qui dissolvent la partie minérale ; puis, nous avons utilisé la propriété que possède l'osséine de se transformer sans résidu en gélatine, pour l'obtenir dans le plus grand état de pureté possible.

Les os que nous avons employés sont les femurs du veau et du bœuf. Voici comment nous avons opéré : Les os cassés

en fragments aussi petits que possible ont été mis en macération dans l'eau additionnée d'un dixième d'acide chlorhydrique. L'eau acidulée a été renouvelée deux fois par semaine
et la macération prolongée pendant deux mois. A ce moment,
les os étant complètement ramollis, ils ont été lavés pendant
huit jours à l'eau pure d'abord, puis avec de l'eau légèrement
ammoniacale, afin de neutraliser au besoin les dernières traces
d'acide. Ils ont été ensuite soumis à l'ébullition dans l'eau pendant deux heures pour les transformer en gélatine. Le liquide a
été refroidi le plus lentement possible, afin que les impuretés
puissent se déposer complètement. La couche supérieure renfermant des corps gras a été éliminée ainsi que l'inférieure contenant
quelques impuretés lourdes ; la couche moyenne seule a été
desséchée.

Pendant la décoction, nous nous sommes assuré, au moyen
du papier de tournesol, qu'il ne restait plus trace d'acide et
que le carbonate de soude ne donnait aucun précipité. La
présence d'un peu de phosphate acide de chaux et de chlorure de calcium auraient faussé les résultats.

100 grammes d'osséine desséchée renferment :

	Veau	Bœuf
Phosphates alcalins	0,044	0,279
— de chaux	0,080	0,952
— de magnésie	0,040	0,144
— de fer	0,240	0,219
Oxyde de fer non phosphaté	0,020	0, »
	0,424	1,612

Nous ferons ressortir que l'osséine du veau renferme de
l'oxyde de fer non phosphaté, tandis que l'osséine du bœuf
n'en renferme pas. On trouvera l'explication de ce fait au
chapitre de la nutrition dans le système osseux.

Bois de Cerf

La corne de cerf ou bois de cerf renferme :

Sels minéraux.   74,5
Osséine.   25,5

100 grammes de sels minéraux contiennent :

Phosphate de chaux   85,538
—   de magnésie   6,310
Carbonate de chaux   7,415
—   de magnésie   0,747
                          Total. . .   100,000

Dans 100 grammes d'osséine on trouve les phosphates suivants :

Phosphates alcalins   0,348
—   de chaux   0,324
—   de magnésie   0,108
—   de fer   0,400
                          Total. . .   1,180

Comparée à l'osséine des os, la richesse relative, en phosphates alcalins et de fer de l'osséine du bois de cerf, indique que les phénomènes d'accroissement sont plus actifs que dans les os.

Os de Raie (cartilagineux)

Nous rapprocherons des os proprement dits, les os de poissons cartilagineux. Nous avons analysé les os de raie.

100 grammes d'os de raies divisés en lamelles minces ont, et mis à macérer dans l'acide chlorhydrique, dilué pendant 1 mois, en renouvelant les liqueurs :

Voici la quantité des substances minérales qui ont été dissoutes :

Carbonate de chaux   0,675
—   de magnésie   0,090
Phosphate de chaux   11,808
—   de magnésie   0,540
                          Total. . .   13,113

Dans 100 grammes d'osséine de raie, les phosphates sont distribués de la manière suivante :

Phosphates alcalins	0,090
— de chaux.	1,936
— de magnésie	0,098
— de fer.	0,125
Total. . .	2,249

On voit que, par sa constitution minérale, l'osséine des poissons cartilagineux se rapproche de la constitution des cartilages des animaux vertébrés.

Test de Langouste

Nous avons traité également le test des langoustes par l'acide chlorhydrique dilué, pour en séparer la matière organique, que l'on appelle ici chitine, à cause de ses propriétés chimiques, qui sont différentes de celles de l'osséine.

100 grammes de partie minérale comprennent :

Carbonate de chaux	72,10
— de magnésie	9,30
Phosphate de chaux	18,60
Total. . .	100,00

100 grammes de substance chitineuse renferment :

Phosphates alcalins	0,107
— de chaux	0,105
— de magnésie	0,037
— de fer.	0,129
Total. . .	0,378

RATE

La rate est une glande formée d'une enveloppe résistante de tissu conjonctif qui se continue dans l'intérieur de l'organe en un réseau de mailles innombrables remplies d'un tissu mou, appelé pulpe splénique. Cette pulpe s'enlève facilement en grattant la rate ouverte avec le dos d'un couteau. C'est cette partie que nous avons analysée comme étant la plus importante au point de vue fonctionnel. Cette pulpe a été lavée avec soin pour enlever tout le sang libre, ainsi que les autres liquides qui pouvaient y être contenus.

100 grammes de pulpe splénique renferment :

Phosphates alcalins		0,312
— de chaux / de magnésie } ensemble . . .		0,002
— de fer (orangé comme dans le globule)		0,198
Oxyde de fer non phosphaté		0,127
Sel ferrugineux soluble (chlorure ou sulfate?)		0,040
Total. . .		0,679

Dans la rate, nous avons trouvé du phosphate de fer qui a la couleur orange de celui des globules.

Il existe également de l'oxyde de fer, en quantité considérable, non combiné à l'acide phosphorique.

Enfin, parmi les produits de la lixiviation du charbon par l'eau distillée, nous avons constaté la présence d'un sel soluble de fer. Les liqueurs n'étant pas acides, nous sommes amené à conclure que l'acide auquel cet oxyde de fer était combiné, doit être un acide minéral (chlorure ou sulfate) qui a résisté à l'action de la chaleur. Il nous a été impossible de déterminer ce point d'une manière précise.

FOIE

Le foie est formé d'un nombre considérable de cellules étroitement unies entre elles par un cloisonnement de tissu conjonctif. On ne connaît aucun moyen de séparer ces deux espèces de tissus.

Le sang a été éliminé du foie au moyen d'injections d'eau froide poussées par la veine porte, tant que le liquide sortait coloré.

14

La masse réduite en pulpe fine a été divisée en deux parties; l'une a été desséchée telle que et soumise à l'analyse; l'autre a subi un nouveau lavage à l'eau froide avant d'être desséchée. Voici les résultats que nous ont donnés 100 grammes de tissu hépatique desséché de chacun des deux échantillons.

	Foie brut	Foie lavé	Différence
Phosphates alcalins	0,160	0,020	0,140
— de chaux ⎫ ensemble. . — de magnésie ⎭	0,002	Traces	0,002
— de fer (orangé).	0,066	0,022	0,044
Oxyde de fer non phosphaté	0,224	0,118	0,106
Totaux.	0,452	0,160	0,292

Ces résultats nous démontrent qu'indépendamment des matériaux sanguins, il existe, en dépôt dans le foie, des phosphates de diverses natures, ainsi que de l'oxyde de fer non phosphaté. Ce sont tous les produits portés dans la colonne intitulée *différence*.

Nous chercherons, plus loin, à expliquer ces résultats de l'analyse.

BILE

La bile que nous avons analysée se trouvait dans la vésicule du foie dont nous venons de donner la composition.
1,000 grammes renferment :

Phosphates alcalins	1,004
— de chaux	0,391
— de magnésie.	0,152
— de fer (blanc)	0,021
Oxyde de fer non phosphaté	», »
Total. . .	1,568

La comparaison des résultats de l'analyse du tissu hépatique et de la bile suggèrent les réflexions suivantes :

La présence des phosphates alcalins en abondance dans la bile, d'une part ; la grande quantité d'oxyde de fer non phosphaté existant dans le foie, d'autre part, témoignent d'une activité fonctionnelle considérable de cet organe. Les phosphates alcalins s'étant formés au détriment du phosphate de fer des globules, ainsi que nous l'établirons plus tard.

La bile ne renferme aucun principe organisé ; alors, toutes les substances minérales qui y pénètrent, obéissent à la loi sur la statique des dissolutions salines, en vertu de laquelle des produits nouveaux se forment, ou plus stables, ou plus solubles et moins solubles, par suite des affinités réciproques des acides et des bases. C'est à ces causes qu'il faut attribuer la présence, en notable proportion, des phosphates terreux, que l'on ne trouve qu'en minime quantité dans le foie.

Le phosphate de fer dans le tissu hépatique est orangé comme celui des globules ; celui trouvé dans la bile est blanc. Ce doit être un produit de formation intrabiliaire, dont l'acide phosphorique a été emprunté aux phosphates alcalins, l'oxyde de fer provenant du foie dissous et entraîné à la faveur d'un acide organique de désassimilation probablement.

La présence des phosphates alcalins en excès dans la bile est cause que l'on ne peut rencontrer, dans ce liquide, l'oxyde de fer sous une forme autre que celle de phosphate.

LAIT

Le lait est une sécrétion temporaire, se produisant chez les mammifères après la parturition, afin de servir, pendant quelques temps, à l'alimentation du nouveau-né. Pendant ce temps, la glande mammaire sert de voie d'élimination à certains principes en dissolution dans le sang. Le lait ne renferme aucun élément organisé vivant qui puisse s'opposer aux réactions des divers principes en présence. Aussi, les phosphates alcalins provenant du sérum sanguin, d'une part et les sels calcaires non phosphatés provenant des aliments ou des boissons, d'autre part, produisent-ils dans la glande mammaire du phosphate de chaux. Ce phosphate de chaux n'est donc pas, pour une grande partie du moins, un produit de désassimilation.

En raison de l'insolubilité du phosphate de chaux dans l'eau pure, on s'est demandé souvent, à quelle cause il fallait attribuer sa solubilité relativement grande dans le lait. L'opinion la plus généralement adoptée consiste à admettre que le phosphate de chaux est combiné avec la caséine et que c'est cette combinaison qui favorise sa solubilité. Mais ce n'est là qu'une hypothèse qui ne repose sur aucun fait scientifique positif.

En conséquence, nous nous sommes proposé de rechercher si le phosphate de chaux est combiné avec la caséine, ou s'il est dissous dans le sérum à la faveur d'un autre principe.

La caséine a été extraite par les trois procédés connus, afin de vérifier, si le mode de préparation ne peut pas avoir une influence sur sa constitution minérale ; ces procédés sont :

1° Filtration au papier, du lait refroidi dans la glace, afin de séparer le beurre et précipitation de la caséine par le sulfate de magnésie ;

2° Coagulation de la caséine à froid par la présure ;

3° Coagulation à chaud par l'acide acétique.

Dans les deux derniers procédés, le beurre étant entraîné en même temps que la caséine, il a été séparé par l'éther après dessiccation.

Quel que soit le procédé employé pour l'obtenir, les résultats fournis par l'analyse sont si rapprochés que nous pouvons les considérer, sinon comme tout à fait identiques, du moins comme donnant lieu à des différences très négligeables et pouvant être employés à peu près indifféremment.

Voici comment se répartissent les phosphates dans la caséine et dans le sérum.

	Dans 100 grammes de Caséine sèche	Dans 100 grammes de Sérum
Phosphates alcalins	0,254	0,005
— de chaux.	1,770	0,281
— de magnésie.	» »	0,072
— de fer.	0,409	Traces
Oxyde de fer non phosphaté . . .	» »	» »
Totaux.	2,433	0,358

Appliquant les résultats qui précèdent à la composition
moyenne du lait, dont les matériaux ont été analysés séparément ; les phosphates y sont distribués de la manière suivante :

Pour un litre de lait	Dans 30 grammes de Caséine sèche	Dans 907 grammes de Sérum
Phosphates alcalins	0,077	0,045
— de chaux.	0,504	2,760
— de magnésie.	» »	0,701
— de fer.	0,125	0,007
Oxyde de fer non phosphaté . . .	» »	» »
Totaux. . . .	0,706	3,513

Si nous comparons la richesse minérale de la caséine à
celle de l'albumine du sang et à celle des globules que nous
avons données antérieurement ; nous constatons que la caséine ne peut provenir que de la fonte des globules, à cause
de sa richesse encore grande en phosphate de fer. Il est vrai
que l'on y rencontre un excès de phosphate de chaux qui
n'existe pas dans les globules ; mais n'oublions pas que la
caséine n'est pas un corps organisé, que les phosphates qu'elle
renferme, s'ils ont avec elle une certaine adhérence d'affinité,

ils y sont cependant, dans un certain état de liberté relative, qui leur permet de subir les modifications conformes à l'état du milieu dans lequel ils se trouvent. C'est à cette cause qu'il faut attribuer, croyons-nous, la formation du phosphate de chaux.

Les résultats qui précèdent font voir aussi, qu'il n'y a qu'une minime partie de phosphate de chaux dissous à la faveur de la caséine ; les cinq sixièmes environ se trouvent dans le sérum. On sait bien que le lait est à peu près toujours faiblement acide, mais la quantité d'acide libre ne peut jamais être suffisante pour dissoudre tout le phosphate de chaux existant. Nous sommes alors amené à conclure que le phosphate de chaux est maintenu en dissolution dans le lait, probablement à la faveur du sucre de lait qui s'y trouve en abondance.

CRINS DE CHEVAUX

Les poils et les crins sont des organes annexes, dont le rôle est surtout de diminuer la déperdition du calorique animal. Leur point d'insertion est situé dans la profondeur du derme. Comme tissus, ils sont rangés avec l'épiderme et les ongles dans la classe des tissus cornés. On peut, en effet, sous l'influence des alcalis, les transformer en un mélange de matières albuminoïdes auquel on a donné le nom de substance cornée ou *kératine*.

Les poils sont donc constitués par des matières albuminoïdes transformées. En raison de leur origine, ils doivent renfermer des phosphates. A ce titre, il est intéressant de savoir quelle somme d'éléments azotés et phosphatés ces organes détournent, à leur profit, des produits nutritifs de l'alimentation.

La solution de ce problème présente dans certains cas une très grande importance. Ainsi, par exemple, les éleveurs de moutons savent parfaitement que les espèces qui donnent de la laine sont mauvaises productrices de viande et réciproquement. Cela n'a rien qui doive surprendre *a priori*. Mais lorsque la composition des différentes laines sera bien connue, d'une part ; que l'on connaîtra, d'autre part, la somme d'aliments azotés et phosphatés qu'elles empruntent à l'alimentation ; il sera peut-être possible, par une nourriture choisie, de corriger cet état de choses et de le modifier heureusement.

Dans ce travail, nous nous sommes proposé de rechercher quels sont les phosphates que l'on rencontre dans les poils. Par la même occasion, nous avons voulu savoir, sous quelle forme s'y trouve l'oxyde de fer, qui est, selon certains auteurs, la base de la matière colorante du pigment pileux.

Pour ces recherches, nous avons choisi les crins de chevaux, parce qu'il est nécessaire d'opérer sur une certaine quantité (plusieurs centaines de grammes au moins) et qu'il nous était facile de nous les procurer en abondance. Il est d'ailleurs très probable, que les poils des différents animaux présentent une certaine analogie de composition.

Les crins qui ont servi à nos expériences ont été préalablement nettoyés avec de l'eau légèrement alcalinisée par le carbonate de soude, afin d'enlever tous les corps étrangers qui y sont agglutinés par un enduit gras, puis lavés à grande eau et séchés.

1,000 grammes de crins renferment :

	Crins blancs	Crins roux	Crins noirs
Phosphate de potasse	» »	» »	» »
— de chaux	0,068	0,054	0,047
— de magnésie	0,008	0,006	0,005
— de fer	0,086	0,098	0,640
Oxyde de fer non phosphaté	0,030	0,044	0,007
Totaux	0,192	0,202	0,699

Les crins roux étaient presque blancs dans certaines parties et en général de nuance peu foncée.

Chez l'animal jeune et dans l'âge adulte les poils sont le plus souvent colorés diversement. Le pelage blanc, à tous les âges, est plus rare. Quand l'animal vieillit, le poil blanchit presque toujours. Or, comme avec l'âge, l'activité vitale diminue, nous pouvons admettre que généralement dans les poils blancs le mouvement vital est ralenti. C'est par ce moyen que nous pouvons expliquer les différences de composition qui existent dans les crins précédents.

L'activité fonctionnelle, qui doit être à son maximum dans les crins noirs et au minimum dans les blancs, se traduit par la plus grande somme de phosphate de fer dans les poils noirs et la plus petite dans les crins blancs. Les phosphates terreux (de chaux et de magnésie) suivent une proportion inverse ; ils sont en plus grande quantité dans les crins blancs et moins abondants dans les noirs.

L'oxyde de fer non phosphaté, qui provient probablement de la destruction du phosphate de fer, est beaucoup plus abondant dans les crins roux et blancs ; peut-être parce que, l'activité fonctionnelle étant ralentie, l'élimination des déchets, se fait avec beaucoup plus de lenteur.

HUITRES

L'huître est formée de deux parties : l'une extérieure solide, qui est une coquille bivalve et l'autre intérieure qui est l'animal proprement dit, de consistance molle.

La coquille, qui sert en même temps de charpente et d'enveloppe protectrice à l'huître, est formée d'une matière organique appelée *conchioline*, isomère de l'osséine, dans la proportion d'un pour 100 et d'une partie minérale qui représente 99 pour 100 des coquilles. Cette partie minérale est composée, en chiffres ronds, d'un centième de phosphate de chaux et de 99 centièmes de carbonate de chaux. Dans l'huître très jeune c'est la matière organique qui apparaît la première, l'incrustation calcaire ne se forme que postérieurement.

Le rapport entre le poids d'une huître et celui de sa coquille varie considérablement selon l'espèce et son âge ; mais le poids de la coquille représente toujours plusieurs fois celui de l'huître ; ainsi, dans l'huître d'Arcachon le poids de la coquille est environ dix fois plus élevé que celui de l'huître.

Comme l'accroissement de la coquille se fait à la partie interne par la juxtaposition de nouvelles couches minéro-organiques ; ce développement est donc un résultat du fonctionnement vital. Nous ajouterons que l'aspect nacré des coquilles est produit principalement par la matière organique ; nous avons pu le constater surtout dans la coquille de nacre, où il persiste quand la matière minérale a été dissoute par l'acide chlorhydrique dilué.

Nous avons recherché la manière dont les phosphates sont distribués dans la conchioline et dans l'huître elle-même.

La conchioline n'étant pas attaquée par l'acide chlorhydrique étendu, nous l'avons extraite des coquilles en dissolvant toute la partie calcaire dans cet acide dilué.

Voici les résultats de nos analyses rapportés à 100 grammes de substance sèche :

	Huîtres	Conchioline
Phosphates alcalins	0,350	0,290
— de chaux	0,100	1,845
— de magnésie	0,390	0,736
— de fer	0,520	2,000
Totaux	1,360	4,871

La conchioline de l'huître est beaucoup plus riche en phosphates que l'osséine des mammifères ; cela ne pourrait-il pas tenir à ce qu'elle en abandonne moins que cette dernière, pour la formation des dépôts calcaires.

Si l'activité fonctionnelle est plus grande dans le tissu de la coquille que dans les autres parties de l'animal ; nous pouvons constater aussi, que les phosphates y sont beaucoup plus abondamment condensés.

Ayant eu à notre disposition une certaine quantité de corail rouge en fragments, nous avons essayé d'en isoler la matière organique ; mais la quantité obtenue était si minime que nous n'avons pas pu en poursuivre l'étude.

Dans la matière minérale, nous avons trouvé pour cent parties :

Carbonate de chaux.	97,031
— de magnésie	0,376
Phosphate de chaux.	2,547
— de magnésie	0,046
— de fer	0, »
Total	100, »

La matière colorante rouge est détruite par l'acide chlorhydrique dilué et transformée en une substance jaune.

Résumé

Ce sujet est loin d'être épuisé. Mais, en nous appuyant sur le nombre des analyses dont nous venons d'exposer les résultats ; en tenant compte de la variété des parties étudiées, nous croyons, cependant, pouvoir tirer les conclusions générales suivantes :

1° Dans tous les tissus des êtres vivants, on rencontre des phosphates métalliques au nombre de cinq, savoir : Des phosphates de potasse, de soude, de chaux, de magnésie et de fer.

2° Ces phosphates sont inégalement répandus dans chaque espèce de tissu ; mais chacun d'eux peut être prédominant dans un organe, ou un système organique particulier. C'est ainsi que : Le phosphate de potasse est prédominant dans l'appareil nerveux.

Le phosphate de soude est en quantité dans le sérum du sang.

Le phosphate de fer dans les globules.

Le phosphate de magnésie est abondant dans les tissus musculaires ;

Le phosphate de chaux en excès dans les os.

3° Les phosphates sont accumulés dans les tissus jeunes en voie d'accroissement.

4° Dans chaque organe d'un même individu, ils sont accumulés en quantité directement proportionnelle à l'activité de l'organe.

5° Dans un même tissu, chez des sujets différents (bœuf gras, bœuf maigre) la quantité des phosphates peut varier dans une large proportion ; mais l'ordre de prédominance de ces éléments n'est pas changé.

6° Tandis que dans les tissus jeunes ce sont les phosphates hématiques (de fer et de soude) qui sont prédominants ; dans les tissus âgés ce sont ceux de chaux et de magnésie.

APPENDICE

PRODUIT PATHOLOGIQUE

LIQUIDE PROVENANT D'UN ÉPANCHEMENT PLEURÉTIQUE

Les liquides, de la nature de celui que nous avons eu l'occasion d'analyser, sont de nature séreuse et dérivent principalement du sérum sanguin. Les globules y fournissent quelquefois aussi des matériaux pour une part variable.

Le liquide que nous avons étudié était alcalin, de couleur jaune ambrée, sa densité était 1,020. Il était filant, et à conservé le même caractère physique, après vingt-quatre heures. Il s'était formé un léger dépôt opaque que nous avons reconnu être formé de leucocytes de pus.

Voici la composition immédiate d'un litre de ce liquide :

Leucocytes du pus.	0,75
Albumine	25,50
Mucine.	6,80
Extractif azoté	18, »
Sérum aqueux	968,95
Total. . . .	1.020, »

Les leucocytes du pus ont été obtenus par filtration du liquide à travers un filtre taré, lavage à l'eau distillée, puis dessiccation et pesée.

Ce liquide filtré, additionné largement d'acide acétique, s'est pris en une másse gélatineuse épaisse, qui s'est fluidifiée petit à petit et éclaircie, par la formation d'un dépôt opaque et comme grenu de mucine, que l'on a recueillie sur un filtre taré.

Dans ce liquide, l'albumine a été précipitée par addition d'acide nitrique à froid.

Enfin, le liquide restant fortement acidifié par les acides nitrique et acétique renfermait encore, en notable quantité, un principe extractif azoté qu'il ne nous a pas été possible de séparer par aucun réactif. Le poids en a été obtenu par l'évaporation du liquide à siccité, pesée, puis incinération et déduction du poids des cendres.

Sérum et extractif azoté. — 1,000 grammes de sérum renfermant l'extractif azoté contenaient les phosphates suivants :

Phosphates alcalins.	0, »
— de chaux	0,076
— de magnésie	0,012
— de fer	0,058
Oxyde de fer non phosphaté . . .	0, »
Total	0,146

Albumine. — Les phosphates sont distribués de la manière suivante : dans 100 grammes de l'albumine pleurétique desséchée :

Phosphates alcalins.	0,234
— de chaux	0,072
— de magnésie	traces
— de fer	0,200
Oxyde de fer non phosphaté . . .	0, »
Total	0,506

Mucine. — Le mucus et la mucine qu'il renferme sont des sécrétions des membranes muqueuses.

L'azote, que la mucine renferme au nombre de ses éléments, indique bien qu'elle tire son origine des matières albuminoïdes, qui ont subi une transformation plus ou moins profonde.

Nous nous sommes demandé si, en raison de cette origine albuminoïdique, elle conserverait encore quelques phosphates qui puissent nous mettre sur la trace des substances qui ont été de préférence employées à son élaboration.

100 grammes de mucine sèche renfermaient :

Phosphates alcalins.	0,245
— de chaux	0, »
— de magnésie	0, »
— de fer	0,012
Oxyde de fer non phosphaté . . .	0,053
Total	0,310

La richesse en oxyde de fer non phosphaté tendrait à prouver que les globules hématiques ont participé à la formation des éléments de la mucine, ou qu'elle est un produit d'excrémentition.

DEUXIÈME PARTIE

ÉTUDE DE PHOSPHATES A L'ÉTAT STATIQUE

ROLE PRIMAIRE

LES PHOSPHATES SONT LES SUPPORTS DES CELLULES VIVANTES

CHAPITRE III

I

PROPRIÉTÉS PHYSICO-CHIMIQUES DES PHOSPHATES

Pour faciliter l'étude des phosphates organiques à l'état statique, chez les êtres vivants, il est utile de connaître quelques-unes de leurs principales propriétés physico-chimiques.

Nous les envisagerons dans leur stabilité, leur solubilité et leur réaction chimique.

Stabilité. — Les phosphates organiques sont des corps très stables ; en cette qualité, ils contribuent, avec d'autres principes minéraux, à donner à la matière sa forme et sa consistance. Cependant, le degré de stabilité n'est pas égal pour chacun d'eux ; car chacune des bases combinées à l'acide phosphorique a une affinité inégale pour cet acide. Ainsi, la potasse et la soude pourront déplacer la chaux, la magnésie et l'oxyde de fer de leur combinaison phosphorique ; de même aussi, la chaux et la magnésie, dans des conditions convenables de dissolution, déplaceront le fer du phosphate de fer. De tout cela, il résulte que le phosphate de fer est relativement le moins stable des phosphates organiques.

Or, le phosphate de fer est surtout condensé dans l'organe mobile par excellence, l'hématie dont le rôle, ainsi que nous le démontrerons, est de se constituer et de se désorganiser rapidement, chargé qu'il est de porter partout les éléments et les principes nécessaires à la vie des tissus et comme conséquence de se désagréger à leur profit.

Les phosphates sont distribués proportionnellement dans le globule hématique de la façon suivante :

Phosphate de chaux	1
— de potasse	2
— de fer	36

Ou en d'autres termes, si nous représentons par 1 la somme des phosphates alcalins et terreux contenus dans le globule, la quantité de phosphate de fer sera représentée par 12.

Nous voyons par ce tableau, que l'instabilité relative du phosphate de fer acquiert une nouvelle importance, en raison de la quantité qu'en renferme le globule ; proportion qui en fait le dispensateur principal de l'organisme en acide phosphorique.

Solubilité. — Les phosphates organiques, envisagés au point de vue de leur solubilité dans l'eau, se rangent dans trois groupes :

1er groupe. *Soluble* : Phosphates alcalins . . . } de Potasse / de Soude

2e groupe. *Insoluble* : Phosphates terreux . . } de Chaux / de Magnésie

3e groupe. *Intermédiaire* : Insoluble dans l'eau ; mais soluble dans un milieu alcalino-salin, spécial. . . . . Phosphate de fer

Les phosphates alcalins, solubles, sont plus spécialement affectés aux liquides organiques et aux tissus de consistance molle ; le phosphate de soude est le phosphate du plasma hématique (liquide) ; le phosphate de potasse est le phosphate du système nerveux (consistance molle).

Les phosphates terreux, insolubles, sont plus spécialement réservés aux tissus solides ; le phosphate de magnésie, associé au phosphate de soude et au phosphate de chaux, prédomine dans le muscle (demi-solide) ; le phosphate de chaux est en excès dans les os (solide).

En raison de son insolubilité dans l'eau, le phosphate de fer donne au globule, par son mélange avec un phosphate soluble (le phosphate de potasse), qui en mitige l'action solidifiante, la somme de consistance et de fermeté qui lui sont nécessaires. Par sa solubilité dans un milieu alcalin spécial (le milieu hématique), il favorise la dissociation du globule et se dissout en même temps que les autres principes qui le constituent.

Pour résumer, nous dirons :

Que les phosphates alcalins sont des liquéfiants physiques ;

Que les phosphates terreux sont des solidifiants physiques ;

Que le phosphate de fer emprunte une grande importance à son insolubilité relative.

Réaction chimique. — Les phosphates organiques de potasse et de soude présentent une réaction alcaline aux papiers réactifs ; cette réaction est caractéristique de leur état tribasique.

Nous avons vu que ces phosphates, en tant que corps solubles, sont liquéfiants ; cette action liquéfiante n'est pas due seulement à leur solubilité, elle est aussi le propre de leur alcalinité. Ces phosphates sont donc aussi des dissolvants alcalins.

L'alcalinité du phosphate de potasse joue donc aussi son rôle dans le peu de consistance des masses cérébrales et dans la forme mobile de l'hématie.

C'est au phosphate de soude, en partie, qu'est due l'alcalinité du sang ; de ce fait l'albumine, la fibrine, restent liquides, les hématies conservent leurs formes, leur élasticité leur fermeté et les phénomènes de l'hématose peuvent se produire normalement.

« Le phosphate de soude aurait encore la propriété de favoriser singulièrement l'absorption de l'oxygène par le globule. » (Milne Edwards.)

« Il serait utile à la décomposition de plusieurs substances d'origine végétale. » (Longet.)

En raison de leur réaction alcaline, les phosphates de potasse et de soude sont donc des dissolvants chimiques.

II

DE L'ASSOCIATION DES PHOSPHATES ET DES PRINCIPES AZOTÉS. — CORRÉLATION ENTRE LES PROPRIÉTÉS PHYSIQUES DES TISSUS ET CELLES DES PHOSPHATES QU'ILS RENFERMENT.

L'analyse chimique nous a démontré que les phosphates sont très répandus dans l'organisme. On retrouve les cinq phosphates organiques dans tous les tissus et ils y sont distribués en quantités inégales. Mais en examinant les résultats avec attention, on voit :

Que le phosphate de fer et le phosphate de soude sont surtout condensés dans le système sanguin ;

Le phosphate de fer dans les globules ;

Le phosphate de soude dans le plasma ;

Que le phosphate de potasse est accumulé dans le système nerveux ;

Que le phosphate de magnésie est en notable quantité dans le tissu musculaire ;

Enfin, que le phosphate de chaux est très abondant dans les os.

De sorte que, à chaque grand système organique correspond, pour ainsi dire, un élément phosphaté qui lui est spécial, ou qui est le principe minéral prédominant, sur tous les autres sels phosphatés du système considéré.

Nous pouvons, par ce mode de distribution même, préjuger que les phosphates jouent un grand rôle chez les êtres vivants. Mais ce rôle quel est-il, est-il simple ou multiple ? Un premier point à établir, c'est de chercher à déterminer comment les phosphates sont associés aux éléments azotés dans la trame des tissus.

Ce point est certainement un des plus importants de la physiologie, mais nous devons ajouter que les moyens d'investigation dont nous disposons, ne nous ont pas encore permis, jusqu'à ce jour, de constater par des résultats positifs leur mode de groupement. Nous sommes, en conséquence, réduit aux hypothèses.

Nous allons passer en revue celles qui ont été émises sur ce sujet et nous indiquerons celle qui s'accorde le mieux avec les résultats de nos recherches et avec les faits physiologiques et pathologiques observés journellement.

Y a-t-il simplement dissolution des phosphates à la faveur des principes azotés et entraînement de l'un par l'autre ?

Cet état pourrait, jusqu'à un certain point, être admis pour les végétaux, en raison de la migration de ces deux groupes d'éléments à travers la plante, à mesure de son développement. Mais si cette hypothèse était vraie pour les végétaux ; la quantité et la nature des phosphates entraînés présenteraient une certaine analogie avec la nature et l'abondance de ceux qui se trouvent dans le sol. Or il n'en est jamais ainsi : en effet, tandis que dans le sol on rencontre à l'état dominant ou le phosphate de chaux, ou le phosphate de fer, ou même le phosphate d'alumine ; dans les végétaux on trouve surtout du phosphate de potasse, du phosphate de magnésie moins de phosphate de chaux, peu de phosphate de fer, et jamais de phosphate d'alumine.

Le mode de distribution des phosphates dans les différents

tissus des animaux, indépendant de la composition de leurs aliments et des milieux où ils se trouvent, démontre bien que cette hypothèse n'est pas plus admissible pour le règne animal.

Il y a donc autre chose qu'une dissolution des phosphates dans les principes azotés.

Devrons-nous croire alors, comme certains chimistes l'admettent, que les phosphates sont unis aux principes azotés à la manière des combinaisons chimiques ? Cette hypothèse n'est pas encore admissible ; car toute combinaison d'éléments simples ou composés entraîne toujours la modification de quelques propriétés physiques, chimiques ou organoleptiques, tout au moins. Or, M. le professeur Wurtz, qui est parvenu à obtenir l'albumine d'œuf tout à fait exempte de principes minéraux, n'a signalé aucune différence entre les propriétés des deux albumines phosphatée et non phosphatée. On ne peut donc pas admettre qu'il y ait combinaison dans le sens propre du mot ; d'autant plus que oute matière azotée, qu'elle se trouve dans un végétal, ou dans un animal, est toujours en voie de transformation ; elle n'a pas de caractère fixe de composition et d'équivalence chimique ; ses molécules sont dans un état d'équilibre instable. Enfin, s'il y avait combinaison, elle devrait se faire dans des proportions définies, constantes ? Or, par l'analyse du tissu musculaire du bœuf bien nourri et reposé et celle du même tissu d'un autre animal fatigué par le travail et amaigri, nous avons pu constater une grande variation dans la richesse phosphatique du même tissu, tandis que la quantité pondérable d'azote est restée à peu près la même. Il faudrait alors supposer que la combinaison se fait dans des proportions variables ; hypothèse inadmissible.

D'autre part, quand il y a combinaison, il peut y avoir décomposition ; alors, par exemple, quand des substances comme l'osséine des os des mammifères et la conchioline des écailles d'huîtres ont été abandonnées pendant plusieurs mois

au contact de l'acide chlorhydrique dilué qui est un excellent
dissolvant des phosphates ; elles se sont trouvées dans des
conditions aussi désirables que possible pour perdre tous
leurs phosphates et être décomposées. S'il n'en est pas ainsi,
c'est que ces deux espèces d'éléments sont bien intimement
unies. Si, pour l'osséine, on objecte la compacité relative de
cette substance qui oppose un obstacle au dissolvant ; il est
difficile de l'accepter pour la conchioline qui, dans l'écaille
d'huître, existe dans la proportion d'un pour cent environ et
forme un grand nombre de couches très minces, stratifiées, se
séparant comme des feuillets de papier, disposées en un lacis
qui occupe 25 centimètres carrés, lesquels se réduisent à un,
après la disparition de la croûte calcaire et la dessiccation. Si,
dans ces conditions, les phosphates ne sont pas disparus, ce
n'est pas parce qu'il y a combinaison dans le sens propre du
mot ; mais organisation morphologique des éléments, qu'ils
sont distribués dans une forme figurée qui constitue un obstacle à l'action destructive des acides.

Alors, pour nous, l'hypothèse la plus vraisemblable est celle
qui consiste à admettre que : *les molécules minérales phosphatées sont disposées en un groupement méthodique, au milieu des éléments protéiques et histologiques figurés ; qu'elles en
sont, pour ainsi dire, le squelette, comme les os constituent le
squelette des animaux supérieurs ; que c'est à cette constitution minérale variable que ces éléments doivent une partie de
leurs propriétés physiques.*
L'examen des phosphates que l'on rencontre dans les différents tissus fournit une preuve à l'appui de cette assertion.
Ainsi, les os si riches en phosphate de chaux nous présentent
le type de la solidité, de la résistance. Dans la fibrine du
sang, dans les tissus musculaires et conjonctifs des animaux
adultes, où les phosphates terreux dominent en proportion
variable, mais mitigés par la présence des phosphates alcalins, nous constatons une somme de solidité en rapport avec

la richesse en phosphates terreux insolubles. Dans le globule, le support minéral est le phosphate de fer corps insoluble dans l'eau, mais soluble dans un milieu alcalinosalin spécial, celui du plasma sanguin, nous observons beaucoup d'instabilité. Dans les tissus cérébral et nerveux, enfin, dont le principe minéral phosphaté prédominant, le phosphate de potasse est très soluble dans l'eau, nous trouvons la substance la plus molle et la moins résistante.

Dans cette hypothèse de groupement minéro-organique, chacun des deux ordres d'éléments conserve, dans une certaine mesure, son indépendance, son autonomie, son instabilité propre et peut se modifier physiologiquement et même pathologiquement, dans des limites assez larges, selon les conditions dans lesquelles il se trouve, sans que l'ensemble organisé soit altéré.

Dans l'état physiologique, par exemple, si nous comparons le tissu musculaire d'un sujet jeune à celui de l'adulte de même espèce ; les éléments histologiques, fibres musculaires et matières conjonctives se seront transformées. D'autre part aussi, les combinaisons phosphatées qu'ils renferment se sont modifiées ; car tandis que les phosphates hématiques de fer et de soude dominent dans les tissus jeunes, ils sont remplacés, en grande partie, par des phosphates terreux de chaux et de magnésie dans les tissus adultes. Il y a donc, dans ces faits, une preuve de l'autonomie du groupe phosphaté et de son indépendance relative.

D'autre part, dans l'état pathologique, il a été constaté que l'élimination abondante des phosphates (phosphaturie) amène progressivement une perturbation tellement profonde, dans toutes les parties de l'organisme, que presque toutes les opérations chirurgicales sont suivies d'insuccès (1). Ce phénomène s'explique parfaitement de la manière suivante : la vitalité des tissus ayant subi une altération profonde, par suite

(1) Docteur Teissier fils de Lyon (thèse inaugurale). Docteur Verneuil (Communication à l'Académie de Médecine, séance du 8 avril 1879.)

du départ de leur support minéral phosphaté, qui, ainsi que nous le verrons plus loin, est aussi un stimulant physiologique, leur faculté de se régénérer a disparu par suite de l'élimination de ces principes. Dès lors, tout traumatisme accidentel ou volontaire ne déterminant plus de suractivité vitale dans la partie lésée, la régénération ne se fait pas et la guérison n'a pas lieu. Jusqu'alors, nous connaissons peu les altérations des tissus musculaires et nerveux, mais les altérations du tissu osseux, quoique imparfaitement connues encore, nous fournissent cependant des renseignements pleins d'intérêt. Ainsi, l'ostéo-malacie consiste dans un ramollissement des os dû à la disparition des phosphates terreux. Cet état se produit fréquemment pendant la grossesse par suite du drainage du phosphate de chaux au profit du fœtus. Au début, les cellules organiques sont saines, ce n'est que postérieurement qu'elles deviennent malades, quand elles n'ont pas pu reconstituer leur provision phosphatée calcaire. Dans le rachitisme, au contraire, les cellules organiques sont primitivement malades, par suite d'une influence diathésique, leurs propriétés vitales étant altérées, l'emmagasinement des sels calcaires destinés à remplacer les éléments cartilagineux ne se fait pas ou se fait imparfaitement et les cartilages, au lieu d'être résorbés et de disparaître, prolifèrent, prennent de l'extension et déforment les os.

Ainsi donc, l'analyse des tissus physiologiques, aussi bien que l'observation pathologique établissent nettement que les deux termes principes organiques azotés et éléments minéraux phosphatés peuvent, séparément, subir des transformations, soit dans leur nature, soit dans leur quantité, mais que ces modifications, au delà de certaines limites, se répercutent sur l'autre ordre d'éléments et changent ses propriétés. Il y a donc, dans ces résultats, la preuve qu'il existe une autonomie relative de chacun des groupes organiques et minéraux, mais aussi, qu'il y a solidarité intime entre ces deux ordres d'éléments.

CHAPITRE IV

DE LA NUTRITION

I

« Le phénomène complexe de la nutrition, dit Ch. Robin, est ce que le médecin praticien doit incessamment étudier. Il n'y a pas d'autre thérapeutique rationnelle que d'activer ou de ralentir la nutrition histologique. Toutes les maladies ne sont, en dernière analyse, que des perturbations nutritives. La médecine ne fera de progrès réels que lorsque toute l'attention des médecins sera tournée du côté de la nutrition et des principes immédiats au moyen desquels elle a lieu. »

La nutrition est une des fonctions les plus importantes des êtres vivants ; elle est aussi une des plus complexes, tant par le nombre des agents qui interviennent, que par la multiplicité des opérations qui doivent se succéder, avant d'arriver au résultat définitif qui est l'accroissement de l'être vivant ou sa conservation.

Envisagée dans son ensemble, la nutrition peut être divisée en deux parties bien distinctes, qui sont : la digestion, fonction préparatoire qui a pour but de choisir, de séparer et d'approprier les matériaux destinés à la nutrition et enfin la nutrition proprement dite, c'est-à-dire l'assimilation qui a pour but la mise en œuvre de ces matériaux et leur utilisation pour l'accroissement de l'être vivant ou sa conservation.

De la première partie, c'est-à-dire de la digestion, nous ne dirons rien, nous la croyons aussi parfaitement connue que possible. Il n'en est pas de même de la seconde, c'est-à-dire de la nutrition proprement dite. Nous pouvons affirmer que la partie principale de cette fonction essentielle est à peu près totalement inconnue.

Si nous nous permettons d'introduire ici l'étude du phénomène de la nutrition proprement dite, au milieu de nos recherches sur le rôle des phosphates, c'est parce qu'elles nous permettent d'élucider un point essentiel de cette fonction.

Procédant comme le naturaliste qui, après avoir sondé les profondeurs de la terre pour lui arracher ses secrets, conclut à l'existence de telle espèce animale, à une époque déterminée, parce qu'il a retrouvé quelques vestiges de son squelette ; nous démontrerons que le globule du sang est l'agent fondamental de la nutrition proprement dite, en nous appuyant sur la présence de son support minéral, le phosphate de fer ; contrairement à l'opinion des principaux physiologistes de notre époque qui attribuent ce rôle à l'albumine du plasma hématique.

II

NUTRITION PROPREMENT DITE

La nutrition proprement dite comprend deux ordres de phénomènes opposés :

1° La *désassimilation*, acte de destruction vitale qui correspond aux phénomènes fonctionnels de l'organisme ;

2° L'*assimilation*, acte de création vitale, de reconstitution organique, acte réparateur du précédent, correspondant au repos.

Chaque organe, constituant d'un être vivant, est alternativement soumis, dans un enchaînement qu'on ne saurait rompre, à l'un de ces deux ordres de phénomènes qui constituent essentiellement la vie. De ce que ces deux actes sont, pour ainsi dire, complémentaires l'un de l'autre, il ne faudrait pas en conclure qu'ils sont égaux ou qu'ils devraient l'être. A ce point de vue, on peut, chez les êtres vivants, constater trois périodes bien distinctes : une première période dans laquelle les phénomènes d'assimilation, de création organique sont prépondérants, c'est la période d'accroissement, la phase de jeunesse. Dans la deuxième période, qui correspond à l'âge adulte, les phénomènes de destruction et de reconstitution organique doivent se faire équilibre. Sa durée est plus ou moins longue et peut être modifiée volontairement par l'exagération des dépenses (travail ou plaisir), ou involontairement par la maladie. Dans la troisième période, qu'elle soit normale ou anormale, de cause physiologique ou pathologique, les phénomènes de destruction l'emportent sur les phénomènes de reconstitution, l'individu dépérit, puis il meurt.

Les deux ordres de phénomènes, destruction et création vitale, ne sont pas admis par tous les physiologistes comme se succédant simultanément et toujours chez tous les êtres vivants. Pour eux, il n'y a que deux périodes, l'une d'assimilation, au début de la vie, caractérisée par l'accroissement qu'on ne peut pas nier ; l'autre, de destruction vitale, la mort étant un argument qu'on ne rétorque pas. Mais à l'état normal, dans la période qui correspond à l'âge adulte des individus, les preuves sont plus difficiles à fournir, parce que l'expérimentation est compliquée. A cette période, ces savants prétendent que la matière des tissus est immuable.

Les études sur les phénomènes nutritifs ont été faites de préférence sur le système musculaire, parce qu'il est plus facile de contrôler toutes les parties du problème à résoudre.

Avant d'indiquer nos recherches personnelles sur ce point, nous croyons qu'il est nécessaire d'analyser tous les travaux qui ont été faits antérieurement, d'en préciser la valeur et de fixer l'état de la question.

III

DÉSASSIMILATION OU DESTRUCTION ORGANIQUE

Dans le système musculaire, le travail consiste en mouvement qui se traduit par une production de force. On sait que le travail musculaire détermine une absorption plus considérable d'oxygène avec élimination plus abondante d'acide carbonique que pendant l'état de repos. (Expériences de Lavoisier.) C'est la preuve d'une combustion plus grande de matériaux avec production plus élevée de calorique. Or, nous savons, en mécanique, que le mouvement, la production de force sont des transformations du calorique. Ainsi donc, les phénomènes observés trouvent leur explication naturelle admise par tous les savants. Mais où la divergence commence, c'est quand il s'agit de savoir si ce sont les principes hydrocarbonés des aliments, ou les matériaux azotés qu'ils renferment, ou bien la substance des tissus qui fournissent, par leur oxydation, le calorique nécessaire aux muscles pour la production du travail mécanique.

Un certain nombre de savants, parmi lesquels nous citerons MM. Liebig, Playfair, J. Ranke, etc., prétendent, en s'appuyant sur des expériences, que le travail musculaire est produit par l'oxydation des principes albuminoïdes et *que l'action du muscle tient essentiellement à la destruction de sa substance*. D'ailleurs, ils considèrent comme absolument impossible que les substances non azotées jouent dans le muscle le rôle de combustible, puisqu'on ne trouve jamais, dans ces tissus, qu'une minime quantité de ces principes ; le sang n'en renfermant pas davantage.

Cette déduction est tout à fait inexacte. En effet, l'acide carbonique est le résultat final des combustions organiques ; or, en aucun cas, les féculents et le sucre ne peuvent se transformer directement en acide carbonique. Dans les laboratoires, sous l'influence des agents oxydants les plus énergiques, tels que l'acide nitrique, par exemple, les fécules et le sucre produisent de l'acide oxalique. Ce n'est que par une autre action, différente de la première, que l'acide oxalique se résout en acide carbonique et en eau.

Dans l'organisme, les choses se passent différemment. Ces corps subissent l'action des ferments physiologiques : diastase salivaire, pepsine, pancréatine, suc entérique ; les globules du sang, eux-mêmes, agissent peut-être comme un ferment comparable à la levure de bière, et aussi comme oxydants par l'oxygène qu'ils apportent sans cesse. Sous l'influence de ces divers agents, l'amidon se transforme en sucre, après s'être préalablement solubilisé, le sucre se change en alcool, l'alcool en acide acétique et enfin l'acide acétique se résout en acide carbonique et en eau.

Toutes ces transformations résultent d'abord d'hydratation et de dédoublement dans lesquels interviennent les ferments physiologiques ; puis des oxydations favorisées et obtenues par l'oxygène des globules hématiques.

1° *Hydratation sous l'influence des ferments digestifs-diastase salivaire,* etc. ;

$$C^{24}H^{22}O^{22} + H^2O^2 = 2\,(C^{12}H^{12}O^{12})$$
$$\text{Sucre de canne} \qquad \text{Eau} \qquad \text{Glucose}$$

$$(C^{12}H^{10}O^{10})^n + (H^2O^2)^n = n\,(C^{12}H^{12}O^{12})$$
$$\text{Amidon} \qquad \text{Eau} \qquad \text{Glucose}$$

2° Dédoublement physiologique par fermentation analogue à la fermentation alcoolique. Il est probable que ce dédoublement est obtenu sous l'influence du globule hématique. Cette hypothèse est d'autant plus vraisemblable que l'on a pu obtenir directement *(in vitro)* la production de l'alcool par l'action de ces organites sur du glucose.

$$C^{12}H^{12}O^{12} = \begin{cases} 4\,(CO^2)\ \text{Acide carbonique} \\ 2\,(C^4H^6O^2)\ \text{Alcool.} \end{cases}$$
$$\text{Glucose}$$

3° Oxydation directe de l'alcool produit par l'oxygène des globules hématiques.

Première Phase :

$$C^4H^6O^2 \ + \ 4\,O \ = \ C^4H^4O^4 \ + \ 2\,(HO)$$
Alcool — Oxygène — Acide acétique — Eau

Seconde Phase :

$$C^4H^4O^4 \ + \ 8\,O \ = \ 4\,(CO^2) \ + \ 2\,(HO)$$
Acide acétique — Oxygène — Acide carbonique — Eau

4° Dans des conditions anormales ou pathologiques, le glucose peut subir l'action de ferments secondaires et produire des dédoublements différents de ceux qui précèdent. Ainsi, sous l'influence du ferment lactique, le glucose se dédouble en acide lactique, lequel par oxydations successives donne de l'acide butyrique d'abord, puis rentre dans la série précédente par la formation de l'acide acétique.

$$C^{12}H^{12}O^{12} \ = \ 2\,(C^6H^6O^6)$$
Glucose — Acide lactique

$$2\,(C^6H^6O^6) \ + \ 4\,O \ = \ C^8H^8O^4 \ + \ 4\,CO^2 \ + \ 2\,H^2O^2$$
Acide lactique — Oxygène — Acide butyrique — Acide carbonique — Eau

$$C^8H^8O^4 \ + \ 4\,O \ = \ 2\,(C^4H^4O^4)$$
Acide butyrique — Oxygène — Acide acétique

5° On rencontre dans certaines parties de l'organisme et principalement dans le tissu musculaire une matière sucrée *l'inosine*, ou *inosite*, isomère du glucose $C^{12}H^{12}O^{12}$, qui ne peut pas subir la fermentation alcoolique, mais produit de l'acide lactique sous l'influence du ferment spécial. Cette substance existe bien dans un certain nombre de produits alimentaires animaux et végétaux, mais elle paraît surtout prendre naissance dans la décomposition des matières albuminoïdes. Il est probable, par les transformations qu'elle subit sous l'influence des ferments et des oxydants, qu'elle peut participer à la production de la chaleur animale ; mais tout porte à croire qu'elle ne joue qu'un rôle secondaire dans ce phénomène.

L'existence de ces diverses transformations dans l'organisme est aujourd'hui parfaitement bien prouvée. Ainsi tout le monde connaît les beaux travaux de Cl. Bernard sur le glycogène. Pendant longtemps, on crut que cette fonction glycogénique était complètement localisée dans le foie; mais Cl. Bernard a reconnu ensuite que cette transformation s'opérait dans toute la masse du sang.

Il y a trente ans, un peu après les découvertes de Claude Bernard sur la glycogénie hépatique, M. Chauveau communiquait à l'Académie des Sciences, les résultats de ses premiers travaux tendant à établir le rôle important que jouent, dans la production de la chaleur, la destruction incessante du sucre contenu dans le sang et son renouvellement non moins incessant. Aujourd'hui, après de longues recherches et de nombreuses expériences, il croit pouvoir affirmer le rôle prépondérant rempli par le glucose du sang dans les combustions organiques, source de la chaleur animale et du travail musculaire.

D'un autre côté, M. E. Blondeau a parfaitement démontré qu'à tout moment on peut constater dans le sang la présence de l'alcool et de l'acide acétique; il a indiqué des procédés assez simples pour vérifier ces assertions. Mais, ce qui fait qu'il n'est possible, à aucun moment, de constater l'existence, en grande quantité, de ces éléments, c'est que leur transformation est incessante et ne s'arrête pas, qu'elle ne soit terminée par la résolution ultime en eau et acide carbonique.

Dans les fermentations que l'homme fait naître, les choses ne se passent pas de la même façon. La transformation des fécules en sucre est le point de départ; puis vient la fermentation alcoolique qui se continue jusqu'à ce que les liqueurs en contiennent une certaine quantité. La troisième phase ne commence que quand l'alcoolisation des liqueurs a modifié les conditions de vitalité du ferment; c'est alors seulement que commence la fermentation acétique qui se continue, elle aussi, tant que tout l'alcool n'est pas transformé.

Ainsi, dans l'organisme, comme dans la cornue du chimiste, les transformations suivent le même ordre, mais tandis que dans l'organisme elles s'opèrent simultanément, de façon à ce qu'il soit possible de constater, au même instant, la présence du sucre, de l'alcool et de l'acide acétique, chaque produit 'disparaissant successivement et étant remplacé par d'autre de nouvelle formation; le phénomène se continuant indéfiniment de la même manière, parce que jamais il n'y a encombrement. Dans le laboratoire, au contraire, un ordre de phénomènes ne succède à l'autre, que quand le premier est terminé.

Il en résulte alors que, si l'organisme ne contient jamais qu'une faible proportion de sucre, d'alcool et d'acide acétique, il est très inexact de conclure, en s'appuyant sur la faible quantité constatée de ces corps, que les aliments hydrocarbonés ne concourent pas à la production du calorique.

D'autres savants, parmi lesquels nous citerons en première ligne MM. Fick et Wislicenus, opposent aux conclusions précédentes les résultats de leur ascension au Faulhorn. Ces deux savants partirent des bords du lac de Brienz et montèrent au sommet du Faulhorn, par une pente raide, après s'être préalablement soumis, pendant dix-huit heures, à un régime exempt d'azote. Les urines ayant été recueillies pendant l'ascension, et encore six heures après, on y a dosé l'urée, et par le calcul on a transformé la quantité d'azote correspondante en substance musculaire sèche.

D'autre part, M. Frankland a établi qu'un kilogramme de matière protéique, transformé en urée, eau et acide carbonique, produit un nombre déterminé de calories, lesquelles correspondent à un nombre connu de kilogrammètres de force mécanique. Alors, étant donnée la quantité de kilogrammètres que chaque voyageur a, proportionnellement à son poids, dépensés dans l'ascension, on arrive à établir que la combustion des matières protéiques constatée n'a pu fournir que la moitié du calorique nécessaire à ce travail. Le supplément de calorique a donc dû être fourni par la combustion des aliments hydrocarbonés. Ajoutons que dans l'espèce, les auteurs ont raisonné comme si tout le calorique produit avait été utilisé en travail musculaire; tandis que nous savons qu'un cinquième seulement du calorique produit est utilisé sous cette forme, les quatre autres cinquièmes étant dépensés à maintenir constante la température de notre corps. On a donc ainsi la preuve que les matières hydrocarbonées fournissent par leur combustion la plus grande partie du calorique de l'organisme.

Il est vrai qu'on peut reprocher à ces expérimentateurs de n'avoir pas recueilli les urines pendant assez longtemps après l'ascension, puisque d'après les travaux de M. Parkes, l'urée n'est éliminée que plus de vingt-quatre heures après la production du travail. En admettant que l'urée recueillie ne représente que la moitié de la quantité produite, les conclusions précédentes ne cesseraient pas d'être exactes, puisque le calorique dépensé en travail ne représente guère qu'un cinquième du calorique produit.

Enfin MM. Voit et Ritter, chacun de leur côté, ont constaté que l'organisme ne produit pas une quantité d'urée beaucoup plus élevée pendant la marche que pendant l'état de repos.

D'après les expériences qui précèdent, un certain nombre de physiologistes concluent que : *le tissu musculaire n'est pas détruit par le travail mécanique.* Pour eux, l'urée provient des matières alimentaires qui sont directement brûlées par l'organisme.

Nous considérons cette conclusion comme étant absolument erronée, car si les expériences de MM. Fick, Wislicenus, Frankland prouvent péremptoirement l'intervention des matières hydrocarbonées dans la production du calorique animal; rien absolument ne prouve et ne peut prouver que l'urée soit produite, plutôt par l'oxydation directe des matières alimentaires azotées, que par la destruction organique des tissus.

Chossat, Magendie, MM. Boussingault, Bidder, Schmidt, etc., ont employé un autre système d'expérimentation pour arriver à déterminer le degré d'immuabilité des tissus pendant la période fonctionnelle ou leur destruction par le travail. Cette méthode consiste à étudier l'influence de l'inanition sur les animaux.

Chossat a constaté que, chez les animaux privés d'aliments, le poids du corps diminue plus ou moins rapidement, selon les espèces, ainsi que suivant plusieurs autres circonstances; qu'il diminue en général, à peu près progressivement. La mort est toujours la conséquence de cette déperdition, quand la diminution de poids a atteint certaines limites qui varient entre 40 et 50 pour 100. Pendant cette abstinence prolongée, la combustion respiratoire a continué, ainsi que l'élimination des déchets. L'examen du cadavre a fait voir que les matières enlevées de la sorte avaient été fournies non seulement par la graisse et par le sang, mais aussi par toutes les autres parties vivantes de l'organisme. La part attribuable au tissu musculaire était d'environ la moitié de la perte totale. Or, n'oublions pas surtout que, chez les animaux, ce sont les muscles qui travaillent le plus.

Dans ces derniers temps, les expériences de Chossat ont pu être étudiées sur l'homme. M... s'est abstenu d'aliments et a pris, au moment des repas, un litre et demi d'eau filtrée environ, soit à peu près trois litres par jour. Il a jeûné pendant cinquante jours. L'urine qui, au début, contenait 14 grammes d'urée par litre, est rapidement tombée à 7, puis progressivement et avec une grande lenteur à 2 grammes par litre au quarantième jour. Son poids qui, au début, était de 58 kilos, n'est plus que de 46 au quarantième jour, soit une perte de 12 kilos. N'ayant pas les chiffres officiels, nous ne pouvons établir qu'une moyenne proportionnelle d'après laquelle il aurait, dans ces quarante jours, éliminé environ 360 grammes d'urée, correspondant à 128 grammes d'azote. Toutes ses fonctions sont restées intactes; mais il est évident qu'il a fait de l'autophagie, et que le système musculaire a dû subir la diminution la plus importante. Nous n'avons pas connaissance que l'acide phosphorique ait été dosé. Vers la fin du jeûne, il pouvait se tenir difficilement sur ses jambes.

M. Boussingault a déterminé comparativement les diverses pertes intégrales de l'organisme subies par une tourterelle privée d'aliments; la quantité de carbone éliminée par les voies respiratoires chez le même animal, les quantités d'azote, de carbone et d'hydrogène contenues dans les matières urinaires et les autres produits excrémentitiels évacués sous la forme de fecès. Il a trouvé que la quantité de graisse brûlée dans les vingt-quatre heures pouvaient être évaluée à 2 gr. 58, tandis que les pertes diverses, attribuables à la combustion des principes albuminoïdes de l'organisme, s'élevait à 4 gr. 58.

MM. Bidder et Schmidt ont expérimenté sur un chat. L'animal pesait 2,572 grammes; il fut privé d'aliments et vécut ainsi dix-huit jours. Il perdit pendant ce temps 30 gr. 80 d'azote, 205 gr. 96 de carbone et 927 gr. 62 d'eau. Cette quantité d'azote exhalé correspond à la destruction de plus. de 200 grammes de tissu musculaire supposé sec et dépouillé de graisse.

D'après ces expériences, il paraît bien démontré que la combustion physiologique peut être entretenue aux dépens de la substance constitutive des organes. Mais alors, on peut se demander, si cette oxydation des matières albuminoïdes est un phénomène nécessaire, ou si elle n'a lieu que dans les circonstances spéciales où le principe comburant ne trouve pas une quantité suffisante d'autre combustible organique. En d'autres termes, la combustion vitale peut-elle être entretenue indifféremment par toute espèce de matières oxydables, ou doit-elle être nécessairement alimentée, en partie, par la substance des tissus des animaux ou par d'autres combustibles azotés de même ordre ?

Mais alors, si l'entretien de cette combustion était l'unique condition de l'activité physiologique des animaux, ceux-ci devraient pouvoir se nourrir d'aliments hydrocarbonés sans mélange de matières azotées ; à moins que ce ne fut pendant la période de croissance, lorsque leurs tissus, en voie de développement, nécessitent l'assimilation de matériaux semblables à ceux dont ces parties se composent.

Les substances les plus riches en carbone et en hydrogène, telles que le sucre, les graisses seraient, sinon les aliments par excellence, du moins des aliments tout à fait suffisants. Mais nous savons, par les expériences de Magendie et de plusieurs autres physiologistes, que ces aliments ne répondent pas à tous les besoins des animaux en voie de développement, ou adultes et qu'ils meurent toujours, plus ou moins promptement, s'ils ne trouvent pas dans leurs aliments des substances protéiques. Il est d'ailleurs parfaitement démontré qu'un animal, ne recevant pour aliments que du sucre ou de la graisse, ou tout autre élément non azoté, continue à excréter des produits azotés par les voies urinaires, azote qui ne peut provenir que de sa propre substance, c'est-à-dire des matières azotées qui constituent ses organes, ou en suspension dans ses liquides physiologiques.

En résumé, les recherches de Chossat, de MM. Boussingault, Bidder et Schmidt, complétées par les expériences de Magendie, prouvent bien la destruction du tissu musculaire par une cause différente de celle qui a pour but de produire le calorique animal. Or, la cause du calorique étant écartée, nous ne pouvons plus attribuer cette destruction du tissu musculaire qu'à la cause fonctionnelle, c'est-à-dire au fonctionnement même des muscles.

Nous pouvons encore, à l'appui de cette thèse, apporter une autre preuve, puisée dans les expériences de M. le docteur Byasson, rapprochées de nos recherches, sur la distribution des phosphates dans les différents tissus. M. le docteur Byasson a expérimenté sur lui-même. Après s'être soumis à un régime alimentaire uniforme, dont la composition avait été déterminée d'une manière précise par l'analyse chimique ; il s'est livré alternativement, pendant plusieurs jours, tantôt au travail musculaire, tantôt au travail cérébral. Les urines recueillies chaque jour et analysées avec soin, lui ont permis de tirer la conclusion suivante, à savoir que : *par le travail cérébral il a dépensé une quantité d'acide phosphorique double de celle fournie par l'exercice musculaire*. La quantité et la composition des aliments étant restées constantes, durant toute la durée de l'expérimentation, on est forcé de convenir que ces phosphates ont été fournis par les organes qui ont travaillé.

M. Mairet (1) a publié également un important travail sur le rôle biologique de l'acide phosphorique. Il lui manque peut-être la précision que l'on désirerait trouver en pareil cas, parce que l'alimentation n'a pas toujours été rigoureusement identique ; mais, rapproché des autres travaux, il n'en a pas moins une grande valeur.

« Lorsqu'on étudie comparativement, chez des individus à l'état de repos, l'élimination de l'azote et de l'acide phosphorique dans les différentes périodes de la journée, on voit, d'une part, pendant le sommeil, diminuer en même temps l'élimination de l'azote et de l'acide phosphorique, soit de l'acide phosphorique uni aux terres, soit de l'acide phosphorique uni aux alcalis ; d'autre part, pendant les autres périodes de la journée, en rapport avec l'activité de la veille, augmenter en même temps l'élimination de l'azote et des phosphates alcalins et terreux. Or, comme dans ces cas les modifications produites dans l'élimination de l'azote traduisent le plus ou moins d'activité dans la décomposition des matières albuminoïdes et que cette décomposition ne peut être rattachée qu'à l'ensemble des échanges nutritifs qui se passent dans nos différents tissus, c'est-à-dire à la nutrition générale, on est amené à rattacher à cette même nutrition les modifications produites dans l'élimination de l'acide phosphorique. Nous pouvons donc dire :

(1) Comptes rendus de l'Académie des Sciences, t. XCIX (1884).

L'élimination de l'acide phosphorique est liée à la nutrition générale;

L'élimination des phosphates suit une marche parallèle à la décomposition des matières albuminoïdes, c'est-à-dire à l'élimination de l'azote. »

Travail musculaire. — Le travail musculaire modifie ou non l'élimination de l'acide phosphorique, suivant son intensité et la richesse de l'alimentation.

	Résultats de 24 heures			
	Azote	Acide phosphoriq. Total	Phosphates alcalins	Phosphates terreux
Régime végétal				
Repos	19,30	2,03	1,52	0,51
Travail musculaire.	24,68	2,37	1,92	0,45
Régime mixte				
Repos	21,17	2,11	1,57	0,54
Travail musculaire.	22,55	2,27	1,74	0,53

Régime animal. — Le travail musculaire ne modifie plus l'élimination de l'acide phosphorique.

L'auteur considère le *régime animal* comme l'alimentation riche par excellence. Elle l'est en azote assimilable, il est vrai, mais comparativement à l'azote, elle est beaucoup moins riche en acide phosphorique; c'est pour cela que l'évacuation urinaire ne donne plus de différences entre l'élimination de l'acide phosphorique pendant le repos et après le travail. Pour ces raisons, les déductions que M. Mairet tire de ses résultats analytiques manquent d'exactitude; mais elles ne faussent cependant pas les conclusions générales qu'il tire :

« 1° *Le muscle emploie de l'acide phosphorique pour produire du travail;*

2° *L'acide phosphorique qu'on retrouve en excès dans les*

urines sous l'influence du travail musculaire est de l'acide phosphorique de déchet ;

3° L'élimination de l'acide phosphorique est liée à la nutrition et au fonctionnement du muscle. »

Travail intellectuel. — A propos de ces recherches, nous devons signaler une nouvelle cause d'erreur. L'auteur suppose que les phosphates terreux que l'on trouve dans l'urine proviennent en totalité de l'organisme ; tandis que nous démontrerons à l'article *Phosphate de chaux* (emploi thérapeutique) que celui qu'on trouve dans l'urine est, pour une part notable, un produit de formation intra-vésicale.

Ces réserves faites, voici les résultats de l'auteur, ainsi que les déductions et les conclusions qu'il en tire ; elles sont favorables à notre thèse.

	Résultats de 24 heures			
	Azote	Acide phosphóriq. Total	Phosphates alcalins	Phosphates terreux
Diète				
Repos	12,13	» »	1,13	» »
Travail intellectuel.	10,71	1,58	0,99	0,59
Régime végétal				
Repos	10,82	» »	1,16	» »
Travail intellectuel.	8,45	1,68	1,10	0,58
Régime mixte				
Repos	24,54	2,15	1,65	0,50
Travail intellectuel.	22	2,05	1,53	0,52

« La diminution de l'azote reconnaît comme cause un ralentissement de la nutrition générale. Il en est de même de la diminution de l'acide phosphorique uni aux alcalis ; toutefois, celle-ci a encore une autre origine : elle provient en partie de ce qu'une certaine quantité de phosphates alcalins est absorbée par la substance nerveuse pour produire le travail, et sert à compenser les pertes en acide phosphorique

que le travail fait subir à cette substance. Comme conclusion, nous dirons :

    1° L'acide phosphorique est intimement lié à la nutrition et au fonctionnement du cerveau ;

    2° Le travail intellectuel ralentit la nutrition générale. »

Si, d'autre part, on consulte les tableaux que nous avons donnés précédemment de la distribution des phosphates dans les tissus musculaire et nerveux ; on constate dans le système nerveux cérébral une richesse phosphatique beaucoup plus grande que dans le système musculaire, richesse qui coïncide, dans une certaine mesure, avec les quantités d'acide phosphorique éliminées. Or, comme les phosphates constituent le support des éléments organisés vivants, ils nous fournissent donc une nouvelle preuve expérimentale de la destruction des organes par le travail.

Au chapitre de la distribution des phosphates dans le tissu musculaire (page 203), nous avons vu, sous la rubrique bœuf gras et bœuf maigre, que la constitution minérale du tissu musculaire est fort différente, chez un animal fatigué par le travail et une alimentation insuffisante et chez un animal reposé, abondamment nourri dans de bons pâturages. Nous avons cherché à déterminer, par le réactif chimique et par le microscope, les modifications qui se produisent dans le tissu musculaire par le repos et par le travail, chaque état étant prolongé pendant un temps suffisant pour donner des différences marquées dans l'état des tissus.

Les muscles sont formés de deux sortes d'éléments : le tissu fibreux ou fibre musculaire proprement dite et le tissu conjonctif ou tissu cellulaire, qui lie les fibres musculaires les unes aux autres et remplit leurs espaces interstitiels. Chimiquement, ces deux sortes d'éléments se distinguent de la façon suivante : si l'on délaye dans de l'eau aiguisée de deux millièmes d'acide chlorhydrique, un fragment de muscle réduit en pulpe, la fibre musculaire se dissout et le tissu cellulaire reste sous forme de flocons insolubles ; cette dissolution est accélérée par la présence d'un peu de pepsine. Après séparation par le filtre et lavage, on reconnaît que les flocons sont formés de tissu conjonctif, à la propriété qu'ils possèdent de produire de la gélatine par décoction dans l'eau bouillante. La fibre musculaire proprement dite ne donne pas de gélatine par la coction.

Ce réactif ne peut être essayé sur les tissus qu'après la mort, c'est évident ; mais n'est-il pas possible de choisir trois types d'animaux, trois bœufs, par exemple, aux abattoirs, sur lesquels on peut faire des expériences comparatives. C'est le moyen que nous avons employé.

Nous avons pu nous procurer du tissu musculaire pris au milieu de la cuisse, par une section perpendiculaire au fémur, provenant de trois bœufs différents ; l'échantillon n° 1, provenant d'un bœuf qui avait travaillé autrefois, mais qui avait passé quatre mois aux pâturages avant d'être livré à la boucherie ; le n° 2 provenait d'un animal qui avait toujours travaillé, mais il avait eu une nourriture abondante et substantielle, il était en bon état ; le n° 3, enfin, était un animal maigre, qui tout en travaillant beaucoup avait été mal nourri. Chacun de ces animaux correspondait à l'une des trois catégories de viandes, que l'on distingue dans le commerce de la boucherie, à Paris.

Utilisant alors l'action de l'acide chlorhydrique dilué à deux pour mille, aidée de celle de la pepsine, nous avons déterminé la quantité en poids de chacune des deux espèces d'éléments dont se composent les muscles des trois catégories d'animaux.

Voici les résultats de nos expériences rapportés à 100 grammes de tissu musculaire desséché :

	Fibre musculaire pp. dite	Tissu conjonctif ou cellulaire.
N° 1	95	5
N° 2	81,50	18,50
N 3	63,75	38,25

En soumettant à l'action de ce même réactif, des tranches musculaires prises en lames longitudinales et transversales très minces, on peut aussi constater, au microscope, la variation des divers éléments des muscles.

Si nous rapprochons de ces résultats la constitution des muscles du veau, qui se compose d'environ parties égales de tissu fibro-musculaire et de tissu conjonctif, soit 5o pour chacun, nous pouvons faire ressortir plusieurs faits importants ; à savoir que :

1° Chez l'animal adulte, le tissu fibro-musculaire se détruit par le travail ;

2° Ce même tissu fibro-musculaire se régénère promptement chez l'animal reposé et abondamment nourri ;

3° Plus un animal est jeune, plus ses muscles sont riches en tissu conjonctif ;

4° Par la croissance, le tissu cellulaire diminue et le tissu fibro-musculaire augmente ;

5° Enfin, nous ferons ressortir cet autre fait important que le tissu cellulaire est antérieur au tissu fibro-musculaire, qu'il lui survit et qu'il résiste infiniment mieux aux causes de destruction.

Pour résumer toutes les recherches qui ont été faites sur la désassimilation et les hypothèses qui ont été formulées sur la nature et l'origine des matériaux qui servent à la production du calorique animal ; nous conclurons :

1° Avec Liébig, Playfair, Ranke, etc., *que le tissu musculaire se détruit par le travail mécanique.* Mais, contrairement à l'opinion de ces savants, nous dirons que cette destruction musculaire est la conséquence et non la cause du travail mécanique.

2° Avec MM. Voit, Wislicenus et Frankland, nous dirons : *que se sont les aliments hydrocarbonés qui fournissent la plus grande somme de calorique transformable en travail mécanique.* Mais que, si ces savants n'ont pas pu constater la destruction partielle de la substance musculaire, elle n'existe pas moins.

3° Pour la production du calorique et sa transformation en travail mécanique, le muscle brûle principalement les matières hydrocarbonées ; mais, si ces matières viennent à leur faire défaut, il brûlera à leur place des substances albuminoïdes, soit qu'elles lui soient fournies par l'alimentation, ou qu'elles proviennent de la substance musculaire elle-même, dans le cas d'alimentation insuffisante. C'est dans ce dernier cas que se produit réellement l'autophagie.

4° Enfin, nous ajouterons que nos recherches établissent ceci : *des deux éléments fibre musculaire et tissu conjonctif, c'est la fibre musculaire proprement dite, qui est détruite par le fonctionnement organique.*

En résumé, c'est une opinion mixte qui paraît le mieux s'accorder avec les faits observés. *In medio veritas.*

IV

ASSIMILATION OU CRÉATION VITALE

En présence des divergences d'opinions qui existent dans la science, relativement à la désassimilation, on n'est pas surpris qu'il y ait un semblable désaccord sur la question de l'assimilation.

Pour les physiologistes, qui n'admettent pas la destruction partielle continue comme conséquence du fonctionnement organique, le phénomène d'assimilation serait une fonction temporaire, commençant avec l'embryon et s'arrêtant à l'âge adulte de l'individu. Au delà de ce terme, le phénomène cesserait, tout au moins pour le système musculaire. Pour un certain nombre d'autres organes, il existe trop de preuves contredisant cette assertion ; ainsi pour les poils et les ongles, par exemple, que l'on coupe fréquemment et qui se reproduisent toujours rapidement, et bien d'autres organes, on ne pourrait pas nier la continuité de l'assimilation. Mais, pour les muscles eux-mêmes, on est encore forcé d'admettre que la fonction d'assimilation n'est pas complètement éteinte, qu'elle est seulement suspendue ; puisqu'un traumatisme quelconque provoque immédiatement un bourgeonnement de tissus de nouvelle formation, ayant pour but de remplacer celui qui a été détruit. D'ailleurs, il n'est pas nécessaire de nous étendre plus longuement sur les exceptions que comporte cette hypothèse, puisque nous en démontrerons l'inexactitude.

Il existe actuellement deux manières d'expliquer les phénomènes d'assimilation.

Le sang est considéré, avec juste raison, comme le liquide nourricier de l'économie, et on admet que chaque organe *va puiser*, dans ce liquide, les éléments qui sont nécessaires à son évolution.

Tel est, en deux mots, le résumé sommaire de la manière dont on suppose que s'opère la nutrition. S'il y a accord sur ce résumé ; il y a de grandes divergences sur la manière d'interpréter l'accomplissement du phénomène. Ainsi, selon certains physiologistes, dans l'acte de la digestion, qui est en somme la cuisine préparatoire à la nutrition proprement dite, les ferments de l'organisme feraient subir aux aliments, des transformations aussi nombreuses que variées ; de telle sorte que les muscles, les nerfs, les os, les glandes, tous les organes en un mot, trouveraient dans le sang, toutes préparées, les substances qui conviennent à leur nature particulière. Ainsi, le sang devrait contenir de la matière cérébrale, de la substance musculaire, etc., toutes préparées par l'estomac et préalablement rendues solubles pour qu'elles puissent être charriées par le sang. Or, nous savons que le sang a exercé la sagacité de presque tous les grands chimistes, et aucun d'eux n'a signalé la présence de corps ayant quelque analogie, soit avec la substance des muscles, soit avec la substance nerveuse, etc. Mais en supposant même que toutes ces substances si diverses se trouvent tout élaborées dans le sang,

il faudrait encore admettre, dans chaque organe, une faculté
élective lui permettant de choisir, au milieu de ce mélange
de substances si différentes, celle qui convient à sa nature ;
et enfin, que le sang contient, de préférence, des substances
analogues à celles des organes qui fonctionnent le plus, c'est-
à-dire de la substance musculaire chez l'ouvrier ; de la
substance cérébrale chez les penseurs. Tout cela exigerait des
opérations bien compliquées et des propriétés bien mysté-
rieuses que l'on a pu attribuer, peut-être, aux organes ; mais
que l'on n'a pas pu prouver jusqu'à ce jour, en tout cas.

Selon d'autres physiologistes, la nutrition s'opère d'une
façon beaucoup plus simple. Leur théorie se rapproche
beaucoup plus de la vérité ; mais il y existe plusieurs lacunes
importantes qui la rendent obscure, incomplète ; partant
inacceptable.

Depuis que la science nous a dotés du microscope, nous
savons que chaque tissu, chaque organe, peut être considéré
comme une fédération cellulaire dont la nutrition n'est que
la résultante nutritive de chaque cellule en particulier. Alors,
pour sa nutrition, chaque cellule, puise dans les principes
albuminoïdes du sang, des matériaux qu'elle transforme et
adapte à sa nature particulière. De là la conclusion : que
c'est l'albumine du sérum qui fournit les matériaux nutritifs
aux organes.

Contrairement à toutes ces théories, qui ne sont qu'hypo-
thétiques, puisqu'elles ne reposent sur aucun fait certain,
démontré, nous prouverons que : c'est le globule qui est la
cheville ouvrière de la nutrition ; que c'est lui qui transforme
les albuminoïdes alimentaires, introduits dans le sang sous
forme de peptones ; qu'il engendre la globuline, principe
albuminoïde organisé, qui se change facilement en albumine,
en caséine, etc. ; que c'est cette globuline, elle-même, qui
sert à la nutrition de tous les tissus, puisqu'elle forme les
90 centièmes du globule.

Le sang sert d'intermédiaire entre le milieu extérieur et les organes intérieurs ; il importe les matériaux destinés à nourrir les organes et il exporte les produits de désassimilation. Or, le sang renferme trois sortes de produits azotés, la fibrine, l'albumine et les globules. Si chacun de ces éléments fournit des matériaux à la nutrition, il est probable que la quantité fournie doit être proportionnelle à celle renfermée dans le sang.

Le sang normal contient chacun de ces éléments dans la proportion suivante pour mille grammes :

```
Fibrine. . . . . . . . . .     3
Albumine. . . . . . . . .    67
Globules . . . . . . . . .  121
```

La fibrine existe en si faible proportion, par rapport aux autres matériaux azotés que, si son rôle dans la nutrition n'est pas tout à fait nul, il doit être, en tout cas, assez peu important pour qu'on puisse, quant à présent, le négliger sans grands inconvénients.

L'albumine existe dans le sang en quantité beaucoup plus considérable. Or, nous savons que c'est un produit complexe renfermant des matériaux qui proviennent de trois sources bien différentes :

1° Matériaux fournis par les aliments et apportés par le chyle ;

2° Principes résultant de la désassimilation des tissus ;

3° Éléments désassimilés par les globules hématiques.

Les principes fournis par la désassimilation des tissus et des globules, véritables déchets de la nutrition, sont probablement ceux qui, de préférence, doivent être brûlés et éliminés sous forme d'urée, d'acide urique, etc. ; ils atteignent, chaque jour, un chiffre total variant de 20 à 30 grammes. Ils doivent être déduits du total des albuminoïdes constituants du sérum, ce qui diminue d'autant la masse active de ces principes. Il faut encore, de la quantité d'albumine active, en réserver une partie qui doit être fixée par les globules pour leur développement jusqu'à l'âge adulte. Enfin, si l'on tient compte encore de ce point important : que la circulation du sang ne s'effectue bien qu'autant que la densité du sérum ne varie que dans des limites assez étroites ; que la vitalité des globules exige des conditions analogues ; on voit, en outre, de la défalcation qu'il faut faire sur le chiffre porté plus haut, qu'il existe encore un certain nombre de causes, qui viennent en limiter l'intervention dans la nutrition intime des tissus.

Les globules hématiques sont des cellules animales vivantes, qui jouissent chacune d'une vitalité propre et indépendante ; ils ont leur loi de développement et en cette qualité ils assimilent et désassimilent comme tous les êtres vivants.

L'étude physiologique de la genèse des globules hématiques, comprend la description du mode de formation et de développement de ces organites, et aussi l'examen des matières mises en œuvre pour cette création vitale. Or, tandis que les physiologistes ont étudié avec soin la première partie de cette question, ils ne se sont jamais préoccupés des matériaux employés à cet usage. On ne peut pas être surpris qu'il en ait été ainsi, jusqu'à ce jour ; parce que, d'une part, la fonction attribuée aux globules n'exigeait pas une connaissance plus approfondie de ce point ; d'autre part, la recherche de l'origine des matières albuminoïdes est extrêmement difficile, à cause des transformations continuelles qu'elles subissent à à travers l'organisme.

Aujourd'hui, après avoir démontré que chaque tissu, chaque principe albuminoïde renferme des principes phosphatés ; que quelques espèces, en outre, sont caractérisées par la prédominance d'un phosphate spécial ; il nous est quelquefois possible, en constatant la présence, en quantité notable, de tel ou tel phosphate, d'établir quel est l'élément qui a fourni des matériaux au tissu examiné.

En procédant de cette manière, nous démontrerons que les globules sanguins ne sont pas de simples condensateurs d'oxygène, chargés de porter ce gaz dans toutes les parties des tissus ; qu'ils fournissent aux organes leur propre substance, afin de réparer les pertes résultant du fonctionnement vital organique. C'est pourquoi, il devient important d'étudier la genèse des globules au point de vue des matériaux qu'ils emploient.

D'après les travaux récents de M. le Dr Hayem les globules proviennent du développement, plus ou moins régulier, de petits éléments incolores, délicats, très altérables nommés hématoblastes, qui se modifient continuellement pour arriver rapidement à l'état de globules adultes. Mais pour cela, il faut la réunion de certaines conditions indispensables, savoir : 1° Des matériaux spéciaux, nécessaires à la constitution du globule, sans lesquels il ne peut s'accroître ; 2° un milieu physiologique convenable, c'est-à-dire constitué par une réunion d'éléments, au milieu desquels les globules puissent se développer et vivre.

La constitution chimique du globule nous indique la nature des matériaux qui lui sont nécessaires ; ce sont des principes azotés protéiques et des phosphates, c'est-à-dire un peu de phosphates de potasse et de chaux et beaucoup de phosphate de fer. Ces divers éléments doivent donc se trouver réunis dans le milieu où se développent les hématoblastes, c'est-à-dire dans le plasma sanguin.

Or, le plasma hématique est composé de :

```
Fibrine . . . . . . . . . . . . . . . . . .   3
Albumine . . . . . . . . . . . . . . . .    67
Partie aqueuse (renfermant substances salines). .  809
```

qui, avec 121 grammes de globules secs, donnent un total de 1,000 parties, composition du sang normal.

Les éléments de ce plasma, qui fournissent des matériaux aux globules, sont certainement ceux de nature complexe et

d'origine différente que nous nommons albumine et principalement la partie provenant des aliments. Si nous nous
reportons à la page 194, qui donne la richesse en phosphates
de cette albumine et celle des globules, nous voyons que ces
matériaux, pour s'intégrer dans le globule, doivent s'enrichir
en principes phosphatés. Il faut absolument qu'ils empruntent
ces phosphates à la partie aqueuse du plasma, en utilisant
d'abord le phosphate de fer tout formé et en composant le
complément de ce même phosphate nécessaire, au moyen
d'acide phosphorique emprunté aux phosphates alcalins et de
l'oxyde de fer libre.

Mais, tous les phosphates alcalins renfermés dans la partie
aqueuse du plasma ne peuvent pas être employés à cet usage;
parce que leur présence est nécessaire, en proportion déterminée minimum, pour constituer le milieu physiologique indispensable aux globules, afin qu'ils puissent se développer normalement et vivre.

Des deux composants du globule, principes azotés et phosphates, ou bien tous deux peuvent faire défaut ; soit par suite
d'insuffisance de l'alimentation, soit par mauvaise qualité
des aliments, ou bien à cause du mauvais état des voies digestives. Mais le plus souvent, en dehors de ces cas, ce sont
les phosphates qui doivent faire défaut, d'abord parce que
nos aliments en sont relativement pauvres et ensuite parce que
les éléments organisés animaux sont plus riches en phosphates
que les principes azotés fournis par l'alimentation et qu'il faut
nécessairement leur en fournir un excès, pour qu'ils puissent
s'organiser régulièrement.

Dès lors, si, par une cause quelconque, l'une des deux
espèces de matériaux vient à faire défaut, le développement
normal des globules se trouve enrayé ; ils subissent un arrêt
de développement. M. Hayem les a nommés globules nains.
Leurs dimensions sont inférieures à celles des globules normaux ; ils tiennent le milieu entre ces derniers et les hématoblastes. Les conditions dans lesquelles on les rencontre

prouvent bien cette assertion; en effet, ils sont abondants après l'hémorragie physiologique des règles, à la suite de toutes les hémorragies, au commencement des convalescences, etc.

En résumé, *les globules sanguins emploient pour leur développement les matériaux azotés apportés par l'alimentation et leur font subir une première transformation en les assimilant.* Mais, il y a une condition essentielle, indispensable au succès de cette opération; c'est qu'il y ait, dans le milieu physiologique ou elle s'opère, abondance de phosphate de fer et de phosphates alcalins.

CHAPITRE V

I

NUTRITION DANS LE TISSU MUSCULAIRE

Les muscles sont des organes de mouvement; aussi leur trouvons-nous une structure corrélative de la fonction qu'ils doivent remplir. En effet, ils sont formés de fibres longues lisses ou striées, fixées à leurs extrémités longitudinales et présentant une certaine liberté dans le sens latéral. Le mouvement musculaire, qui produit du travail, consiste, alternativement, dans une extension longitudinale produisant l'allongement des fibres, en même temps qu'il y a diminution du diamètre transversal et la contraction, c'est-à-dire un raccourcissement, accompagné d'augmentation du diamètre latéral.

Nous ne rechercherons pas ici les causes qui déterminent la contraction musculaire, nous constaterons seulement qu'il est nettement établi que les muscles contiennent de l'électricité et que dans la contraction musculaire il y aurait une décharge électrique analogue à celle que produit l'appareil du poisson torpille. Il est probable que cette électricité est d'origine thermo-chimique.

Dans le muscle, chaque fibre musculaire proprement dite est enveloppée par du tissu conjonctif et un réseau de vaisseaux capillaires sanguins veineux et artériels s'anastomosant de place en place, sans jamais pénétrer dans la fibre. D'autre part, l'analyse du muscle de veau a prouvé que le tissu conjonctif est antérieur au tissu fibro-musculaire. Enfin, l'analyse comparative des muscles du bœuf reposé et bien nourri et celle du bœuf épuisé par le travail a démontré encore que, non seulement le tissu cellulaire survit au tissu fibro-musculaire détruit par le travail, mais qu'il le remplace, en plus ou moins grande partie. En outre, ne constate-t-on pas que le tissu conjonctif diminue quand le tissu fibreux augmente et qu'il augmente quand les fibres se détruisent. Par ce mouvement alternatif, la forme du muscle est à peu près conservée et rien ne vient déceler au dehors, les modifications qui s'opèrent dans la profondeur de l'organe.

Tous ces faits nous conduisent à conclure : *que le tissu conjonctif sert de protoplasma au tissu fibreux et qu'il lui fournit les éléments nécessaires à la genèse de ses fibres.*

Considérée au point de vue chimique, cette hypothèse est parfaitement admissible, car le tissu conjonctif, quoique ayant des propriétés physiques bien différentes de celles des matières protéiques, en dérive cependant. Ainsi, le tissu conjonctif d'un être embryonnaire ne fournit pas de gélatine à la coction (Schwann), et semble formé par une substance protéique. Quant au mode de transformation chimique, il nous est complètement inconnu.

Nous trouvons une première preuve, à l'appui de notre théorie, dans l'augmentation et la diminution alternative de chacune des deux espèces de tissus ; nous en trouvons une seconde preuve, dans la comparaison de la richesse minérale phosphatée du tissu conjonctif de l'animal jeune le veau, à celle de l'animal adulte (voir page 204). D'abord, les deux phosphates hématiques, le phosphate de soude et le phosphate de fer, qui sont les phosphates de transactions, d'échanges, sont accumulés en quantité double dans le tissu conjonctif du veau, animal en voie de développement, lequel tissu en outre est prédominant. Nous ne pouvons pas tenir compte de la richesse en phosphates terreux (chaux et magnésie) du tissu cellulaire du bœuf ; ce sont des phosphates immobilisés, des phosphates de maçonnerie, qui ne servent qu'à donner à ce tissu ses qualités physiques de résistance.

Si, maintenant, nous recherchons l'origine des deux phosphates hématiques du tissu conjonctif du veau ; nous pouvons supposer que le phosphate de soude provient de la partie aqueuse du plasma sanguin. Quant au phosphate de fer, il ne peut provenir que des parties solides du sang, des globules, après leur destruction et fixation des éléments qui en proviennent. C'est donc une preuve évidente que les globules fournissent leur substance au tissu cellulaire, pour servir ensuite à la nutrition du muscle.

Nous avons insisté précédemment sur ce fait, que les éléments phosphatés sont disposés en un groupement méthodique, au milieu des masses histologiques. Or, tandis que les principes protéiques se modifient rapidement ; nous voyons, au contraire, les principes phosphatés subir des transformations plus lentes et nous pouvons encore constater leur présence assez longtemps après que les éléments histologiques se sont transformés. C'est par ce moyen que nous pouvons surprendre le secret de la nature et savoir comment se fait la nutrition intime des tissus.

Si, d'autre part, nous comparons la quantité des phosphates contenus dans le tissu cellulaire du bœuf maigre et dans celui du bœuf gras, nous pouvons constater que la proportion des phosphates terreux n'est pas sensiblement différente ; tandis que la proportion des phosphates hématiques (de fer et de soude) est notablement plus élevée dans le tissu du bœuf gras que dans celui du bœuf maigre. Or, chez le bœuf maigre, les restaurations organiques sont ralenties, par suite d'appauvrissement excessif résultant d'une trop grande dépense par le travail ; aussi la régénération du tissu fibro-musculaire se fait-elle lentement et imparfaitement. Chez le bœuf gras, au contraire, les dépenses ayant été très faibles et l'alimentation substantielle, il y a eu abondance de matériaux dans le tissu cellulaire ; on a vu alors le tissu fibro-musculaire se développer largement et l'animal subir un accroissement important. Ici encore, en raison de la présence du phosphate de fer en notable quantité, nous sommes conduit à conclure que la substance même des globules a été utilisée pour la régénération du tissu fibro-musculaire.

Ainsi donc, que nous envisagions l'animal jeune en période de croissance ; que nous examinions l'animal adulte en voie de restauration, les résultats constatés sont identiques, et nous avons la preuve matérielle que, dans les deux cas, la substance des globules intervient bien dans la genèse ou dans la restauration du tissu fibro-musculaire, puisque nous retrouvons des traces de leur squelette, le phosphate de fer.

A toutes ces preuves d'ordre chimico-physiologique, nous en ajouterons une autre non moins importante, tirée de l'anatomie. Le réseau de distribution capillaire des vaisseaux sanguins dans les tissus présente, dans chacun d'eux, une configuration particulière sur laquelle il est utile d'insister. Partout il offre à considérer deux ordres de canalicules, les uns interstitiels, affectés spécialement à la nutrition de ces tissus, les autres, plus volumineux, destinés à assurer, indépendamment des premiers, une communication suffisamment facile entre les artères et les veines.

Indépendamment de la circulation générale commune à tous les organes, il existe donc une véritable circulation locale, spéciale à chacun d'eux.

Or, tandis que les phénomènes de la circulation générale offrent une assez grande constance d'intensité et de rythme, seule capable de maintenir leur unité fonctionnelle si nécessaire, nous trouvons de grandes et fréquentes variations dans les phénomènes de la circulation locale interstitielle, nutritive.

Ces variations sont sous l'influence de la partie du système nerveux qui préside aux actes de la vie organique.

Des nerfs de la vie organique accompagnent les artères jusque dans leurs ramifications les plus tenues. En agissant sur les éléments contractiles que renferment les parois vasculaires, ils déterminent la stagnation du sang dans le réseau capillaire interstitiel, favorisent la dissociation hématique et l'absorption des matériaux qui en proviennent. Cette action constrictive dure tant que l'absorption n'est pas terminée. Si ces nerfs cessaient d'agir, les vaisseaux libres de tout frein se laisseraient dilater par l'ondée sanguine et la circulation prendrait une activité considérable.

C'est ainsi que l'action nerveuse peut modifier localement les conditions mécaniques de la circulation; qu'elle peut la ralentir, ou la rendre plus active dans un organe, et changer ainsi les conditions de nutrition de cet organe, sans apporter immédiatement de trouble appréciable dans l'harmonie générale de la distribution du sang.

Comment, d'après tout ce qui précède, pouvons-nous nous rendre compte de la manière dont se fait la nutrition dans le tissu musculaire; comment le sang peut-il participer à ce phénomène? La constitution minérale des tissus des muscles chez les animaux, jeunes et vieux, nous a fait connaître les résultats définitifs; le mode de distribution locale des vaisseaux sanguins et l'influence des nerfs sur ces vaisseaux, nous indiquent le moyen mécanique mis en usage pour obtenir ces résultats. Quant aux phénomènes intermédiaires, nous ne les connaissons pas, et la science ne nous fournit actuellement aucun moyen pour faire ces études. Pour suppléer à cette insuffisance de nos connaissances, nous sommes obligé de recourir aux hypothèses. En tout cas, cela ne peut avoir qu'une importance très secondaire, puisqu'elles ne portent que sur des points de détail.

Voici, selon nous, comment s'accomplit la nutrition dans les muscles. Quand un organe musculaire a effectué une somme quelconque de travail mécanique, il a brûlé des hydrates de carbone accumulés dans le suc intra-cellulaire de ses fibres cellules, pour produire du calorique transformable en mouvement. Comme résultat du travail effectué, il a détruit une partie de sa propre substance et le suc intra-cellulaire se trouve encombré de tous les déchets résultant de ces phénomènes physico-chimiques. Si, à ce moment, le muscle entre en état de repos, les nerfs de la vie organique ferment les petites artères de la circulation locale et les mouvements du sang qui y est contenu s'arrêtent; or, pour les globules, s'arrêter, c'est mourir. En effet, ils s'accolent aux parois des vaisseaux et se dissocient. Nous trouvons alors dans le muscle, d'un côté, des milieux intra-cellulaires acides chargés de déchets nutritifs et fonctionnels, et, d'autre part, des milieux sanguins artériels alcalins dans lesquels sont accumulés des matériaux nutritifs. Ces deux milieux sont séparés par des membranes perméables, au travers desquelles s'établit un double courant : endosmotique, allant du milieu sanguin au milieu intra-cellulaire, lequel facilite l'introduction des matériaux neufs pour remplacer ceux qui ont été détruits; puis, exosmotique, qui va du milieu fibro-cellulaire aux canaux sanguins, lequel a pour effet de déterminer l'expulsion des résidus inutiles des combustions.

Pour expliquer les phénomènes nutritifs dans les muscles, nous avons dit qu'il fallait un état de repos succédant à la période de travail, et nous avons aussi invoqué l'état acide des espaces musculaires comme étant nécessaires; l'observation physiologique nous démontre, en effet, que ces états jouent un rôle important.

Nous savons que l'exercice, quand il est progressif, développe considérablement les muscles, mais son effet est purement local, c'est-à-dire que les muscles qui travaillent sont les seuls qui subissent un accroissement. En effet, chez les danseuses, les mollets sont très développés, chez les boulangers et les forgerons, ce sont les muscles des bras, chez les chanteurs, les muscles du cou et de la poitrine, etc.

D'autre part aussi, le chirurgien sait très bien que les muscles d'une articulation ankilosée, luxée ou immobilisée par un bandage s'atrophient ; il en est de même des muscles dont les nerfs ont été coupés ou paralysés. Enfin, même dans l'état de santé, les muscles inactifs s'étiolent ; ils diminuent de volume et deviennent pâles et débiles. On constate souvent aussi une métamorphose graisseuse.

Si, à côté de ces faits observés, nous rapprochons ces autres résultats également démontrés, que le muscle au repos est alcalin ou neutre, tandis qu'il a une réaction franchement acide pendant l'exercice, nous avons la preuve que l'état acide des muscles est nécessaire pour favoriser les échanges osmotiques. Nous comprenons alors que le muscle au repos étant neutre ou alcalin, il n'y a pas d'échanges nutritifs ; il ne se nourrit donc pas, c'est pourquoi il s'étiole et dépérit.

Aujourd'hui, un certain nombre de physiologistes acceptent le développement des fibres musculaires pendant la croissance ; ils l'admettent encore comme moyen de restauration organique quand il y a eu perte de substance, soit par excès de travail et insuffisance d'aliments, soit par traumatisme ; mais dans l'âge adulte, ils considèrent les éléments des tissus comme normalement stationnaires, à moins qu'une cause quelconque vienne modifier leur état. Ils appuient cette opinion sur ce que le microscope n'a pas permis de suivre le mouvement vital organique. Cependant, on peut voir dans un fragment de muscle que les fibres n'ont pas toutes la même dimension.

Mais, parce que l'observation microscopique ne peut se faire parfaitement que sur des fragments de tissu disséqués et morts, ce qui rend impossible de constater et de suivre l'évolution vitale, s'en suit-il pour cela qu'elle n'existe pas. Nous n'avons pas pu le constater jusqu'à ce jour ; nous ne pouvons pas prévoir si, par un artifice quelconque, on pourra y parvenir, mais nous sommes convaincu que cela existe, quand on peut constater si souvent avec quelle facilité se font les restaurations organiques.

D'autre part aussi, nous savons que tous les éléments vivants n'ont qu'une durée limitée d'existence, mais variable, selon la nature et la fonction de l'organe qu'ils constituent. Leur évolution comporte trois périodes : la phase de jeunesse, caractérisée par l'accroissement; l'état adulte, dans lequel l'élément reste à peu près stationnaire; et l'état de vieillesse, marqué par la régression et la destruction de la cellule.

Quand un muscle se forme, un certain nombre de fibres cellules prennent naissance, au milieu de la masse conjonctive, et se développent en empruntant leurs matériaux de constitution à cette même masse. Lorsque ces éléments ont subi un certain accroissement, de nouvelles cellules surgissent dans les espaces intercellulaires et suivent leur phase d'évolution. Mais, au bout d'un certain temps, les fibres âgées sont entrées en régression et ont disparu. L'espace, laissé progressivement libre par leur disparition, a été rempli par les fibres voisines jeunes et en période d'accroissement. Tant que le sujet n'a pas atteint l'âge adulte, les muscles augmentent de volume et le nombre des fibres s'accroît malgré la disparition des anciennes. A partir de l'âge adulte, les fibres qui sont détruites et celles qui naissent se font à peu près équilibre (théoriquement), de cette manière, la forme, la structure et la fonction de l'organe restent stables, malgré le mouvement vital continuel. Si le travail musculaire augmente la destruction des fibres vieilles, la restauration organique est aussi suractivée et, quand le travail n'est pas excessif, que les matériaux d'entretien sont fournis en quantité suffisante, les deux phénomènes se font à peu près équilibre. Cependant, s'il y a excès de l'assimilation sur la désassimilation, le muscle s'accroît, il décroît dans des conditions contraires ; mais, dans le premier cas, c'est surtout le tissu conjonctif qui augmente, et dans le deuxième, c'est la fibre qui diminue. L'équilibre absolu n'existe donc pas.

Enfin, si par le microscope nous ne pouvons pas suivre l'évolution de la fibre musculaire, nous avons cependant la certitude que la durée de son existence est limitée, et nous pensons qu'on ne peut pas en trouver de meilleures preuves que dans les changements qui s'opèrent dans les muscles contraints à un repos forcé pour un certain temps ; tels que la diminution de volume, l'étiolement, la dégénérescence graisseuse. Nous ne connaissons aucun autre moyen d'expliquer ces changements qui s'effectuent dans un espace de temps relativement court.

Les mouvements osmotiques, qui s'opèrent entre le milieu sanguin et les fibres cellulaires, n'ont pas pour unique effet de remplacer par des matériaux neufs ceux qui ont été détruits dans le suc intracellulaire. Il s'effectue encore entre chaque fibre, dans la masse conjonctive, une réserve abondante de matériaux fournissant des éléments de croissance aux fibres cellules jeunes qui prendront naissance et des produits de réparation aux fibres adultes qui auront épuisé par le travail leur provision intracellulaire.

Tous ces détails ne sont pas, comme on pourrait le croire, de simples vues de l'esprit ; l'observation du tissu des bœufs sacrifiés dans des conditions différentes permet de le constater. Ainsi, chez un bœuf sacrifié après un travail excessif et une alimentation insuffisante, les fibres musculaires ont considérablement diminué, tandis que le tissu conjonctif s'est accru du dépôt effectué par les globules ; mais peu abondant à cause de l'alimentation insuffisante. Ce dépôt se remarque surtout parce que les fibres cellules, en raison de l'excès du travail, ne peuvent pas réparer leurs pertes. Chez le bœuf qui a modérément travaillé et dont l'alimentation a été substantielle, le tissu conjonctif s'est accru aussi, mais comme les fibres ont pris un plus grand développement, la proportionnalité paraît être en faveur des fibres, contre le tissu conjonctif.

En résumé, l'assimilation, création et restauration vitales dans le système musculaire, se fait de la manière suivante : *Les globules sanguins qui traversent le réseau capillaire local des muscles sont arrêtés dans leur parcours, pendant la période de repos qui succède à l'exercice. Ils se dissocient et leurs matériaux azotés et phosphatés pénètrent, partie dans les espaces intracellulaires, partie dans la réserve conjonctive extérieure. Ils sont employés à mesure des besoins, après avoir subi des transformations, en présence de sels minéraux phosphatés et autres, qui permettent des transmutations entre acides et bases, pour former la charpente minérale spéciale aux éléments fibreux.*

Les éléments anatomiques ayant besoin d'une charpente minérale phosphatée pour s'organiser, leur formation et leur restauration seront d'autant plus complètes et plus rapides que les globules hématiques et le sérum sanguin seront plus riches en phosphates et en approvisionneront plus largement les tissus et leurs réserves.

II.

DE LA NUTRITION DANS LE SYSTÈME NERVEUX

Le système nerveux, au point de vue histologique, est formé par des cellules et des tubes plongés dans une masse fondamentale de tissu conjonctif.

Nous avons précédemment fait ressortir combien la structure compliquée des organes nerveux et l'impossibilité dans laquelle on se trouve d'isoler, d'une manière parfaite, chacun des principes constituants, oppose de difficultés à l'étude des phénomènes nutritifs dans le système nerveux. On ne sera donc pas surpris si les hypothèses tiennent encore une grande place dans l'étude de ces phénomènes.

Le nerf vivant, à l'état de repos, a une réaction neutre ou faiblement alcaline (Funcke). La substance grise du cerveau et de la moelle, ainsi que celle des ganglions présentent pendant la vie une réaction acide. Or, l'état acide est bien un signe de la destruction partielle du tissu nerveux dont l'acide est un des déchets produits par oxydation.

On peut reprocher à beaucoup de physiologistes, qui ont cherché à éclaircir le problème de la nutrition générale, d'avoir manifesté l'opinion préconçue que les phénomènes nutritifs doivent être identiques dans tous les organes, quelle que soit leur fonction. Or, c'est là une grave erreur qui a été cause d'une foule d'interprétations des plus erronées.

En affirmant que chaque organe doit avoir une structure appropriée à sa fonction, nous ne soulèverons aucune contradiction. D'autre part, la fonction étant variable pour chaque organe, il en résulte que le mode de dénutrition vitale est en rapport avec la structure. De sorte que nous pouvons affirmer que la structure, la fonction et le mode nutritif sont corrélatifs dans un même organe. Partant de ces explications, nous désapprouvons complètement le rapprochement que l'on a cherché à établir entre le système nerveux et le système musculaire. Les muscles sont des organes d'action, ils produisent du travail mécanique ; pour cela ils exigent une grande quantité de calorique qu'ils doivent transformer en mouvement et comme conséquence ils font une grande dépense de substances hydrocarbonées qui sont, parmi les aliments, celles qui produisent le plus de calorique. La fibre musculaire, par son élasticité, sa contractilité et sa dureté présente bien une structure en rapport avec sa fonction.

Bien différentes sont les fonctions du système nerveux. Il reçoit les impressions de toutes les parties du corps, les transmet à l'organe central, le cerveau, qui les analyse, et de cet organe partent les impulsions vitales directrices imprimées à chaque organe. L'impression sensitive est transmise au cerveau par des filets nerveux spéciaux qui ne remplissent que

cette seule fonction ; c'est pourquoi on les appelle nerfs sensitifs ou centripètes, parce que leur mouvement va de la circonférence vers le centre. L'impulsion motrice qui dirige tous
les mouvements des organes est communiquée également
par des nerfs spéciaux que l'on appelle pour cette raison nerfs
moteurs ou centrifuges, parce que leurs mouvements vont
du centre vers la circonférence. La structure des nerfs moteurs et des nerfs sensitifs est absolument identique.

Le système nerveux est formé par des fibres et par des
cellules plongées dans une masse fondamentale de tissu conjonctif ou connectif.

Les premières, désignées sous les noms de fibres nerveuses,
tubes nerveux, fibres primitives, forment presque exclusivement la substance blanche des appareils nerveux. Elles se
composent de trois parties, savoir : une enveloppe de tissu
conjonctif très mince, membrane primitive, membrane de
Schwann, ou névrilème ; un filament de nature albuminoïde
placé dans l'axe, cylindre-axe ; enfin un mélange de matières
albuminoïdes, de graisses cérébrales et de matières grasses,
placé entre l'axe et l'enveloppe et appelé substance médullaire ou moelle nerveuse. Il y a aussi les fibres de Remak
(fibres ganglionnaires) qui sont transparentes, d'aspect homogène et portant, de distance en distance, des noyaux ovalaires.

Les secondes, nommées cellules nerveuses, cellules ganglionnaires ou corpuscules ganglionnaires, se montrent dans
la substance grise mélangées aux premiers éléments. Elles
présentent un aspect caractéristique. On distingue des cellules
dépourvues de prolongements que l'on appelle cellules ganglionnaires apolaires et des cellules à prolongements qui sont
unipolaires, bipolaires ou multipolaires. Les prolongements,
ou expansions des cellules nerveuses, relient entre elles des
cellules voisines (fibres commissurales), ou bien ils forment
les cylindres-axes de fibres nerveuses qui partent des cellules.
On distingue donc dans la substance grise des tubes nerveux
et des cellules ; mais, dans le plus grand nombre des cas, on

considère ces tubes comme les prolongements des ganglions multipolaires.

La substance grise et la substance blanche occupent une position différente dans les diverses parties de l'appareil nerveux. Dans les filets nerveux, la substance blanche occupe la partie extérieure et comme elle est un peu plus ferme que la substance grise on peut, jusqu'à un certain point, considérer les tubes qui la constituent comme protégeant les cellules. Dans le cerveau, la situation des deux parties est inverse, la substance grise celluleuse occupe la région extérieure, tandis que la substance blanche et les tubes sont au centre. Il convient de remarquer ici que le cerveau est protégé par une épaisse couche osseuse ; cette disposition ne contredit donc pas l'assertion précédente.

Comme dans les faisceaux fibreux on trouve des tubes de dimensions diverses, on est autorisé à leur accorder un âge différent ; le même fait se présente pour les cellules ganglionnaires nerveuses.

Enfin, les tubes nerveux sont entourés d'une couche de tissu conjonctif appelé aussi névroglie qui les soude et les réunit en faisceau et dans ce tissu s'anastomosent des vaisseaux capillaires sanguins. Le tissu conjonctif, dans lequel sont plongées les cellules, est plus riche en vaisseaux sanguins. N'y aurait-il pas là un indice tendant à prouver que les fonctions des cellules sont plus actives que celle des tubes ?

L'excitabilité est la propriété caractéristique des nerfs ; c'est la propriété d'entrer en activité sous l'influence d'un excitant. Cette activité se traduit par une transmission de mouvement dont la nature nous est encore inconnue. Elle est, pour ainsi dire, latente ; on ne peut la constater que quand elle aboutit à une contraction musculaire ou à tout autre phénomène facile à saisir.

L'excitabilité nerveuse présente un caractère particulier de mobilité et de variabilité continuelles. En état perpétuel

d'instabilité, il suffit des plus faibles conditions pour la faire
varier d'intensité et des plus légères excitations pour la mettre
en jeu. Elle a pour condition essentielle l'intégrité du nerf ;
mais pour qu'elle subsiste et reste à peu près normale, il faut
que la circulation hématique et les phénomènes nutritifs
s'accomplissent régulièrement. Des alternatives régulières de
repos et d'activité paraissent favoriser le mieux le maintien de
l'excitabilité nerveuse ; un repos prolongé peut la diminuer et
même l'abolir, en amenant une atrophie et une dégénérescence
du nerf ; une activité exagérée et prolongée la détruit aussi
en produisant la fatigue. L'arrêt de la circulation sanguine
l'abolit rapidement.

Les excitations physiologiques normales des nerfs partent,
soit des centres nerveux, soit de la périphérie (organes des
sens, muqueuses, etc.) Indépendamment des excitations
physiologiques, on peut obtenir des excitations accidentelles
par des actions mécaniques (pression, section, écrasement,
etc.), physiques (chaleur, électricité), chimiques, etc.

La loi générale qui régit toutes les excitations nerveuses,
est que : *l'excitation du nerf n'a pas lieu quand la modification imprimée par l'excitant est continue.* Pour que les nerfs
soient excités, il faut que cette modification se produise
avec une certaine rapidité, que le changement d'état du nerf
soit brusque. Cette loi s'applique à tous les excitants.

Nous ne connaissons pas, avons-nous déjà dit : la nature
des mouvements imprimés au système nerveux par le fonctionnement vital ; on les a attribués à des phénomènes électriques, mais on a contesté cette opinion. Cependant si l'on
envisage la constitution élémentaire du système nerveux,
avec ses tubes placés à l'extérieur et ses cellules au centre,
on est frappé de la ressemblance que présente un filet nerveux
avec certains appareils à induction, construits par la main de
l'homme.

On a constaté la présence de cellules à l'épanouissement
d'un certain nombre de nerfs d'organes des sens ; supposons

donc les cellules nerveuses ébranlées par une excitation quelconque, les nerfs étant chargés d'électricité, cet ébranlement
moléculaire des cellules ne peut-il pas déterminer la formation d'un extra-courant dans les fibres, qui par le cylindre-
axe est rapidement transmis au cerveau. Ces cellules avec
leurs prolongements filiformes, ne sont-elles pas merveilleu-
sement construites pour recevoir et transmettre des mouvements vibratoires moléculaires rapides, auxquels se prête
d'ailleurs admirablement aussi le milieu conjonctif qui entoure
les cellules, par sa consistance très molle.

Les conditions d'excitabilité des nerfs qui exigent que les
causes agissantes procèdent par intermittences rapides, ne
sont-elles pas aussi celles qui favorisent le mieux la production des extra-courants. Quand on fait passer un courant
constant à travers un nerf moteur, on ne constate de contraction qu'à l'ouverture et à la fermeture du courant ; tant
que dure le passage du courant on n'a pas de contraction.
On obtient des résultats absolument identiques avec les
appareils électriques. On observe cependant des effets d'excitation des nerfs par les courants constants, mais dans des
conditions exceptionnelles qui altèrent leurs fonctions normales. C'est quand le courant donne lieu à la production de
mouvements tétaniques.

Nous trouvons donc dans la structure des nerfs beaucoup
d'analogie avec certains appareils électriques d'induction ;
les conditions d'excitabilité qui déterminent les sensations
nerveuses, sont analogues également avec celles qui déterminent la production d'extra-courants.

Si nous ne pouvons pas affirmer qu'il y a identité absolue
entre les deux phénomènes, du moins il y a une très grande
analogie, et il existe, dans la science, un certain nombre
d'expériences physiologiques qui le prouvent, indépendamment des conditions d'excitabilité et de structure. Ces expériences consistent à faire passer des courants électriques dans
des organes dans lesquels la vie est, ou paraît éteinte.

Ainsi, on a fait passer un courant à travers les muscles de la face hébétée et à demi paralysée d'un vieillard ; chaque muscle excité produisait des phénomènes incroyables, parfaitement comparables aux phénomènes vitaux normaux.

En excitant les muscles, ou le système nerveux d'une tête de supplicié, même quelques heures après la mort, il se produit des contractions donnant à la figure une expression de terreur effrayante. Sous une influence analogue, le tronc de la victime se soulevait en partie, ses mains s'agitaient, elles frappaient les objets voisins et soulevaient des poids de quelques livres. Les muscles pectoraux incitaient le mouvement respiratoire ; tous les actes de la vie enfin, se reproduisaient avec la plus grande exactitude.

Les insectes eux-mêmes, soumis à ces épreuves, donnent d'intéressants résultats. Le courant électrique accroît de beaucoup la lumière des vers luisants ; il peut restituer le mouvement à une cigale morte et la faire chanter.

On a pu rappeler à la vie des animaux morts asphyxiés depuis plus d'une demi-heure ; on a rendu le mouvement, la respiration et jusqu'aux fonctions digestives, à des corps récemment privés de la vie. Mais tous ces signes de résurrection se sont toujours évanouis aussitôt que le courant s'est arrêté.

Quand on voit un mouvement électrique artificiel produire des effets identiques aux phénomènes normaux, n'est-il pas raisonnable d'admettre que ce courant, qui détermine un mouvement vibratoire dans le tissu nerveux, doit offrir les plus étroites analogies avec celui qui existait dans le système nerveux des êtres vivants. Il semble, en effet, répugner à l'esprit et à la raison, que ce mouvement vibratoire, s'il était sans analogie avec le mouvement vital, pût produire de semblables résultats.

La grande objection que l'on a opposée à l'identification absolue des courants électriques et des mouvements vibratoires nerveux, c'est la différence de vitesse entre les deux phénomènes. Elle ne serait en moyenne que de trente mètres par seconde, dans les nerfs. Si dans certains métaux, comme le cuivre, l'électricité peut parcourir plusieurs centaines de mille kilomètres à la seconde ; n'existe-t-il pas d'autres substances aussi qui opposent au passage de l'électricité un obstacle absolu et, entre ces deux extrêmes, ne rencontre-t-on pas, à peu près, tous les degrés de conductibilité électrique. (Radcliff a trouvé qu'un pouce de nerf sciatique présente une résistance huit fois supérieure à celle du câble transatlantique). Donc cet argument est sans valeur.

Supposons qu'un homme dont la longueur est de deux mètres, éprouve une sensation à la plante des pieds, elle sera transmise au cerveau en un quinzième de seconde. Ne pouvons-nous pas considérer cette transmission comme instantanée dans ce cas particulier et en supposant qu'elle soit mille ou dix mille fois plus rapide, cela constituerait-il, pour la transmission chez l'homme, une différence appréciable dans l'intervalle qui sépare les deux phénomènes.

Supposons encore qu'une sensation, reçue au cerveau en un quinzième de seconde, donne lieu, par réaction, à une transmission secondaire par les nerfs moteurs avec une vitesse égale ; l'espace séparant les deux phénomènes serait théoriquement d'un huitième de seconde ; pour notre organisme, ne pouvons-nous pas considérer cette vitesse comme suffisante et à peu près instantanée. Les recherches qui ont été faites sur ce point de physiologie concordent assez bien avec les déductions théoriques. En effet, Hirsch et Donders ont démontré qu'un signe de la main ne répond à une irritation de la tête qu'après un septième de seconde ; qu'un son qui frappe l'oreille n'est indiqué par la main qu'après un sixième de seconde et que lorsqu'une lumière trop vive irrite l'œil, il s'écoule un cinquième de seconde avant que la main bouge.

En résumé, nous trouvons dans les phénomènes nerveux et dans la structure de ces organes, assez de preuves pour permettre de considérer les mouvements nerveux normaux comme des mouvements vibratoires analogues à ceux que détermine le passage d'un courant électrique.

Nous considérons comme un fait important de bien connaître le mode de fonctionnement vital d'un système organique avant d'étudier la manière dont s'accomplissent les phénomènes nutritifs dans son sein. C'est pourquoi nous nous sommes appesanti aussi longtemps sur les mouvements du système nerveux, et cela en raison même de l'obscurité qui règne sur leur nature.

Le système nerveux est, de tous les départements physiologiques, celui dont le fonctionnement organique est le plus généralisé; aucun acte vital né s'accomplit sans sa participation. Il est le siège des phénomènes intellectuels et il préside aux fonctions de chaque organe. Tous les chimistes qui se sont appliqués à déterminer les dépenses résultant du fonctionnement nerveux, Byasson, Hammon, Mossler, etc., ont constaté qu'elles se traduisent surtout par une augmentation d'urée et d'acide phosphorique dans les déchets urinaires, et Hugo Schiff a démontré que l'excitation nerveuse produit du calorique. Nous avons vu que les tubes et les cellules nerveuses sont plongés dans des masses conjonctives riches en phosphates; or, nous nous demandons si l'urée et l'acide phosphorique, résultat des combustions nerveuses, proviennent de l'oxydation partielle de ces masses conjonctives environnantes ou des sucs intra-cellulaires? Nous ne connaissons aucun moyen pratique d'élucider ce point particulier d'une manière rigoureusement scientifique.

Si l'on veut bien se reporter à la page 202, dans laquelle nous avons donné les résultats de nos recherches sur la distribution des phosphates dans la substance nerveuse, nous ferons les remarques suivantes :

Les cylindres-axes des tubes nerveux de la substance blanche et les cellules de la substance grise sont formés d'une substance albuminoïde caséiniforme; la colonne intitulée matière caséeuse dans la substance blanche nous donne donc la richesse en phosphates des cylindres-axes, et la même colonne dans la substance grise nous indique celle des cellules nerveuses.

Les cylindres-axes sont plus riches en phosphates que les cellules, et leur consistance est un peu plus dure en raison de la plus forte proportion de phosphates terreux qu'ils renferment.

Par contre, la matière conjonctive de la substance grise entourant les cellules est plus riche en phosphates que celle qui entoure les tubes. Ce ne peut pas être là un fait accidentel ; il doit répondre à un besoin physiologique, c'est-à-dire qu'il permet de supposer que les cellules nerveuses doivent en faire une plus grande dépense. Or, ceci répond à la théorie que nous avons émise, dans laquelle le mouvement vibratoire, résultant de l'excitation, s'effectue dans la masse celluleuse grise.

Nous pouvons supposer encore que les cellules, en raison de leurs fonctions plus actives et de leur consistance plus molle, ont une existence plus limitée ; elles se détruiraient et se régénéreraient plus rapidement, ce qui explique, d'une part, la richesse phosphatée plus grande de la réserve conjonctive et la pauvreté relative en phosphates des cellules comparées aux tubes, ces derniers en raison de leur plus grand âge pouvant s'enrichir davantage en phosphates et surtout en phosphate de chaux qui est le point caractéristique des tissus vieux.

La masse conjonctive dans le tissu nerveux est relativement riche en phosphates terreux.

La richesse en phosphate de fer de la masse conjonctive, aussi bien celle qui entoure les cellules que celle qui enveloppe les tubes, est une preuve indiscutable qu'elle provient de la fonte des globules hématiques et résulte d'une transformation de la globuline. Nous ne pouvons pas attribuer ici la formation du phosphate de fer à une réaction secondaire, puisqu'on ne trouve pas d'autre sel ferrugineux dans les nerfs, tandis qu'on y trouve des sels calcaires non phosphatés, et qu'enfin le phosphate de fer, comparé aux autres phosphates des nerfs, est celui dont les affinités sont les plus faibles.

En résumé, le tissu nerveux est le plus riche en phosphates, parmi les tissus des organes actifs; on comprend alors que son fonctionnement vital doit se traduire par une dépense plus grande en acide phosphorique.

Byasson a constaté ce résultat depuis un certain nombre d'années déjà (1). Il se soumit à un régime alimentaire uniforme, dont la composition est déterminée par l'analyse chimique; puis, dans ces conditions, il se livra alternativement à un travail, tantôt aussi exclusivement musculaire que possible, tantôt intellectuel, et chaque jour l'urine est analysée. Or, tandis que la quantité d'urée éliminée par le travail musculaire est de 20 grammes en moyenne, celle du travail nerveux s'élève à 22 ou 23 grammes, c'est-à-dire que l'augmentation de l'urée varie entre 1/7 et 1/10. Dans les mêmes temps, la proportion d'acide phosphorique éliminé pendant le travail intellectuel est presque double de celle fournie par le travail musculaire. Mais, comme pendant toute la durée de l'expérience, la nature des aliments, leur quantité et leur composition sont restées identiques, la proportion entre l'azote et l'acide phosphorique aurait dû rester constante si les matériaux éliminés provenaient exclusivement de la combustion des matières alimentaires. La quantité de l'acide phosphorique, qui a varié du simple au double, nous oblige à attribuer l'origine d'une grande partie, tout au moins, de l'acide phosphorique à la destruction partielle d'éléments du tissu nerveux.

MM. Mairet et Lailler, chacun de leur côté, ont recherché l'influence qu'exercent les accès des maladies nerveuses sur l'élimination de l'urée et de l'acide phosphorique.

(1) Ces travaux remontent à l'année 1868.

Leurs recherches peuvent être résumées dans les conclusions suivantes :

1° *Dans toutes les crises nerveuses aiguës du délire, de la manie, de la lypémanie, de l'hystérie, de l'épilepsie, etc., il y a augmentation des proportions d'urée et d'acide phosphorique éliminés par l'urine;*

2° *Les quantités d'urée et d'acide phosphorique sont d'autant plus élevées que les crises sont violentes;*

3° *Dans les cas de manie simple, de lypémanie sans agitation, les éléments urinaires sont en proportion à peu près normale.*

Ces conclusions, qui s'appuient sur l'observation de plusieurs centaines de malades étudiés dans des endroits différents et par des observateurs divers, ont une grande importance et prouvent que l'exagération fonctionnelle nerveuse se traduit par un excès d'acide phosphorique et d'urée dans l'urine.

M. Beaunis a publié un important mémoire intitulé: *Recherches sur l'influence de l'activité cérébrale sur l'élimination de l'acide phosphorique.* Dans ce travail, l'auteur s'est proposé surtout de contrôler des résultats publiés antérieurement en Allemagne, résultats qui n'ont aucun rapport avec notre sujet. Nous retiendrons cependant une conclusion : *Il a été constaté que le lendemain des jours de suractivité cérébrale, il y avait augmentation de la quantité d'aliments ingérés et ceux qui sont riches en carbone, tels que le pain et les légumes étaient recherchés de préférence; il y a eu trois ou quatre exceptions sur quarante-cinq jours d'expérimentation.* Comme le travail cérébral dépense peu de calorique, il y a dans ces résultats une anomalie apparente. Nous savons que le cerveau est surtout riche en phosphate de potasse, que les végétaux, en particulier, contiennent ce principe; nous pouvons nous demander alors si cette prédilection ne pourrait pas être attribuée à un besoin de phosphate de potasse?

Les difficultés que présente l'étude des phénomènes nutritifs dans le système nerveux n'ont encore permis à aucun physiologiste de constater directement la destruction du tissu nerveux, comme on a pu le faire pour le tissu musculaire. Les déchets éliminés par la voie urinaire sont les seules preuves positives que nous possédons, de l'activité des fonctions dont le système nerveux est le siège et encore ces preuves manquent-elles souvent de précision ; puisque la voie urinaire reçoit également les déchets des autres départements organiques, ainsi que l'excès des matériaux alimentaires non utilisés.

Mais s'il est impossible, dans l'état actuel de la science, de déterminer, même avec une approximation grossière, l'importance des échanges nutritifs qui s'opèrent dans les tissus nerveux ; nous n'en possédons pas moins un certain nombre de faits qui tendent à prouver qu'ils se produisent avec une grande activité : ainsi, un nerf qui a été fatigué reprend rapidement ses anciennes fonctions, après un temps de repos assez court ; on paralyse rapidement les nerfs d'une région dont on a lié les artères. Dans tout nerf paralysé, les cellules disparaissent successivement et rapidement et sont remplacés par des amas graisseux. Les cylindres-axes des tubes subissent aussi très rapidement la dégénérescence graisseuse.

Malgré les nombreuses preuves qui militent en faveur d'une dépense d'énergie par le système nerveux ; nous n'en avons pas moins vu émettre une opinion diamétralement opposée, du haut d'une chaire de la Faculté de médecine de Paris.

Le professeur A. Gautier, dans sa leçon d'ouverture du cours de chimie biologique (1886-87), a dit ceci : *Les phénomènes psychiques ne résultent point d'une transformation de l'énergie mécanique ; ils ne lui équivalent pas ; ils ne sauraient être reversibles et transformables en actes matériels ; ils sont une pure forme perçue dans les organes mêmes qui en sont le siège,* etc.

Dans une autre note, l'auteur commente, explique et complète sa proposition de la manière suivante :

J'ai dit : « Les êtres vivants fonctionnent en vertu de l'énergie empruntée aux actions mécaniques et chimiques dont ils sont le siège. Ils *dirigent* cette énergie et ne la créent point.

« La réalité de cette importante proposition étant établie ou admise, on veut que les phénomènes psychiques : la sensibilité, la perception, la pensée, la conscience, etc., soient des phénomènes d'ordre matériel, des formes de l'énergie, telles que le sont la chaleur, l'électricité, le mouvement ; l'on veut que ces phénomènes aient un équivalent mécanique et que l'animal qui pense use une partie de son énergie, à peu près comme il fait décroître le niveau de son potentiel chimique lorsqu'il produit du travail mécanique.

« Or, il faudrait établir cette affirmation et montrer, ou bien que les phémonènes psychiques ne peuvent se produire, qu'en faisant disparaître une quantité proportionnelle de l'énergie, cinétique ou potentielle, ou du moins qu'au moment de leur disparition, ils se transforment en chaleur, mouvement, électricité, potentiel chimique, etc. »

Le forgeron qui, à coups de marteau, façonne une pièce de fer, accomplit un travail dont nous pouvons apprécier d'autant mieux la valeur que nous pouvons faire exécuter ce même travail par une machine. C'est pour cette raison qu'on donne à l'œuvre du forgeron le nom de travail mécanique. Son équivalent mécanique est précisément représenté par la dépense de la machine qui exécute le même travail, comparé à l'unité de force adopté.

Lorsque nous regardons une image, quels sont les phénomènes qui s'accomplissent ? Cette image placée devant nos yeux se reproduit avec la plus parfaite exactitude sur la rétine ; le nerf optique transmet ensuite au cerveau l'impression produite sur la rétine par cette image. Mais ce n'est pas à tout le cerveau indistinctement que cette impression est transmise ; c'est à une partie spéciale, dans une région déterminée et fixe, laquelle a pour fonction d'analyser ces impressions, de les comparer, au besoin, à d'autres antérieurement reçues et dont l'image est restée gravée (ce que nous appelons la mémoire).

Tous ces actes, qui se sont accomplis successivement, mais avec une telle rapidité qu'ils paraissent pour ainsi dire instantanés, sont-ils les résultats de mouvements matériels des éléments du système nerveux, mouvements dépensant une somme d'énergie quelconque? Non, dit le professeur A. Gautier : « Les manifestations internes de la vie ou manifestations psychiques sont, au point de vue objectif, des formes et des rapports ; au point de vue subjectif des perceptions, des observations intimes, sans équivalence mécanique ; la pensée n'est que la sensation ou la vue de l'organisation intérieure manifestant son ordre et ses formes, lorsque les énergies extérieures viennent les rendre sensibles. »

En d'autres termes, les manifestations de la pensée, de la mémoire, de la conscience, tous les travaux du cerveau, en un mot, ne sont pas les résultats d'actes matériels et ils ne dépensent aucune énergie, calorifique, électrique ou autre.

Cependant nous savons, d'après les analyses d'un grand nombre de médecins et de physiologistes, que tout travail cérébral, toute contention d'esprit, produisent une augmentation dans la proportion d'urée et d'acide phosphorique éliminés par l'urine. Les surexcitations cérébrales de nature pathologique, telles que les crises chez les aliénés, les hystériques, les épileptiques, augmentent de la même manière les déchets urinaires.

Or, comment expliquer que des actes psychiques immatériels, ne dépensant pas d'énergie, puissent produire une destruction de matériaux, dont une partie, tout au moins, est fournie par la substance même de l'organe? Peu importe même, que les produits oxydés proviennent partiellement de l'organe ou lui soient absolument étrangers ?

Nous ne savons pas comment s'effectue au cerveau la transmission des impressions nerveuses ; nous ne pouvons ni les observer, ni les reproduire ; mais puisqu'il y a des matériaux brûlés il y a de l'énergie produite, il doit donc en être dépensé.

Examinons les expériences sur lesquelles on s'appuie pour établir l'immatérialité des actes cérébraux : « M. Moritz Schiff prend des poulets, et, après leur avoir enfoncé dans différentes parties du cerveau des aiguilles thermo-électriques qu'il maintient adhérentes par un peu de cire à cacheter, il attend la cicatrisation et laisse ces animaux entrer en convalescence. Au bout de cinq à six semaines, ils sont prêts à répondre et à nous dire si leur cerveau se refroidit lorsqu'il devient le siège d'actes psychiques, en un mot, si leurs pensées consomment de la chaleur. L'animal étant maintenu dans l'obscurité relative, les deux soudures de l'aiguille en communication avec les bornes d'un excellent galvanomètre, tout échauffement ou refroidissement de la soudure introduite dans le cerveau sera aussitôt indiqué et mesuré par les oscillations de l'aiguille galvanométrique. Or, toute impression de douleur subie par l'animal, toute action sur la vue ou sur l'ouïe *élève la température*. Il suffit de faire passer devant les yeux du patient un papier diversement coloré pour que l'apparition d'une couleur nouvelle provoque un échauffement de son cerveau. Ce qui signifie que cet organe dès qu'il sent, entend, voit et réfléchit, en un mot, dès qu'il est le siège d'un de ces phénomènes que nous appelons psychique, l'est aussi et corrélativement d'un augment de température.

« L'expérience devrait répondre justement le contraire dans l'hypothèse d'une transformation d'une partie de l'énergie calorifique ou électrique en pensée. Le cerveau devrait se refroidir ou son potentiel électrique baisser ou bien la consommation de ces réserves, produire une moindre température qu'à l'état normal. »

Cette conclusion est absolument erronée, parce qu'elle part d'un point faux. L'auteur suppose qu'un organe, pendant la période de repos, accumule du calorique ou de l'électricité qu'il transformera ensuite en mouvement ou en force. Or, cela n'est pas.

Quand un muscle est à l'état de repos, ce n'est pas du calorique qu'il emmagasine, c'est du combustible sous forme de corps sucrés, amylacés ou gras. Et encore, n'emmagasine-t-il qu'une partie de ce qu'il consommera, afin d'éviter l'encombrement qui s'opposerait au fonctionnement normal. Avec cette première portion de combustible, le muscle se met en tension, en utilisant une partie du calorique produit. Ce premier mouvement musculaire, active immédiatement la circulation, les matériaux combustibles affluent et sont remplacés à mesure de leur combustion. La production du calorique commence aussitôt l'excitation produite, immédiatement avant le travail par conséquent; ce fait est facile à constater. L'emmagasinement du calorique n'est donc pas nécessaire.

Dans la production du calorique, l'acide carbonique ne représente que le terme ultime des oxydations ; il ne fournit donc qu'un renseignement partiel sur lequel nous ne pouvons même fonder aucune approximation ; parce que nous ne connaissons pas le nombre, la nature et le poids des éléments combustibles, ni les nombreuses mutations par lesquelles ils passent, avant d'arriver aux termes ultimes acide carbonique plus eau. Ne connaissant pas la quantité de chaleur produite, nous ne pouvons donc pas apprécier celle qui est utilisée et transformée en force.

Ainsi, même pour le travail musculaire, qui est le plus facile à étudier et le mieux connu, nous ne possédons que des données plus ou moins approximatives. Il est produit plus de chaleur qu'il n'en est dépensé. Nous pouvons mesurer cet excédant ; mais c'est sur ce point seulement, que nous pouvons avoir des données précises.

Si au lieu d'un appareil musculaire, nous considérons un organe nerveux, lequel fonctionne d'après un mécanisme qui nous est inconnu ; nous y trouvons aussi des éléments combustibles, sucre, corps gras, etc. La production de chaleur se produit aussi antérieurement à la fonction nerveuse aussitôt l'excitation produite comme dans le muscle qui travaille. Parce que le calorique produit se manifeste par une élévation de la température de l'organe ; pouvons-nous conclure qu'il n'en est pas utilisé ? Évidemment non, puisque nous ne pouvons pas mesurer la quantité produite. Mais puisque l'organe s'use ; puisqu'il produit des déchets matériels, donc il dépense de l'énergie. Quoique nous ne connaissions ni la nature de cette énergie, ni la quotité dépensée, elle n'en est pas moins attestée par l'usure organique.

S'il nous fallait faire intervenir la philosophie dans l'interprétation des fonctions nerveuses ; nous ne remonterions pas jusqu'à Leibnitz, nous dirions simplement ceci : *Dans toutes les manifestations normales de la vie, tous les phénomènes directs ou concomitants ont leur utilité absolue, et, si nous ne la connaissons pas, ce n'est pas une raison pour la nier.*

Enfin, le savant professeur de la Faculté de Paris emprunte au chapitre VII, intitulé : *Chaleur des êtres vivants* de la *Mécanique chimique* de M. Berthelot, les citations suivantes, qu'il présente à l'appui de la thèse qu'il soutient : « *La chaleur développée par un être vivant pendant une période quelconque de son existence, accomplie sans le concours d'aucune énergie étrangère à celle de ses aliments, est égale à la chaleur produite par les métamorphoses chimiques des principes immédiats de ses tissus et de ses aliments, diminué de la chaleur absorbée par les travaux extérieurs effectués par l'être vivant.* »

« Il en résulte que *l'entretien de la vie ne consomme aucune énergie qui lui soit propre,* c'est-à-dire aucune énergie qui ne puisse être calculée d'après la seule connaissance des métamorphoses chimiques, accomplies au sein de l'être vivant, des travaux extérieurs qu'il effectue, enfin de la chaleur qu'il développe. »

« La durée de la vie elle-même et la *nature des métamorphoses intermédiaires ne jouent aucun rôle dans le calcul de l'énergie nécessaire à son entretien,* pourvu que les états initial et final de l'être vivant et des matières qu'il assimile, soient exactement connus. »

Les citations empruntées à M. Berthelot sont absolument rigoureuses dans leur ensemble, surtout avec les réserves qui les terminent. Or, il arrive précisément, quand nous voulons étudier les fonctions d'un organe, chez un être vivant, que nous ne connaissons ni l'état initial, ni l'état final de cet organe ; nous savons seulement qu'il s'est usé par suite de ce fonctionnement. Nous en avons la preuve par les déchets éliminés. Nous ne connaissons pas davantage la quantité d'éléments combustibles employés, ni la série des métamorphoses qu'ils subissent, ni par conséquent la somme de chaleur qu'ils produisent, laquelle doit être augmentée du calorique produit par l'oxydation des déchets organiques.

En résumé, la citation empruntée à M. Berthelot, n'apporte aucun argument en faveur de la thèse soutenue par M. Gautier.

Si incomplets que soient les documents que nous possédons pour élucider la nutrition dans le système nerveux ; il est un fait, cependant, qui ressort clairement de nos analyses, c'est que : *ce sont bien les globules du sang qui fournissent les matériaux de la genèse et de la reconstitution nerveuse.* La preuve nous en est fournie par l'abondance du phosphate de fer qui existe, aussi bien dans la substance blanche que dans la substance grise, dans la masse conjonctive, que dans la matière caséiniforme. D'autre part, partant de ce fait, que la substance conjonctive entoure parfaitement les éléments nerveux, que c'est elle qui reçoit surtout les vaisseaux sanguins et qu'elle renferme des éléments figurés, nous pourrons facilement admettre que, comme dans les tissus musculaires et osseux, c'est elle qui emmagasine les matériaux résultant de la fonte des globules et les cède ensuite pour la genèse ou la reconstitution des éléments nerveux, tubes et cellules.

Nous verrons, d'autre part, au chapitre de l'alimentation chez les personnes adonnées aux travaux de l'esprit, que l'appareil nerveux dépense beaucoup plus de phosphates que tous les autres organes ;

Que ce système organique, plus riche en phosphate de potasse que tous les autres, consomme une quantité notable de ce phosphate particulier et exige qu'il lui en soit fourni, par l'alimentation, proportionnellement à ses besoins.

III

DE LA NUTRITION DANS LE SYSTÈME OSSEUX

Les os, corps durs et résistants, remplissent, chez les vertébrés, des fonctions multiples et importantes. Ils servent de points d'attaches aux tissus musculaires qui sont de consistance molle et peu résistante ; ils contribuent par là à donner à l'individu sa forme et à la lui conserver. Ils forment aussi des cavités résistantes destinées à protéger les organes essentiels de la vie. Enfin, ils constituent encore des leviers mis en mouvement par les muscles, et comme ils jouissent d'une certaine élasticité, ils peuvent subir, sans se briser, des chocs assez violents.

Le système osseux a été l'objet d'un grand nombre de recherches de la part d'une foule de savants physiologistes. Flourens, voulant connaître les changements qui s'opèrent à longue échéance dans le tissu osseux, introduisit, pendant un emps déterminé, dans l'alimentation de jeunes animaux, de la racine de garance qui a la propriété de teindre en rouge la couche superficielle des os. Ce phénomène a permis de reconnaître les portions de substance osseuse existantes au moment de l'expérience et de les distinguer de celles qui se sont formées après que l'animal a eu repris son régime alimentaire ordinaire.

Une autre expérience, présentant avec celle de Flourens une certaine analogie, a été pratiquée dans le même but d'étudier le mouvement moléculaire osseux. Un os d'un animal jeune a été enserré dans un anneau métallique. Au bout de quelques années, on retrouva l'anneau métallique complètement enchassé au milieu de la masse osseuse. Cette expérience, ainsi que celle de Flourens, démontrent bien que le mouvement nutritif s'opère dans le système osseux par l'apposition, à l'extérieur, de nouvelles couches osseuses.

Enfin, Flourens et Hunter, en introduisant deux pointes métalliques dans la couche moyenne d'un os en voie d'accroissement, ont démontré, l'écartement des deux pointes étant resté invariable, que les couches osseuses, une fois formées, ne subissent plus d'accroissement ni de changement de volume par l'interposition de nouvelles cellules osseuses.

D'autre part, de nombreuses observations permettent d'affirmer que les couches osseuses centrales contiguës au canal médullaire se creusent petit à petit de cavités produites par la résorption des couches primitives et l'on voit le canal médullaire augmenter de diamètre.

De ces expériences, ainsi que d'observations nombreuses résultent clairement les trois ordres de faits suivants qui résument la nutrition dans le système osseux :

1° Formation à l'extérieur, par apposition, de couches osseuses nouvelles ;

2° Résorption lente des couches centrales, d'où augmentation du diamètre du canal médullaire ;

3° Immuabilité, relativement longue, des couches osseuses moyennes.

Pour résumer encore davantage, on peut dire que la nutrition est centrifuge dans le système osseux.

Les os étant essentiellement des organes de résistance, les mutations de la matière, résultant du travail nutritif, doivent être telles qu'elles ne puissent en rien compromettre la solidité nécessaire des tissus. L'immuabilité relativement longue des couches osseuses moyennes répond à ce besoin. La compacité du tissu osseux, qui oppose un assez grand obstacle au mouvement des matériaux, aussi bien à l'entrée qu'à la sortie, ne contribue-t-il pas encore à assurer la stabilité de la matière, en rendant très lent le mouvement de désassimilation. Ce mouvement d'ailleurs étant proportionnel à l'activité fonctionnelle de l'organe, on conçoit qu'il soit très faible dans le système osseux dont la fonction n'est, pour ainsi dire, que passive.

Il est certain que la compacité du tissu osseux, que la compression qu'exercent mutuellement, l'une sur l'autre, les cellules osseuses contribuent à ralentir le mouvement nutritif dans ce système ; qu'il est, pour ainsi dire, devenu latent par compression dans les couches moyennes ; car un traumatisme quelconque, une fracture, une perte de tissu déterminent immédiatement une prolifération extrêmement active de cellules osseuses nouvelles.

Les os des vertébrés sont formés chimiquement de deux parties essentielles : l'une organique, de nature conjonctive, l'osséine ; l'autre minérale, composée principalement de phosphate et de carbonate de chaux.

Au point de vue histologique, les os sont formés de cellules conjonctives incrustées de phosphate et de carbonate calcaire.

Nous avons vu, au chapitre de la distribution des phosphates dans les différents tissus, comment on peut extraire l'osséine et l'obtenir aussi pure que possible. L'analyse chimique nous a démontré que, comme tous les autres éléments de nature conjonctive, elle renferme les différents phosphates organiques en proportions diverses.

Si nous comparons la quantité de chacune des différentes espèces de phosphates existant dans l'osséine du bœuf et dans celle du veau, en tenant compte des phénomènes dont ces tissus sont le siège ; nous trouvons, par la présence du phosphate de fer en quantité abondante et presque égale dans les deux osséines, une preuve indéniable de la participation des globules hématiques à la formation de ce tissu. De plus, le petit excès de phosphate de fer, existant dans le tissu du veau est la preuve matérielle d'une plus grande activité formative chez cet animal. Quant à la présence dans l'osséine du veau, de l'oxyde de fer non phosphaté elle constitue, non seulement une nouvelle preuve à l'appui de cette suractivité, mais elle démontre encore que le phosphate de fer est le dispensateur de l'organisme en acide phosphorique et aussi que la compacité du tissu osseux oppose un obstacle à la circulation des matériaux de la nutrition.

D'autre part, la pauvreté de l'osséine du veau en phosphates alcalins et en phosphates terreux indique un besoin impérieux de ces éléments pour satisfaire l'activité de la cellule osseuse dirigée, à ce moment, exclusivement vers la calcification et ce n'est que quand ce travail est à peu près achevé, que la cellule osseuse complète sa provision phosphatée particulière.

Le mécanisme de la formation du phosphate de chaux dans les os indique bien que ce principe est le résultat de la fonction cellulaire et qu'il est simplement déposé dans cet organisme. Aussi en résulte-t-il que dans certains états pathologiques, comme le ramollissement des os, par exemple, il peut en être éliminé, sans que la forme des tissus soit sensiblement altérée.

Malgré cela, il ne faudrait pas croire que la disparition de l'élément calcaire des cellules osseuses fut un acte inoffensif pour l'individu chez lequel elle se produit. Si chez un être vivant, chaque élément cellulaire est doué d'une vitalité propre ; si chaque organe affecte une manière d'être particulière et se nourrit suivant un mode différent ; il n'en existe pas moins une solidarité étroite entre tous les organes composant un même sujet et toute cause qui frappe sur un organe agira aussi, plus ou moins, sur les autres.

Les phosphates terreux se rencontrent en quantité variable

dans tous les tissus et à peu près proportionnellement à leur consistance; il en résulte que la cause qui détermine l'élimination des sels calcaires des cellules osseuses agira également sur les autres tissus; mais si elle est insuffisante pour entraîner l'élément calcaire de ces tissus, elle s'opposera certainement à ce que, par la nutrition, il en soit apporté de nouveaux pour remplacer ceux qui sont désassimilés. L'action sera indirecte, au lieu d'être directe et le résultat n'en sera pas moins le même.

Si, d'autre part, on prend de jeunes animaux et qu'on leur choisisse une nourriture particulière dans laquelle on aura éliminé avec soin tous les sels calcaires, on les verra dépérir rapidement puis mourir; on a donné à cette cause le nom d'inanition minérale. Il est facile de se rendre compte des phénomènes qui se produisent. A partir du moment où les sels calcaires sont supprimés dans l'alimentation; d'une part, la calcification des cellules osseuses s'arrête et les os restent mous; d'autre part, la nutrition dans le tissu musculaire se trouve entravée, parce que l'absence de sels calcaires et magnésiens empêche la formation de nouvelles fibres musculaires destinées à remplacer celles qui ont été détruites par le fonctionnement vital et de celles qui produisent l'accroissement physiologique. Dans les autres organes des phénomènes analogues se produisent simultanément. Les conséquences sont d'abord une perte de poids, puis l'affaiblissement général et enfin la mort.

Tous ces faits démontrent bien que les animaux ont un besoin impérieux de phosphates terreux et ne peuvent pas s'en passer sous peine de mort. Mais de là à conclure que le phosphate de chaux est le pivot de la nutrition; que le tissu osseux en est le réservoir naturel où il est emmagasiné pour être ensuite dynamisé dans toutes les parties de l'organisme; nous croyons qu'il y a toute la distance qui sépare la fantaisie de la science.

D'ailleurs, bien que l'expérience n'en ait pas été faite, on

peut bien prévoir que l'absence des autres phosphates (alcalins ou de fer) produite intentionnellement amènerait des désordres non moins graves.

En résumé, nous avons, par la recherche des phosphates
dans l'osséine de deux animaux de même espèce, l'un jeune
et l'autre adulte, obtenu des preuves matérielles de l'intervention des globules hématiques dans la nutrition du système
osseux ; *la globuline servant à produire l'osséine ; tandis que
le phosphate de fer, aidé probablement par les phosphates alcalins du sérum, a servi à produire des phosphates terreux au
moyen des sels calcaires et magnésien non phosphatés de ce
même sérum.*

MODE DE DÉVELOPPEMENT DES DENTS.

Nous avons vu, par la fonction qui est dévolue au système osseux, qu'il doit présenter la plus grande somme possible de résistance, de durée, de solidité ; en conséquence,
la durée de l'existence des cellules osseuses est très longue,
elle dépasse vingt années. L'accroissement s'obtient par le dépôt à l'extérieur de nouvelles couches osseuses et la désassimilation s'effectue par la résorption des couches internes ;
mouvement qui a pour effet d'augmenter le diamètre du canal médullaire. Les couches moyennes conservent donc une
grande stabilité, qui donne au système osseux les qualités
physiques qu'il doit posséder. En un mot, l'accroissement est
centrifuge.

Les dents font aussi partie du système osseux, mais leur
fonction est toute différente. Ce sont des organes destinés au
broyage des aliments et c'est la partie extérieure constituée
par l'émail qui produit le travail mécanique ; aussi la formation des diverses parties de la dent est-elle centripète, c'est-
à-dire que l'émail est la partie qui se forme en premier lieu.
Ainsi la fonction des dents est différente de celle des os et
leur mode de développement s'effectue d'une manière diamétralement opposée. A cette exception près, l'évolution de la

cellule osseuse et celle de la cellule dentaire s'accomplissent
absolument de la même manière. L'origine des cellules de
l'émail est différente de celle du corps de la dent, mais elle est
de nature conjonctive également; seulement, en raison de la
résistance qu'il doit offrir du fait de sa fonction, la résorption successive des parties organiques de la cellule est presque
complète, à tel point que l'émail d'une dent complètement
formée ne renferme plus que 3 pour 100 de matière organique. Les cellules du corps de la dent ont une dureté moins
grande, parce que la minéralisation est moins complète, elles
contiennent de 20 à 25 pour 100 de matière organique : C'est
à peu près la composition des cellules osseuses ordinaires.

La formation d'un sédiment minéral phosphaté calcaire
dans les cellules dentaires et osseuses est une fonction propre
et normale à ces cellules, c'est leur mode de vitalité et c'est le
cycle qu'elles doivent accomplir régulièrement, au même titre
que la cellule musculaire fera de la fibre, que la cellule végétale fera du ligneux. La pénétration du phosphate de chaux
dans les cellules dentaires et osseuses se fait par osmose et le
premier dépôt qui s'effectue apparaît comme noyau central.
Il grossit par l'apport successif de matériaux qui se déposent
à la partie externe de ce noyau ; en même temps, la substance
conjonctive et le protoplasma dont se composent les cellules
rudimentaires se résorbent à partir du centre et en allant
progressivement vers la circonférence. Ce phénomène d'incrustation phosphatée calcaire se continue jusqu'à complète
minéralisation de la cellule.

Supposons alors, et c'est un cas qui se présente de plus en
plus fréquemment, qu'un enfant en voie de développement
ne reçoive pas une quantité suffisante de phosphate de chaux
pour ses os et ses dents; n'est-il pas vraisemblable de penser
qu'un certain nombre de cellules subiront un arrêt dans leur
minéralisation; que leur vitalité en sera atteinte et leurs qualités physiques diminuées ? On comprendra facilement aussi
que ce sont les cellules dentaires qui devront de préférence

subir cette privation, parce que les dents sont enchâssées dans le tissu osseux, lequel commencera par prendre et détourner à son profit tous les matériaux dont il aura besoin.

Considérons alors des dents dont la minéralisation est imparfaite ; entre chaque cellule osseuse se trouvera une masse conjonctive plus étendue qu'elle ne devrait être normalement. Cette matière organique subira, petit à petit et successivement, l'action destructive des agents chimiques et des ferments introduits dans la bouche avec les aliments ou pouvant y prendre naissance par suite de soins hygiéniques insuffisants ; la substance minérale mise à nu se dissoudra et la dent s'altérera rapidement. Nous avons la conviction que, dans la majorité des cas, la carie des dents se produit de cette façon et si nous considérons qu'elle est de plus en plus fréquente chez les enfants des villes ; qu'elle se manifeste déjà dès l'âge de 4 ou 5 ans, nous aurons une preuve tardive, malheureusement, que l'enfant dans les premières années de sa naissance n'a pas eu la provision minérale phosphatée nécessaire à son développement normal.

Nous compléterons cette étude dans le chapitre qui traite spécialement du phosphate de chaux.

La conclusion qui ressort de nos recherches sur la nutrition dans les principaux départements physiologiques, c'est que : *Ce sont les globules sanguins qui fournissent leur substance à la nutrition dans tous les tissus.*

CHAPITRE VI

L'INTERVENTION DU GLOBULE DANS LA NUTRITION DÉMONTRÉE PAR L'ANA-
LYSE CHIMIQUE COMPARATIVE DU SANG ARTÉRIEL ET DU SANG VEINEUX
PRIS SUR UN MÊME ANIMAL. — L'ÉLIMINATION DU FER ÉTABLIE PAR
L'ANALYSE DU SANG ARTÉRIEL, DU SANG VEINEUX, DU FOIE, DE LA BILE
ET DES FÉCÈS.

Dans les chapitres qui précèdent, nous avons démontré
que les globules hématiques sont le pivot de la nutrition.
Nous allons en donner une nouvelle preuve en établissant,
par l'analyse chimique, que le sang artériel dans son passage
à travers les organes perd une partie de ses globules ; preuve
établie par la diminution du phosphate de fer.

Nous prouverons également, que si la matière organique
du sang sert à réparer les pertes de nos organes ; son support
minéral, le phosphate de fer, est le dispensateur des organes
en acide phosphorique, c'est-à-dire que ce phosphate de fer
étant décomposé, son acide phosphorique entre dans d'autres
combinaisons pour former d'autres phosphates d'assimilation,
tandis que l'oxyde de fer est éliminé.

Il fallait, pour établir ces preuves, analyser comparativement le sang artériel et le sang veineux d'un même animal ;
les deux espèces de sang étant extraites simultanément.

Nous avons pu réaliser ces conditions grâce à la bienveil-
lance de M. Nocard, professeur à l'École vétérinaire d'Alfort.
La carotide du côté droit et la jugulaire du côté gauche d'un
bœuf ont été ouvertes simultanément et les sangs, qui jaillis-
saient de ces deux vaisseaux, recueillis séparément avec les
plus grandes précautions.

Nous sommes heureux d'adresser ici tous nos remercie-
ments à M. Nocard pour l'obligeance qu'il a mise à nous procurer les matériaux nécessaires à nos recherches.

Nous avons préféré le dosage des principes minéraux à celui des éléments organiques. Ces derniers, en raison de la rapidité avec laquelle ils s'altèrent, exigent des procédés rapides, qui ne sont réalisables que quand on opère sur de très faibles quantités. Mais alors, dans ces conditions, les différences dans les résultats des pesées étant dans la limite des erreurs possibles, ces expériences pouvaient par cela même manquer de rigueur scientifique. Pour ces différentes raisons, le dosage des principes minéraux dans les deux espèces de sangs a été effectué sur des quantités assez grandes pour que les différences fussent bien marquées et les erreurs négligeables.

Voici les résultats de nos analyses pour 1,000 grammes de chaque espèce de sang :

	Sang artériel	Sang veineux
Chlorures alcalins	1,360	1,640
Sulfates alcalins.	0,268	0,296
Phosphates alcalins.	0,025	0,025
Phosphates terreux.	0,010	0,005
Phosphate de fer (orangé) (1)	0,105	0,095
Oxyde de calcium (non phosphaté)	0,042	0,034
Oxyde de fer —	0,019	0,043

Si nous comparons les résultats de ces deux analyses nous voyons que :

1° Les sulfates alcalins sont en plus grande quantité dans le sang veineux que dans le sang artériel. Il est probable

---

(1) Le phosphate de fer se trouve dans le globule à l'état de phosphate de protoxyde 3 (FeO), PhO^5 de couleur orange. Isolé par les réactifs chimiques, il a encore une couleur orange mais c'est du phosphate de sesquioxyde Fe^{2}O^3, PhO^5 (voir chap. I, p. 44). Par ce traitement il perd donc un tiers du métal fer, c'est-à-dire un équivalent. C'est ce troisième équivalent d'oxyde de fer séparé qui forme le chiffre 0,019 du sang artériel ; il se trouve également compris dans le nombre 0,043 pour le sang veineux.

qu'une partie, au moins, de ces sulfates est fournie par l'oxydation du soufre renfermé dans les matières albuminoïdes
comburées.

2° La diminution du phosphate de chaux dans le sang veineux indique qu'il y a eu fixation de cet élément dans les
tissus.

3° Le sang veineux s'est appauvri également en phosphate
de fer. Or, comme cet élément est condensé principalement
dans les globules, il est certain que cette diminution doit
coïncider avec une destruction des globules. D'ailleurs, une
partie du phosphate de chaux fixé dans les tissus peut provenir de la même source. Qu'est devenu ce phosphate de
fer ? A-t-il été fixé dans les tissus comme le phosphate de
chaux ; ou bien a-t-il été décomposé ? Or, comme les tissus,
à mesure que l'animal avance en âge, sont de plus en plus
pauvres en phosphate de fer, tandis qu'ils s'enrichissent en
phosphates de chaux et de magnésie ; il y a donc, de ce fait,
présomption pour que le phosphate de fer soit décomposé.
Mais cette présomption devient certitude quand nous constatons l'augmentation de l'oxyde de fer non phosphaté dans le
sang veineux. Nous voyons donc que le phosphate de fer a
été décomposé ; que son acide phosphorique seul a été utilisé,
puisque la somme des phosphates du sang veineux est moins
élevée que celle du sang artériel, tandis que l'oxyde de fer
est rejeté dans le sang veineux pour, de là, être éliminé.

Si, d'autre part, nous voulons savoir sous quelle forme le
phosphate de fer a été fixé dans les tissus, l'analyse nous fournit encore un indice par la diminution dans le sang veineux
de l'oxyde de calcium non phosphaté. Elle nous fait voir que
l'acide phosphorique provenant de la décomposition du phosphate de fer des globules a été fixé sous forme de phosphate
de chaux très probablement.

Les indications, fournies par l'analyse chimique, dont nous
venons d'interpréter les résultats sont en parfait accord avec
les lois de la physiologie. C'est sur le bœuf que nous avons

expérimenté ; chez cet animal, comme chez tous les animaux d'ailleurs, ce sont les deux systèmes musculaire et osseux qui fonctionnent le plus ; ce sont par conséquent des phosphates terreux qu'ils consomment en plus grande quantité ; il est donc rationnel que le phosphate de fer serve à former surtout du phosphate de chaux. Si nous avions pu expérimenter sur l'homme, dans des conditions semblables, nous aurions probablement constaté la formation de phosphate de potasse et de phosphate de chaux au détriment du phosphate de fer hématique ; parce que, d'une part, l'homme est un être pensant, c'est-à-dire dépensant par le système nerveux dont le phosphate de potasse est le phosphate prédominant et que, même quand il s'adonne exclusivement au travail musculaire; il le fait intelligemment, c'est-à-dire sous l'impulsion du système nerveux.

En résumé, l'analyse chimique comparative du sang artériel et du sang veineux, pris sur un même animal, nous démontre parfaitement : *que les globules sanguins sont détruits et que le phosphate de fer qui constitue leur support minéral sert à former d'autres phosphates organiques d'assimilation tandis que l'oxyde de fer est éliminé.*

4° Enfin, on voit encore, par ces résultats, que le sang artériel est plus riche en principe ferrugineux d'assimilation (phosphate de fer) que le sang veineux ; le fer de désassimilation (fer non phosphaté) domine au contraire dans le sang veineux. Si l'on fait le total de l'oxyde de fer renfermé dans les deux sangs, abstraction faite de la forme de leurs combinaisons, on trouve que le sang veineux est le plus riche. Ainsi se trouve expliquée l'anomalie qui a été constatée bien des fois, à savoir que le sang veineux, quoique le plus riche en fer, jouit de propriétés physiologiques moins énergiques que le sang artériel plus pauvre en apparence.

5° Pour terminer, nous ajouterons que ces analyses prouvent encore le fait suivant sur lequel nous aurons à revenir, à savoir que : la plus grande partie du phosphate de chaux nécessaire à l'organisme est formé de toutes pièces, en empruntant l'acide phosphorique au phosphate de fer des globules et l'oxyde de calcium aux sels calcaires non phosphatés.

Les déchets de la nutrition sont éliminés par deux voies principales ; la voie urinaire et la voie intestinale. Les nombreuses analyses d'urine exécutées par les chimistes ont établi que l'urine ne renferme jamais qu'une quantité de fer extrêmement minime ; on est donc conduit à admettre que le fer est éliminé principalement par la voie intestinale, par l'intermédiaire du foie et de la bile. Il nous a paru nécessaire de suivre, au moyen de l'analyse chimique, la migration du fer hématique à travers le foie, la bile et les intestins pour connaître toutes les transformations qu'il subit.

Voici à cet effet la composition minérale du foie et de la bile empruntés au même animal qui nous a déjà donné son sang artériel et son sang veineux.

1,000 grammes renferment :

	Foie			Bile
	Lavé à l'eau distillée	Brut	Différence	
Chlorures alcalins	Traces	1,100	1,100	0,833
Sulfates —	0,048	0,433	0,385	0,413
Phosphates —	0,040	0,400	0,360	0,004
Phosphate de chaux.	0,002	0,005	0,003	0,391
— de magnésie.	» »	» »	« «	0,152
— de fer (orangé). . . .	0,056	0,166	0,110	» »
— de fer (blanc)	» »	» »	» »	0,021
Oxyde de calcium (non phosphaté).	» »	» »	» »	» »
— de fer —	0,296	0,560	0,264	0,009

En soumettant, séparément, à l'analyse le tissu hépatique avec le sang qu'il renferme, d'une part et d'autre part, le même tissu soumis à un lavage prolongé à l'eau distillée qui l'a décoloré presque complètement, nous pouvons savoir quels sont les éléments qui font partie intégrante du tissu et quels sont ceux qui y sont simplement déposés. Ils se trouvent rapportés dans la troisième colonne intitulée *différence*.

Le chlorure de sodium, les sulfates et phosphates alcalins (sels solubles) sont, pour la plus grande partie, simplement condensés dans cet organe. On trouve également, sous le même état, une notable quantité d'oxyde de fer non phosphaté; ce qui prouve que l'oxyde de fer éliminé de l'organisme par le sang, se condense dans le foie.

Quant au phosphate de fer éliminé par le lavage, il était sous forme de globules coagulés dans les vaisseaux du tissu hépatique.

Le phosphate de soude, qui reste dans le tissu lavé, doit faire partie intégrante de ce tissu; car, s'il était simplement déposé, en raison de sa solubilité, il aurait été entraîné complètement comme le chlorure de sodium.

Par contre, rien ne prouve que l'oxyde de fer non phosphaté fasse partie intégrante du tissu hépatique, quoiqu'il ait résisté au lavage, cela peut tenir à son insolubilité dans l'eau.

L'analyse nous démontre que le tissu hépatique renferme, au nombre de ses éléments minéraux constituants, principalement du phosphate de soude et du phosphate de fer avec une faible quantité de phosphate de chaux. La nature du support minéral de ce tissu, qui se rapproche assez de celui du globule du sang et du tissu nerveux, explique la consistance assez molle de cet organe.

Le phosphate de fer jaune en notable quantité indique une concentration de globules qui doit répondre à des besoins physiologiques considérables. En effet, quoique les fonctions multiples du foie ne soient pas encore toutes bien exactement connues, il n'en est pas moins certain que c'est un des organes les plus actifs de notre économie. Cette activité incessante entraîne comme conséquence une dépense considérable de globules, dont le phosphate de fer est mis en liberté et décomposé. L'acide phosphorique du phosphate de fer sert à former du phosphate de soude à la faveur de l'excès d'alcali du foie et l'oxyde de fer est précipité, puis entraîné petit à petit dans la vésicule biliaire. La présence du phosphate de soude en excès prouve cette réaction.

Dans la bile, les éléments phosphatés que l'on rencontre sont bien différents de ceux qui existent dans le foie.

On ne trouve plus que des traces de phosphate de soude et d'oxyde de fer non phosphaté. Il existe une petite quantité de phosphate de fer qui est blanc, au lieu d'être jaune comme dans le foie et dans le sang ; mais d'un autre côté, on rencontre en abondance des phosphates de chaux et de magnésie.

Le foie, comme les reins, est un organe épurateur du sang. Le phosphate de soude formé en abondance dans le foie, aussi bien qu'une partie provenant du sang, passe dans la bile en même temps que des sels calcaires et magnésiens solubles, déchets de la nutrition, ainsi que l'oxyde de fer accumulé, à mesure qu'il rencontre des principes qui le solubilisent. Or, la bile ne renferme pas d'éléments vivants, la chimie y exerce tous ses droits ; c'est pourquoi il s'y forme, par voie de double échange, des phosphates calcaires et magnésiens au moyen des phosphates alcalins et des sels terreux de désassimilation. Le phosphate de fer-blanc que l'on y trouve s'y forme de la même manière ; c'est ce qui fait qu'il ressemble, par sa couleur et par sa composition, au phosphate que l'on obtient dans les laboratoires, en mélangeant des dissolutions d'un sel de sesquioxyde de fer et de phosphate alcalin.

Quand la bile arrive dans l'intestin, chargée de ses produits de désassimilation, la digestion est à peu près terminée ; le chyle a été absorbé, il ne reste plus que les résidus du chyme très riches en sels calcaires. Dans ces conditions, le reste des phosphates alcalins, qui n'a pas été décomposé dans la bile, disparaît complètement, en donnant naissance à des phosphates terreux. Le phosphate de fer-blanc de désassimilation, produit de formation intrabiliaire, disparaît aussi de la même manière. Maintenu en dissolution à la faveur des sels organiques biliaires, il subit également l'action des sels de chaux dissous, en donnant naissance à une nouvelle quantité de phosphate de chaux, tandis que son oxyde de fer est de nouveau précipité.

Ainsi, l'oxyde de fer, chassé une première fois de sa combinaison phosphatique après la destruction du globule, reprend de nouveau cette forme dans la vésicule biliaire ; puis est décomposé une deuxième fois dans l'intestin et finalement expulsé sous forme de combinaison non phosphatée.

L'analyse des fécès démontre que les choses se passent bien ainsi.

Partant de ce fait, que les phénomènes que nous venons de décrire s'accomplissent d'une manière identique chez l'homme et chez les animaux supérieurs ; nous avons analysé de préférence les excréments humains, parce qu'ils sont plus complètement digérés que la fiente des herbivores formée de débris végétaux souvent mal broyés et pour cette cause renfermant encore des principes alimentaires qui ont échappé à l'action des ferments digestifs.

100 grammes d'excréments humains desséchés renferment :

Phosphates alcalins.	0,027
— de chaux	3,445
— de magnésie	0,275
— de fer	0, »
Oxyde de fer non phosphaté.	0,230

Au résumé, en suivant, au moyen de l'analyse chimique, la migration de l'élément ferrugineux du globule (phosphate de fer) à travers le sang artériel, le sang veineux, le foie, la bile et les intestins, nous voyons que le phosphate de fer est décomposé. Son acide phosphorique, selon le tissu ou l'organe, sert à former des phosphates alcalins ou terreux d'assimilation, tandis que l'oxyde de fer est précipité puis éliminé. Ces faits démontrent que l'acide phosphorique du phosphate de fer a été seul l'élément véritablement actif, tandis que l'oxyde de fer n'a rempli qu'un rôle, pour ainsi dire mécanique, celui de support de l'acide phosphorique ; rôle important, indispensable même, puisque le phosphate de fer est nécessaire à la constitution du globule et que sans lui cet organite ne peut se former.

Chemin faisant, nous avons vu, dans la bile et dans les intestins, se former une grande quantité de phosphate de chaux que nous retrouvons dans les fécès. La quantité de ce phosphate de chaux n'est donc pas l'expression du travail de désassimilation qui s'opère dans les tissus osseux et autres, comme certains auteurs l'ont prétendu. D'ailleurs, nous verrons plus loin que le phosphate de chaux, éliminé par la voie urinaire, a une origine identique. Dès lors, faire du phosphate de chaux la base des transactions de l'organisme, c'est tout simplement prendre l'ombre pour la proie.

PARALLÈLE ENTRE LE RÔLE DU PHOSPHATE DE FER CHEZ LES ANIMAUX ET SA FONCTION DANS LES PLANTES.

Nous avons présenté tous les documents physiologiques et chimiques qui peuvent permettre d'établir que le globule hématique est le pivot de la nutrition et que son support le phosphate de fer, avec le concours du phosphate de soude du plasma, servent à pourvoir tous nos tissus de leurs éléments phosphatés spéciaux.

Si éloignée que soit cette théorie de nos idées actuelles ; si paradoxale, peut-être, qu'elle paraisse, au premier abord, nous voulons rechercher si elle peut présenter une analogie quelconque, même éloignée avec les phénomènes qui s'accomplissent dans les végétaux.

Cl. Bernard a dit : « Les plantes et les animaux se nourrissent de la même manière et vivent différemment. » En d'autres termes, les principes nutritifs nécessaires aux plantes sont également nécessaires aux animaux et à l'homme. Les plantes créent de toutes pièces les éléments organisés qu'elles renferment; mais les animaux et l'homme prennent aux plantes les principes tout formés et, pour les utiliser, ils leur font subir, tout au plus, quelques modifications isomériques légères, ou les solubilisent en les hydratant.

Chez l'homme et chez les animaux supérieurs, l'alimentation doit fournir les matériaux nécessaires à la création du globule, dont le phosphate de fer est l'élément minéral prédominant, accompagné de quantités beaucoup moindres de phosphates de potasse et de chaux.

Les globules envoyés par le cours du sang à tous les organes s'y arrêtent, s'y dissocient et leurs matériaux sont absorbés par osmose à travers les membranes vasculaires. Le phosphate de fer sert partiellement ou totalement à former d'autres phosphates d'assimilation, tandis que l'oxyde de fer est rejeté.

Les plantes trouvent dans le sol des phosphates de fer et d'alumine en abondance et le plus souvent de petites quantités de phosphates de chaux et de magnésie. Le phosphate d'alumine n'est pas absorbé, le phosphate de fer l'est abondamment ainsi que les phosphates de chaux et de magnésie. Nous trouvons ces trois phosphates condensés dans les cellules chlorophylliennes. Toute plante doit créer une matière albuminoïde qui est le gluten, dans les céréales, la légumine dans les légumineuses, l'albumine dans une foule d'autres plantes, etc. ; elle s'accumulera dans les graines pour servir, l'année suivante, de premier aliment aux jeunes plantes. C'est dans les cellules chlorophylliennes que s'opère cette synthèse et les trois phosphates précédents concourent à lui constituer sa charpente minérale. Ces mêmes phosphates cèdent une partie de leur acide phosphorique à la potasse, à mesure qu'elle pénètre dans la plante, pour donner naissance à du phosphate de potasse, dont une partie est intégrée dans la matière albuminoïde en formation et l'autre, restant libre, se porte vers les graines et s'y condense.

Le phosphate de fer contribue à cette formation du phosphate de potasse pour une large part, car nous voyons sa quantité diminuer dans les feuilles à mesure que la végétation avance.

Les résultats analytiques démontrent bien que le phosphate de fer joue aussi un rôle important comme dispensateur de l'acide phosphorique aux éléments organisés qui prennent naissance dans les plantes.

Il y a donc sur ce point, et dans une certaine mesure, analogie entre les plantes et les animaux ; ce qui donne à notre théorie un caractère de généralité.

<hr>

CHAPITRE VII

SOMMEIL

Le sommeil est intimement lié à l'accomplissement des phénomènes nutritifs chez les êtres vivants, c'est à ce titre que nous entreprenons de dire notre mot dans ce problème débattu depuis si longtemps et encore si peu éclairci.

Toutes les définitions que l'on a données du sommeil reviennent à ceci : Dans l'état de sommeil, les fonctions de la vie organique ou végétative suivent leurs cours ; mais les fonctions de relation et les fonctions de l'intelligence sont suspendues. La conscience ou le sentiment de l'existence personnelle disparaît momentanément. Lorsque le sommeil est complet l'homme et l'animal se montrent insensibles à la lumière, au bruit ; tous les mouvements de locomotion cessent et le sommeil ne se distingue de la mort que par les mouvements organiques de la respiration et de la circulation et par l'apparence du corps qui résulte de ces mouvements.

Le sommeil est loin d'être toujours aussi parfait. Il y a des personnes que la cause la plus légère réveille complètement. Les rêves sont aussi un indice d'un état de sommeil imparfait.

De même que nous ne nous sommes pas attardé à définir le sommeil, nous ne rechercherons pas toutes les causes auxquelles on attribue cet état particulier.

Cabanis, le premier je crois, a parlé d'un afflux plus considérable du sang vers la tête que le sommeil détermine, ou qui produit le sommeil ; mais il laisse indécise la question de savoir si l'hypérémie est cause ou effet du sommeil. Cette doctrine a eu de nombreux partisans.

Durham, en 1860, a publié une série d'observations desquelles il résulte que pendant le sommeil il se produit un état d'anémie cérébrale. Nous voici donc en présence de deux théories absolument contraires. Les derniers auteurs qui ont abordé ce sujet admettent que ni l'une, ni l'autre de ces deux hypothèses ne sont solidement démontrées. C'est en particulier l'opinion de M. le professeur Vulpian. D'autres hypothèses ont été émises encore dans le but de concilier les deux premières affirmations opposées, nous ne nous y arrêterons pas parce qu'elles nous paraissent insuffisantes.

Avant d'aller plus loin, il convient de s'entendre sur les mots : Le sommeil est-il une fonction ou un état ? Burdach dit : « Le sommeil est un état particulier de nos fonctions, mais il ne constitue pas une fonction à part. » Le sommeil, dit Richerand, est un état... c'est à tort que certains auteurs ont considéré cet état négatif comme un phénomène actif et l'ont envisagé comme une fonction de l'économie vivante ; ce n'est qu'un mode ou une manière d'être. » Il nous semble que s'il est possible d'établir que le sommeil est un effet consécutif, nous pourrons conclure que c'est un état ; tandis que

si nous constatons qu'il est une cause primaire nous le considérerons comme une fonction.

Supposons une réunion nombreuse d'hommes et de dames
qui restent en état de veille pendant une partie de la nuit ;
c'est ce qui se passe fréquemment dans les soirées mondaines.
Il arrivera toujours un moment ou assistants et assistantes
commencent à être envahis par le sommeil. Dans la majorité
des cas, on constatera, auparavant, une hypérémie des vaisseaux sanguins des yeux, laquelle ira s'accentuant davantage,
à mesure que la veille se prolongera et que l'on résistera plus
longtemps au sommeil. Nous voyons donc que l'afflux sanguin
au cerveau précède le sommeil lequel ne vient qu'ensuite ;
il n'est donc qu'un effet consécutif. Nous n'en conclurons
pas pour cela que l'hypérémie est cause du sommeil ; mais
nous relèverons que les partisans de cette hypothèse ont
toujours constaté cet état des vaisseaux sanguins, au commencement du sommeil. Or, puisque le sommeil ne se produit que consécutivement à d'autres phénomènes ; nous
conclurons, nous aussi : que le sommeil est un état et non
pas une fonction.

L'homme sait que le sommeil est un état nécessaire à la
vie de l'organisme. On l'observe également chez tous les animaux supérieurs, tout au moins. La pensée a été naturellement conduite à généraliser cet état chez tous les êtres vivants.
Cette induction se trouve confirmée par des données expérimentales qui ne permettent peut-être pas une affirmation absolue, mais accordent du moins un degré assez élevé de
probabilité à la thèse que : tous les organismes animaux présentent des périodes de veille et de sommeil. Aristote dit : que
tous les animaux dorment. Bichat reproduit cette affirmation
ainsi que J. Müller qui ajoute : « Il est probable que tous les
animaux chez lesquels on n'a point observé de périodes régulières de sommeil et de veille, ont un équivalent du sommeil dans l'inertie qui survient de temps en temps chez eux. »
Les animaux microscopiques dorment-ils ? L'observation de-

vient ici très difficile ; parce qu'on ne peut observer ces animaux que sous l'action d'une lumière vive et qu'il est naturel de penser, par analogie, que s'ils dorment, la lumière nécessaire pour les voir les réveille. La vie de ces animalcules étant très courte, il n'est pas déraisonnable de supposer qu'il peut y avoir, chez eux, des alternatives de veille et de sommeil si rapides, qu'elles échappent à notre observation. En résumé l'état de sommeil a été observé chez la plupart des animaux et s'il n'est pas certain que tous dorment, cela est au moins probable.

Voilà pour ce qui concerne le règne animal, mais la question se pose d'une manière plus étendue si l'on prend en considération les organismes végétaux. Linné, De Candolle, Dutrochet, etc., admettent un état des plantes qu'ils nomment sommeil. M. Vulpian dans ses *Leçons sur l'appareil vaso-moteur* dit : « Le sommeil existe à des degrés et avec des caractères différents chez tous les êtres organisés, animaux et végétaux. » Cette affirmation n'est pas universellement admise.

Duchartre dit : Qu'en parlant du sommeil des plantes on signale une analogie purement poétique. Richerand a écrit : « Comment les plantes qui n'ont ni cerveau ni nerfs, qui manquent des organes des sens, des mouvements et de la voix, peuvent-elles jouir du sommeil qui n'est autre chose que le repos d'organes dont elles sont complètement privées ? » Il est certain que si l'on définit le sommeil par la suppression des fonctions de la vie animale, ces fonctions n'existant pas chez les plantes (dans nos conceptions scientifiques du moins); le sommeil des animaux et l'état qu'on appelle le sommeil des plantes seraient deux états absolument dissemblables. Mais, peut-être qu'en étudiant la question avec un peu de soin trouverons-nous que, sous le terme commun, on peut placer une communauté réelle de phénomènes.

Pendant le jour, sous l'influence de la lumière solaire les plantes décomposent l'acide carbonique, éliminent l'oxygène et fixent le carbone dans une foule de composés différents; en d'autres termes, elles créent, elles synthétisent tous les éléments que l'on rencontre dans les végétaux et à mesure de leur création, elles les envoient dans les bourgeons, au sommet des tiges et des branches. Ces phénomènes de créations diurnes ne s'opèrent pas sans produire des oxydations avec dégagement d'acide carbonique ; mais comme elles en décomposent plus qu'elles n'en produisent, cette particularité passe inaperçue dans le jour. Dans la nuit, le phénomène inverse se produit ; elles ne créent pas de principes immédiats, mais elles utilisent ceux qui ont été créés et emmagasinés pendant le jour ; c'est pourquoi on constate l'élimination de l'acide carbonique. Comme résultat de cette assimilation, de cette nutrition, elles s'accroissent. Sachs, en effet, a démontré que le maximum d'accroissement des plantes a lieu avant le jour et le minimum dans l'après-midi ; c'est ce qui a fait dire que les plantes ne sont pas héliotropiques. En résumé, le phénomène qui s'accomplit la nuit et qui correspond à ce que l'on appelle le sommeil des plantes, parce qu'elles ne fixent pas de carbone, est le véritable phénomène de l'assimilation, c'est-à-dire de l'emploi des principes créés sous l'influence solaire.

Dans la vie des insectes, on voit les larves se nourrir, grossir, accumuler une réserve alimentaire ; puis, vient l'état nymphe. « Pendant la durée de cette seconde période de la vie des insectes ; dit Nilne Edwards : ces singuliers animaux cessent de prendre de la nourriture, et restent immobiles... C'est pendant qu'ils sont dans cet état de repos apparent, qu'il se fait, dans l'intérieur de leur corps, un travail actif, dont le résultat est le développement complet de toute leur organisation. » L'état de nymphe offre les plus fortes analogies avec le sommeil et c'est dans cet état de sommeil profond que l'assimilation s'opère avec le plus d'intensité.

On lit dans l'*Encyclopédie moderne,* que : « le sommeil est le repos périodique nécessaire à la matière organisée. » Cette idée est-elle exacte ? Une machine s'use par le travail. Si elle fonctionne toujours, elle s'use plus vite. Si on la laisse re-

poser son usure est plus lente ; mais, au moment où elle reprend son travail, si l'on fait abstraction de certains phénomènes calorifiques, elle se retrouve précisément dans les
mêmes conditions qu'au moment où le travail a été inter-
rompu. Dans le monde inorganique le repos explique une
diminution de dépense, mais nullement une production de
force. *Le repos répare les forces* est une formule biologique
qui n'a pas d'application dans les phénomènes du monde
inorganique, où *le sommeil répare les forces*. L'homme fatigué qui suspend son action et s'endort ne se réveille pas dans
l'état où il était au moment de s'endormir. Il n'y a pas eu
seulement diminution de dépense, mais production de force.
Il se passe donc, pendant le sommeil, quelque chose qui rend
l'organisme apte à des fonctions auxquelles il était devenu
impropre par l'état de veille. Ce n'est pas seulement une
machine qui cesse de fonctionner ; c'est une machine à laquelle, pendant l'état de repos, on aurait enlevé de la poussière et mis de l'huile. Le sommeil normal est réparateur ;
mais il ne faut pas le confondre avec le sommeil provoqué
par les narcotiques, ni avec les états morbides qui présentent des phénomènes analogues.

Si le sommeil répare les forces, comment peut-on comprendre ce phénomène ? On a dit : en produisant une assimilation plus intense ; mais comme on n'a apporté aucune preuve
en faveur de cet argument, il est écarté à peu près par tout le
monde, ou, du moins, il n'en est tenu aucun compte ; ce qui
équivaut à un rejet pur et simple. Cependant la solution du problème est là, nous allons nous efforcer d'en donner des preuves.

Quand on se livre au travail pendant le jour ; qu'il soit
musculaire ou cérébral, ou que les deux systèmes fonctionnent en même temps, nous connaissons les effets qui se produisent dans chacun de ces deux départements. Les muscles
produisent du travail mécanique résultant de la transformation du calorique en mouvement ; pour produire ce travail,

indépendamment des matériaux qui donnent du calorique, ils s'usent. C'est-à-dire qu'ils détruisent une partie de leur propre substance et, après quelques heures de travail continu, les muscles ont épuisé leur puissance : il faut qu'ils se reposent et réparent leurs pertes. A ce moment, les muscles sont fortement acides et chargés des produits d'oxydation des matières qu'ils ont brûlées. Le phénomène de réparation organique s'effectue par un double courant endosmotique qui apporte des matériaux neufs et exosmotique qui entraîne les résidus des combustions.

Les matériaux qui produisent exclusivement du calorique, tels que les hydrates de carbone, sont brûlés dans les vaisseaux capillaires, dans les espaces intercellulaires, et aussi dans les milieux intra-cellulaires. A mesure qu'ils sont brûlés, la circulation sanguine en apporte de nouveaux et enlève l'acide carbonique, ainsi que l'eau qui sont les termes ultimes de ces combustions, sur ce point tous les physiologistes sont d'accord.

Le fonctionnement vital du système nerveux est différent ; c'est un mouvement vibratoire assez rapide pour être invisible, qui ne produit qu'une faible élévation de température ; aussi le travail cérébral dépense-t-il peu de substances hydrocarbonées. Mais comme les éléments fibreux et cellulaires nerveux sont enchâssés dans une masse azotée conjonctive abondante, il en est brûlé une plus grande quantité que pour le travail musculaire. Dans l'état actuel de la science, il ne nous est pas possible de dire : si les matières protéiques brûlées par les organes nerveux sont constituantes des éléments organiques figurés, dans lequel cas ce seraient des produits résultant de l'usure même des organes ; ou bien, si ces matières sont, pour ainsi dire, le combustible spécial du système nerveux et sont accumulées, pour cet usage, dans les espaces intercellulaires. Il est certain que les éléments figurés nerveux tubes et ganglions cellulaires sont très mous et d'une facile destruction, qu'ils se détruisent partiellement par le fonctionnement vital, comme tous les organes; mais nous sommes convaincu, que les déchets résultant de l'usure nerveuse réelle ne figurent que pour une petite somme dans les déchets azotés totaux et alors nous serons amenés à cette conclusion que : de même que les substances hydrocarbonées, sucre, fécules, graisses sont les combustibles spéciaux de l'appareil musculaire, de même les matières protéiques sont le combustible spécial des éléments nerveux. C'est pourquoi il est tant accumulé sous forme conjonctive autour des éléments fibreux et cellulaires nerveux. Ce qui nous porte encore à croire que l'usure des éléments figurés nerveux ne représente qu'une faible somme des résidus azotés; c'est qu'on peut astreindre en réalité le système nerveux à un travail beaucoup plus prolongé que le système musculaire, soit sous forme de travail utile ou sous forme de plaisirs. Nous pouvons en faire la constatation chaque jour. Mais peut-on le faire impunément ? Le nombre des affections nerveuses qui augmente chaque jour d'une manière inquiétante, aussi bien chez les hommes que chez les femmes, est une réponse péremptoire.

Si le sang qui circule dans les organes pendant la période de travail apporte des matériaux combustibles qui entretiennent ce travail, ne peut-on pas admettre qu'il apporte aussi des matériaux de reconstitution et que les tissus se réparent en même temps qu'ils s'usent. Il est certain que l'on ne peut pas prouver d'une manière absolue qu'il n'en peut pas être ainsi. Si les preuves matérielles nous manquent, nous avons toujours le raisonnement dont nous pouvons nous servir.

Le travail fonctionnel, qui a pour conséquence l'usure organique, peut être envisagé comme une force; d'autre part, le travail de réparation organique peut être considéré comme une autre force. Notre problème physiologique se trouve donc ramené à un simple problème de mécanique.

La force destructive et la force réparatrice sont deux forces opposées. Trois cas peuvent se présenter :

1° La force destructive l'emporte sur la force réparatrice; dans ce cas l'organe s'affaiblit. Ce résultat s'obtient quand il y a excès de travail et alimentation ordinaire, ou bien encore quand, avec un travail ordinaire, l'alimentation est insuffisante, soit comme quantité, soit comme qualité, soit enfin par mauvais état de l'appareil digestif. On ne peut alors obtenir la restauration organique que par la cessation du travail.

2° Les deux forces sont égales; c'est-à-dire que la destruction et la réparation se font équilibre. Dans ces conditions, si les organes étaient indestructibles, on conclurait que le travail doit être continu. Mais comme il n'en est pas ainsi nous dirons seulement, que l'organe fonctionnant devrait produire une somme de travail bien supérieure, double ou triple au moins. Or il est loin d'en être ainsi.

3° Dans le cas où la force réparatrice excéderait la force destructive, le travail produit devrait être théoriquement encore plus élevé que dans le cas précédent. Il n'en est pas ainsi.

Les travaux de Payen, de De Gasparin, de Smith, etc., sur le rapport entre l'alimentation et le travail effectué ont bien établi qu'on obtient plus de travail avec une alimentation substantielle, mais le rapport entre les deux facteurs n'existe qu'entre des limites étroites.

On peut objecter encore, pour le travail musculaire, par exemple, qu'à la suite de la somme de travail obtenue en 8 ou 10 heures par exemple, l'élasticité musculaire est arrivée à son apogée de dépenses et qu'on ne pourrait pas aller plus loin sans la compromettre, d'où la nécessité d'un repos proportionnel au travail précédent pour réparer la fatigue et permettre à l'organe de reprendre son élasticité normale. Il est certain qu'il y a dans cette objection une part de vérité qu'on ne peut méconnaître et la preuve en est qu'un ouvrier placé dans ces conditions peut s'endormir parfaitement sans prendre aucun aliment. Mais à son réveil il éprouve une faim considérable et s'il ne peut la satisfaire, ou si on ne lui donne que du sucre, de l'amidon ou de la graisse, il ne pourra produire du travail qu'en maigrissant, c'est-à-dire en faisant de l'autophagie. Enfin cette sensation de la faim, qui se produit au réveil du sujet dans les conditions que nous avons indiquées, n'est pas un simple caprice d'organe; elle répond à un besoin physiologique c'est-à-dire à un déficit qu'il faut combler.

Donc, en admettant que pendant le travail un organe puisse réparer ses pertes; l'observation prouve que cette restauration est toujours imparfaite et que le repos et le sommeil sont nécessaires pour la parachever.

Nous pouvons donc conclure que : chez les êtres vivants la vie ne peut se continuer, qu'autant que des périodes de repos succèdent aux temps de travail et c'est pendant le sommeil que s'effectue le grand mouvement d'assimilation.

Puisque c'est le sang qui fournit les matériaux nutritifs aux organes; puisqu'il n'est pas en communication directe avec ces organes et que le rapport ne s'établit que par des mouvements osmotiques à travers les membranes qui séparent; on comprend encore que le travail d'un organe contrarie ces mouvements osmotiques; c'est ce qui explique pourquoi la restauration organique n'est toujours que très incomplète dans cette période.

Quand, après une période de travail, le corps passe à l'état repos, l'organisme fait effort pour réparer ses pertes et se débarrasser des déchets produits par le travail. Cet effort de l'organisme porte sur tous les départements affectés, aussi bien sur le système musculaire que sur le système nerveux. L'hypérémie constatée par Cabanis et les autres physiologistes est l'afflux du sang pour apporter des matériaux aux organes épuisés; c'est la première manifestation de l'assimilation. Par la volonté des nerfs, une certaine quantité de sang est entraînée dans les vaisseaux de la circulation locale, puis arrêtée dans son mouvement. A partir de cet instant le repos absolu tend à s'établir dans les milieux afin de favoriser le double mouvement endosmotique et exosmotique ; et ce mouvement de double échange se fait d'autant mieux, disons-nous, que les deux milieux sont en état de repos plus parfait. Au bout de quelque temps, on constate qu'un état anémique a succédé, dans les organes, à l'état hypérémique ; parce que les globules hématiques ont été détruits et leurs matériaux absorbés.

On voit alors que : si certains auteurs ont constaté dans le sommeil, les uns un état hypérémique, les autres un état anémique ; c'est parce que les premiers ont observé au début, les autres à la fin ou au bout d'un certain temps de sommeil.

Le sommeil, comme tous les actes vitaux, étant une émanation du système nerveux; si les actes sensitifs, moteurs et intellectuels sont suspendus momentanément, ce n'est que par un effet volontaire de l'organe nerveux central commandé par les besoins vitaux. Mais l'harmonie dans les fonctions d'un système organique étant en rapport direct avec son état physiologique normal et celui-ci étant subordonné d'une part au travail et d'autre part à la nutrition ; il en résulte que, si on lui demande un excès de travail et qu'on ne lui laisse pas le temps de la restauration nécessaire, il s'affaiblit. Son fonctionnement postérieur devient irrégulier, désordonné et il en résulte, pour le système nerveux, par exemple, un état d'éréthisme, d'hyperesthésie continuelle, qui peut donner naissance à une série de troubles tels que des rêves, de l'hallucination, du somnambulisme, etc. Souvent aussi, la perversion fonctionnelle nerveuse peut ne pas aller jusque-là et être réduite à une simple exagération des facultés normales, qui rendent le sommeil plus léger, au point que la cause extérieure la plus faible, influe sur les facultés sensitives nerveuses.

De ce qui précède, on peut déduire que : le sommeil est un état suspensif fonctionnel, qui a pour but de faciliter l'assimilation et la réparation des éléments histologiques composant tous les tissus et les organes. Le système nerveux, qui est lui-même le plus affecté par le sommeil, répare aussi ses pertes pendant la durée de cet état qu'il a provoqué. Mais cet état de sommeil est subordonné, dans sa régularité et sa perfection à l'état physiologique dans lequel il se trouve lui-même. C'est-à-dire que les personnes, dont le système nerveux est dans son état physiologique normal, ont le sommeil régulier et même profond et que tout affaiblissement nerveux peut modifier le sommeil, depuis le réveil sous l'influence des causes les plus légères jusqu'aux rêves, aux hallucinations, etc.

Nous avons une preuve que la réparation des organes s'est opérée durant le sommeil, par le relèvement des forces que l'on constate immédiatement après ; nous en avons une autre preuve non moins importante dans l'urine de la nuit, qui a reçu la plus grande partie des déchets qui existaient dans les organes. Tous les chimistes, les physiologistes et les médecins, qui se sont appliqués à l'étude de l'urine et de ses rapports avec l'organisme sain et malade, sont unanimes pour affirmer que la composition de l'urine émise la nuit et le matin est en rapport direct avec l'espèce de travail qui a été accompli durant le jour précédent et qu'elle renferme la plus grande partie des résidus des combustions. En effet, quand on s'est livré à un travail musculaire quelconque, l'urine sera surtout riche en acide urique ; si le travail a été cérébral, l'urée et l'acide phosphorique domineront.

Donc, si nous retrouvons dans l'urine du sommeil la plus grande partie des déchets accumulés pendant le jour ; ils n'ont pu arriver dans le sang qu'en vertu d'un mouvement exosmotique, mouvement que l'on ne peut concevoir sans un autre mouvement contraire, c'est-à-dire endosmotique, afin que l'équilibre subsiste ou soit rétabli dans les milieux histologiques.

Nous avons encore une preuve que le sommeil n'est pas

un simple repos physique dans les ravages produits sur l'organisme par l'insomnie prolongée. Les désordres psychiques qui en sont souvent la conséquence, l'esprit inquiet, agité et les désordres cérébraux qui vont jusqu'à l'aliénation mentale, pourraient être considérés comme les résultats d'une exagération nerveuse fonctionnelle ; mais les troubles de la digestion, de la circulation, des sécrétions, l'amaigrissement, en un mot, qui sont le résultat de toutes ces manifestations collectives, n'est-ce pas une preuve indiscutable de la perversion nutritive résultant de la privation de sommeil.

Les arguments que nous avons apportés en faveur de la thèse que nous soutenons, nous ne les avons pas inventés; ce sont des faits acquis dans la science, nous les avons seulement mis à leur place et nous avons conclu.

En résumé, dans le sommeil, chez l'homme et chez les animaux supérieurs, nous constatons un état et une fonction.

1° Un *état d'inertie* plus ou moins parfait de tous les organes ;

2° Une *fonction d'assimilation* comprenant la création vitale et la restauration des éléments histologiques.

L'état statique, ou le repos plus ou moins absolu de toutes les fonctions musculaires ou nerveuses motrices, sensitives et intellectuelles, facilite la réparation organique dans tous les départements, aussi bien nerveux que musculaires et autres ; mais ce n'est qu'un état secondaire pour ainsi dire. En tout cas, cet état ne se produit que chez les êtres doués de mouvements.

La partie essentielle du sommeil, c'est la fonction d'assimilation dans laquelle les matériaux préalablement élaborés dans le sang sont utilisés par les organes dans lesquels ils sont apportés et servent, soit à créer des éléments nouveaux, soit à réparer l'usure de ceux qui ont fonctionné et enfin à produire une réserve alimentaire, qui sera brûlée pour des travaux ultérieurs.

Puisque les plantes ne sont pas douées de mouvement, nous ne pouvons pas constater d'état de repos ; dans quelques espèces cependant, on peut observer une position des feuilles durant la nuit, qui est différente de celle qu'elles ont dans le jour. Mais la fonction d'assimilation nous la retrouvons chez la plante, avec une légère différence il est vrai, mais qui n'est que secondaire. En effet, la plante ne se détruisant pas par le fonctionnement vital, il n'y a pas de réparation et l'assimilation se traduit presque exclusivement par l'accroissement, c'est-à-dire la création de nouveaux éléments histologiques.

Au fond, il y a identité absolue dans les deux règnes pour les phénomènes nutritifs qui s'accomplissent dans le temps appelé sommeil.

Conclusion. — *Le sommeil, chez l'homme et les animaux supérieurs est un état statique, qui favorise les phénomènes nutritifs d'assimilation comprenant la création et la restauration élémentaire organique.*

Une seconde conclusion découle de celle-ci, à savoir que : *Le temps consacré au sommeil* doit être *proportionnel au degré de fatigue résultant du travail accompli antérieurement.*

L'observation ayant démontré : que les phénomènes d'assimilation ne s'accomplissent pas dans des temps égaux chez tous les individus, la durée de sommeil peut varier de quelques heures chez des sujets différents ; de sorte que telle personne peut se contenter de six heures de sommeil, tandis qu'il en faudra sept ou huit à d'autres, pour que les mêmes résultats soient obtenus.

Il est dans les habitudes de consacrer le jour au travail et de réserver la nuit pour le sommeil. Est-il indifférent d'intervertir l'ordre et de consacrer les nuits au travail et le jour au sommeil ? Ainsi, par exemple, les boulangers travaillent la nuit à Paris et dorment le jour ; dans les classes élevées de la société, les soirées et les nuits sont souvent consacrées aux plaisirs et une partie des journées au sommeil ; ces pratiques sont-elles indifférentes ou contraires à la santé ? Prenez dix, vingt, cinquante ouvriers boulangers, exerçant depuis un certain temps déjà leur profession, vous leur trouverez à tous le teint uniformément décoloré, ils sont atteints d'une sorte d'anémie ; on pourra objecter, il est vrai, que c'est la chaleur excessive au milieu de laquelle ils sont obligés de travailler qui produit ces résultats. Comparez alors à ces individus des prisonniers condamnés à la réclusion et ayant déjà accompli six mois ou un an de leur peine. Ils sortent dans une cour étroite, une heure le matin et une heure vers la fin de l'après-midi ; le reste du temps, ils le passent dans une cellule généralement fort mal éclairée. Ils ont le même teint décoloré que les boulangers, ils sont atteints de la même anémie ; or, comme ici l'argument de la chaleur fait défaut, nous sommes obligés de conclure que la lumière solaire est nécessaire à la vie de l'homme. Les mineurs sont également atteints d'une anémie de même genre, que l'on appelle l'anémie des mineurs ; chez eux, en outre qu'ils travaillent dans l'obscurité tout le jour, ils respirent un air très souvent impur et saturé d'humidité, il y a donc complication de causes aggravantes, mais il n'en est pas moins certain que l'absence de lumière exerce une influence spéciale. C'est sur ce point particulier que nous voulions attirer l'attention.

Nous pouvons donc dire que les dames qui abusent des plaisirs mondains, qui se lèvent tard, qui passent la plus grande partie de leur temps dans leurs appartements et sortent à peine une heure ou deux vers la fin du jour, deviennent rapidement anémiques par insuffisance lumineuse ; cet état coïncidant avec une exagération nerveuse occasionnée par le mode d'existence, il résulte de ces deux causes réunies un état d'affaiblissement général qui se transmet dans la descendance.

C'est certainement à ces habitudes antiphysiologiques qu'il faut attribuer l'abaissement du niveau de la santé générale dans les classes élevées et l'extinction si rapide des familles.

Troisième conclusion. — C'est sur la nuit que doit être prélevé le temps consacré au sommeil.

Quatrième conclusion. — Des exercices, des promenades au grand air, en pleine lumière du jour sont nécessaires à l'accomplissement des fonctions nutritives et à la réparation, ainsi qu'à la conservation des forces physiques et morales.

CHAPITRE VIII

CONTRIBUTION A L'EMBRYOGÉNIE COMPARÉE

Naître, croître, se reproduire afin de perpétuer l'espèce et mourir; telle est, en quelques mots et dans ses grandes lignes, la loi générale commune à tous les êtres vivants.

Nous avons vu précédemment comment les organismes simples cellulaires se reproduisent. La cellule qui perpétue l'espèce sort de la cellule mère; les matériaux qui la constituent, elle les lui emprunte tout formés, jusqu'au moment où, ayant acquis un développement suffisant, elle pourra créer elle-même les principes dont elle aura besoin. C'est à ce moment qu'elle se sépare et commence à vivre de sa vie propre.

Dans l'élément cellulaire simple, qu'il soit d'origine végétale, levure de bière, ou de nature animale, globule hématique, nous trouvons plusieurs, au moins, des cinq phosphates organiques; le plus souvent ils y sont tous, mais en quantité variable.

Pour le plus grand nombre des espèces animales ou végétales, la perpétuation de l'espèce se fait par une cellule. Ces cellules reproductrices proviennent de parents par des procédés monogéniques ou asexués, pour un certain nombre;

mais la reproduction sexuée est le procédé génétique par excellence, général et suffisant à lui seul à assurer la perpétuité de l'espèce.

Cette cellule, qu'on l'appelle œuf, ovule ou graine, n'est primitivement qu'une cellule simple; mais elle jouit de la faculté de donner naissance, par une série de différentiations successives dans les produits de sa prolifération, aux formes spécifiques les plus complexes. Elle ne reste pas indéfiniment à l'état primordial; elle évolue, se modifie, se complète et se différentie par un mouvement progressif et un travail continuel. Ce travail évolutif prend une activité bien plus grande encore, aussitôt que la fécondation est accomplie.

Les organismes reproducteurs ovules, œufs, graines, peuvent être rangés en deux grandes classes; savoir : 1° ceux qui resteront soudés à la mère pendant tout le travail d'évolution, jusqu'à la naissance du nouvel être et lui emprunteront tous les matériaux nécessaires à leur développement successif. Cette classe comprend tous les animaux vivipares.

2° Ceux qui, après avoir acquis un certain développement, seront séparés de la mère et attendront le concours de conditions physico-chimiques pour terminer leur évolution et donner naissance à un nouvel être vivant. Les plantes et les animaux ovipares oiseaux, reptiles et poissons appartiennent à cette classe.

Notre travail étant limité à l'étude du rôle des phosphates dans ce phénomène, nous ne considérerons donc l'embryogénie qu'au point de vue des matériaux qu'elle met en œuvre.

I

ANIMAUX VIVIPARES

Lorsque l'ovule est fécondé, il devient le centre d'une activité créatrice des plus puissantes; le sang de la mère apporte incessamment des matériaux et successivement les organes se dessinent, se forment et se perfectionnent. Cette suractivité, localisée en un point, devient l'origine d'un certain nombre de phénomènes généraux.

Les premiers indices de la grossesse chez la femme se traduisent souvent par la décoloration rapide de la face, manifestation d'un état anémique qui s'établit. Des désordres nerveux sous forme d'appétit capricieux, de vomissements incoercibles se produisent. Toutes ces manifestations sont certainement l'indice de troubles nutritifs dans les éléments histologiques de divers départements organiques et d'une grande dépense de globules hématiques. Les phosphates mis en liberté et éliminés à la suite de tous ces phénomènes devraient se retrouver, sinon en totalité, du moins en grande partie dans l'urine. Or, bien loin qu'il en soit ainsi, on constate au contraire que les phosphates urinaires, s'ils ne sont pas complètement absents, se trouvent en quantité extrêmement minime et bien inférieure aux moyennes les plus basses. Un grand nombre de chimistes ont constaté cet état particulier de la sécrétion urinaire et de plus ils ont observé que cet état se continue jusqu'entre le cinquième et le sixième mois de la grossesse.

Ducrest a remarqué depuis longtemps que chez la femme, durant ce même temps, les os du crâne s'épaississent d'une façon remarquable et que les autres parties du squelette participent également à cette augmentation. A la fin de la grossesse toute la charpente a repris son état normal.

Le Dr Follin a vu également qu'il se forme à la surface du bassin des concrétions ostéophytes de phosphate de chaux ; après le sixième mois de la grossesse on n'en a jamais trouvé.

Plus récemment, M. Dastre a observé des réserves phosphatiques dans les plaques du chorion des fœtus, chez un grand nombre d'espèces appartenant aux ruminants et aux pachydermes. Le plus grand développement du réseau phosphaté correspond de la quatorzième à la dix-septième semaine. Arrivée à ce summum, la production décline rapidement ; en peu de jours elle diminue et il n'en reste plus de traces au terme de la gestation.

Au début, alors que les observations de ce genre étaient peu nombreuses, on a pu considérer ces faits comme accidentels et les attribuer à une perversion nutritive ; aujourd'hui, ils sont trop nombreux pour que l'on puisse encore les considérer comme exceptionnels ; nous devons plutôt les envisager comme des phénomènes spéciaux, mais normaux. Ce sont des réserves que l'organisme crée en prévision de grands besoins prochains. En effet, à partir de la dix-septième semaine chez les animaux et du cinquième mois chez la femme, le fœtus consolide sa charpente osseuse ; les cellules cartilagineuses font place à des cellules osseuses, lesquelles immobilisent et intègrent une quantité énorme de phosphate de chaux. C'est à partir de ce moment que les réserves de phosphate de chaux des plaques choriales disparaissent. Quel que soit à cette époque l'appétit de la mère, l'alimentation ne pourrait certainement pas fournir une quantité suffisante de phosphate de chaux et d'ailleurs, en raison de son insolubilité, le sang n'en peut charrier qu'une trop minime proportion ; c'est pourquoi la nature prévoyante a commencé ces réserves dès le début de la fécondation.

Nous savons que dans l'urine, la plus grande partie de l'acide phosphorique éliminé est à l'état de phosphate de soude et non pas sous forme de phosphate de chaux, comme on l'a avancé dans un but intéressé. Il en résulte que le phosphate de chaux qui s'accumule dans les réserves phosphatiques est du phosphate de chaux de formation, dont l'acide phosphorique a été fourni par le phosphate de soude de désassimilation et la chaux par l'eau des boissons et les aliments. Ce fait a une grande importance, car, ainsi qu'à plusieurs autres, on leur a donné une fausse interprétation, dans le but de faire jouer au phosphate de chaux un grand rôle qu'il ne remplit pas. Le phosphate de chaux n'est pas un agent physiologique actif, ses qualités physiques s'y opposent, c'est un agent de sustentation, un élément passif.

L'origine semi-excrémentitielle du phosphate de chaux des réserves nous conduit à cette observation : que la quantité accumulée sera proportionnelle à celle de l'acide phosphorique éliminé ; laquelle est elle-même en rapport direct avec l'activité vitale et la richesse phosphatée histologique. Or, chez un grand nombre de femmes des classes aisées, les éléments histologiques ont une charpente minérale phosphatée extrêmement faible ; quelquefois même presque à la limite physiologique minimum de leur constitution minérale. La conséquence de cet état est que les phénomènes vitaux étant faibles, l'élimination de l'acide phosphorique est minime ; d'où il suit que les réserves phosphatiques ne peuvent être que très insuffisantes. Aussi voyons-nous les mères subir un épuisement considérable et le drainage des phosphates est tellement actif qu'il va jusqu'à entamer leur réserve phosphatique osseuse et produire l'ostéomalacie.

La formation de réserves phosphatiques chez la femme et chez les animaux n'est pas un fait exceptionnel, ni même spécial à la reproduction ; c'est une manière dont procède souvent la nature quand elle a besoin, à bref délai, de subvenir à des dépenses extraordinaires.

L'écrevisse nous en fournit un exemple facile à vérifier. Elle renouvelle tous les ans, entre les mois de mai et septembre, son enveloppe crustacée qui est riche en carbonate de chaux. Il est facile de vérifier ce fait en nourrissant à cette époque des écrevisses dans un bocal. Lorsque l'époque critique approche, elle cherche un abri soit sous des pierres, dans des trous, etc., pour n'être pas dévorée, à ce moment, même par les autres écrevisses. Elle se débarrasse de sa vieille enveloppe et la nouvelle apparaît aussi molle qu'une membrane animale quelconque. Mais au bout de deux ou trois jours, elle est devenue aussi dure que l'ancienne. Or, chez les écrevisses prêtes à muer, on trouve constamment sur les côtés de l'estomac deux corps essentiellement formés de carbonate de chaux, qu'on désigne sous le nom d'yeux d'écrevisses, à cause de leur forme spéciale hémisphérique. Ces deux pièces disparaissent pendant la mue et on ne les retrouve plus dans les individus qui ont subi cette épreuve.

II

ANIMAUX OVIPARES

Chez les animaux ovipares, nous nous trouvons dans des conditions toutes nouvelles et essentiellement différentes. La vie embryonnaire s'accomplit dans l'œuf, en dehors de la mère, qui se trouve absolument désintéressée vis-à-vis des phénomènes qui vont se succéder. Les matériaux de constitution et de nutrition qui, chez les mammifères, sont apportés par le sang, grâce aux connexions qui unissent le fœtus à la mère, ne peuvent plus ici provenir d'une source analogue. L'œuf doit renfermer tous les matériaux qui serviront au développement de l'embryon, ainsi que les principes alimentaires dont il pourra avoir besoin durant cette phase de sa vie.

L'œuf chez les oiseaux est formé de trois parties : une enveloppe extérieure calcaire, résistante, protectrice de l'œuf et qui lui sert en même temps de réserve calcaire ; en dessous et extérieurement une masse albumineuse incolore formée de plusieurs couches concentriques ; puis au centre, le jaune ou substance vitelline, constitué par une masse de cellules colorées par un pigment jaune dans lesquelles sont emprisonnés une foule d'éléments divers. C'est cette masse vitelline qui fournira les éléments de constitution à l'embryon placé sur le côté et n'affectant encore que le volume d'une très petite cellule. La matière albumineuse servira à son alimentation pendant la durée de la vie embryonnaire.

Tous les œufs des oiseaux, ceux de la plupart des reptiles et probablement tous les œufs en général, présentent une constitution assez analogue, à part peut-être l'enveloppe extérieure qui peut être plus variable. Ainsi les œufs de grenouille, qui constituent une masse molle, ont une enveloppe diaphane pleine d'une masse muco-albumineuse, au centre desquels on distingue nettement un noyau plus foncé et plus opaque. Il devient de plus en plus noir à mesure que le têtard se forme et se développe.

DISTRIBUTION DES PHOSPHATES DANS QUELQUES ESPÈCES D'ŒUFS
PRIS EN MASSE

	Œufs.				
	De poule.	De tortue.	De grenouille.	De langouste.	De poisson.
Acide phosphorique libre	0,074	0,	0,	0,	0,
Phosphates alcalins . .	0,040	0,126	0,089	0,522	0,225
— de chaux. .	0,205	0,952	1,173	0,285	0,036
— de magnésie.	0,114	0,041	0,085	0,312	0,048
— de fer . . .	0,037	0,015	0,390	0,270	0,031
Carbonate de chaux . .	11,828	13,397	0,394	0,050	0.035
— de magnésie.	0,	0,835	0,384	0,	0,007

En résumé, tous les phosphates organiques se trouvent réunis dans les œufs et le phosphate de chaux paraît prédominer partout parce qu'il en faut une plus grande quantité pour la charpente osseuse. Si les œufs de langouste et de poisson paraissent faire exception, il faut tenir compte de ce qu'ils ont été retirés des animaux avant leur évolution complète, et que ce sont précisément les sels calcaires qui sont emmagasinés dans les derniers temps.

Un œuf de poule du poids moyen de 5o grammes offre la composition suivante :

Coquille. . . . . 6 grammes.
Albumine 27,75
Substance vitelline 16,25

Total. . . 50,00

Un œuf de tortue dont le poids est de 12 grammes donne les résultats suivants :

Coquille.	1,80
Albumine	2,70
Vitelline.	7,50
Total. . .	12,00

100 grammes de coquilles renferment :

	De l'œuf	
	De poule.	De tortue.
Carbonate de chaux	98,536	91,14
— de magnésie	0,	0,400
Phosphate de chaux	1,240	6,360
— de magnésie	0,224	0,100

Si l'on considère que 100 grammes de coquilles sont fournis par 16 œufs de poule ou 55 œufs de tortue, on voit que la quantité de phosphate de chaux dans chaque coquille d'œuf est :

Pour la poule.	0,077
Pour la tortue	0,116

Comme le test de la tortue est plus lourd par rapport à la tortue entière que le squelette par rapport à l'oiseau, on voit que dans ce but la réserve phosphatée calcaire est plus abondante dans la coquille d'œuf de tortue.

100 grammes d'albumine sèche renferment :

	D'œuf	
	De poule.	De tortue.
Phosphates alcalins	0,207	0,115
— de chaux.	0,074	0,019
— de magnésie.	0,167	0,012
— de fer	0,143	0,026
Totaux.	0,591	0,172

100 grammes de substance vitelline sèche renferment :

	D'œuf	
	De poule.	De tortue.
Acide phosphorique libre.	0,462	0,
Phosphates alcalins	0,225	0,126
— de chaux	0,290	0,089
— de magnésie	0,378	0,028
— de fer	0,156	0,032
Totaux.	1,049	0,275

Si l'on compare la substance vitelline de l'œuf de tortue à celle de l'œuf de poule, on voit que la richesse phosphatée est au moins quatre fois plus faible; il s'en suit que les éléments histologiques de la tortue seront beaucoup moins riches en phosphates que ceux de la poule. Or, nous concluons, d'autre part, que la vitalité d'un organe est en rapport avec sa richesse phosphatée; nous en trouvons ici la preuve, si l'on compare la poule à la tortue. Cette même proportionnalité se retrouve dans la richesse phosphatée des deux albumines qui servent d'aliments. Elle confirme donc la déduction précédente.

III

PLANTES

La graine est le mode employé par la nature pour perpétuer les espèces végétales. Elle présente relativement à sa constitution de grandes analogies avec l'œuf. Seulement, dans la graine l'embryon est déjà fort développé au moment de la maturité, c'est-à-dire quand elle se sépare de la plante qui l'a produite. On y trouve déjà, dans les espèces supérieures, une jeune plante à l'état rudimentaire, mais nettement formée; elle possède deux feuilles primordiales et un tronc qui, en s'allongeant produira la tige, tandis qu'à son extrémité libre se développeront les racines.

La jeune plante, au début de la germination, n'est pas encore assez perfectionnée pour créer les principes dont elle peut avoir besoin ; aussi trouve-t-elle dans les cotylédons une matière albuminoïde présentant de grandes analogies avec les albumines animales et des matières hydrocarbonées, sucre ou amidon, qui serviront à créer la cellulose végétale.

Voici la manière dont les phosphates sont distribués dans quelques graines.

Quantités pour 100 grammes en poids :

	Phosphates alcalins	Phosphate de chaux	Phosphate de magnésie	Phosphate de fer	Totaux
Blé.	0,228	0,062	0,251	0,040	0,581
Avoine	0,196	0,098	0,206	0,060	0,560
Riz.	0,141	0,012	0,055	0,640	0,248
Pois	0,733	0,103	0,158	0,080	1,074
Haricots	0,536	0,129	0,250	0,050	0,965
Lentilles	0,358	0,142	0,110	0,160	0,770
Semences de cacao. . .	0,519	0,072	0,994	0,100	1,685

Nous trouvons donc aussi dans les graines les cinq phosphates organiques. Nous savons en outre que, si une partie de ces phosphates se trouve intégrée dans la substance albuminoïde, il en existe une certaine proportion en liberté complète dans la graine.

Les animaux sont des êtres essentiellement azotés ; aussi les œufs ne renferment-ils que des matières de ce genre.

Les plantes ont besoin de matière azotée pour l'extension de leur protoplasma ; les graines en renferment. D'autre part, leur charpente étant de nature cellulosique, les cotylédons sont riches en amidon, qui se transforme facilement en cellulose.

Il suffit d'une température constante et modérée continuée pendant plusieurs jours, pour produire l'éclosion de l'œuf.

Une température modérée suffit à la germination des graines, avec le concours de l'eau dont elles ont été privées par la dessication.

On voit que la constitution embryogénique des éléments reproducteurs chez les êtres vivants présente les plus étroites analogies, au point de vue des principes immédiats organiques et minéraux qu'ils mettent en œuvre. Et les conditions physico-chimiques qui déterminent leur développement sont à peu près identiques.

CHAPITRE IX

I

DES ALIMENTS

On donne le nom *d'aliment* à toute substance qui, introduite dans l'organisme, peut servir à en réparer les pertes, ou à entretenir le jeu normal des fonctions vitales.

Tous les produits qui servent à l'alimentation humaine sont tirés du règne végétal et du règne animal. Le règne minéral nous fournit bien aussi quelques matériaux, mais peu nombreux et indirectement, car ils sont empruntés au sol par les plantes; il n'y a guère que le sel marin que nous ajoutons directement à nos aliments.

INFLUENCE DU SOL SUR L'HOMME (1)

« La plante crée les principes qui la constituent en empruntant les éléments à l'air ambiant et au sol. Dans les

(1) Rambosson (*Les Lois de la Vie*).

terrains pauvres où les éléments sont en minime proportion, les plantes peu nombreuses dans leur variété sont éparses et végètent ; les animaux qui s'en nourrissent végètent de même et l'homme vit de leur vie.

« Dans les terrains riches où les éléments sont plus abondants, la végétation est plus variée et plus luxuriante. Les animaux éprouvent secondairement les effets de la richesse et de la variété végétale en en faisant leur nourriture et enfin l'homme, qui consomme les uns et les autres, résume en lui tous leurs principes, toutes leurs forces. »

Dans l'Aveyron, d'après Durand de Gros, le squelette est plus lourd chez les hommes du pays de Caus (pays de blé que chez ceux du pays de Segala (pays de seigle).

Les bœufs des riches pâturages de Hollande sont plus grands, pour le même type, que ceux qui végètent en Bretagne.

« On voit par là qu'il y a rapport intime entre le sol et les végétaux qu'il produit, entre ces végétaux et les animaux qu'ils nourrissent ; entre la terre, les plantes, les animaux et l'homme qui y puise sa vie. »

Cette vérité a été reconnue dans l'antiquité ; Plutarque dit : « Mais on a dit d'Athènes, et non sans vérité, que les gens de bien y étaient parfaits et les méchants d'une méchanceté profonde ; c'est comme son terrain qui produit le miel le plus excellent (le miel du mont Himette) et la ciguë la plus violente. »

Le Tasse, dans la *Jérusalem délivrée*, en parlant de la Touraine, l'appelle : « un sol léger et superficiel, la digne patrie des Tourengeaux, du même caractère que ce sol léger. »

Si les aliments influent sur l'esprit et sur le caractère de l'individu ; l'instinct, l'esprit et le moral n'influent pas moins sur son goût et sur le choix qu'il fait des aliments. Une personne qui a l'esprit élevé et des sentiments délicats, recherchera une alimentation choisie. L'*A B C* de l'homme

qui veut perfectionner sa nature, c'est l'étude du régime.
C'était un aphorisme chez tous les peuples de l'antiquité.

Ainsi, en agissant sur les aliments, on peut changer le
tempérament et les tendances d'un individu et aussi le tempérament et les tendances d'une nation ; de même qu'en
agissant sur son esprit, sur son moral, on le portera à modifier son régime, son alimentation.

Il est constant que le caractère de chaque nation présente
une grande analogie avec le genre d'aliments qui prédomine
chez elle. C'est à son pain et à son vin que le Français doit
sa gaîté et sa franchise ; à son pale et à sa viande que l'Anglais doit sa morgue et sa gravité ; à son laitage, à sa bière et
à ses pommes de terre que l'Allemand doit sa lourdeur et sa
patience, etc.

Il est donc vrai cet aphorisme de Brillat Savarin : « *Dis-moi
ce que tu manges et je te dirai ce que tu es.* »

Il résulte de ces faits que tout ce qui doit entrer dans le
régime alimentaire d'une nation, doit être envisagé sérieusement ; car il n'y a pas un aliment nouveau qui n'ajoute ou ne
retranche au caractère de l'individu qui en fait usage, et par
conséquent, au caractère de la nation chez laquelle cet aliment
fait invasion.

L'influence qu'exerce l'alimentation sur les hommes a été
remarquée dès la plus haute antiquité ; aussi voyons-nous les
premiers législateurs régler l'ordre, le nombre et la composition de chaque repas, avec la même sollicitude que les
affaires publiques. Moïse et Lycurgue, ces deux grands législateurs, en firent un code très détaillé, une loi organique
de leurs peuples et ils en comprirent tellement l'importance ;
qu'afin d'en assurer l'exécution, ils la placèrent sous la sauve-
garde des principes les plus immuables, la religion et le
patriotisme.

Si l'on jette un coup d'œil sur les peuples dont la grandeur
et la chute ont tour à tour étonné l'univers, on verra que c'est
à la tempérance et à la frugalité qu'ils ont été redevables de

leur force et de leur gloire et que c'est à l'intempérance qu'il faut attribuer leur ruine.

Tant que les Grecs et les Romains vécurent sobrement, ils furent les maîtres des peuples. Mais lorsque le luxe leur eut apporté, avec les dépouilles des vaincus, des mets nouveaux et des assaisonnements raffinés ; ils s'adonnèrent aux plaisirs de la table, dégénérèrent bientôt et servirent eux-mêmes de trophées à des peuples barbares, mais sobres et tempérants.

Il ne faut pas se méprendre sur le sens que nous attachons aux mots sobres et tempérants ; nous ne voulons pas dire qu'il faut réduire l'alimentation à la plus minime proportion comme quantité et faire abstraction de la qualité ; en d'autres termes : « *manger pour ne pas mourir de faim ;* » c'est une absurdité qu'il ne faut pas prendre à la lettre. Nous voulons dire que l'alimentation doit être réglée et choisie, comme espèce et comme quantité, en vue des travaux à accomplir. Ces conditions ne doivent même pas être remplies trop rigoureusement. Il est préférable et même nécessaire d'en prendre un léger excès, parce que l'organisme a toujours besoin d'une réserve pour assurer son fonctionnement normal. Nous ajouterons encore que l'estomac, organe capricieux qui se fatigue facilement, demande la variété dans l'accommodement des aliments et nous pensons que l'on doit en tenir sérieusement compte.

INFLUENCE DES ALIMENTS SUR LE PHYSIQUE ET LE MORAL

Indépendamment de l'influence particulière que chaque substance alimentaire peut exercer, en raison de sa richesse en principes nutritifs dont elle est redevable au sol dans lequel elle a végété ; toutes les matières alimentaires, selon qu'elles appartiennent au règne végétal ou animal, ont un certain nombre de propriétés communes par lesquelles elles influent sur les individus. Selon que l'alimentation d'origine animale ou végétale sera prédominante dans le régime quotidien, on pourra remarquer certaines modifications dans le physique et dans le moral des personnes.

Régime végétal. — « Le régime végétal (1) donne de la délicatesse aux traits, de la grâce et de l'expression à la physionomie, de l'agilité aux membres.

« Par son influence sur l'esprit, il favorise la spontanéité, la pénétration, la gaîté, il fortifie la mémoire et le jugement.

« Il dispose à la douceur, à l'humanité et produit en nous un état inappréciable de quiétude, de tranquillité si nécessaires, à une vie longue et heureuse.

« Il est évident que lorsqu'on parle des bons effets des végétaux comme nourriture ordinaire, on entend que par leur variété et leur assaisonnement, ils forment une nourriture abondante et succulente, et non pas l'état de disette dans lequel nombre de nos paysans sont obligés de vivre.

Régime animal. — « Les substances animales, au contraire, donnent un sang lourd et porté à la corruption ; la viande est plus échauffante et plus stimulante que les végétaux ; elle excite les mouvements intérieurs, augmente l'irritation physique et morale ; elle fait plus de sang, nourrit davantage ; elle exige plus de travail et d'exercice.

« Elle rend pesant, porte au repos, enlève à l'esprit sa spontanéité et sa gaîté, pour faire place au spleen et aux idées noires ; en général, elle contrarie le développement des facultés intellectuelles et morales.

« Les hommes et les animaux qui vivent spécialement de viande sont violents, cruels et passionnés. Les enfants, surtout, qui sont accoutumés de bonne heure à manger beaucoup de viande, deviennent robustes, mais en même temps brutaux et sujets à beaucoup d'accidents capables d'abréger leurs jours. »

(1) Rambosson (*Les Lois de la vie*).

Il serait curieux de faire l'histoire du régime des hommes célèbres : les philosophes, les grands penseurs, se distinguent sous ce rapport d'une manière frappante.

Newton passait les jours de ses grandes découvertes avec un peu de pain trempé dans du vin.

Pendant quarante années, Buffon ne déjeuna que d'un peu de pain, de l'eau et du vin.

Platon ne se nourrissait que d'oignons et d'olives ; aussi avait-il le teint pâle comme Socrate.

Horace était épicurien ; cependant il ne mangeait à son ordinaire que des légumes et des fruits.

Il est très possible que nous devions le beau talent de Lamartine au régime pythagorique.

« Ma mère, dit-il, était convaincue, et j'ai comme elle cette conviction, que tuer les animaux pour se nourrir de leur chair et de leur sang, est une des infirmités de la nature humaine ; que c'est une de ces malédictions jetées sur l'homme, soit par sa chute, soit par l'endurcissement de sa propre perversité. Elle croyait, et je le crois comme elle, que ces habitudes d'endurcissement de cœur à l'égard des animaux les plus doux, nos compagnons, nos auxiliaires, nos frères en travail et même en affection ici-bas ; que ces immolations, ces appétits de sang, cette vue des chairs palpitantes, sont faits pour brutaliser et endurcir les instincts du cœur. Elle croyait, et je le crois aussi, que cette nourriture, bien plus succulente et bien plus énergique en apparence, contient en soi des principes irritants et putrides, qui irritent le sang et abrègent les jours de l'homme. Elle citait, à l'appui de ses idées d'abstinence, les populations innombrables, pieuses, douces de l'Inde, qui s'interdisent tout ce qui a eu vie, et les races saines et fortes des peuples pasteurs, et même des populations laborieuses qui travaillent le plus, qui vivent le plus innocemment et de longs jours, et qui ne mangent pas de viande dix fois dans leur vie. Elle ne m'en laissa jamais manger avant l'âge où je fus jeté dans la vie pêle-mêle des collèges.

Pour m'en ôter le désir, si je l'avais eu, elle n'employa pas le raisonnement; mais elle se servit de l'instinct, qui raisonne mieux en nous que la logique..... Je ne vécus donc, jusqu'à douze ans, que de pain, de laitage, de légumes et de fruits. Ma santé n'en fut pas moins forte, mon développement moins rapide, et peut-être est-ce à ce régime que j'ai dû cette pureté de traits, cette sensibilité exquise d'expressions et cette douceur sereine d'humeur et de caractère que je conservai jusqu'à cette époque (1). »

Les grands législateurs n'ont pas méconnu l'influence du régime végétal : tout ce que l'antiquité a eu de grands hommes, de réformateurs, de législateurs, de philosophes, ont mis dans l'observation du régime végétal et de la sobriété le fondement de la sagesse, la fermeté et la stabilité des états. Les Perses, dans le principe, ne vivaient que de pain et de cresson. Lycurgue défendit la viande aux Lacédémoniens.

Nous n'avons pas l'intention de chercher à démontrer, par ces citations, que le régime végétal représente l'idéal de la perfection humaine en matière d'alimentation; ce sont des faits historiques que nous avons rappelés, nous réservant d'y revenir un peu plus loin et de donner une explication scientifique à ces faits observés. C'est seulement après cela qu'il sera possible de tirer une conclusion.

Les nerfs président à toutes les fonctions vitales ; ils les dirigent selon l'impulsion communiquée par l'organe central, le cerveau. Or, certaines substances alimentaires, qui exercent une action sur le système nerveux, agissent aussi, par là même, mais indirectement, sur tous les phénomènes vitaux.

Quelques substances comme le vin, le café, le thé, agissent rapidement sur le système nerveux ; d'autres, comme les extraits d'absinthe (liqueurs) paraissent n'avoir aucune action immédiate et produisent cependant une altération profonde

______

(1) Lamartine (*Nouvelles confidences*).

du système nerveux, quand on en fait pendant longtemps un usage continu.

Rambosson a étudié l'action du vin et du café sur le système nerveux. Il a expérimenté sur lui-même et afin que les phénomènes soient bien nets, il ne prenait pour tout aliment que du pain. Ainsi, pour étudier l'action du café, il prit du pain et du café, en ayant encore la précaution de laisser un certain intervalle de diète avant de commencer, afin que les effets de l'alimentation antérieure fûssent bien épuisés.

Action du café. — « (1) Si je prenais une certaine quantité de café fort, lentement, par petites gorgées, chose remarquable, je sentais à l'instant même s'opérer dans moi un changement surprenant ; je me trouvais comme transformé en un autre homme.

« Mes sentiments s'éteignaient et mon intelligence prenait un développement inaccoutumé ; il me semblait que toute ma vie, que toutes mes forces se transformaient en intelligence aux dépens de mes autres facultés.

« Je cessais d'être communicatif, bienveillant ; je devenais froid, cassant, maussade, égoïste ; en un mot, je prenais un caractère et des instincts tout contraires à ceux que j'ai naturellement.

« Mon intelligence travaillait sans peine et presque malgré moi, sur un sujet donné ; elle voyait loin et tirait des conséquences à l'infini.

« Si j'écrivais, mon style était correct mais froid.

« Si je restais longtemps dans cet état, mon esprit ne pouvait plus produire, mais il était agité ainsi que mon corps ; si je voulais dormir, je ne pouvais arriver qu'à une espèce de somnolence dans laquelle je ne perdais pas la conscience de moi-même ; en un mot, je n'étais plus que mouvement et intelligence, quoique mes pulsations fussent très faibles et que leur nombre eut diminué. »

(1) Rambosson.

« L'état où vous met le café pris à jeun (1) produit une sorte de vivacité nerveuse qui ressemble à celle de la colère ; le verbe s'élève, le geste exprime une impatience maladive, on veut que tout aille comme trottent les idées ; on est braque, rageur pour des riens. Un homme d'esprit doit alors bien se garder de se montrer ou de se laisser approcher. »

« Quand, étant encore sous l'action du café, dit Rambosson, je prenais un peu de nourriture avec de bon vin, le calme revenait en moi avec tout un cortège de sentiments généreux ; je me sentais redevenir bon, sensible ; je cessais comme par enchantement d'être cassant, maussade, etc.

« Il me semblait que je sortais d'un rêve et j'étais tout honteux de l'état dans lequel je venais de passer. Je me disais ; comment se fait-il que j'aie été si froid, que j'aie éprouvé des sentiments si égoïstes, si hautains, si peu convenables ?

« Je sentais, en un mot, que toute ma vie, toutes mes forces, prenaient une nouvelle direction et se transformaient en sensibilité et en sentiment ; et si je repassais ce que j'avais écrit ou pensé sous l'influence spéciale du café, j'étais étonné d'avoir eu des pensées aussi profondes, d'un caractère aussi particulier ; cependant lorsque je les écrivais elles me paraissaient tout ordinaires.

« Quand j'expérimenterai de nouveau le café, me disais-je, il faudra que je fasse bien attention de lutter contre ces tendances égoïstes, exagérées, qui s'empareront de moi ; mais lorsque j'étais de nouveau sous l'influence spéciale de cette liqueur, ces tendances égoïstes, fières, etc., me paraissaient toutes naturelles, toutes légitimes. Cependant ma résolution de les combattre était tellement forte que j'essayais de lutter pour exprimer des sentiments que je n'avais pas ; mais alors je n'étais plus naturel, je paraissais gauche, on s'apercevait bien qu'il y avait quelque chose de particulier dans moi. »

(1) Balzac.

Le café aide puissamment à supporter sans faiblesse les coups les plus rigoureux du sort; du vrai café, pris dans de bonnes conditions, produit une espèce d'audace froide et raisonnée.

Nous venons d'indiquer les propriétés du café sur l'organisme, lorsqu'il est pris en grande quantité et presque à l'exclusion de toute alimentation; mais ce n'est pas dans des conditions semblables que l'on en fait ordinairement usage. On le prend généralement à dose modérée après un repas plus ou moins copieux et substantiel. Dans ces conditions, il agit comme un stimulant général de tout l'organisme.

On a cherché à déterminer les propriétés du café par les expériences suivantes : on a pris un certain nombre de travailleurs que l'on a divisés en deux lots ayant la même alimentation, mais les uns ont reçu en plus du café, les autres n'en reçurent pas. On a constaté que les premiers ont produit une somme supérieure de travail, sans être plus fatigués et ils éprouvaient moins vite la sensation de la faim; on a conclu de là que le café est un antidéperditeur; c'est-à-dire qu'avec une moins grande quantité d'aliments, l'addition d'une infusion de café permet de produire la même somme de travail. Or, c'est là une très grosse erreur qu'il faut s'efforcer à faire disparaître.

Les produits d'oxydation résultant du travail égal, dans les deux lots de travailleurs, sont absolument égaux; ce qui prouve que pour produire la même quantité de force mécanique, ils ont brûlé une quantité semblable de matériaux.

Le café n'est donc pas un antidéperditeur. C'est parce que les expériences n'ont pas été poursuivies assez longtemps, que les résultats ont paru différents au commencement; ce qui a conduit à des conclusions inexactes.

Il existe dans le café deux espèces d'éléments actifs, une matière astringente de la classe des tannins et de la caféine.

22

Ces produits ne sont que partiellement altérés par la torréfaction et ils n'ont pas perdu toutes leurs propriétés physiologiques,

Le tannin du café, lorsqu'il est pris à dose assez élevée et prolongée en l'absence d'autres aliments, modifie l'action digérante du suc gastrique, il agit comme un apepsiant.

La caféine jouit d'une double propriété, elle exerce d'abord une action stimulante sur le système nerveux, elle est ensuite anesthésique faible.

On comprend alors qu'en exagérant un peu la quantité de café, le tannin et la caféine, quoique jouissant de propriétés différentes, concourront à produire un effet identique, celui de diminuer le besoin d'aliments par l'estomac. Et si cette action se prolonge pendant quelque temps, on verra bien que le café n'est pas un antidéperditeur, car les sujets auront diminué de poids.

Les feuilles de thé, qui renferment la théine, jouissent de propriétés analogues à celles du café; mais les propriétés de la théine sont plus faibles que celles de la caféine.

En résumé, pour toutes les personnes dont le travail est surtout intellectuel, il est certain que le café est un excitant précieux; mais il faut bien se garder de croire qu'il peut suppléer, même partiellement, à l'alimentation.

Action physiologique du vin. — Le vin exerce une triple action sur l'économie humaine par l'alcool qu'il renferme : une action physiologique sur le système nerveux; une action physique par le calorique produit résultant de la combustion de l'alcool, calorique qui peut être transformé en travail mécanique; enfin une action pathologique lorsque l'alcool ingéré n'est pas brûlé complètement, que l'excès se mêle aux liquides physiologiques dont il dénature la constitution et peut ainsi, à la longue, compromettre la vitalité générale.

Nous ne considérerons ici que l'action physiologique.

« On peut se mettre sous l'influence du vin, dit Rambosson, et rester bien loin de l'ivresse, conserver complètement son sang-froid, en faisant prédominer cette liqueur dans son alimentation ; ce qui est assez facile, même en n'en consommant qu'une quantité peu considérable. Il suffit de commencer les expériences lorsque l'estomac est vide et de les continuer pendant plusieurs jours, en ne prenant autre chose que du pain et du vin.

« En usant ainsi du vin pur et de bonne qualité, j'ai pu constater de nouveau ce qui se passait en en prenant immédiatement après le café dans l'expérience sur cette substance. Les phénomènes s'exagèrent, l'esprit s'obscurcit au point d'être embarrassé pour les moindres choses ; on ne peut saisir les rapports les plus simples ; on craint de froisser le monde sans s'en apercevoir ; c'est tout le contraire de ce qui se passe sous l'influence du café, où l'on ne craint de froisser personne. Cependant, si, dans cette disposition, on est sous l'influence de quelque mauvais sentiment, on le sent avec intensité ; on est porté à le manifester grossièrement, sans aucune restriction.

« L'influence du vin continuant, on devient lourd, somnolent, porté au repos ; l'intelligence cesse d'agir ; en un mot, l'on n'est plus que sensibilité et sentiment. »

COMPOSITION DES ALIMENTS

Par l'alimentation, l'homme et les animaux supérieurs doivent se procurer les matériaux nécessaires à l'accroissement et à la conservation de l'espèce et des substances qui, brûlées dans l'économie, produiront du calorique. Les premiers, de la nature des matières protéiques, sont encore désignés sous le nom d'aliments azotés, parce que l'azote entre dans leur constitution ; les autres, appartenant à la classe des hydrates de carbone, comprennent les corps gras, le sucre, l'amidon, etc.

Que l'aliment soit emprunté au régime animal ou aux végétaux, il contiendra généralement, dans des proportions extrêmement variables, des principes protéiques et des matières hydro-carbonées. Il en résulte que, pour obtenir la somme de principes alimentaires de chaque ordre nécessaires à l'organisme, il faut grouper un certain nombre de produits végétaux et animaux. Cette association se pratique habituellement, mais nous pouvons affirmer que c'est en l'absence de toute préoccupation physiologique. La fantaisie, le caprice, ou même simplement le hasard, président à cet arrangement ; aussi ne doit-on pas être surpris si, dans un grand nombre de cas, l'alimentation ne répond pas aux besoins de l'organisme, et si, consécutivement, l'amaigrissement, la fatigue ou d'autres manifestations morbides viennent exprimer les résultats de cette nutrition défectueuse.

Jusqu'à ce jour, on n'a tenu compte, dans l'estimation de la valeur alimentaire, que des quantités des principes protéiques et des hydrates de carbone ; l'histoire physiologique des phosphates nous prouve qu'il faut aujourd'hui tenir aussi grand compte des principes phosphatés qu'ils renferment. Leur importance égale celle des substances protéiques, puisque les uns et les autres sont absolument indispensables dans la reconstitution des organes.

Nous donnons dans le tableau suivant la composition phosphatée d'un certain nombre d'aliments les plus employés.

Dans la colonne intitulée *Phosphates alcalins*, nous avons compris les deux phosphates de soude et de potasse ; mais il est important de savoir que c'est du phosphate de soude que l'on trouve à peu près toujours dans les substances animales et toujours du phosphate de potasse dans les matières végétales.

DISTRIBUTION DES PHOSPHATES DANS LES SUBSTANCES ALIMENTAIRES

Ces résultats se rapportent à 100 grammes de substance naturelle telle qu'elle est employée :

	Acide phosphorique libre	Phosphates alcalins	Phosphate de chaux	Phosphate de magnésie	Phosphate de fer	Total des phosphates
Bœuf de 2ᵉ qualité, cuisse . . .	»	0,050	0,015	0,023	0,010	0,098
— de 1ʳᵉ qualité, — . . .	»	0,300	0,087	0,107	0,016	0,510
— cerveau	0,019	0,370	0,041	0,036	0,062	0,509
Veau, cuisse	»	0,243	0,025	0,034	0,010	0,312
— cerveau	»	0,723	0,016	0,008	0,013	0,760
Mouton	»	0,179	0,016	0,024	0,030	0,249
Porc	»	0,422	0,026	0,016	0,020	0,484
Saumon	»	0,036	0,116	0,036	0,019	0,207
Huîtres	»	0,070	0,020	0,078	0,104	0,272
Œufs de poule	0,085	0,058	0,059	0,083	0,040	0,240
Fromage de Brie	»	0,130	0,206	0,032	0,030	0,398
— de Gruyère . . .	»	0,137	2,046	0,134	0,200	2,417
Pain blanc de Paris (ordinaire) .	»	0,124	0,149	0,110	0,038	0,421
— — — (dit riche) .	»	0,124	0,024	0,045	0,025	0,218
— de munition des troupes . .	»	0,107	0,026	0,040	0,045	0,218
Riz	»	0,141	0,012	0,055	0,040	0,248
Farine d'avoine	»	0,196	0,098	0,206	0,060	0,560
— de maïs	»	0,535	0,155	0,301	0,030	1,021
— de seigle	»	0,304	0,059	0,055	0,030	0,448
Pommes de terre	»	0,260	0,023	0,067	0,015	0,365
Pois cassés verts secs	»	0,723	0,103	0,158	0,080	1,074
Lentilles sèches	»	0,358	0,142	0,110	0,160	0,770
Haricots secs	»	0,536	0,129	0,250	0,050	0,965
Fèves de marais sèches . . .	»	1,090	0,181	0,194	0,097	1,562
Choux, feuilles jaunes . . .	»	0,171	0,100	0,096	0,023	0,390
— feuilles vertes . . .	»	0,025	0,063	0,206	0,046	0,340
Navets (racine)	»	0,071	0,075	0,030	0,011	0,187
Chocolat	»	0,259	0,036	0,497	0,050	0,792

RICHESSE EN ACIDE PHOSPHORIQUE ET EN AZOTE DES ALIMENTS
ET RAPPORT PROPORTIONNEL ENTRE CES DEUX PRINCIPES

Ces résultats se rapportent à 100 grammes de substance naturelle telle qu'elle est employée :

	Acide phosphoriq.	Azote	Rapport
Bœuf de 2ᵉ qualité, cuisse	0,045	3,05	:: 1 : 67,77
— de 1ʳᵉ qualité, — . . .	0,235	3 »	:: 1 : 12,76
— cerveau	0,369	3,72	:: 1 : 8,33
Veau, cuisse	0,142	3,04	:: 1 : 21,40
— cerveau	0,270	2,33	:: 1 : 8,25
Mouton.	0,114	3 »	:: 1 : 26,31
Porc.	0,216	3,05	:: 1 : 14,12
Saumon.	0,096	2,08	:: 1 : 21,66
Huîtres.	0,125	2,13	:: 1 : 17,04
Œufs de poule	0,198	2,60	:: 1 : 13,63
Fromage de Brie.	0,182	5,15	:: 1 : 28,29
— de Gruyère	1,206	6,40	:: 1 : 5,22
Pain blanc de Paris (ordinaire). .	0,207	1,05	:: 1 : 5,07
— — — (dit riche) . .	0,096	0,75	:: 1 : 7,81
— de munitions des troupes . .	0,094	1,05	:: 1 : 11 »
Riz	0,108	0,99	:: 1 : 9,16
Farine d'avoine	0,134	1,13	:: 1 : 8,43
— de maïs	0,494	1,21	:: 1 : 2,45
— de seigle	0,211	1,65	:: 1 : 7,82
Pommes de terre.	0,134	0,33	:: 1 : 2,46
Pois cassés verts secs	0,468	3,91	:: 1 : 8,35
Lentilles sèches	0,341	3,87	:: 1 : 11,34
Haricots secs.	0,421	3,92	:: 1 : 9,40
Fèves de marais sèches.	0,706	4,35	:: 1 : 6,16
Choux, cœur jaune.	0,260	0,28	:: 1 : 1,04
— feuilles vertes	0,225	0,70	:: 1 : 3,11
Navets	0,102	0,24	:: 1 : 2,35

L'examen des résultats analytiques insérés dans les deux tableaux précédents nous suggère les remarques suivantes :

Les aliments fournis par le règne animal sont en général les plus riches en azote ;

Ceux que nous empruntons au règne végétal sont comparativement plus riches en phosphates ;

Les phosphates varient dans de grandes proportions, aussi bien chez les animaux que dans les plantes ;

Les graines que la famille des légumineuses fournit à l'alimentation sont d'une richesse remarquable en azote et en phosphates ;

Le rapport entre les phosphates et les matières albuminoïdes, que nous exprimons sous la forme simplifiée de rapport entre l'acide phosphorique et l'azote, varie dans des limites très considérables.

Le rapport entre les deux éléments acide phosphorique et azote interprété exclusivement, sans tenir compte des quantités absolues de ces éléments peut conduire aux déductions les plus erronées. Ainsi, les pommes de terre, dont les deux termes sont rapprochés dans le rapport de 1 à 2,5, pourraient être placées au premier rang, au point de vue de la matière nutritive, tandis que la viande de bœuf de première qualité, qui est dix fois plus riche en azote et renferme aussi beaucoup plus de phosphates, occuperait un rang bien inférieur, la proportion entre les deux éléments étant :: 1 : 12.

II

DE L'ALIMENTATION DES JEUNES ENFANTS

L'alimentation des jeunes enfants est pour notre pays une question d'une importance capitale, puisque l'inobservation des règles qui doivent présider à cette fonction détermine une mortalité effrayante qui s'élève parfois jusqu'à 80 pour 100.

Ce problème acquiert une gravité bien plus grande encore, depuis que les compétitions de races que l'on croyait éteintes

se sont réveillées avec plus d'intensité et de violence, et que
la guerre, grâce à ses perfectionnements étonnants, constitue
un des fléaux modernes les plus effrayants pour la destruction
de l'humanité.

Pour la France, dont le coefficient d'accroissement de la
population est si faible, comparé à celui des autres nations,
la question de l'alimentation des jeunes enfants se trouve
donc liée à notre existence nationale.

« Entre tous les animaux, dit Pline, il en est un que la nature
semble avoir traité en marâtre. Tous les autres ont, en naissant, les moyens de se garantir des injures des éléments et de
pourvoir à leur subsistance. L'homme vient au monde tout
nu, et ce n'est que longtemps après sa naissance que la constitution et l'éducation de ses organes sont complets. »

J.-J. Rousseau émet la même idée lorsqu'il dit :

« Comme le premier état de l'homme est la misère et la
faiblesse, ses premières voies sont la plainte et les pleurs.
L'enfant sent ses besoins et ne peut les satisfaire ; il implore
les secours d'autrui par des cris. S'il a faim ou soif, il
pleure ; s'il a froid ou trop chaud, il pleure ; s'il veut dormir
et qu'on l'agite, il pleure. »

Ainsi, il y a unanimité pour convenir que l'état de faiblesse
dans lequel se trouve le nouveau-né de l'homme, au moment
où il vient au monde, le met dans l'impossibilité absolue de
pourvoir à sa subsistance. Mais la nature prévoyante a fait
surgir le lait, au moment même où les derniers liens qui le
rattachaient à sa mère ont été rompus. Placé dans des conditions nouvelles d'existence, la nature lui fournit des principes nouveaux pour compléter son développement physique
qui est bien imparfait encore. La faiblesse et la transparence
de ses organes digestifs démontrent que la digestion chez
le nouveau-né ne peut s'exercer que sur un aliment spécial,
qui ne demande de la part de l'estomac et des intestins ni
force, ni travail pour être élaboré.

Le lait est donc le seul aliment que puisse prendre, et sur-

tout le seul aliment que puisse digérer sans danger le nouveau-né jusqu'à l'âge de six mois. Mais le lait de sa mère
est, au moment de la naissance, le seul qui lui convienne,
parce que sa composition est en rapport avec les besoins du
jeune sujet. En effet, la première sécrétion mammaire, le colostrum, jouit de propriétés purgatives; il nettoie l'appareil digestif et le débarrasse des déchets qui ont été emmagasinés pendant la vie intra-utérine; il approprie et dispose les organes
à leurs nouvelles fonctions. Au bout de deux ou trois jours,
le lait véritable va succéder au colostrum, faible d'abord,
puis la quantité et la richesse en matériaux utiles augmenteront à mesure des besoins de l'enfant; en même temps aussi
que s'accroîtra le pouvoir digestif de l'estomac.

La loi naturelle qui découle de ces faits est : *que la mère
doit allaiter son enfant.*

Composition et formation du lait. — Le lait, sécrété par les
glandes mammaires et destiné à nourrir les enfants qui viennent de naître, est formé, en chiffres ronds, de neuf parties
d'eau au moins, et une partie de substances solides au plus.
Les éléments essentiels du lait sont : la caséine substance
azotée protéique, la lactine matière sucrée, des phosphates
minéraux parmi lesquels le phosphate de chaux domine en
plus ou moins grand excès; toutes ces substances sont en dissolution. Enfin, il en est une autre qui est à l'état d'émulsion,
c'est le beurre qui donne au lait son aspect particulier.

Le lait n'est pas sécrété dans sa composition normale,
comme la plupart des liquides physiologiques; son mode
de formation est intéressant pour nous, parce que c'est de cette
étude que nous devons déduire la règle physiologique de
l'allaitement.

Lorsqu'une mère vient de donner à téter à son enfant et que
les seins sont complètement vides, elle éprouve une soif ar-
dente et un besoin impérieux de boire. La succion exercée
par l'enfant sur les glandes mammaires détermine un afflux

sanguin dont la partie aqueuse pénètre rapidement par osmose dans le tissu glanduleux. Cette attraction de sérosité ayant détruit l'équilibre de la fluidité hématique, l'organisme manifeste ce besoin par la soif. En même temps, des globules sanguins se sont accumulés dans les capillaires mammaires.

Pendant l'acte physiologique de la maternité, les fonctions vitales des cellules glandulaires sont très actives; il en résulte qu'elles accomplissent leur cycle vital en un temps très court. Elles entrent en regression et disparaissent rapidement, remplacées par de jeunes cellules de nouvelle formation.

La caséine, la lactine, le beurre sont des produits de désassimilation, ou plus justement peut-être de transformations opérées par les cellules glandulaires. La nature hydrocarbonée de la lactine et du beurre nous indiquent qu'elles résultent des transformations d'hydrates de carbone, fécules, graisses, etc.

Le point capital de la formation lactée est de bien préciser l'origine de la caséine. Provient-elle d'une transformation de l'albumine du sérum ou bien de la globuline, après désorganisation des globules hématiques. C'est la constitution minérale des éléments histologiques qui va nous aider à résoudre cette question. La caséine n'est pas un produit organisé vivant, c'est un excretum, un produit mort; elle ne peut pas s'enrichir en principes minéraux phosphatés par assimilation, elle peut même facilement perdre la plus grande partie de ces substances qu'elle renfermait avant sa désorganisation; enfin, elle ne peut pas s'opposer aux doubles décompositions chimiques qui s'opèrent en sa présence. Mais, en raison même de sa nature morte, elle peut exercer ses affinités chimiques pour certains produits minéraux avec lesquels elle se trouve en contact; c'est ce qui arrive. La caséine offre une certaine affinité pour le phosphate de chaux, avec lequel elle peut contracter une sorte d'association à la façon des laques.

Ce phosphate de chaux est un produit de formation interstitielle, dont l'acide phosphorique provient du phosphate de soude du sérum et la chaux de l'eau des boissons. Mais à côté du phosphate de chaux, la caséine contient une certaine quantité de phosphate de fer bien supérieure à celle contenue dans l'albumine; or, comme elle ne peut pas se procurer ce phosphate de fer dans le sérum qui n'en contient qu'une quantité minime ; comme, en admettant que ce produit soit de formation interstitielle, on ne lui connaît aucune affinité pour cette substance; c'est donc la quantité, relativement grande, du phosphate de fer dans la caséine qui nous amène à conclure qu'elle provient de la globuline résultant de la fonte des globules hématiques.

Mais avant d'arriver à l'état de caséine, produit mort, elle a peut être servi à constituer les cellules des glandes mammaires. On peut donc déduire de là, qu'il doit y avoir une corrélation étroite entre la richesse du lait en caséine et la richesse du sang en globules.

Nous savons que la globuline, la caséine, l'albumine passent de l'un de ces états dans l'autre avec une grande facilité ; il n'y a donc pas lieu d'être surpris que le lait puisse contenir plusieurs de ces modifications protéiques. Mais si la présence de ces éléments multiples présente un intérêt physiologique, nous ne croyons pas qu'elle puisse en avoir au point de vue alimentaire.

On a remarqué que, sous l'influence d'une alimentation très substantielle et abondante, la richesse du lait en beurre et en lactine augmente rapidement tandis que la caséine ne subit que très lentement des variations. Le mode de formation que nous venons d'exposer permet d'expliquer cette anomalie apparente; puisque les parties protéiques des aliments doivent passer préalablement à l'état de globules hématiques d'abord, puis à l'état de cellules des glandes mammaires avant d'être résolues en caséine.

Ainsi donc, après une tétée, les mamelles se remplissent d'eau d'abord, qu'elles empruntent au sérum hématique. Le phosphate de chaux peut se former à ce moment, mais il reste non dissous. La caséine, le beurre, la lactine qui sont formés par les cellules glandulaires ne prennent naissance que peu à peu et ne viennent enrichir le lait qu'à mesure de leur formation. C'est alors que le phosphate de chaux d'abord précipité se dissout peu à peu à la faveur de la caséine et de la lactine.

Nécessité de régler les repas de l'enfant. — Puisque le lait est un produit de formation progressive dont la richesse s'accroît d'autant plus, jusqu'à une certaine limite, que la durée d'élaboration est prolongée ; il en résulte que les tétées de l'enfant doivent être effectuées à des espaces réguliers de deux heures au moins, parce que c'est le minimum de temps nécessaire pour que le lait ait une richesse suffisante.

Au moment de la naissance, l'estomac de l'enfant est une petite poche membraneuse du volume d'un œuf de poule et d'une capacité de 5o centimètres cubes. La quantité de lait qu'absorbe à chaque tétée un enfant dans les premiers jours de sa naissance est d'environ 3o grammes d'après les recherches de Natalis Guillot ; à mesure qu'il grandit, son estomac augmente de capacité et le même auteur a constaté qu'un enfant à six mois prend 9o grammes de lait à chaque tétée, 15o grammes à un an et 25o grammes à 15 mois. Mais alors tandis qu'on présente le sein toutes les deux heures au nouveau-né pendant les deux ou trois premiers mois, l'intervalle des repas doit être de 3 heures depuis le troisième jusqu'au sixième mois et ensuite de 4 heures à partir du sixième mois. Bien que l'activité sécrétante des glandes mammaires augmente parallèlement, il n'en est pas moins rigoureusement nécessaire de laisser un intervalle plus long aux cellules glandulaires pour qu'elles élaborent une plus grande quantité de principes actifs du lait.

Nous pouvons donc conclure, en considérant seulement le temps nécessaire à l'élaboration du lait que l'allaitement des enfants doit être espacé de plus en plus, à mesure qu'ils avancent en âge.

Au point de vue des actes physiologiques de l'enfant, la réglementation n'est pas moins nécessaire. Que ce soit chez un adulte ou chez un jeune enfant, les phénomènes de la digestion s'accomplissent d'une manière identique, avec cette différence cependant que chez le jeune enfant la fonction est encore imparfaite par suite de la faiblesse de l'organe. Mais aussi, le lait aliment exclusif de l'enfant est de tous les aliments le plus facile à digérer. Toutes ces réserves faites, l'estomac de l'enfant peptonise la caséine par l'intervention du suc gastrique d'abord, puis ensuite par celle des sucs intestinaux; aussi facilement digestible que l'on suppose le lait d'une part, aussi faible que soit l'intervention des sucs digestifs d'autre part, il n'y a pas moins une dépense de matériaux de la part des organes digestifs, dépense qui ne pourra être comblée que quand ils jouiront d'un état de repos relatif, ainsi que nous l'avons établi antérieurement. Comme le travail de restauration organique et d'emmagasinement de matériaux ne s'effectue que progressivement, un certain laps de temps est nécessaire pour qu'il s'accomplisse convenablement. On comprend alors que si l'on exige de l'appareil digestif un travail à des intervalles trop rapprochés; il se fatiguera rapidement, remplira mal ses fonctions et les principes alimentaires non digérés ne seront pas assimilés. L'enfant dépérira et l'on aura l'exemple de la famine au milieu de l'abondance.

Ainsi, la physiologie de la digestion nous enseigne que les repas de l'enfant doivent être réglés et séparés autant que possible par des intervalles égaux, qui augmenteront à mesure que l'enfant grandissant ingérera plus de lait à chaque fois.

Est-ce ainsi que les choses se passent habituellement dans le monde ? Nous ne croyons pas nous tromper en disant; non, pour la grande majorité des cas. Il est aujourd'hui passé à l'état d'axiome que quand un enfant pleure, c'est qu'il a faim; quand il pleure après avoir bu, c'est qu'il n'en a pas assez ; donc chaque fois qu'un enfant pleure il faut lui donner le sein. On arrive ainsi à le faire téter vingt et vingt-cinq fois en vingt-quatre heures. Mais nous ajouterons comme circonstance atténuante qu'aucune jeune femme, sur le point de devenir mère, ne reçoit le complément d'instruction nécessaire pour remplir convenablement la nouvelle fonction à laquelle la maternité va l'appeler ; on prend alors comme règle de conduite les commérages des matrones, ou bien l'on s'en rapporte aux nourrices qui sont tout aussi ignorantes et souvent très entêtées en raison même de leur ignorance ; elles se refusent à tout changement dans leurs habitudes. Nous regretterons en passant que les conseils des médecins et des sages-femmes soient si souvent insuffisants, quelquefois même contradictoires ; ce que ne manquent jamais de faire ressortir les familles pour justifier leur conduite.

Nous sommes convaincu que cette inondation lactée est une des causes les plus fréquentes de l'athrepsie qui détermine une mortalité si grande chez les enfants du premier âge.

D'ailleurs le professeur Jules Guérin l'a maintes fois proclamé du haut de la tribune de l'Académie de médecine : que l'alimentation exagérée tue dix fois plus d'enfants que l'alimentation insuffisante.

Croissance normale de l'enfant.—Quantités de lait qu'il ingère. — Le poids moyen d'un enfant qui vient de naître est de 5 kilog. ; à l'âge d'un an il pèse environ 8 kilog. qui donnent une augmentation journalière d'environ 8 grammes en poids. Il est important de noter que l'enfant rejette fort peu des principes nutritifs qu'il ingère.

Un enfant jusqu'à deux mois prend en moyenne de 5 à 6 grammes de principes alimentaires par jour à l'état de caséine ; à partir du troisième mois, la quantité est d'environ de 10 grammes, puis elle s'élève progressivement jusqu'à 16 et 20 grammes par jour à partir du huitième mois, c'est-à-dire qu'un enfant qui, dans l'espace d'une année, aura augmenté de 3 kilog., qui est le chiffre normal moyen, aura absorbé dans ce laps de temps 4 kilog. 5oo d'éléments protéiques. En même temps que ces matériaux, l'enfant doit emmagasiner 1 gramme de phosphate de chaux par jour, soit environ 365 grammes par an. Il convient d'ajouter encore une petite quantité de graisse formée au moyen des éléments du beurre et du sucre de lait. Les chiffres que nous venons de donner étant des moyennes, ils sont dans la majorité des cas inférieurs aux chiffres réels.

Reprenons les chiffres du Dr Natalis Guillot sur la quantité de lait que l'enfant absorbe à chaque tétée : Dans les premiers jours de la naissance, l'enfant absorbe environ 3o grammes de lait à chaque tétée. Vers l'âge de 6 mois, la quantité s'élève à 90 grammes, vers un an à 15o grammes, et à 15 mois elle atteint 25o grammes. Si l'on considère que la nourrice a besoin de 6 heures de sommeil au moins en réglant les tétées à 8 ou 9 jusqu'à 3 mois, cela donne 1/4 de litre de lait, 5 à 6 repas entre 3 et 6 mois donneront 1/2 litre de lait et 4 ou 5 repas entre 6 mois et 1 an donnent presque 1 litre de lait. Si le nombre des tétées est supérieur aux chiffres que nous avons donnés, on obtiendra, alors, l'un des deux résultats suivants : tantôt la quantité de lait prise à chaque tétée sera inférieure, tantôt, étant égale, le lait sera plus pauvre. Dans l'un ou l'autre cas, il n'y aura donc aucun bénéfice.

Pour suffire aux besoins normaux d'un enfant dans les conditions que nous venons d'indiquer, le lait de la nourrice doit contenir au moins 2 grammes de caséine par 100 grammes et 20 centigrammes de phosphate de chaux qui correspondent à 40 centigrammes au moins de sels minéraux, attendu que le lait renferme aussi en notable proportion du chlorure de sodium.

Variations dans la composition du lait. — L'analyse du lait de femme présente de grandes difficultés, parce qu'il est très difficile d'en obtenir une quantité suffisante pour faire une analyse complète. Les éléments minéraux en particulier ne peuvent guère être dosés qu'à l'état brut, c'est-à-dire de cendres.

Comme les premières parties de lait extraites sont les moins riches et que la quantité des principes augmente à mesure que l'on arrive vers la fin, c'est donc vers le milieu de la traite que le lait offre sa composition moyenne. Mais alors, selon qu'on analysera le lait du commencement d'une tétée ou bien de la fin, les résultats pourront être fort différents.

Nous donnons ici la composition du lait de femme d'après les résultats analytiques de différents auteurs :

RÉSULTATS RAPPORTÉS A 100 GRAMMES DE LAIT

Densité	Eau	Matières solides	Caséine	Beurre	Sucre	Sels minéraux	Auteurs
1,032	87,90	12,10	1,90	8,97	1,20	»	Donné.
1,030	88,38	11,62	1,96	3,14	5,76	0,166	Simon.
»	88,56	11,44	0,63	3,287	7,36	0,158	E. Marchand.
1,0326	88,91	11,09	3,92	2,67	4,36	0,138	Vernois et Becquerel.
1,0323	84,32	15,68	1,53	7,07	6,90	0,180	Doyère.
»	83,72	16,28	1,17	7,45	7,50	0,160	Id.
»	87,94	12,06	1,50	3,05	6,66	»	Filhol et Joly.
»	90 »	»	0,63	1,73	6,23	»	Brünner.
»	»	»	2,05	3,177	4,30	»	Tolmalcheff.
»	»	»	1,04	1,713	6,26	»	Id.
»	88,40	»	3,80	2,50	4,80	»	Boussingault,
»	87,95	»	1,52	3,58	6,50	0,450	Henry et Chevalier.
1,032	»	8,75	1,43	1,15	6,28	0,125	Jolly.
»	»	»	1,80	2,10	6,35	0,100	Id.
»	»	11,85	3,20	3, »	5,50	0,150	Id.
»	»	»	1,70	4,50	4,60	0,120	Id.
»	»	»	0,80	7,40	5,50	0,040	Id.

Bien que les auteurs ne le disent pas, nous sommes en droit de supposer que toutes les femmes dont nous donnons ci-dessus les résultats de l'analyse du lait étaient dans des conditions de santé normale.

Simon d'une part, Filhol et Joly, d'autre part, ont analysé chacun de leur côté le lait d'une même femme à différents âges de la période d'allaitement. Les résultats variables obtenus ne permettent pas de formuler une règle quelconque et il y a lieu de supposer que ces variations peuvent tenir à des conditions physiologiques, physiques ou alimentaires.

Nous avons emprunté aux différents auteurs les résultats de leurs analyses du lait de femme afin de donner plus de valeur aux déductions que nous voulons en tirer.

Quoique le sucre et le beurre aient une certaine importance comme agents de calorification et malgré de grandes différences quantitatives quelquefois dans les analyses que nous avons citées, nous ne nous en occuperons pas.

Les corps qui nous intéressent particulièrement sont la caséine et les principes minéraux phosphatés.

Sur 17 analyses, 6 contiennent de la caséine en quantité insuffisante, 3 en renferment plus qu'il n'en est besoin en général ; les 8 autres contiennent à peu près la quantité nécessaire. Nous pouvons donc dire qu'en général le lait contient à peu près la quantité de caséine nécessaire au nouveau-né ; mais ce sont surtout les principes minéraux phosphatés sur lesquels nous voulons porter l'attention. En moyenne, le total des cendres qui représente les sels minéraux bruts ne dépasse pas 1 gramme 50 par litre de lait. Si dans quelques cas ce chiffre est supérieur, dans beaucoup d'autres il est inférieur.

Influence de la pauvreté du lait sur le développement de l'enfant. — Raisonnons d'après le total moyen qui très probablement représente la majorité des cas. Ce chiffre brut de 1 gramme 50 centigrammes de cendres correspond très approximativement à 0 gramme 75 centigr. de phosphates divers. Or, si nous comparons la richesse minérale phosphatée du lait de femme à la quantité qu'en prend l'enfant aux différents âges, ainsi que nous l'avons indiqué précédemment ; nous sommes forcé de conclure que la quantité de phosphate de chaux qu'il renferme est tout à fait insuffisante et ne représente certainement pas plus de la moitié de la quantité nécessaire aux besoins de l'enfant. Il est évident que cette disette de phosphate de chaux se répercute sur la charpente osseuse. Si nous n'avons aucun moyen de contrôler rigoureusement cette assertion, l'observation attentive nous en fournit cependant des preuves évidentes ; quand nous pouvons suivre le développement des enfants pendant un certain nombre d'années. Ainsi, on constate très fréquemment, que les jeunes enfants qui commencent à marcher ont les jambes très arquées ; c'est-à-dire que les tibias et les péronnés sont plus ou moins courbés comme de véritables arcs. Or, comment expliquer ce phénomène, sinon par le manque de rigidité suffisante des os. On ne peut le comprendre qu'en admettant l'insuffisance minérale du phosphate calcaire dans les cellules osseuses et la prédominance des cartilages qui présentent une grande somme d'élasticité. Seulement, comme cette incurvation des jambes se rectifie généralement avec l'âge, on n'y fait que fort peu attention.

Le second caractère sur lequel nous attirons spécialement l'attention, parce qu'il a une importance capitale et qu'il influe toute la vie sur la santé des personnes, c'est la mauvaise qualité des dents.

Il est un fait, aujourd'hui malheureusement incontestable, c'est que la mauvaise qualité des dents devient de plus en plus fréquente et commence à se manifester dès l'âge le plus tendre. Il n'est pas rare, en effet, de rencontrer de tous jeunes enfants dont les dents de lait sont cariées bien avant l'époque de leur chute. Souvent aussi, on voit la carie commencer sur les dents de deuxième dentition, presque aussitôt qu'elles émergent de l'alvéole dentaire. L'insuffisance du phosphate de chaux n'est peut-être pas la seule cause ; mais elle est probablement la principale.

Dans tout ce qui précède nous avons raisonné exclusivement pour les deux systèmes osseux et dentaire, parce qu'ils exigent une plus grande quantité de principes minéraux; mais les tissus musculaires et organiques demandent aussi pour se développer des principes phosphatés divers. Si leurs besoins sont quotidiennement moins grands que pour les deux premiers systèmes, ils ne sont pas moins importants; puisque chez l'homme adulte le tissu des muscles et des divers organes étant supposé sec, il représentera une masse environ cinq fois plus considérable que le système osseux. Dans ces conditions d'insuffisance minérale, le tissu musculaire se développe d'abord par l'accroissement du tissu conjonctif et à mesure que les phosphates afflueront, les diverses cellules fibres prendront naissance et se constitueront, mais probablement avec le minimum de leur charpente minérale phosphatée. La vitalité dans ce cas sera certainement très faible et le résultat visible sera la mollesse et le manque de force des individus.

Cependant, depuis une quinzaine d'années, le phosphate de chaux est très employé dans la médecine infantile et comme la carie dentaire tend toujours à devenir plus fréquente au lieu d'être plus rare, on pourrait en faire une objection à notre théorie. Nous répondrons d'abord ceci : que la manière d'administrer le phosphate de chaux est des plus défectueuses. Le phosphate de chaux insoluble et pulvérulent est donné à dose beaucoup plus élevée que le suc gastrique stomacal ne peut en dissoudre; dans ce cas alors il n'agit que comme un simple anosmotique. Quant aux dissolutions de phosphates de chaux qui sont toutes extrêmement acides, elles ne sont pas assimilées, malgré le titre pompeux d'assimilable dont on les décore et elles exercent une action antinutritive des plus puissantes. Pour complément d'information nous renvoyons au chapitre spécial du phosphate de chaux employé en thérapeutique.

Alimentation des nourrices. — Si nous avons établi que la pauvreté en phosphate de chaux du lait des nourrices est pour les jeunes enfants la cause principale de leur développement imparfait dans le temps normal ; il est en notre pouvoir de donner au lait une richesse telle, qu'il puisse répondre amplement à tous les besoins de l'enfant.

Pour arriver à ce résultat, le premier point important est de régler convenablement l'alimentation de la nourrice. Que ce soit la mère qui nourrisse son enfant, ou une nourrice mercenaire que l'on a introduit dans la famille, son alimentation n'en est pas moins défectueuse, bien souvent.

Tous les repas doivent être composés régulièrement de viande et de légumes. La quantité de viande doit être réglée avec soin ; 150 grammes de viande désossée à chaque repas nous paraît une proportion raisonnable. Les légumes n'ont pas besoin d'être limités ; tous les légumes peuvent en général être donnés indistinctement. Il faut cependant en excepter le chou, les oignons et quelques autres. Les pois, haricots, lentilles, sont ceux qui donnent au lait une plus grande richesse. Les raisons de cette réglementation sont déduites de la composition que doit présenter le lait et son mode de formation.

Il est certain qu'avec une nourrice bien constituée, en bonne santé et douée d'un bon appétit, son alimentation étant réglée comme nous venons de l'indiquer, elle donnera à son enfant un lait suffisamment riche pour permettre à tous les éléments histologiques des tissus organiques de se développer normalement. Mais il est prouvé qu'il est loin d'en être toujours ainsi et les exceptions forment le nombre le plus élevé surtout parmi les nourrices des villes, que ce soient les mères ou des nourrices mercenaires. Chez elles, le lait est le plus souvent trop pauvre surtout en principes minéraux parce qu'elles sont, elles-mêmes, au-dessous de leur niveau physiologique, c'est-à-dire plus ou moins anémiées. Dans ces états, les fonctions digestives sont affaiblies et l'alimentation

devient insuffisante, parce que l'estomac se refuse au travail.
Pour amener le lait à un degré de richesse suffisant et ranimer en même temps toutes les fonctions chez les nourrices, il faut ajouter à leur alimentation des phosphates hématiques (1). Leur influence remarquable sur la composition du lait est l'objet d'un chapitre spécial; nous y renvoyons pour les détails qui ne peuvent trouver place ici.

Dans la plupart des cas, quand une mère allaite son propre enfant, elle recherche, malgré le peu de connaissances qu'elle peut avoir sur ce point, une alimentation qui lui permette d'accomplir cette fonction en maintenant autant que possible l'intégrité de ses forces. Les effets qu'elle ressent sont pour elle un guide assez certain dont elle suit les indications. Mais il n'en est plus de même, quand on a recours aux nourrices mercenaires, nourrices sur lieu et autres.

L'industrie des nourrices cause de la dépopulation de la France et de la dégénérescence de la race. — Il n'est pas rare de rencontrer des savants étrangers qui affirment avec conviction que la France est en pleine décadence. Nous ne nous arrêterons pas à discuter le plus ou moins fondé de cette assertion; mais ce que nous pouvons affirmer, c'est que chez aucune nation l'industrie mercenaire des nourrices n'a pris un tel développement qu'en France. En Angleterre et en Allemagne, la nourrice est une exception.

Si nous remontons dans le passé, si nous analysons les enseignements que nous fournit l'histoire, nous trouverons dans l'histoire romaine des analogies dont il serait bon de tirer profit. Tout le monde connaît la belle réponse de Cornélie mère des Gracques qui, pressée par une étrangère désirant voir ses bijoux et ses parures, lui montre ses deux enfants jouant sur ses genoux.

(1) On trouve dans le commerce le *Fer hématique Michel* contenant tous les phosphates du sang dans les meilleures conditions d'assimilabilité.

Lorsque vint l'époque des Césars, le luxe affranchit les mères d'un devoir qui avait toujours fait leur gloire et leur bonheur. On vit alors les femmes se promener dans les lieux publics ayant dans leurs bras des petits chiens ou des petits singes, auxquels elles prodiguaient leurs caresses. Aussi Jules César à son retour des Gaules, surpris d'un spectacle si nouveau pour lui, s'écria-t-il : « Les femmes romaines n'ont-
« elles donc plus comme autrefois des enfants à nourrir et à
« porter dans leurs bras? Je ne vois partout que des chiens et
« des singes. »

L'histoire rapporte aussi le fait de ce jeune Romain qui, au retour d'une expédition lointaine, offrit à sa nourrice des présents beaucoup plus riches qu'à sa propre mère. « Vous m'avez porté neuf mois dans votre sein par nécessité, dit-il à sa mère humiliée, aussitôt que vous m'avez vu, vous m'avez abandonné; ma nourrice m'a reçu avec satisfaction, m'a porté dans ses bras et m'a nourri de son propre lait pendant trois ans; je lui dois plus qu'à vous. »

Ce qu'était la Société romaine au siècle d'Auguste, la lettre suivante d'un jeune Gaulois habitant Rome à un de ses amis habitant Lutèce nous l'apprend :

« Les Romaines ont une singulière et bizarre coutume que tu auras sans doute de la peine à concevoir; c'est que la plupart n'acceptent qu'une moitié des devoirs que leur impose la nature, tarissent elles-mêmes leurs seins et confient l'allaitement de leurs enfants à des espèces de mères auxiliaires que l'on appelle *nourrices*.

« Cette dépravation est très fréquente chez les jeunes femmes riches qui ont des esclaves exprès pour leur confier ce soin. Les plébéiennes trop pauvres pour acheter une nourrice en louent une. Il y a dans le *forum*, tout proche et hors de la porte Carmentale, une espèce de marché perpétuel pour les femmes qui trafiquent de leur lait. Elles se tiennent auprès d'une colonne qui de là a reçu le nom de *Colonne lactaire*.

« Les nourrices esclaves ou mercenaires sont *une grande*

décadence dans les mœurs. Les Romaines d'autrefois (et il y en avait beaucoup de telles dans le siècle dernier) allaitaient elles-mêmes leurs enfants, les élevaient dans leurs bras. Se dévouer aux soins de la maternité et à la garde de la maison était toute leur gloire. »

A ce moment l'empire romain était formé de toute l'Europe actuelle moins la Russie, de toute l'Asie Mineure, de la Palestine, de l'Égypte, la Tunisie, l'Algérie, le Maroc, etc. Quelques siècles plus tard, l'empire romain n'existait plus et Rome n'était qu'un amas de ruines dont un grand nombre subsistent encore.

Voyons ce qui se passe de nos jours.

L'industrie des nourrices sur lieu détermine la mort de la plus grande partie des enfants de ces nourrices, par suite d'un sevrage prématuré. Autrefois, les règlements protégeaient la vie des nouveau-nés, en défendant aux femmes de prendre un nourrisson avant un certain temps après la naissance de leur enfant. Aujourd'hui, il n'en est plus ainsi. La loi subsiste bien, mais elle n'est pas observée, souvent même avec la complicité des autorités municipales. Le lait d'une nourrice mercenaire étant, avec juste raison, d'autant plus estimé qu'il est plus jeune, les femmes qui se livrent à cette industrie ne voient dans la naissance d'un enfant qu'un moyen assuré de gagner de l'argent. Pour elles, leur enfant n'est rien, l'argent est tout. Aussi, ont-elles hâte de trouver une place, sans souci de leur nouveau-né qu'elles ne retrouvent presque jamais, sans souci de leur santé qu'elles compromettent souvent de la manière la plus grave.

Le Dr Monot, médecin à Montsauche, chef-lieu de canton de la Nièvre, département qui fournit le plus de nourrices sur lieux, rapporte que, dans dix communes de son canton, pour un intervalle de sept années partant du 1er janvier 1858 au 31 décembre 1864, il y eut 2,884 naissances sur une population de 14,000 habitants. Sur ce nombre, 1,897 femmes sont parties nourrir sur lieu, à Paris; c'est-à-dire 2 sur 3 et ce nombre aurait été encore plus élevé, s'il n'y avait pas eu de femmes infirmes ou trop faibles de constitution. Des enfants de ces nourrices, 1,449 sont morts dans ce laps de temps, soit une moyenne de 64 par an.

Il y a quelques années, M. Boudet, dans son discours à l'Académie de médecine sur la mortalité des jeunes enfants, a établi, par des statistiques très sérieuses, que l'industrie des nourrices sur lieu coûte chaque année à la France plus de 120,000 enfants qui meurent victimes de cet usage barbare. 120,000 infanticides avec préméditation, dont se rendent complices toutes les mères qui, pouvant nourrir leurs enfants, aiment mieux les confier à des mains mercenaires. Et leurs médecins qui, cédant si facilement aux sollicitations de la famille, couvrent de leur responsabilité médicale, par des raisons spécieuses, cet abandon des devoirs de la maternité les plus nobles pour la femme, n'ont-ils pas une bonne part aussi de responsabilité ?

Si à ces chiffres nous ajoutons les décès des enfants assistés, qui sont de 56 o/o, d'après les recherches de M. Husson, ancien directeur de l'assistance publique de Paris, nous arrivons alors au chiffre effroyable de 200,000 existences que nous coûte annuellement l'industrie des nourrices mercenaires. Ces chiffres n'ont rien de fantaisiste, ils sont puisés dans des documents officiels et s'il y avait quelques inexactitudes, elles seraient plutôt en moins qu'en plus.

Tout cela ne constitue pas encore le prix que nous coûte cette déplorable industrie. Nous avons compté les morts, voyons les vivants. Les documents officiels nous fournissent encore une réponse significative. Le département de la Nièvre, qui a le privilège de fournir les nourrices sur lieu aux meilleures familles de Paris, est celui des départements de France qui compte le plus de scrofuleux. En effet, le Dr Boudin a constaté que, tandis qu'il n'y avait dans le Pas-de-Calais, sur 100,000 examinés, que 118 exemptions du service militaire pour cas de scrofule, il y avait, pour le département de la Nièvre, sur le même nombre d'examinés, 2,901 exemptions pour la même cause ; c'est-à-dire que les affections scrofuleuses se montrent 23 fois plus nombreuses dans la Nièvre que dans le Pas-de-Calais. Le Dr Boudin a encore constaté que, tandis que pour toute la France la moyenne est de 1 scrofuleux pour 100 habitants, elle est de 1 sur 34 pour le département de la Nièvre.

L'industrie des nourrices est pour les nourrices une cause fréquente de phtisie due à l'épuisement qu'amène dans l'organisme la durée exagérée de la sécrétion lactée. Il n'est pas rare, en effet, de rencontrer des femmes qui élèvent avec le même lait, deux et quelquefois trois enfants.

Les nourrices sur lieu, à l'exception d'un certain nombre de filles-mères peut-être, mais qui ne forment toutefois qu'une quantité minime et négligeable, sont recrutées dans la population la moins aisée des campagnes. Les mauvaises conditions hygiéniques dans lesquelles elles ont toujours vécu ont certainement exercé une influence sensible sur leur constitution et contribué à leur donner un tempérament lymphatique. Les sujets lymphatiques ont généralement un teint pâle et des formes arrondies ; or, dans le public, on envisage ces apparences physiques comme signes de belle santé. Il n'est pas jusqu'à leur mollesse et leur insouciance qui ne soient considérées comme des indices de force, tandis qu'elles ne sont en réalité que les résultats d'une vitalité affaiblie par l'inondation aqueuse de tous les tissus.

Si le lymphatisme n'implique pas nécessairement l'idée de maladie, il n'en est pas moins surabondamment prouvé que les sujets lymphatiques sont plus prédisposés que les autres à contracter les maladies et plus sensibles à toutes les influences nosologiques.

Tout le monde sait et admet que l'enfant, pendant la conception, puise, dans le sang de sa mère, le germe d'une ressemblance à peu près constante ; est-il impossible de croire que l'enfant puisera dans le lait de sa nourrice une partie tout au moins de sa constitution et de son tempérament? D'ailleurs les preuves de transmission des affections diathésiques ou constitutionnelles des nourrices aux nourrissons sont trop fréquentes pour que l'on puisse nier cette influence. Que de familles dont le sang pur jusqu'alors s'est trouvé ainsi altéré pour toujours. Cette crainte seule ne devrait-elle pas faire trembler toutes les mères qui confient leur nouveau-né à une nourrice mercenaire?

Les anciens, qui avaient constaté la transmission des qualités et des défauts physiques des nourrices à leurs nourrissons par le lait, admettaient même la transmission des qualités morales. En effet, Virgile prête à Didon, irritée de l'ingratitude d'Énée qui l'abandonne, le langage suivant : *Non, tu n'es pas fils d'une déesse ; non, tu ne descends pas de Dardanus, perfide. Tu es sorti des roches hérissées du Caucase et tu as sucé le lait des tigresses de l'Hyrcanie.*

Si les progrès de la physiologie ne permettent pas d'accorder cette propriété au lait de la nourrice, il faut cependant reconnaître que le caractère de cette femme a par l'imitation une très grande influence sur le moral de son nourrisson.

Quand on réfléchit à la cohabitation de tous les instants qui existe entre la nourrice et son nourrisson, au langage muet qui s'exerce sans cesse entre eux par le regard, aux mouvements continuels que cette femme imprime à l'enfant qu'elle porte dans ses bras, mouvements qui se ressentent toujours de son caractère, on comprend que le moral de ce nourrisson doive, jusqu'à un certain point, ressembler à celui de sa nourrice. Toutes les fois, en effet, qu'une nourrice est gaie, vive, intelligente, il est bien rare que le nourrisson n'offre pas un développement intellectuel précoce ; lorsqu'une nourrice, au contraire, a un caractère morose, taciturne, une intelligence bornée, le développement intellectuel de l'enfant est ordinairement très lent.

Cette ressemblance, ou plutôt cette analogie physique et morale entre la nourrice et son nourrisson, se voit si fréquemment qu'il est permis de se demander si l'usage, aujourd'hui généralement adopté par les familles aristocratiques, de confier l'allaitement des nouveau-nés à des nourrices mercenaires, n'est pas en désaccord complet avec les principes admis dans ces familles. Des pères et des mères, qui rougiraient de voir leurs enfants se mésallier dans leurs unions matrimoniales, ne font aucune difficulté, quand il leur arrive un enfant, d'introduire dans son organisme, au moyen de l'allaitement, le lait d'une étrangère qui souvent lui inculque, en même temps que les vices ignorés et malheureusement indélébiles de sa constitution, ceux de son caractère.

Faut-il être surpris après cela, de voir les familles illustres dégénérer si rapidement?

Dans le tableau déjà si sombre que nous venons de présenter de l'industrie des nourrices mercenaires, nous n'avons vu que les nourrices qui vivent dans la famille, sous les yeux et la surveillance des parents de l'enfant; notre tableau ne serait pas complet si nous n'indiquions pas quelques-uns des accidents qui peuvent arriver, quand on envoie les enfants au loin, chez des nourrices de la campagne.

A côté des familles auxquelles la fortune permet le luxe d'une nourrice sur lieu, il en est d'autres, comme les ouvriers, les employés ou quelques petits commerçants qui, obligés de travailler hors de chez eux pour gagner leur vie, ou mal logés, croient avantageux d'envoyer leurs enfants en nourrice à la campagne. Or, les nourrices à la campagne sont généralement les plus pauvres du pays, les plus mal logées, les plus dénuées de tout, etc. On choisit la campagne parce que l'air y est plus pur; mais, au lieu de promener l'enfant, la nourrice le laisse dans son berceau pendant des journées entières, croupissant dans son urine et ses défécations et pendant ce temps elle vaque librement à ses occupations. Il y a des nourrices qui remplissent consciencieusement leurs devoirs, mais elles sont rares et forment des exceptions que l'on ne peut pas invoquer pour se débarrasser de son enfant.

La femme fait le métier de nourrice mercenaire pour gagner de l'argent; or, si bien payée qu'elle soit, elle ne peut pas avec ses appointements nourrir toute sa famille; donc il faut qu'elle fasse un travail supplémentaire et par conséquent elle ne remplira pas complètement ses devoirs envers le jeune enfant qui lui est confié. Si quelquefois elle a promis de sevrer son enfant pour donner le sein au nourrisson, c'est le contraire qu'elle fera; si elle a promis de le nourrir au biberon, elle se hâtera de le sevrer afin d'économiser la dépense quotidienne du lait que lui coûte l'enfant. Dans tous ces cas c'est la mort par athrepsie à courte échéance, les statistiques le démontrent d'une manière incontestable.

Nous ne nous appesantirons pas plus longtemps sur un sujet dont nous sommes loin d'avoir fait toucher toutes les horreurs; nous résumerons dans les trois propositions suivantes tout ce que nous avons dit de l'industrie des nourrices :

1° La physiologie démontre que l'existence et la santé de l'enfant exigent qu'il n'ait pas d'autre nourrice que sa mère.

2° L'industrie des nourrices mercenaires coûte annuellement à la France 200,000 existences au minimum.

3° Elle exerce une influence considérable sur l'affaiblissement de la race française.

ALIMENTATION DES JEUNES ENFANTS PAR LE LAIT DE VACHE, OU ALLAITEMENT ARTIFICIEL

En présence des résultats désastreux fournis par l'industrie nourricière mercenaire, nous avons à examiner physiologiquement la valeur du lait de vache considéré comme devant être l'aliment d'un enfant nouveau-né. Il est évident que nous conseillerons toujours l'élevage des enfants de préférence par le sein de leur mère; mais lorsqu'il y a empêchement et les causes ne sont pas rares aujourd'hui, nous avons intérêt à examiner si le lait de vache ne peut pas remplacer la nourrice ; quels sont les avantages et les inconvénients de ce mode d'alimentation ?

Le lait de la vache et le lait de la femme contiennent exactement les mêmes espèces de principes constituants, il en est d'ailleurs ainsi du lait de tous les mammifères ; ils diffèrent seulement dans la proportion de ces éléments. Dans le lait de vache, on trouve une plus grande quantité de beurre et une moins grande proportion de sucre. La présence du beurre en plus grande quantité rend ce lait plus lourd et moins facilement digestible par l'estomac de l'enfant dans les trois ou quatre premiers mois de sa naissance. Mais en coupant ce lait en proportion convenable avec de l'eau, comme il est nécessaire de le faire, on atténue considérablement cet inconvénient, si on ne le fait pas disparaître complètement. On peut même, quand la crème commence à monter, en enlever une partie sans compromettre la valeur alimentaire du lait.

Le lait de vache présente un défaut très sérieux qui ne tient pas à sa composition, mais à la nécessité dans laquelle on se trouve d'en faire provision pour la journée ou une demi-journée et de ne le consommer qu'un certain temps après la traite. Le lait dans les conditions normales doit être neutre ou légèrement alcalin ; c'est la réaction qui convient le mieux à l'estomac de l'enfant ; mais au moment où l'on en fait usage, le lait de vache a toujours une réaction franchement acide et cette acidité augmente progressivement et rapidement à mesure qu'il s'écoule plus de temps depuis la traite. L'acide lactique, qui est produit et donne l'acidité au lait, est le résultat d'une fermentation spéciale. Le ferment lactique existe-t-il normalement dans le lait, nous ne le pensons pas ; mais nous ne pouvons certainement pas l'affirmer ? Seulement, on en trouve à peu près constamment sur le pis des vaches autour du méat. Il reste toujours autour du pis quelques gouttes de lait que l'on ne prend pas la peine d'essuyer avec soin, de même qu'on ne le lave que sommairement avant la traite. Ainsi donc, le ferment lactique peut se développer facilement sur les pis, dans les parties de lait dont ils restent imprégnés et la température de l'endroit est favorable à un développement rapide. On comprend facilement alors que, par le mode opératoire de la traite, du ferment lactique se mêle nécessairement au lait par l'intermédiaire des mains de la personne qui fait ce travail. Comme, d'autre part, le lait ne se refroidit qu'assez lentement, le ferment lactique peut se développer rapidement et produire plus d'acide lactique, en moins d'une heure ou deux, qu'il n'en est nécessaire pour donner au lait une réaction franchement acide. Le ferment lactique ou les spores qui lui donnent naissance peuvent provenir également de la laiterie où l'on place le lait jusqu'à son emploi.

Nous savons aujourd'hui, par les travaux des microbiologistes, quelles précautions minutieuses il faut prendre pour se mettre à l'abri des ferments ou de leurs spores; nous n'exagérons donc pas en disant que dans les fermes, où l'on peut mettre la plus excessive propreté dans toutes les opérations relatives au lait, il est impossible de le préserver du ferment lactique. Ceci est tellement vrai que tous les fromages blancs qui sont formés de caséum coagulé et égoutté en sont imprégnés; aussi, dans les laboratoires, comme dans l'industrie, quand nous voulons déterminer une fermentation lactique, nous prenons simplement du fromage blanc pour ensemencer une dissolution sucrée.

L'acide lactique et son ferment ne sont pas, par eux-mêmes, des agents toxiques ; seulement la présence de l'acide lactique dans le lait, en donnant à cet aliment une réaction constamment acide, finit par devenir nuisible à l'appareil digestif de l'enfant et à en entraver le fonctionnement normal. Nous sommes convaincu que l'athrepsie, qui cause une mortalité si considérable chez les enfants nourris par le lait de vache, doit être attribuée, pour une grande partie, à l'acide lactique contenu dans le lait dont on fait usage. Nous sommes heureux de nous rencontrer ici en parfaite communion d'idées avec Bouchardat.

C'est une question trop importante pour que nous n'entrions pas encore dans quelques détails sur ce point spécial. Nous disons que le lait de vache est préalablement acidifié par de l'acide lactique. Introduit dans l'estomac de l'enfant il est encore rendu plus acide par le suc gastrique ; puis, quand la masse alimentaire arrive dans l'intestin, les acides doivent être neutralisés, en presque totalité, par l'alcali des sucs entérique, intestinal et biliaire. Or, chez les enfants ces liquides physiologiques ne peuvent avoir qu'une alcalinité très faible, parce que le lait qui est leur seul aliment ne contient qu'une très minime proportion de sels organiques alcalins dont la base, après la combustion de l'acide, sert à alcaliniser ces sucs. Il en résulte alors que, si la masse alimentaire est fortement acide, elle n'est pas neutralisée dans l'intestin et cette acidité s'oppose à l'absorption osmotique à travers les villosités intestinales des aliments digérés. Si cette opposition à l'absorption n'est pas complète, elle est au moins partielle et proportionnelle à l'excès d'acide ; l'enfant ne se nourrit donc pas suffisamment. On assiste alors à ce phénomène paradoxal d'un enfant que l'on alimente largement et qui meurt de faim.

Si la cause nuisible dans le lait de vache réside dans l'acide lactique libre, on peut le neutraliser facilement soit avec un peu d'eau de chaux ou de bicarbonate de soude ; mais il faut le faire toutes les fois que l'on donne à boire à l'enfant et seulement dans la portion qu'il va prendre. Il est très important de ne pas alcaliniser trop fortement le lait, car l'excès d'alcali pourrait être nuisible à la secrétion du suc gastrique. Nous croyons qu'il est préférable d'employer alternativement ces deux modes de saturation de l'acide lactique, parce que si l'enfant a besoin de chaux pour la minéralisation de son squelette, il a besoin également de soude pour donner à ses sucs physiologiques leur alcalinité normale.

Plusieurs mères, qui ont suivi très exactement nos conseils pour l'alimentation de leurs enfants par le lait de vache, nous ont fourni les preuves de l'exactitude de nos assertions précédentes.

Enfin, bien que l'expérience ait démontré que le' lait de vache non bouilli est d'une digestion plus facile ; néanmoins, en présence des dangers que fait courir indirectement aux enfants la fermentation lactique du lait, nous nous voyons obligé de recommander cette pratique de le faire bouillir avant de l'employer. Si l'ébullition du lait ne supprime pas l'acide lactique formé ; si même elle n'arrête pas absolument la fermentation, elle la retarde tout au moins, c'est-à-dire l'arrête pour un temps limité ; elle diminue donc la quantité d'acide lactique du lait et atténue ainsi les chances d'athrepsie.

Nous avons commencé par indiquer tous les défauts du lait de vache, mais nous devons ajouter qu'il a aussi des qualités qui le recommandent à l'attention. Le lait d'une vache bien nourrie, comme elles le sont généralement dans les fermes, est beaucoup plus minéralisé et surtout plus riche en phosphates minéraux que le lait de la femme. Le lait des vaches de certaines fermes des environs de Paris contient couramment de 4 à 5 grammes de phosphates par litre de lait. En le coupant de moitié d'eau, ce qui donne encore une richesse de 2 gr. à 2 gr. 5 par litre, on a un lait beaucoup plus riche que les 99 centièmes des laits de femmes. Nous avouons n'avoir jamais rencontré de lait ayant une richesse semblable, parmi tous ceux de femmes que nous avons analysés.

Si l'on considère que le phosphaté de chaux est le principe minéral dont l'enfant a un besoin impérieux pour compléter la minéralisation de sa charpente osseuse, on sera forcé de convenir que, pour ce but à atteindre, le lait de vache est presque toujours supérieur au lait de femme.

Dans ce qui précède, nous n'avons parlé que du lait de vache ; mais il est d'autres laits qui peuvent être employés également avec avantage, ce sont les laits de chèvres, d'ânesses, de brebis, de chiennes, etc., mais leur emploi est moins général.

On a essayé aussi de faire téter directement les enfants aux pis des animaux, cela se pratique quelquefois à la campagne surtout avec les chèvres, nous n'en dirons rien, n'ayant aucun document particulier sur lequel nous puissions nous appuyer. A la nourricerie des enfants assistés de Paris, on a fait des essais comparatifs de l'allaitement direct des enfants par les chèvres et par les ânesses. On a constaté que dans les deux premiers mois, l'enfant ne peut pas digérer le lait de chèvre, parce qu'il est trop riche en beurre et en caséine. Le lait d'ânesse, au contraire, donne des résultats magnifiques; parce qu'il est moins riche en beurre, en caséine et plus riche en lactine. Ce mode d'alimentation comparatif de la nourricerie des enfants assistés a été l'objet d'une thèse inaugurale par le Dr Wins (1885). Malgré les avantages du lait d'ânesse, on comprendra facilement que n'étant pas à la portée de toutes les familles à cause de sa rareté relative; nous avons dû faire du lait de vache une étude particulière et en signaler les défauts d'une manière précise, afin que l'on puisse les corriger.

LE BILAN DE L'ALLAITEMENT ARTIFICIEL

Rien n'est brutal comme les chiffres, dit-on; il n'y a pas de sophismes qui tiennent contre les statistiques; or, voici les résultats qu'elles donnent pour les différents modes d'allaitement des enfants. Sur 100 enfants, la mortalité est de : 8 pour les enfants nourris au sein par leur mère; 18 pour ceux nourris par des nourrices mercenaires; 50 pour ceux nourris artificiellement.

Si nous considérons que dans l'état actuel de notre société les mères s'abstiennent de plus en plus de nourrir leurs enfants, on conclura qu'il faut alors donner la préférence à la nourrice sur lieu. C'est en effet la déduction logique de la mère qui ne considère que son enfant; mais pour le physiologiste et l'économiste qui doivent envisager le problème d'une manière générale, ils diront que dans ce cas la question est simplement déplacée ; la mortalité est à la campagne chez les enfants de ces nourrices qu'on sèvre, au lieu d'être à la ville.

A Paris, où les statistiques des décès présentent une assez grande exactitude, il est établi d'une manière certaine que chez les enfants élevés artificiellement, la mortalité excessive est surtout occasionnée par la diarrhée infantile ou l'athrepsie.

Dès 1880, Bouchardat n'hésitait pas à incriminer surtout la fermentation lactique qui se développe dans le lait, comme cause de la diarrhée infantile à Paris ; le bicarbonate de soude qu'on y ajoute sature bien l'acide lactique formé, mais n'arrête pas la fermentation. Le seul moyen pratique que nous ayons d'en combattre les effets nuisibles, c'est d'abord de ne faire usage que de lait nouvellement trait, que l'on renouvelle deux fois par jour. A Paris même, nous avons aujourd'hui la facilité d'avoir du lait frais deux fois par jour et les familles peuvent le recevoir deux ou trois heures au plus après la traite. Il faut en outre neutraliser l'acide au moment de l'employer.

Les rapports quotidiens, que nous avons avec un très grand nombre de mères de familles, nous permettent de croire que la fermentation lactique du lait n'est pas la seule cause de la mortalité des enfants et n'est même pas la principale. Nous sommes convaincu qu'elle est occasionnée surtout par l'alimentation prématurée des jeunes enfants.

L'élevage au biberon à Paris est surtout pratiqué dans la classe laborieuse des ouvriers et des employés de tous genres. Les jeunes mères ne reçoivent aucune instruction sur la manière d'élever leur enfant et sur les précautions à prendre pour se préserver des dangers de l'élevage au biberon. Elles ne connaissent que les procédés vicieux des matrones, qui se transmettent religieusement de générations en générations.

Pour l'enfant qui vient de naître, par exemple, le lait de vache est trop fort, il doit être coupé ; alors on recommande de le faire avec des eaux d'orge, de gruau, de blé, avec l'eau panée, etc. Toutes ces eaux sont acides, parce que les semences des céréales qui servent à les préparer ont normalement cette réaction ; l'acidité de l'eau panée est encore plus grande. Il en résulte qu'à l'acidité du lait de vache résultant de la fermentation lactique, il faut encore ajouter celle de ces eaux de coupage qui viennent l'augmenter.

L'enfant ne trouvant pas dans son organisme des alcalis pour neutraliser cette acidité, la diarrhée se produit et s'aggrave progressivement.

Il n'est pas rare de rencontrer, dans les mêmes milieux, des mères qui commencent à donner des bouillies à leurs enfants à partir du troisième mois ; on peut dire que l'usage en est à peu près généralisé à partir du sixième. Il arrive très fréquemment, alors, que le lait ne tient plus qu'une place tout à fait secondaire dans l'alimentation de ces enfants ; on cite presque avec orgueil tel enfant de cinq ou six mois qui n'a pas d'autre nourriture que celle de ses parents. Ils ont déjà l'air de petits vieillards précoces et le rachitisme est la conséquence de ces procédés d'élevage, quand ils résistent à la mort. Cela se conçoit, puisqu'ils ont besoin d'une grande quantité de phosphate de chaux et qu'ils n'en trouvent pas dans leur mauvaise alimentation.

C'est à ces pratiques désastreuses, bien plus qu'au lait de vache, qu'il faut attribuer la mortalité effrayante par athrepsie que donnent les statistiques de l'élevage artificiel.

Nous ne prétendons pas nous faire le défenseur systématique de l'élevage artificiel ; nous voulons affirmer notre conviction, qu'il est possible, en prenant de *grandes précautions* et avec des soins minutieux, d'élever les enfants, à la campagne surtout, où il est facile d'avoir du lait frais deux fois par jour, au moins, et d'abaisser la mortalité au taux des enfants nourris au sein. M. Monod, préfet du Calvados, en a fourni la preuve indiscutable par la statistique de son département. Nous sommes même convaincu que les enfants élevés par ce procédé seraient très robustes, parce que le lait de vache est généralement riche en phosphate de chaux.

En tout cas, même pour les enfants nourris au sein, il faut convaincre toutes les mères que le lait est encore le meilleur aliment de l'enfant et le plus complet qu'on puisse lui donner jusqu'à l'âge de trois ans au moins.

On a aussi incriminé les biberons en général, parce que, quand ils ne sont pas nettoyés avec le plus grand soin, ils se chargent rapidement de ferments et de microbes qui altèrent le lait et nuisent à l'enfant. Avec un nettoyage fréquent et minutieux, on obvie à tous ces inconvénients.

INFECTION PAR LE LAIT

On a accusé le lait de vache de pouvoir transmettre un certain nombre de maladies.

La phtisie chez les vaches laitières se rencontre quelquefois. M. Peuch a cherché à déterminer expérimentalement l'influence de ce lait sur des porcelets et des lapins.

Il a pris trois porcelets de la même portée ; le lait de la vache phtisique était donné à deux d'entre eux et le troisième servait de témoin.

Le premier porc, sacrifié au bout de 35 jours avait des tubercules ; le deuxième, sacrifié au bout de 90 jours, était également tuberculeux ; mais on a trouvé aussi des tubercules chez le porcelet témoin. Les résultats de cette expérience sont donc douteux.

Dans l'expérience faite sur les lapins, les résultats sont plus concluants : les deux lapins qui ont bu du lait sont devenus phtisiques et le lapin témoin ne l'était pas.

On a constaté, en Angleterre, que le lait d'une ferme est devenu un agent de propagation de la fièvre typhoïde, parce que les bassins destinés à contenir ce lait avaient séjourné près de la chambre d'un malade atteint de cette maladie.

On a découvert aussi que certaines épidémies de diphtérie, de scarlatine, avaient une origine semblable.

Il n'est pas douteux que le lait de vache peut être une cause directe ou indirecte d'infection, mais les faits de ce genre sont rares. Nous pourrions peut-être dire qu'ils sont extrêmement rares, si l'on tient compte de la quantité énorme de lait qui sert à l'alimentation. L'ébullition à laquelle on soumet habituellement le lait, avant de l'utiliser, serait en tout cas suffisante pour rendre inoffensif un lait contaminé. Néanmoins, il est toujours très utile de rechercher si le lait dont on se servira pour l'élevage d'un enfant ne provient pas d'une vache phtisique. Pour cette raison, les vacheries établies dans l'intérieur des grandes villes devraient être l'objet d'une surveillance spéciale. Il faudra s'enquérir également si, dans le pays d'origine ou dans la maison, il n'y a pas de maladie infectieuse. Ces sortes d'enquêtes sont plus facilement réalisables à la campagne qu'à la ville, mais ne sont pas impossibles.

Le lait de vache est-il seul incriminable ? N'avons-nous pas des exemples de syphilis communiquée à des nourrices par leurs nourrissons et réciproquement ? Pour la phtisie communiquée aux enfants par les nourrices, nous n'avons pas d'exemples concluants, parce que l'on peut toujours invoquer d'autres causes déterminantes. Mais à quelle cause attribuer les manifestations de lymphatisme, de scrofule, d'herpétisme, etc., qui se manifestent chez les enfants dans des familles indemnes et placées dans d'excellentes conditions hygiéniques, sinon aux nourrices ? Et ces enfants faibles, débiles et maladifs, dont les parents sont robustes et bien portants, ne peuvent-ils pas avoir puisé dans le lait de leurs nourrices les germes diathésiques qui altèrent leur constitution ; où même, ces nourrices, simplement épuisées par une sécrétion lactée presque illimitée, ne sont-elles pas la cause de l'affaiblissement des enfants auxquels elles donnent le sein ?

Comme on le voit facilement, le lait, qu'il provienne d'une nourrice ou d'un animal, peut devenir le véhicule générateur de maladies et s'il y avait une conclusion à tirer de tous ces faits, elle serait encore celle-ci, à savoir que : *La mère seule devrait nourrir son enfant,* quand il n'y a pas impossibilité absolue.

SEVRAGE. — ALIMENTATION DU DEUXIÈME AGE

En parlant de l'alimentation du nouveau-né, nous avons insisté sur ce fait que le lait est le seul aliment qui convienne à l'enfant et le seul qu'il puisse digérer, en raison de l'état de faiblesse de son estomac. Nous avons aussi fait remarquer que le bon lait répond à tous les besoins physiologiques de l'enfant, qu'il est en d'autres termes un aliment complet. Le lait de bonne qualité est particulièrement riche en phosphate de chaux dont l'enfant a un besoin impérieux pour compléter la minéralisation de sa charpente osseuse.

Le lait est, comme nous le savons, le résultat d'une sécrétion temporaire. Après avoir progressé, pendant un certain temps, dans sa composition élémentaire ; puis, être resté stationnaire, il s'appauvrit de plus en plus et devient complètement insuffisant pour l'alimentation de l'enfant dont les besoins augmentent avec l'âge. C'est à cette époque qu'il faut procéder au sevrage ; c'est-à-dire soustraire l'enfant à l'usage du lait de sa mère ou de sa nourrice. C'est ordinairement vers le quinzième mois et c'est la dentition qui sert de guide pour cette opération. On considère que l'on peut sevrer un enfant quand les douze premières dents sont sorties, c'est-à-dire les quatre incisives, les quatre canines et les quatre fausses molaires.

Quand, arrivé à l'âge de quinze mois, un enfant n'a pas ses douze dents, nous croyons que dans la grande majorité des cas il est préférable de le sevrer, car cela doit tenir à la pauvreté en phosphates minéraux du lait de la mère. Il ne peut alors retirer aucun avantage dans la persistance de ce genre d'alimentation.

On admet généralement, qu'au delà de quinze ou vingt mois, l'allaitement des enfants par le sein des nourrices, que ce soit la mère ou une nourrice mercenaire, devient insuffisant ; nous irons plus loin et nous dirons qu'il peut devenir dangereux.

Nous connaissons à la campagne quatre enfants qui ont été allaités par leur mère au delà de deux ans, dont un en particulier jusqu'au delà de deux ans et demi. Tandis que ces enfants se sont développés normalement jusque vers quinze mois environ ; ils ont, à partir de cette époque, commencé à dépérir et à prendre un aspect maladif qu'ils ont toujours gardé depuis. L'un d'eux est mort phtisique à l'âge de dix-sept ans ; un second âgé de vingt ans est à la troisième période de la même maladie ; le troisième a eu une pleurésie grave il y a deux ans dont il paraît à peu près remis, mais il a toujours une complexion délicate, il est âgé de seize ans ; le dernier enfin, fréquemment indisposé, n'est atteint jusqu'à présent d'aucune maladie grave.

Ainsi voici quatre enfants, fils de solides laboureurs ayant des frères robustes, qui par suite d'allaitement trop prolongé sont devenus débiles, maladifs, quelques-uns tuberculeux, quoique nés de parents sains, aisés et dans de bonnes conditions hygiéniques.

Ces quatre cas sont certainement insuffisants pour permettre de tirer une conclusion générale ; mais ils n'en sont pas moins significatifs. Et nous nous demandons si, dans les familles qui ont employé des nourrices mercenaires, la tuberculose n'a pas fait de victimes, précisément pour avoir choisi, sans le savoir, une nourrice ayant un lait trop vieux.

Quelques fois aussi il arrive que pour des raisons spéciales, soit parce que la mère n'a plus de lait, soit parce que sa santé est altérée, on est obligé de sevrer l'enfant bien avant cet âge. Ainsi, il y a des enfants que l'on sèvre à six, huit, dix, etc., mois. Dans ces cas particuliers, il est à peu près admis par tout le monde que l'on doit continuer l'alimentation de l'enfant par le lait de la vache, de chèvre, etc.

Mais, en supposant qu'un enfant ait été sevré à l'époque normale, c'est-à-dire vers le quinzième mois ; quel doit être le mode d'alimentation à partir de cet âge ?

Pour répondre à cette question, il nous faut interroger l'organisme de l'enfant ; voir quel est l'état de développement de ses organes et bien préciser quels sont ses besoins physiologiques.

Les dents, qui font partie du système osseux, sont destinées à la mastication des aliments ; elles remplissent donc une fonction importante dans le phénomène de la digestion. Comme ce sont des organes extérieurs et visibles, elles peuvent nous renseigner sur la nature des aliments que l'on peut donner et leur mode d'évolution nous indique les besoins physiologiques de l'enfant.

Entre le sixième et le quinzième mois, il apparaît douze dents, dont deux incisives à chaque mâchoire et deux canines, une de chaque côté des incisives, puis deux fausses molaires après chaque canine. Entre le quinzième mois et deux ans ou deux ans et demi, il pousse huit molaires, quatre en haut et quatre en bas, deux de chaque côté. Ces vingt premières dents constituent les dents de première dentition ou dents de lait, dents temporaires destinées à tomber. A la fin de la quatrième année où quelquefois plus tard, il sort à chaque mâchoire deux nouvelles molaires permanentes, qui ne doivent pas être remplacées et sont plus tard les premières grosses molaires. Entre sept et onze ans, les dents de lait tombent et sont remplacées par les dents permanentes, en même temps qu'apparaissent les grosses molaires. Les dernières cependant ne sortent guère qu'entre dix-huit et vingt-cinq ans.

L'apparition des premières fausses molaires entre deux ans et deux ans et demi, nous enseigne que jusqu'à ce moment l'enfant est absolument inapte à broyer les aliments. A partir de la quatrième année, quand les premières grosses molaires sortent, ce travail devient un peu plus facile. Il en résulte qu'en supposant que son appareil digestif lui permette de digérer toute espèce d'aliments : ceux qui sont solides comme la viande, qui exigent un broyage, une mastication, ne peuvent pas encore lui être donnés utilement et en s'appuyant sur l'évolution des dents, on voit que ce n'est guère qu'à partir de la septième ou huitième année quand il existe deux grosses molaires de chaque côté, que la mastication des aliments peut s'effectuer d'une manière convenable.

Il est bien certain que, même quand une dent est complètement sortie, sa minéralisation n'est pas complète ; le dépôt minéral calcaire phosphaté ne se fait que progressivement et même assez lentement. Il ressort clairement de ces faits physiologiques que pendant toute cette période l'enfant a encore besoin d'une forte proportion de phosphate de chaux. Or, parmi tous les aliments, le lait de bonne qualité est de beaucoup le plus riche en phosphate de chaux ; donc, sous forme de boisson et en potages il constitue encore le meilleur aliment pour l'enfant, le plus digestible et celui qui lui fournira le plus de phosphate de chaux dont il a encore besoin. Nous avons déjà fait observer que l'on peut trouver facilement, aujourd'hui à Paris, du lait contenant de 4 à 5 grammes de principes phosphatés par litre. Cette quantité, administrée par jour à un enfant de trois et quatre ans, n'a rien d'excessif et il se développera dans de bonnes conditions de santé.

La richesse des aliments en phosphate de chaux est pour la première enfance le point sur lequel nous insistons particulièrement et nous avons la conviction que, la carie dentaire qui devient de plus en plus fréquente chez les jeunes enfants et atteint même parfois les dents de lait, reconnaît pour cause la plus fréquente la pauvreté en phosphates des aliments qu'on leur donne. Ainsi, dans le public on se figure que les jus de viande, les consommés, sont les aliments les plus riches et les plus substantiels, aussi sont-ils les aliments que l'on donne le plus souvent aux enfants, dans la classe aisée. Il faut aujourd'hui combattre ces idées, parce qu'elles sont désastreuses pour les enfants.

Ces habitudes se sont établies en s'appuyant sur la notion scientifique, que tous les éléments de nos tissus sont azotés et dérivent de matières protéiques ; on ne peut donc pas être surpris si l'on a considéré les aliments fortement azotés comme les meilleurs. Tant que l'on a ignoré que, en dehors de la charpente osseuse, les phosphates forment aussi le squelette des éléments histologiques de tous nos tissus, il n'a pas été possible de donner à ces principes minéraux leur valeur réelle dans l'appréciation de la qualité des aliments. Mais il convient de le faire aujourd'hui.

Si, au point de vue de la quantité absolue, les matériaux azotés tiennent la première place dans l'alimentation ; il faut bien savoir ceci, qui a une importance égale : c'est que ces éléments azotés ne peuvent être utilisés sans la présence de principes phosphatés. De plus, comme les albuminoïdes animaux sont souvent plus phosphatés que ceux des végétaux et que ceux de l'homme doivent l'être encore plus que ceux des autres animaux ; nous sommes amené à cette conclusion : que l'organisme humain doit contenir des principes phosphatés en excès, afin d'assurer la formation des éléments histologiques et le fonctionnement vital régulier. Il faut donc l'en approvisionner largement.

Le phosphate de chaux a un rôle prépondérant chez le jeune enfant, parce que la minéralisation de son squelette est l'acte physiologique le plus important. Partant de là, on a émis sur le rôle de ce phosphate des théories plus ou moins ingénieuses que nous analysons dans un chapitre spécial ; on en a fait le pivot de la nutrition générale. En s'appuyant sur ces théories, on a préconisé une foule de médicaments à base de phosphate de chaux. Presque toutes ces préparations renferment du phosphate de chaux dissous à la faveur d'un acide et, sous des noms variés, c'est toujours le phosphate acide de chaux, ou phosphate monocalcique qui en est la base. Nous renvoyons au même chapitre pour l'étude que nous avons faite de ces divers produits. En raison de leur acidité extrême et de la dose massive à laquelle ils sont conseillés, ils exercent une action anti-nutritive puissante. Aussi, malgré l'emploi de ces médicaments à base de phosphate de chaux que l'on consomme en quantité énorme depuis une quinzaine d'années, la carie dentaire n'en suit pas moins sa marche croissante. En voici la raison.

Malgré la faiblesse apparente des jeunes enfants, tous leurs organes n'en sont pas moins le centre d'une activité physiologique considérable. Comme conséquence, les acides produits dans les combustions intraorganiques sont abondants ; aussi l'introduction de ces préparations de phosphate de chaux qui sont elles-mêmes très acides deviennent-elles nuisibles et anti-nutritives ; parce que non seulement elles ne sont ni assimilables, ni assimilées, en raison même de cette acidité excessive ; mais en outre, l'organisme de l'enfant ne fournissant pas d'alcalis en quantité suffisante pour les saturer, elles font encore obstacle à l'osmose des autres principes nutritifs. C'est pour cette raison que les enfants qui prennent toutes ces drogues acides ne deviennent pas plus robustes, quoiqu'elles développent quelquefois un appétit énorme.

Il ne faut pas oublier que le phosphate de chaux, en raison de ses propriétés physiques spéciales et de son insolubilité dans l'eau, n'est absorbable qu'en très minime proportion. Conséquemment, il ne doit être donné qu'à très faible dose, 5 ou 10 centigrammes au plus, mais on peut les répéter à chaque repas.

A nos yeux, le lait de bonne qualité et fortement minéralisé constitue, de beaucoup, la meilleure manière d'administrer le phosphate de chaux aux jeunes enfants. Il n'est pas bien difficile d'en faire prendre un litre par jour et alors, on pourra être certain de fournir largement tous les principes minéraux phosphatés dont les départements physiologiques peuvent avoir besoin. Indépendamment, et pour plus de certitude, dans chaque tasse de lait, on pourra encore ajouter 5 ou 10 centigrammes de phosphate de chaux hydraté insoluble. C'est pour nous la meilleure préparation de phosphate de chaux, elle est aussi la plus simple et, contrairement aux préparations acides en vogue, elle neutralisera une partie des acides organiques qui pourraient être abondants et facilitera ainsi les phénomènes physiologiques.

En Angleterre, le régime lacté est d'un usage presque exclusif chez tous les enfants jusqu'à l'âge de cinq ans. Nous avons la conviction que c'est à cette excellente habitude qu'ils doivent d'être en général beaucoup plus robustes que la race française. Ils sont peut-être guidés par l'observation uniquement ; nous en donnons ici la raison scientifique.

Nous avons emprunté aux Anglais beaucoup de leurs habitudes relativement à l'alimentation ; il est regrettable que nous ne leur ayons pas pris celle-là, car c'est peut-être ce qu'il y a de mieux chez eux en cette matière.

III

ALIMENTATION DANS L'ADOLESCENCE

Lorsque l'alimentation a été convenablement dirigée pendant le premier âge de l'enfant, la minéralisation de son système osseux doit être à peu près terminée. Au moment où commence l'adolescence et jusqu'à l'âge adulte, la croissance se fera dans tous les départements organiques simultanément. Le jeune sujet aura donc besoin de tous les phosphates minéraux organiques, et la quantité nécessaire de chacun d'eux sera proportionnelle à l'amplitude de la croissance de chaque organe, à sa richesse minérale physiologique, et enfin à la quantité dépensée par les départements organiques qui travaillent.

Dans la classe aisée, l'âge de l'adolescence est généralement consacré à l'instruction. Il faut donc tenir compte de l'activité cérébrale et de ses dépenses fonctionnelles. Dans la classe ouvrière, où l'instruction est plus limitée, les enfants doivent souvent accomplir une certaine somme de travail musculaire aux champs, dans une usine ou dans un atelier ; on doit, dans ces cas particuliers, tenir compte aussi des dépenses résultant de ce genre de travail.

En résumé, pendant toute la période de l'adolescence, on peut dire que la croissance est le phénomène physiologique prédominant.

L'homme, pas plus que les animaux, n'a la faculté de créer les principes dont il a besoin pour sa croissance et son entretien. Il les emprunte tout formés aux plantes ou à la chair des animaux dont il se nourrit, se bornant à les préparer à une nouvelle organisation par de simples modifications isomériques ou d'hydratation qui les rendent solubles. Mais les éléments protéiques, en passant des plantes aux animaux, doivent le plus souvent s'enrichir en phosphates dans leur nouvelle organisation vivante; dans le passage des animaux à l'homme, ils doivent encore s'enrichir et fixer une nouvelle quantité de phosphates. Il résulte de ces faits que l'organisation des matériaux fournis par l'alimentation doit s'opérer dans des milieux contenant en excès des phosphates physiologiques.

Dans les végétaux dont la constitution est plus simple, nous pouvons constater, par l'analyse, que l'organisation des principes protéiques s'effectue dans des milieux abondamment pourvus de phosphates libres.

Il est vrai que la constitution minérale phosphatée de tous nos tissus peut varier dans de larges proportions; mais il ne faut pas oublier que leur vitalité est directement proportionnelle à leur richesse phosphatée. Alors si, en présence d'une insuffisance de phosphates, les tissus s'organisent cependant, ce sera avec le minimum de leur constitution minérale; leur vitalité en sera atténuée d'autant.

On voit par ce qui précède, que si les phénomènes nutritifs

d'accroissement et de réparation organique s'effectuent au moyen d'éléments protéiques; ils sont sous la dépendance absolue des principes phosphatés et subordonnés à la quantité excédante de ces principes, puisqu'ils ne peuvent s'organiser sans leur concours.

Principes protéiques et phosphates sont donc sous une dépendance mutuelle.

Si, jusqu'à ce jour, on n'a tenu compte dans l'alimentation que des principes protéiques; et si, partant de là, le régime animalisé exclusif a été pour ainsi dire considéré comme l'idéal de l'alimentation, on peut s'expliquer les mécomptes éprouvés, pour avoir négligé les phosphates, et le peu de force qu'ont en général les enfants pour lesquels on a suivi le plus rigoureusement ces données inexactes et incomplètes. Que l'on mette en parallèle les enfants de la campagne dont l'alimentation est à peu près exclusivement végétale, c'est-à-dire dont les principes azotés, en proportion moindre, sont accompagnés d'un excès de phosphates, et ceux des villes, dont la nourriture est plus azotée et moins phosphatée, tout l'avantage sera en faveur des premiers.

C'est aux Anglais que nous avons emprunté l'habitude du régime animalisé et tandis que cet emprunt, fait sans discernement, donne de bons résultats chez nos voisins, ils sont déplorables chez nous. La raison n'est pas difficile à trouver : Le climat de l'Angleterre étant plus froid que le nôtre, les habitants ont besoin d'une plus grande somme de calorique pour résister au froid ; d'autre part encore, ils se livrent à des exercices musculaires beaucoup plus fréquemment que chez nous ; aussi se procurent-ils les aliments combustibles nécessaires par une nourriture plus copieuse. Enfin, le sol anglais donnant de préférence des pommes de terre pauvres en azote et plus riches en phosphates, les habitants prennent leurs sels minéraux dans cette racine et l'azote dans la viande.

Les Allemands qui ont le laitage, les pommes de terre et

la bière sont également plus robustes que nous ; parce que
leur alimentation est, par ce régime, plus phosphatée et parce
que leur appétit est remarquable.

Quand on emprunte à ses voisins, on devrait, au moins,
le faire avec intelligence.

Essayons par quelques chiffres d'établir les besoins d'un
enfant en phosphates dans la période décennale de croissance
qui va de la sixième à la seizième année.

Le poids d'un enfant de six ans varie entre 15 et 20 kilos ;
celui d'un jeune homme de seize ans est en moyenne de 50 à
à 60 kilos. L'augmentation en poids est donc d'environ
40 kilos en dix ans ou 4 kilos par an et 11 à 12 grammes par
jour. La croissance s'effectuant simultanément dans tous les
départements organiques, nous avons d'abord le système
osseux qui, en raison de sa constitution phosphatée calcaire
extrêmement riche, exige une grande quantité de phosphate
de chaux. L'augmentation du poids des os entre six et seize
ans variant entre 2 et 3 kilos indépendamment de la résorption des couches centrales anciennes, cela donne une réserve
d'un gramme de phosphate de chaux par jour pour le
système osseux exclusivement.

En estimant à 2 grammes la quantité de phosphates nécessaires chaque jour au mouvement nutritif des organes,
lequel comprend l'assimilation (réparation organique et
croissance) et la désassimilation fonctionnelle, nous croyons
être certainement au-dessous de la dépense réelle.

Il faut joindre encore aux chiffres précédents 2 grammes
au moins de phosphates libres disséminées dans tous les milieux physiologiques pour assurer les transactions nutritives
phosphatées. Ces principes, en raison des mouvements des
liquides physiologiques, sont éliminés rapidement par les diverses humeurs excrémentitielles ; ils doivent donc être re-
nouvelés.

Enfin, si parfaites que soient les fonctions digestives des
individus, il est une certaine quantité de parties alimentaires

qui échappent à peu près complètement à l'action des dissolvants digestifs, ce sont : dans la viande, les matières de
nature conjonctive ou gélatineuse et dans les végétaux, le
contenu d'un grand nombre de cellules chlorophylliennes.
On peut évaluer à 2 grammes au moins, en moyenne, la
quantité de phosphates alimentaires perdus et dont il faut cependant tenir compte dans l'évaluation des produits nutritifs, fournis par l'alimentation.

Nous arrivons ainsi au chiffre moyen de 7 grammes de
phosphates que doivent contenir les aliments quotidiens.

Rapprochons ces chiffres de la composition phosphatée des
principaux aliments :

Supposons, d'abord, un enfant à qui l'on donne beaucoup
de viande. La quantité ne dépassera certainement pas
250 grammes par repas, 500 grammes par jour, que ce soit
du bœuf, du mouton ou du veau ; estimons le pain à
500 grammes par jour également ; ajoutons a cela des légumes quelconques dont la quantité sera en général peu
élevée, précisément parce que la viande est abondante ; le
maximum de phosphates introduits par une alimentation de ce
genre ne dépassera pas 5 grammes, c'est-à-dire environ les
deux tiers seulement de la quantité qui lui est nécessaire.

Prenons au contraire un enfant de la campagne, soumis à
une alimentation dans laquelle les légumes tiennent une large
place. Il prendra l'habitude dès son enfance, d'ingérer une
plus grande quantité d'aliments, parce qu'ils sont moins riches
en principes nutritifs. Un kilogramme de pain par jour en
quatre repas n'a rien d'excessif ; joignons-y une quantité égale
de légumes variés et nous arrivons à une proportion de
8 grammes de phosphates ; quantité supérieure aux besoins
quotidiens. Ces aliments abondants, il les digère aisément
parce qu'il fait beaucoup d'exercice musculaire sous forme
de travail ou autrement.

Dans le premier cas, l'enfant sera faiblement constitué,
quoique présentant parfois des formes arrondies et les appa-

rences de la force. Mais sa charpente osseuse faiblement développée n'offrira qu'un point d'appui peu résistant aux tissus musculaires mous qui y sont fixés. En réalité, il sera faible. Dans le second cas, le résultat sera tout différent : à une charpente osseuse vigoureusement constituée et présentant une grande somme de résistance seront attachés des muscles fermes et solides ; l'enfant montrera une constitution robuste et déploiera de la force.

On pourrait conclure de là, que le régime végétal devrait être employé de préférence à l'alimentation azotée, puisqu'il donne de meilleurs résultats. Théoriquement il devrait en être ainsi ; mais dans l'application ce régime présente un certain nombre d'inconvénients, surtout si on veut y soumettre des jeunes gens en cours d'études.

En raison de leur pauvreté relative en azote les aliments végétaux doivent être pris en plus grande quantité ; leur digestion exige un plus grand effort de la part de l'estomac. Les travaux de l'esprit sont difficiles dans ces conditions et le sommeil survient fréquemment quand on persiste à s'y adonner. C'est pourquoi il est inapplicable pour les enfants auxquels on veut donner une instruction assez développée. Le régime mixte, dans lequel les quantités de viande et de légumes sont méthodiquement réglées, est le régime préférable ; à une condition toutefois encore, c'est qu'entre le temps des études il sera accordé une plus large place aux exercices physiques.

L'affaiblissement continu de la race française dans les classes élevées vient enfin d'attirer l'attention des hygiénistes et des législateurs. L'on considère aujourd'hui que, dans les lycées et les pensions, il n'est pas accordé assez de temps aux enfants pour les exercices ; en un mot, la force physique est sacrifiée à la culture intellectuelle.

Dans l'antiquité, les exercices physiques de tout genre étaient non seulement en grand honneur, mais la plus grande partie des journées leur était consacrée ; c'est pourquoi les

Grecs, les Romains et tous les peuples anciens étaient si robustes. La culture intellectuelle, bornée à l'étude de la littérature nationale, s'obtenait en assistant à des leçons orales, à des conversations avec les maîtres, en se promenant dans les jardins publics.

Au moyen âge, la guerre étant l'occupation principale de la noblesse, la chasse et tous les exercices propres à donner la force et l'agilité étaient seuls en honneur. Les chroniques de l'époque nous ont fait connaître aussi qu'elle faisait honneur à la table et donnait de brillants convives.

Il est certain que la manière d'élever les jeunes gens aujourd'hui est antiphysiologique et contribue puissamment à l'affaiblissement de la race. Si, au lieu de consacrer douze heures par jour à l'étude et deux heures à peine aux récréations que l'on passe entassés dans des cours étroites, on donnait huit heures aux exercices physiques méthodiquement réglés, comme chez les Américains, et huit heures aux études intellectuelles, le même temps étant laissé au sommeil, on aurait des jeunes gens incomparablement plus vigoureux.

Et enfin, puisque les phosphates jouent un si grand rôle dans le développement physique, qui empêche d'en ajouter en nature aux aliments, comme nous le faisons pour le sel ? Nos études précédentes nous ayant appris que tous les matériaux d'assimilation dérivent des globules hématiques et doivent primitivement passer par cette forme avant d'être utilisés ; nous conclurons que ce sont les phosphates du sang, c'est-à-dire les phosphates de fer et de soude qui devront être ajoutés à nos aliments. Ils assureront toutes les transactions physiologiques ; puisqu'ils sont la source de l'acide phosphorique qui sert à former les phosphates organiques nécessaires, quand ceux-ci ne sont pas assimilés directement.

CHAPITRE X

L'ALIMENTATION CHEZ L'HOMME ADULTE

L'homme arrivé à l'âge adulte doit travailler; c'est une condition essentielle de la vie; puisque ses organes ne peuvent se conserver intacts, qu'à la condition qu'ils fonctionnent d'une manière à peu près régulière. Chez les uns, ce travail sera mécanique et mettra en jeu le système musculaire; pour d'autres, il sera intellectuel et résultera du fonctionnement du système cérébral; pour ceux qui sont considérés comme ne faisant rien, parce que leur travail varié n'a peut-être pas une apparence d'utilité immédiate, nous verrons que leur genre de vie demande souvent de la suractivité à un ou plusieurs départements physiologiques et occasionne une dépense parfois trop considérable.

Nous savons que la constitution immédiate de chacun des systèmes organiques est variable; leur fonctionnement différent demandera, par conséquent, des matériaux dissemblables. Nous pouvons donc poser en principe, dès le début; que l'alimentation doit être réglée, en nature et en quantité, selon l'espèce et l'intensité du travail de l'homme. Nous croyons n'être pas taxé d'exagération si nous disons que, dans l'immense majorité des cas, on se préoccupe fort peu de savoir si l'alimentation est appropriée au genre de travail et nous pourrons voir quels sont les résultats de cette négligence.

I

DE L'ALIMENTATION CHEZ L'HOMME QUI EFFECTUE UN TRAVAIL MÉCANIQUE

Ration d'entretien. — Lorsque l'on a voulu aborder le problème de la nutrition chez l'homme adulte, la première question à résoudre a été celle-ci : quelle est la quantité de principes nutritifs nécessaire à l'homme, dans un climat tempéré comme le nôtre, pour maintenir sa santé en équilibre sans produire de travail musculaire, ni se livrer à un travail intellectuel ? C'est cette quantité de principes nutritifs que l'on appelle *ration d'entretien*.

Payen et De Gasparin, en France, Edwards Smith, en Angleterre, ont déterminé la nature et la quantité de matières éliminées par des hommes qui ne se livrent à aucun travail musculaire; pour cela, ils ont choisi leurs sujets d'études dans les couvents et dans les prisons, et leurs expériences ont porté sur des centaines d'individus. Ils ont trouvé qu'un homme du poids moyen de 63 kilos dépense en vingt-quatre heures 11 à 12 grammes d'azote et 264 à 267 grammes de carbone. Ces chiffres de principes nutritifs représentent les quantités minimum nécessaires à un homme, pour qu'il ne perde pas de son poids.

Dans les recherches qui ont servi à fixer les différents éléments de la ration d'entretien, il n'a été fait aucune détermination concernant l'acide phosphorique éliminé.

Ration habituelle. — On a constaté que la ration habituelle d'un adulte du poids moyen de 63 kilos est de 20 à 22 grammes d'azote et 270 à 300 grammes de carbone. On pourrait donc dire que l'alimentation est exagérée d'une quantité correspondant à environ 9 ou 10 grammes d'azote et 40 à 70 grammes de carbone, excès dont l'habitude a grevé la ration normale journalière d'entretien. Nous pensons d'abord que s'il y a exagération, elle n'est pas aussi considérable que les chiffres ci-dessus le font supposer; car autre chose est la vie sédentaire claustrale ou des prisons et ce que nous pourrions appeler la vie sédentaire dans le monde, qui n'existe pas en réalité. Supposons un de ces hommes qui, par cela même qu'il n'est pas obligé à effectuer un travail quotidien régulier, est considéré comme ne faisant rien. Cet homme fera quelques courses, une promenade ; il lira des journaux, des livres et consacrera, de cette manière, plusieurs heures par jour au travail musculaire et intellectuel. Au point de vue physiologique que nous envisageons, il y a travail réel et dépense supplémentaire proportionnelle au temps employé ; d'où il résulte que l'écart entre la ration d'entretien et la ration habituelle n'est déjà plus aussi grand que les chiffres précédents l'indiquent.

Nous ajouterons que, dans les conditions ordinaires de la vie, un léger excès de principes alimentaires est nécessaire. L'organisme effectue toujours, dans chacun de ses départements physiologiques, une réserve de principes utiles lorsqu'il en a la possibilité. On comprend qu'il doive en être ainsi, pour que le fonctionnement vital soit assuré. En effet, l'incitation vitale n'est pas régulière et continue ; elle peut au contraire présenter de brusques variations pour lesquelles elle doit pouvoir disposer immédiatement, à un moment donné, d'une certaine somme de matériaux pour produire l'effort demandé. Ce résultat ne pourrait certainement pas être obtenu facilement par l'individu soumis à la simple ration d'entretien et il n'aurait certainement qu'une durée très limitée.

On peut donc conclure : que la ration quotidienne habituelle, telle qu'elle a été déterminée par un grand nombre d'observations sur l'homme adulte de nos climats, contenant sous diverses formes 20 grammes d'azote et 280 grammes de carbone, est la ration physiologique qui permet le développement le plus libre d'un exercice modéré musculaire ou cérébral.

Ration de travail. — On donne le nom de ration de travail à cette partie de l'alimentation qui doit subvenir à l'excès de dépense de l'économie occasionnée par le travail mécanique. Des expériences très remarquables ont établi qu'il faut ajouter à la ration d'entretien 8 gr. 75 d'azote et 170 grammes de carbone.

Si nous additionnons les éléments de la ration habituelle et ceux de la ration de travail, nous avons :

	Azote	Carbone
Ration habituelle.	20	280
Ration de travail.	8,75	170
	28,75	450

Si nous traduisons ces chiffres en aliments naturels, nous pouvons donner le tableau suivant :

	Pain	Viande	Graisse
Ration habituelle	829	239	60
Ration de travail	361	175	33
Ration totale de l'ouvrier	1,190	414	93

Tous ces chiffres, auxquels on est arrivé par le calcul, ont été confirmés par l'expérience. De Gasparin, E. Smith, Levy, ont déterminé les quantités de carbone et d'azote contenus dans les aliments des ouvriers de différents pays et ils sont arrivés à ce résultat : que ceux qui produisent la plus grande somme de travail, sont précisément ceux dont la composition des aliments fournit les chiffres les plus rapprochés de ceux donnés par la théorie.

Les ouvriers agriculteurs français qui mangent peu de viande et beaucoup de légumes sont ceux qui produisent le moins de travail.

On voit par là, que la théorie et l'expérience sont parfaitement d'accord.

Nous avons déjà dit que, dans les recherches pour fixer la ration de l'homme adulte, on n'avait fait aucune analyse concernant les phosphates. Nous n'avons aucun élément précis à ajouter à cette question ; mais nous essaierons cependant de rapprocher tous les documents épars dans les ouvrages.

Si l'on veut se reporter au tableau que nous avons donné de la composition phosphatée des aliments, nous allons voir que l'alimentation théorique de l'ouvrier doit se rapprocher à très peu près des résultats suivants pour la richesse en acide phosphorique :

414 gr. de viande contiennent environ 0,968 d'acide phosphorique.
1,190 gr. de pain   —   2,463   —

Total. . . 3,431

Ce chiffre de 3 gr. 431 correspond à peu près à 7 grammes de phosphates divers en chiffre rond et c'est la quantité que nous avons considérée comme nécessaire à l'enfant pour que sa croissance s'effectue régulièrement.

Les résultats des recherches des différents auteurs, ainsi que les nôtres, établissent qu'il est éliminé chaque jour par la voie intestinale au minimum 1 gr. 50 d'acide phosphorique à l'état de phosphates de chaux et de magnésie.

De très nombreuses recherches ont été faites chez l'homme en état de santé, relativement à la quantité d'acide phosphorique émise chaque jour ; malheureusement les résultats les plus précis nous sont fournis par des auteurs allemands. Si nous faisons cette remarque, c'est parce que le mode d'alimentation dans ce pays étant généralement différent de celui du nôtre, pour la quantité surtout ; les résultats ne sont peut-être pas rigoureusement comparables, ni applicables aux ouvriers de notre pays. Nous les donnerons cependant et nous tâcherons d'en tirer une conclusion approximative.

Breed, Winter, Neubauer, Auber, Hasthausen donnent chacun un certain nombre de résultats dont les extrêmes sont 2 gr. 4 et 5 gr. 58, la moyenne est d'environ 3.5. Il a paru aux physiologistes français que ce chiffre moyen est trop élevé pour notre pays, et l'on a admis 2.5.

Quoi qu'ayant exécuté, nous-même, beaucoup d'analyses d'urines, nous n'avons qu'un nombre restreint de résultats complets sur l'élimination de l'acide phosphorique; parce que le malade ne veut pas s'astreindre à nous fournir la totalité de l'urine de vingt-quatre heures. Ils varient entre o gr. 8o et 4 gr. 6o, le chiffre le plus bas étant donné par une femme.

Nous avons pu constater que la quantité d'acide phosphorique, éliminé par la voie urinaire chez les femmes, est moins élevée que chez les hommes, la moyenne serait de 1 gr. 25, d'après nos résultats.

Chez l'homme, les résultats varient selon le genre d'occupation et d'après le mode d'alimentation. Ainsi, chez ceux qui ont une alimentation animalisée exclusivement et des occupations sédentaires de cabinet, de bureau, la moyenne de l'acide phosphorique éliminé en vingt-quatre [heures ne dépasserait pas 2 gr. ; chez ceux qui ont une vie très active, plus musculaire que cérébrale, la moyenne de l'acide phosphorique oscillerait entre 2 gr. 5 et 3 gr., le chiffre le plus élevé étant fourni par ceux qui ont une alimentation mixte, et le moins élevé, par ceux qui ont une alimentation animalisée.

En nous appuyant sur ces données, si nous comparons les chiffres moyens fournis par l'analyse des produits éliminés et ceux donnés par les aliments, nous voyons que l'alimentation mixte, comme celle dont nous avons donné précédemment la composition pour l'ouvrier, fournit une quantité à peu près suffisante de phosphates pour assurer toutes les transactions organiques ; si l'on tient compte des variations que peuvent présenter les aliments dans leur richesse phosphatée.

Ainsi, bien que dans l'étude de l'alimentation de l'ouvrier, on n'ait pas tenu compte de l'acide phosphorique, il résulte des rapprochements que nous venons de faire que cette alimentation renferme, en même temps, à peu près la quantité de phosphates nécessaires à l'organisme. Nous avons la conviction que c'est à cette coïncidence heureuse de la composition minérale phosphatée, qu'il faut attribuer les résultats exacts obtenus entre la théorie et la pratique.

Nous croyons cependant devoir ajouter que s'il était possible d'augmenter la richesse phosphatée dans l'alimentation de l'ouvrier, on assurerait mieux la conservation des forces, en admettant que la quantité du travail ne soit pas augmentée.

L'alcool envisagé comme aliment. Son rôle dans l'économie. — Quand on traite la question de l'alimentation de l'ouvrier, il est bien difficile aujourd'hui de ne pas tenir compte de l'alcool qu'il ingère souvent en grande quantité, soit en nature, soit par les boissons telles que vin, cidre et bière.

En remontant jusque dans l'antiquité la plus éloignée, nous voyons que l'homme a toujours recherché l'excitation produite par les boissons fermentées. Nous laisserons de côté les propriétés excitantes des liqueurs aromatiques pour ne nous occuper que de l'alcool en particulier.

Quel est le rôle de l'alcool dans l'économie? Pris à petite dose, l'alcool est un stimulant; comme il est en outre facilement oxydable et par conséquent combustible, il produit beaucoup de calorique; c'est pour cela qu'il est recherché par les travailleurs. Mais l'alcool est-il brûlé dans l'organisme? Sur ce point l'accord n'existe pas. Lallemand, Perrin et Duroy ont démontré que l'alcool, administré en notable proportion, traverse, en partie tout au moins, l'organisme sans altération et se retrouve en nature dans l'urine, la sueur et les gaz expirés. De là on s'est hâté de conclure que l'alcool ne s'oxyde pas dans le sang. Ces expériences ont été reprises par divers auteurs qui sont arrivés à une conclusion identique, à savoir que *l'alcool éliminé en nature par l'organisme ne représente qu'une partie de celui qui a été ingéré.*

L'opinion la plus généralement admise, aujourd'hui, c'est que l'organisme peut brûler une certaine quantité d'alcool ingéré directement. La chaleur que l'on éprouve quelque temps après l'ingestion d'une petite dose d'eau-de-vie en est une preuve certaine.

Il est nécessaire de rappeler ici ce que nous avons déjà dit à propos de la combustion du sucre et des fécules par l'organisme, à savoir : que l'amidon est saccharifié par les ferments digestifs ; que le sucre est transformé en alcool par les globules sanguins agissant comme ferment, avec production d'acide carbonique ; que l'alcool oxydé donne de l'acide acétique plus de l'eau, et qu'enfin l'acide acétique, complètement brûlé, donne de l'acide carbonique et de l'eau. Indépendamment des expériences de Cl. Bernard, sur le glycogène, nous avons dit que M. E. Blondeau avait donné des procédés très simples par lesquels on peut constater à tout instant l'existence simultanée, dans le sang, de l'alcool et de l'acide acétique. C'est précisément parce que ces oxydations successives s'effectuent simultanément, qu'il n'y a pas normalement, dans l'organisme, encombrement d'alcool ni d'acide acétique, et que le calorique qui résulte de ces oxydations est produit en petite quantité, mais d'une manière continue.

Puisque l'organisme produit de l'alcool et qu'il le brûle successivement, on comprend que, s'il en est introduit en nature et en masse, il ne puisse pas être immédiatement et complètement brûlé ; qu'il y en ait une certaine quantité qui échappe à l'oxydation et soit éliminé sans altération.

Lorsque l'alcool est introduit en petite quantité, l'organisme le brûle complètement en ne produisant, en outre de l'augmentation du calorique, qu'une excitation de plus ou moins longue durée et d'une inocuité complète. A petite dose, l'alcool pur peut donc être utilement employé comme réchauffant et comme stimulant dans quelques cas.

Mais, lorsque l'alcool est introduit chaque jour dans l'organisme en proportion excédant ce qu'il peut brûler, il devient la cause de perturbations organiques et fonctionnelles. L'alcool ne s'éliminant pas en totalité immédiatement, le sang s'en imprègne et va le répandre dans tous les tissus et les

liquides physiologiques. Cette imbibition alcoolique générale
modifie rapidement les fonctions nutritives des éléments histologiques et produit un affaiblissement général, lequel s'accroît encore indirectement par la diminution progressive de
l'appétit et l'insuffisance d'éléments réparateurs fournis par
l'alimentation : il en résulte une déchéance rapide.

L'alcoolisme est la cause d'un grand nombre de maladies
qui deviennent rapidement mortelles.

II

DE L'ALIMENTATION CHEZ L'HOMME ADONNÉ AUX TRAVAUX INTELLECTUELS

On a souvent fait remarquer que les plus petites choses,
dans la vie, peuvent avoir les plus grandes conséquences ;
cela est vrai aussi pour le régime alimentaire, surtout chez
les hommes adonnés aux travaux de l'esprit, chez ceux qui
ont de grandes préoccupations, etc.

De même que pour les plantes, il suffit qu'il manque à la
terre un élément qui, de prime abord, peut paraître in-
signifiant pour occasionner le dépérissement, la maladie et la
mort du végétal ; un élément qui manquera dans l'alimentation de l'homme, ou qui sera en quantité trop minime, ou
trop considérable, suffira pour troubler sa santé et produire
la maladie.

La loi de *restitution*, qui est venue jeter un si grand jour
sur la culture, doit aussi nous guider dans l'alimentation de
l'homme. De même qu'il faut rendre au sol les principes qui
lui sont ravis par les plantes ; il est aussi nécessaire de rendre
à l'organisation humaine les principes éliminés ou brûlés par
l'action de la vie.

C'est l'analyse chimique des déchets de l'organisme qui
nous indique la nature et la quantité de ces dépenses ; c'est
donc par elle seule que nous pouvons connaître l'étendue de
ses besoins.

Chez l'homme, devant effectuer du travail mécanique, nous avons vu qu'il faut un excès de calorique transformable en mouvement, lequel produit la force. Ce calorique nous le fournissons en augmentant la quantité de sucre, de fécule ou de graisse dans la ration alimentaire. Chez l'homme occupé de travaux intellectuels les muscles fonctionnent peu ; l'organisme ne demandera que la quantité de calorique nécessaire à entretenir la température constante du corps, le travail cérébral se manifestant par un mouvement vibratoire rapide et intermittent qui ne paraît demander qu'une partie peu considérable de calorique et n'en produit qu'une faible quantité. Il nous paraît alors que les 170 grammes de carbone de la ration de travail de l'ouvrier deviendront à peu près sans emploi et que les 280 grammes de la ration habituelle devront fournir une somme suffisante de calorique pour le fonctionnement nerveux.

Quels sont donc les matériaux que dépense le système nerveux lorsqu'il travaille ?

Tous les tissus, tous les organes de l'homme, sont uniquement constitués par des éléments azotés d'origine protéique. En conséquence, que le travail effectué soit musculaire ou cérébral, l'usure de l'organe fonctionnant sera toujours représentée par des déchets azotés, dont la plus grande partie se retrouvera dans l'urine sous forme d'urée. L'analyse chimique a démontré que la différence de la quantité d'urée entre les deux genres de travaux est toujours minime ; elle ne varie guère qu'entre un dixième et un cinquième de la quantité absolue, en faveur du travail cérébral. A côté de l'urée, il y a des phosphates en quantité variable et souvent élevée, dont on ne s'est pas préoccupé, bien à tort, puisque c'est là qu'est la clef de la question.

Dès le commencement de ce siècle, Couerbe et Vauquelin, chacun de leur côté, avaient non seulement trouvé que les cerveaux sont riches en phosphates, mais qu'il y a une corrélation entre les fonctions cérébrales et les phosphates urinaires.

Couerbe a été plus loin, il a fait remarquer qu'il existe un rapport étroit entre la composition phosphatée cérébrale et l'état intellectuel des individus. Ainsi, il a trouvé 2 gr. 50 d'acide phosphorique pour 100 grammes de substance cérébrale dans les cerveaux ordinaires ; 1 gr. 50 seulement dans ceux qui avaient appartenu à des idiots et 4 grammes à 4 gr. 50 dans les cerveaux d'aliénés. Il en a conclu que le phosphore est le principe excitant du système nerveux et que l'absence de ce principe dans l'encéphale réduirait l'homme à la triste condition de brute.

Bence Jones a condensé ses recherches dans les deux lois suivantes :

L'élimination de l'acide phosphorique augmente dans les inflammations cérébrales ; toutes les affections nerveuses sont caractérisées par une élimination considérable de phosphates.

MM. Mairet et Lailler, opérant chacun de leur côté, ont confirmé l'exactitude absolue de ces conclusions.

Le physiologiste allemand, Moleschott, a résumé depuis longtemps tous les faits connus dans cette expression imagée : *Sans le phosphore point de pensée.*

Toutes ces indications données par la science ont été négligées.

A propos de la nutrition dans le système nerveux, nous avons déjà parlé du travail du D' Byasson : sur *la relation qui existe à l'état physiologique entre l'activité cérébrale et la composition des urines.* Il est nécessaire que nous examinions ici de nouveau les conclusions qu'il a formulées.

Pendant neuf jours, il se soumit à un régime alimentaire rigoureusement identique, composé de 750 grammes d'un gâteau formé de farine et d'œufs et 1,500 grammes d'eau. Dans ces conditions, il voulut connaître l'influence que des travaux variés pouvaient avoir sur l'élimination des phosphates ; il a obtenu les résultats suivants :

		Acide phosphorique anhydre.
Février 14. Activité musculaire	1,7688
— 15. —	1,3924
— 16. Activité cérébrale	2,8105
— 17. Repos	1,3275
— 18. —	1,1400
— 19. Activité cérébrale	1,6131
— 20. Activité musculaire	1,2625
— 21. Repos	1,5737
— 22. Activité cérébrale.	1,9924

Ce qui donne les moyennes suivantes :

1° Jour d'activité musculaire 1 gr. 4779 d'acide phosphorique anhydre ;

2° Jour de repos 1 gr. 5080 ;

3° Jour d'activité cérébrale 1 gr. 9777.

Ces résultats démontrent que les jours d'activité cérébrale l'organisme élimine environ 1/4 d'acide phosphorique de plus que les jours de repos et d'activité musculaire.

Les conclusions de Byasson ont été contestées. Des expérimentateurs ont prétendu n'avoir pas obtenu de résultats comparables aux précédents et conséquemment se sont inscrits contre ces conclusions. Nous n'avons aucune raison de suspecter l'exactitude des résultats des différents auteurs ; mais, avant d'opposer leurs chiffres aux précédents, on doit se demander si toutes les précautions minutieuses ont été bien prises, afin que rien ne vienne fausser les résultats ? Les recherches de physiologie présentent de grandes difficultés ; elles sont sujettes à de nombreuses causes d'erreurs, aussi les résultats ne sont-ils pas toujours assez précis pour être concluants. Dans ces conditions, il nous paraît que c'est de l'ensemble des documents cliniques et analytiques, réunis en aussi grand nombre que possible, que l'on peut tirer une conclusion certaine.

Le professeur Beaunis a publié dans la *Revue médicale*

de l'Est (1882) un travail intitulé : *Sur l'influence de l'activité cérébrale sur la sécrétion urinaire et spécialement sur
l'élimination de l'acide phosphorique.* La durée du temps
d'expérimentation ayant été de quarante-six jours, l'auteur a
pensé qu'il eût été bien difficile de suivre pendant un aussi
long temps un régime alimentaire absolument uniforme dont
la composition chimique aurait été exactement déterminée. Il
s'est donc décidé à suivre simplement son régime ordinaire,
en se contentant d'éliminer les aliments dont la composition
trop compliquée n'aurait pas permis d'en connaître les parties
constituantes. Les aliments solides et liquides ont été pesés
rigoureusement et on s'est contenté, pour établir leur composition, des résultats donnés dans les différents ouvrages
français et allemands. Cette manière d'agir expose certainement à des erreurs, mais M. Beaunis pense qu'elles ne sont pas
très considérables parce que, dit-il, des recherches de Toldt,
Leube et Salkowski, etc. ont montré que les différences
dans la composition de la viande pour l'eau et l'albumine
insoluble (myosine) varient dans des limites très étroites.
Nous ne partageons pas cette opinion et nos recherches personnelles nous permettent d'affirmer que l'acide phosphorique,
c'est-à-dire l'élément principal, en somme, peut varier dans
de larges proportions et ôter toute exactitude aux recherches
du savant professeur. A quatre exceptions près, il a été constaté que la quantité des aliments solides ingérés augmentait
le lendemain des jours consacrés au travail cérébral et
que cette augmentation portait plutôt, dans ces cas, sur les
aliments non azotés (végétaux probablement). L'auteur n'a
pas tiré de conclusion de ce fait spécial qui a été presque
général.

Nous demanderons si cette préférence pour les végétaux ne
vient pas précisément de ce qu'ils sont généralement plus
riches en phosphates et moins azotés que la viande et qu'ils
contiennent du phosphate de potasse que le système nerveux
dépense en quantité.

Les conclusions de cet important travail ne sont donc pas aussi probantes qu'on le désirerait.

Le Dr Mairet, de Montpellier, qui a étudié l'élimination de l'acide phosphorique chez les aliénés, les épileptiques et les hystériques, a aussi constaté une augmentation de l'acide phosphorique dans l'urine après chaque crise. Nous n'avons pas à nous préoccuper ici de la forme sous laquelle il peut être éliminé. Nous avons fait connaître précédemment les causes qui rendent inexactes les conclusions de ce savant.

Il ressort, de tous ces faits disséminés dans la science, la preuve indiscutable que l'on a constaté souvent une augmentation réelle de l'acide phosphorique éliminé par la voie urinaire, à la suite de travaux intellectuels et antérieurement ou consécutivement à des états pathologiques nerveux.

Si l'on rapproche tous ces résultats de nos conclusions : *Que les phosphates sont les supports minéraux des éléments histologiques ;*

Que tous les éléments cellulaires constituant un organe n'ont qu'une durée éphémère ; qu'il s'en détruit toujours une certaine quantité qui est proportionnelle à l'activité vitale ;

Que le système nerveux étant de tous les organes le plus riche en principes phosphorés, son activité se traduit par une dépense plus élevée de phosphates ;

On comprend pourquoi le travail cérébral augmente l'acide phosphorique dans l'urine.

Donc : *l'alimentation pour être réparatrice doit être riche en phosphates.*

L'alimentation, envisagée au point de vue pratique, est presque une simple question de comptabilité dans laquelle les dépenses et les recettes doivent se faire rigoureusement équilibre. Toutefois, si l'on veut que l'organisme fonctionne aisément et puisse répondre aux dépenses imprévues, il faut qu'il y ait un léger excédant du côté de la recette.

L'analyse chimique ayant établi que dans le travail cérébral, la quantité d'urée éliminée n'est pas sensiblement plus élevée que dans le travail musculaire, nous pouvons conclure que la proportion de viande attribuée à l'ouvrier ne doit subir qu'une légère augmentation pour l'homme adonné aux travaux de l'esprit. D'autre part, comme il dépense moins de calorique, la quantité de pain, de graisse et de féculents de l'ouvrier peut être abaissée. Mais alors, la proportion de phosphates contenue dans la ration de l'ouvrier, qui est à peine suffisante pour sa dépense, devient tout à fait insuffisante pour le penseur. Il pourrait peut-être la parfaire en ajoutant, en abondance à son alimentation, certains aliments végétaux, tels que les racines, carottes, navets, salsifis, etc., les feuilles d'épinards, chicorée, choux, etc., les haricots verts, etc., etc. Mais si l'estomac est surchargé d'aliments végétaux, la digestion est difficile et le travail exigé pour cette fonction se fait toujours au détriment de celui du cerveau.

L'alimentation n'est pas pratiquée de cette façon chez les penseurs, à la ville surtout; elle est composée habituellement de viande presque à discrétion, de peu de légumes, quelquefois point et d'une petite quantité de pain dit riche (parce qu'il est plus pauvre en principes nutritifs, surtout en phosphates). Si dans ce mode d'alimentation surchargée de viande, un certain nombre d'individus recherchent peut-être une satisfaction du palais, le plus grand nombre recherche (inconsciemment) un principe qui fait défaut à son organisme et dont il a un impérieux besoin. La préférence donnée à la viande tient à ce qu'étant l'aliment le plus riche en azote, elle le présente sous un plus petit volume et de digestion facile. Cette question de digestibilité, dont on ne prononce pas le mot, est cependant l'objet des préoccupations des consommateurs. Aussi les éleveurs, pour obtenir ce résultat, forcent-ils leurs animaux en nourriture, en les immobilisant dans des espaces étroits. Par ce moyen, ils augmentent rapidement de poids, et leur chair est beaucoup plus tendre que celle des animaux qui ont travaillé ou vaqué en liberté. Ce mode d'élevage présente précisément, dans la question qui nous préoccupe, un inconvénient très sérieux. S'il est possible d'obtenir en peu de temps un rapide développement des tissus, leur minéralisation ne suit pas une marche aussi prompte, et le résultat obtenu est un aliment relativement pauvre en éléments minéraux phosphatés. Dans des repas ainsi réglés, il est certain que la quantité de viande est presque toujours beaucoup au-dessus des besoins de l'économie comme provision d'azote. Par contre, elle est trop pauvre en phosphates. Elle présente donc un double danger.

Quand les albuminoïdes sont fournis en grand excès à l'organisme, il ne peut pas les brûler complètement ; c'est-à-dire les transformer en urée corps cristalloïde, soluble et facilement dialysable ; il se forme alors de l'acide urique en notable proportion. Ce corps, en raison de sa faible solubilité, peut s'accumuler dans l'économie, dans les articulations surtout qui ne fonctionnent pas beaucoup et engendrer la goutte. Quelquefois aussi, l'accumulation de l'acide urique peut amener des affections cutanées.

Dans ce cas particulier, nous avons la preuve du trouble vital occasionné par l'excès d'un élément.

L'insuffisance des phosphates dans la ration alimentaire journalière engendre toutes les maladies du système nerveux.

Quoique ces maladies prennent dans notre société moderne une extension inquiétante ; elles ne constituent pas le seul danger de l'alimentation phosphatée insuffisante. Avant la maladie déclarée, n'y a-t-il pas une situation intermédiaire, qui constitue un état d'équilibre instable de santé, une sorte de maladie latente que la moindre secousse fera éclater brusquement ?

Nous avons déjà fait remarquer plusieurs fois que la constitution minérale des éléments histologiques peut présenter une assez grande variation entre un minimum que l'on peut représenter par l'unité, par exemple, et un maximum qui pourrait s'élever jusqu'à 5 peut-être. Supposons donc que la constitution minérale d'un sujet oscille entre 1 et 2, en un mot, qu'elle soit presque à la limite inférieure extrême, tout près de l'état pathologique. Si aucun fait anormal ne vient troubler l'équilibre de ses fonctions, il vivra et travaillera avec les apparences de la santé parfaite. Un observateur sagace constatera peut-être de la mollesse, de la nonchalance dans l'activité vitale, mais on mettra le tout au compte de la constitution, ou du caractère et tout sera dit. Pour nous, qui avons étudié les cas avec plus d'attention, nous en attribuerons la cause à l'insuffisance des phosphates.

Ce ne sont pas seulement les résultats de l'analyse chimique qui nous conduisent à cette conclusion ; si ses indications sont assez peu nettes pour qu'on puisse émettre un doute, nous avons un moyen de contrôle infaillible, c'est l'expérimentation clinique ; c'est-à-dire l'emploi des phosphates spéciaux qui confirment ce que la théorie peut avoir d'incertain. C'est donc parce que nous avons largement expérimenté que nous sommes affirmatif dans nos assertions.

Supposons notre sujet marié, devenant père de famille ; est-il déraisonnable de dire, d'affirmer même, que ses enfants seront mous, nonchalants et sans être maladifs, à proprement parler, leur état de faiblesse ne les rendra-t-il pas aptes à contracter toutes les maladies infantiles courantes ?

Nous concluons donc : que la faiblesse minérale phosphatée des parents est une cause puissante de dégénérescence de l'espèce humaine.

L'état nerveux plus ou moins accentué est pour ainsi dire la condition ordinaire de la femme ; mais il est rare que cet état arrive à prendre un caractère de gravité. Presque toujours il s'y joint de l'anémie. Nous n'avons pas à rechercher ici quelles sont les causes déterminantes de cet état compliqué de nervosisme ; disons seulement, qu'au bout de quelque temps anémie et état nerveux sont tellement bien enchevêtrés qu'il est impossible de savoir lequel des deux est cause ou effet. Mais, ce qui prouve bien que c'est à l'insuffisance phosphatée alimentaire que sont dues les affections nerveuses chez la femme, c'est qu'il n'y a que la médication phosphorique éthérée, alcaline ou ferrugineuse, qui puisse en avoir raison.

Les hommes qui s'adonnent aux travaux intellectuels éprouvent souvent aussi un affaiblissement du système nerveux, dont ils ne s'aperçoivent pas toujours et qu'ils négligent d'autant plus facilement, qu'ils n'en sont pas incommodés au début. Les médecins désignent ces états sous le nom de *neurasthénies*. Quelques modifications dans l'appétit et des insomnies constituent à peu près les seuls symptômes appréciables. Cet état peut durer un certain temps sans aggravation bien marquée; quelquefois cependant les fonctions génésiques s'affaiblissent. Si dans ces conditions on analyse l'urine, on constate toujours une proportion d'acide phosphorique excédante par rapport à celle fournie approximativement par l'alimentation. Depuis que nous avons appris à connaître l'importance de cet agent chez les êtres vivants, nous nous sommes toujours préoccupé des indications que sa présence en quantité notable dans les excréta peut fournir; nous avons pu par ce moyen prévoir des manifestations nerveuses imminentes et les conjurer par l'emploi judicieux de préparations phosphatées.

Les manifestations névropathiques chez l'homme, si légères qu'elles paraissent au début, doivent toujours être prises en très sérieuse considération; puisqu'elles peuvent, à un moment donné, acquérir un caractère de gravité devant lequel la science est à peu près impuissante.

Si le fond de notre caractère est l'insouciance, surtout pour ce qui concerne la santé; il nous semble que le tableau navrant de la déchéance dont sont frappés tous les malheureux atteints d'affections nerveuses graves, tableau dont nous pouvons avoir chaque jour le spectacle devant les yeux, devrait être bien fait pour rendre un peu plus prévoyant à l'égard de la santé, ce capital si précieux que trop souvent on ne retrouve plus quand, par négligence, on l'a aliéné.

Aujourd'hui, nous avons la conviction que si tous les hommes qui s'adonnent aux travaux de l'esprit, aussi bien les littérateurs, les savants, les musiciens, etc., que les employés aux écritures, que les négociants préoccupés des aléas de leur commerce ; si ceux qui se livrent aux plaisirs et tous ceux qui ont de grands chagrins, des tourments, des préoccupations, etc., veulent augmenter leur provision phosphatée alcaline alimentaire ; nous verrons disparaître toutes ces affections si graves du système nerveux qui nous menacent de plus en plus et nous régénérerons la race en relevant sa vigueur par l'enrichissement minéral phosphaté des tissus organiques.

Nous conclurons que le régime alimentaire de l'homme qui s'adonne aux travaux intellectuels est trop azoté et pas assez phosphaté.

III

HYGIÈNE ET ALIMENTATION DANS LA VIEILLESSE

La vie de l'homme se partage en deux moitiés à peu près égales : l'une de croissance et l'autre de décroissance. Chacune de ces deux moitiés se subdivise en deux autres, de là les quatre âges de la vie : l'enfance, la jeunesse, l'âge adulte et la vieillesse. Enfin chacun de ces âges se divise encore en deux : de même qu'il y a une première et une seconde jeunesse, il y a une première et une seconde vieillesse.

Flourens, qui a étudié spécialement cette question, place le premier âge viril entre quarante et cinquante-cinq ans, le second entre cinquante-cinq et soixante-dix. La première vieillesse commencerait à soixante-dix ans et finirait à quatre-vingt-cinq ; c'est à cet âge que commencerait la dernière vieillesse.

Entre les deux périodes de croissance et de décroissance se place un état intermédiaire, stationnaire, dans lequel l'organisme se maintient en équilibre physiologique, il commence vers quarante ans, époque ou l'organisme humain cesse seulement de croître et va jusqu'à soixante-cinq ans. Nous ne devons pas tenir compte ici, ni des maladies acquises, ni des affections diathésiques qui peuvent modifier les conditions normales de la vie. Dans une étude générale nous ne pouvons considérer l'homme que dans l'état régulier de santé, passant naturellement de l'âge adulte à la vieillesse.

Quelles sont d'abord les modifications anatomiques qui s'opèrent chez l'homme pendant la période de décroissance ?

Les phénomènes vitaux comprenant l'assimilation et la désassimilation se ralentissent dans tous les éléments histologiques constituant les tissus de nos organes. Les oxydations sont moins élevées ; tous les hydrates de carbone ne sont plus brûlés, ceux qui sont solubles peuvent être éliminés ou transformés en corps gras qui s'ajoutent à ceux introduits en nature. Les acides organiques produits en moins grande quantité fournissent moins de dissolvants aux éléments minéraux de désassimilation et à ceux qui, introduits dans les aliments et les boissons se sont trouvés précipités dans l'organisme ; ils forment alors souvent des incrustations qui oblitèrent petit à petit les vaisseaux capillaires. Les cellules, les fibres, arrivées à la limite de leur existence, entrent en régression et disparaissent ; la place qu'elles occupaient n'étant plus prise par des cellules jeunes, les vides sont comblés, soit par l'accumulation des graisses non brûlées, soit par des sédiments minéraux.

Le ralentissement des combustions entraîne comme conséquence la diminution en quantité de la chaleur et de l'électricité ; ces deux agents physiques exerçant une action moins intense sur le système nerveux, sa sensibilité et sa contractilité décroissent.

On voit que tous ces phénomènes de décroissance vitale se produisent par réaction mutuelle et s'aggravent successivement jusqu'à ce qu'une dernière commotion entraîne avec elle le dernier souffle de vie.

La vieillesse doit donc être entourée de soins et soumise à une hygiène rigoureuse, aussi bien physique que morale.

Cicéron, dans son éloquent plaidoyer sur la vieillesse, dit ceci : « La sagesse consiste à suivre la nature, le meilleur des guides, à lui obéir comme à un dieu. Combattre ses lois, c'est faire la guerre aux dieux mêmes..... »

« Un vieillard doit toujours soigner sa santé, user d'exercice modéré ; ne boire et ne manger qu'autant qu'il est nécessaire pour soutenir les forces sans charger le corps. Et ce n'est pas seulement du corps dont il faut prendre soin, il faut aussi s'occuper de l'âme ; car cette double lumière de notre être s'éteint facilement dans un vieillard, si on ne l'entretient en y versant de l'huile. Trop d'exercice alourdit le corps ; l'âme n'en devient que plus légère..... »

« La vieillesse est honorée toutes les fois qu'elle se défend elle-même, qu'elle maintient son droit, qu'elle ne se fait l'esclave de personne et que, jusqu'au dernier soupir, elle garde son empire sur tout ce qui l'entoure. Comme j'estime un jeune homme dans lequel je trouve quelque chose du vieillard ; j'estime aussi un vieillard qui a quelque chose du jeune homme. De cette manière, le corps peut vieillir, mais l'âme ne vieillira jamais..... »

Flourens exprime à peu près les mêmes idées sous une autre forme : « Le côté moral est le beau côté de la vieillesse. Nous ne pouvons vieillir sans que notre physique y perde ; mais aussi sans que notre moral y gagne ; c'est une noble compensation. »

C'est ce qui a fait dire à Buffon : « La vieillesse est un pré-jugé. » Buffon pouvait dire cela avec toute autorité, car il avait alors 70 ans, était plein de force et de santé et son talent était dans toute sa puissance.

Il est évident que l'on ne peut pas dire cela de toute vieillesse ; pour que les paroles du philosophe ancien et celles des savants modernes se réalisent, il faut que la jeunesse prépare sa vieillesse.

« Rien n'est plus attrayant que le spectacle de la campagne et aucune distraction n'est plus élevée et en même temps plus variée et plus agréable que celle que l'on trouve dans l'agriculture. Toutes ces choses conviennent parfaitement aux vieillards... »

« ... Pour faire comprendre que rien ne lui semble plus royal que le goût de l'agriculture, Xénophon nous montre Socrate conversant avec Critobule et lui faisant ce récit : Cyrus le jeune, roi des Perses, aussi grand par son génie que par la gloire de son empire, ayant reçu à Sardes le Spartiate Lysandre, homme d'un rare mérite, qui lui apportait des présents de la part de ses alliés, le traita avec beaucoup de politesse et de distinction et lui montra lui-même son parc qui était planté avec le plus grand soin. Lysandre admirait la hauteur prodigieuse des arbres, les allées disposées en quinconces, la terre bien ameublée et parfaitement nette, la douceur des parfums que la terre exhalait ; mais ce qui le frappait le plus, disait-il, ce n'était pas tant le soin avec lequel ce parc était entretenu, que l'intelligence de celui qui en avait tracé le plan : « C'est moi qui ai conçu ce plan, dessiné ces allées, qui ai tracé ces divisions, beaucoup même de ces arbres ont été plantés de ma main. » Alors Lysandre considérant la pourpre dont ce prince était revêtu, l'or et les pierreries qui étincelaient sur sa robe persane et rehaussaient sa beauté naturelle : « C'est avec raison Cyrus, lui dit-il, qu'on vous appelle heureux, puisqu'en vous le bonheur se joint à la vertu »... Ce bonheur, les vieillards peuvent en jouir et l'âge ne leur empêche pas de conserver jusqu'au dernier moment le goût de toutes les choses et surtout celui de l'agriculture (1)...

C'est l'ensemble des bonnes habitudes physiques qui fait la santé, comme c'est l'ensemble des bonnes habitudes morales qui fait le bonheur. Les vieillards qui vaquent tous les jours

(1) Cicéron.

à des occupations, qui exercent modérément leurs forces peuvent prolonger leur existence d'une manière surprenante.

Les citations que nous avons empruntées au remarquable discours de Cicéron ne laissent rien à ajouter comme conseils à la vieillesse ; mais si nous considérons les tendances de notre époque, on voit que ces sages conseils donnés il y a 2,000 ans sont bien oubliés aujourd'hui.

L'oisiveté est, pour ainsi dire, l'idéal auquel le plus grand nombre aspire aujourd'hui, dans toutes les classes de la société. L'ouvrier considère le travail comme une punition ; pour lui ne pas travailler c'est esquiver une peine. Le commerçant veut faire fortune dans le moins de temps et se retirer pour n'avoir plus rien à faire. Placé le plus souvent dans de mauvaises conditions hygiéniques, nous comprenons à la rigueur qu'il cherche à y rester le moins possible ; mais nous considérons comme une calamité, que le plus grand nombre ne sache pas ensuite se créer des occupations qui soient en même temps des exercices physiques et intellectuels. Dans ces conditions de désœuvrement et pour éviter l'ennui, ils passent leur temps dans les estaminets, ou s'adonnent aux plaisirs de la table. Ils ruinent ainsi leur santé en se créant des maladies qu'ils auraient pu parfaitement éviter.

Puisque l'activité est une condition essentielle de la vie, qu'elle facilite les échanges nutritifs, il est évident que c'est par le travail physique et intellectuel modéré et gradué que l'on prolongera la vitalité des éléments histologiques et que l'on retardera leur regression.

Un arc ne conserve sa flexibilité et sa souplesse qu'autant qu'il est soumis à des alternatives fréquentes de tension et de détente ; nos organes sont comme l'arc, ils ne conservent leurs facultés et leurs propriétés qu'autant qu'on les soumet à un exercice quotidien. C'est afin de conserver l'activité physique et l'intégrité intellectuelle, qu'il est nécessaire d'associer, dans une juste mesure, ces deux genres de travaux et pour les maintenir le plus longtemps possible, il ne faut pas craindre d'aller jusqu'à la fatigue commençante.·

Cicéron vante l'agriculture comme occupation des vieillards. Dans les conditions économiques de notre société moderne, il y a peut-être lieu de modifier légèrement ce conseil. Tout le monde n'a pas la faculté de posséder 5o hectares de propriétés pour se faire agriculteur. C'est d'ailleurs une profession qui ne peut plus s'improviser aujourd'hui, si l'on veut être rémunéré de ses dépenses. Mais l'horticulture, qui peut se pratiquer avec quelques ares de terrain, est à la portée du plus grand nombre. Cette occupation constitue non seulement un passe temps agréable, mais peut devenir un travail très attrayant, physique et intellectuel par les questions toujours nouvelles qu'elle soulève ; si l'on veut s'appliquer à l'amélioration des espèces et à la multiplication des variétés, par exemple.

En résumé, le vieillard doit déployer le plus d'activité possible et en tout genre.

Son alimentation, au contraire, doit être réglée avec le plus grand soin et proportionnée à son activité. La sobriété est de nécessité absolue. La viande surtout doit être notablement diminuée dans le régime quotidien ; le laitage, les œufs, les légumes verts, arrosés d'un peu de vin généreux peuvent remplacer la quantité de viande supprimée.

Le système nerveux est, chez les vieillards, l'organe qui s'affaiblit le plus vite, cela se conçoit puisque c'est lui qui a le plus travaillé ; il doit donc être l'objet d'une surveillance attentive. Il ne faut pas reculer devant l'emploi d'une préparation phosphatée alcaline ou acide pour lui procurer toujours, en abondance, son stimulant nerveux spécial ; afin de conserver l'intégrité cérébrale. Nous recommandons précisément dans une certaine limite la substitution d'aliments végétaux à la viande, afin de procurer plus de phosphates et moins d'azote.

TROISIÈME PARTIE

ÉTUDE DES PHOSPHATES A L'ÉTAT DYNAMIQUE

ROLE SECONDAIRE

LES PHOSPHATES SONT DES STIMULANTS DE LA MOLÉCULE VIVANTE

CHAPITRE XI

ASSIMILATION ET DÉSASSIMILATION DES PHOSPHATES

L'emploi des phosphates en thérapeutique a démontré qu'ils exercent une action stimulante des plus énergiques sur toutes les fonctions. Or, comment se produit ce phénomène? Comment les phosphates organiques, corps dont les affinités chimiques sont satisfaites, qui sont à l'état d'équilibre parfait, peuvent-ils favoriser par leur présence l'accomplissement des actes vitaux et en sont-ils pour ainsi dire les régulateurs et les coordinateurs? Tel est le problème que nous nous proposons d'aborder.

Les phosphates bimétalliques PhO^5, HO, 2MO ou trimétalliques PhO^5, 3MO (nous mettons à part les biphosphates PhO^5, 2HO, MO ou phosphates monométalliques) composés salins dont les affinités sont satisfaites, ne peuvent jouer dans l'organisme qu'un rôle passif, cependant ils sont doués de propriétés excitantes très accentuées. Or, dans leur trajet à travers l'économie, ils subissent des actions qui mettent en liberté leurs composants pour les reconstituer différemment; n'est-ce pas à la faveur de ce dédoublement qu'ils acquièrent les propriétés actives qu'ils possèdent?

Est-ce à leur oxygène, à leur phosphore, à leur base (potasse, soude, chaux, magnésie et oxyde de fer) ou à leur acide phosphorique, qu'il faut rapporter leur action stimulante?

A leur oxygène? Mais les phosphates ne sont pas des corps oxydants.

A leur phosphore? Le phosphore jouit sans doute de propriétés excitantes analogues à celles des phosphates; mais d'abord, le phosphore n'a jamais été constaté dans l'organisme à l'état libre; ensuite, son oxydation facile, les troubles dangereux qu'il occasionne, même à très faible dose, nous disent qu'il ne peut s'y rencontrer à l'état métallique.

A leur base? Mais on ne trouve nulle part dans l'organisme, à l'état de liberté, aucun des oxydes qui servent de base aux phosphates organiques et puis aucun de ces oxydes n'a leurs propriétés.

Nous sommes alors amené à admettre que c'est à l'acide phosphorique que les phosphates doivent leurs vertus stimulantes. D'ailleurs, l'emploi thérapeutique de cet élément a parfaitement démontré qu'il possède ces propriétés à un degré remarquable. Mais cependant, comme le phosphore, quoique à un degré beaucoup plus faible, il a ses dangers à faible dose; d'un autre côté, pas plus que le phosphore, il n'existe dans l'organisme à l'état libre et y fut-il un seul instant, qu'il ne tarderait pas à être saturé.

Malgré cela, nous verrons comment il est possible de concilier tous ces faits contradictoires en apparence et nous démontrerons, en étudiant l'assimilation et la désassimilation des phosphates, comment l'acide phosphorique est un puissant stimulant de la molécule vivante.

Mais avant d'aborder cette étude, il est indispensable que nous déterminions certaines conditions de la vie cellulaire, ainsi que les lois chimiques qui règlent les réactions auxquelles sont soumis les phosphates dans leurs trajets à travers l'organisme.

I

EN PHYSIOLOGIE, ALCALINITÉ VEUT DIRE REPOS RELATIF ; ACIDITÉ SIGNIFIE ACTIVITÉ PLEINE

En physiologie, le mouvement est la caractéristique absolue, essentielle de la vie ; soit qu'on envisage l'être organisé dans son ensemble organique ou dans chacun des éléments primaires qui constituent cet ensemble.

Et repos est synonyme de mort.

Un tissu, un organe, un élément anatomique qui chôme est un milieu organique d'où la vie s'est retirée, en voie de désagrégation, de dégénérescence, de résorption, d'excrémentition.

Cependant, nous considérerons deux temps dans la vie de l'élément histologique :

Un temps de repos relatif ;

Un temps d'activité pleine.

Cette division est justifiée par la différence de réaction chimique que présentent, à certains moments, les tissus organiques et les liquides qui en sont les produits excrémentitiels. En effet, quand la molécule vivante est en période de travail actif, les tissus dont elle fait partie et les sucs qui appartiennent aux espaces intercellulaires, qui sont du domaine de son rayon d'action, sont acides ; quand, au contraire, elle est en période de repos relatif, ces tissus et ces sucs, offrent une réaction alcaline.

Preuves. — 1° Quand un muscle est à l'état statique, le suc musculaire est alcalin ; quand le muscle est à l'état dynamique, ce suc est acide. (Du Bois Raymond.)

2° Le nerf vivant à l'état de repos a une réaction neutre ; quand un nerf a été soumis à une excitation prolongée, il présente une réaction acide. (Funke.)

3° A jeun, la sécrétion gastrique est alcaline ; pendant la digestion elle est acide.

4° Les trois grands courants excrémentitiels (sudoral, pulmonaire et urinaire) par lesquels sont déversés directement au dehors les déchets organiques, sont acides et leur acidité est d'autant plus marquée que l'activité organique totale a été plus considérable.

Nous pourrions multiplier ces preuves.

Acidification. — La réaction acide, expression de l'activité organique, est due :

1° Aux produits de combustion directe et indirecte de l'élément histologique.

Tout organe qui fonctionne détruit une partie de sa propre substance, proportionnellement à son activité. La constitution de chaque organe étant différente, les produits de combustion sont variés. Outre l'acide carbonique, résultat ultime de toutes les combustions organiques, nous citerons les acides urique, sarcolactique, inosique (muscles), lactique (estomac), glycérique, phosphoglycérique (système nerveux), etc. Toutes ces productions acides ne sont pas fournies seulement par la substance des organes ; l'organisme a aussi la propriété de se débarrasser de tous les matériaux étrangers ou inutiles à ses besoins. Pour cela il les brûle avant de les rejeter. Certains acides étant des produits de ces combustions indirectes, il s'en forme d'autant plus qu'il y a plus de matériaux à éliminer. Ainsi, par exemple, l'acide urique est un produit de combustion incomplète des matières albuminoïdes ; quand celles-ci sont introduites en quantité excédant les besoins de l'organisme, il y a production d'un excès d'acide urique qui augmente l'acidité des milieux où se produit la combustion. Dans ce cas alors, l'acidité cesse d'être en rapport rigoureusement exact avec l'activité fonctionnelle.

2° Aux réactions qui s'opèrent entre ces acides organiques de première formation et les sels à acides minéraux contenus dans les différents milieux. Exemple, action des acides lactique, urique, inosique et sur les chlorures, les carbonates, les phosphates, d'où formation d'acide chlorhydrique libre, d'acide carbonique, de biphosphates et aussi de lactates, urates, inosates, etc.

Alcalinisation. — L'alcalinité de l'état statique d'un organe n'est que l'indice d'un repos relatif, c'est-à-dire d'un travail latent et inappréciable, tandis qu'il était effectif et appréciable dans la période d'activité. Pendant la période d'activité, les organes se consument, donc ils ont besoin de réparation. Cette restauration se fait par l'apport de matériaux d'assimilation, au moyen du sang, lesquels sont alcalins. De sorte que les acides produits par ce travail tout interne, sont largement saturés par les alcalis importés. Ce travail de reconstitution échappe à tous nos moyens d'investigation ; c'est pourquoi je dis qu'il est latent, mais il n'existe pas moins et si nous ne pouvons pas le voir directement, nous pouvons le constater indirectement.

Chaque jour nous consacrons au sommeil un certain nombre d'heures ; notre corps s'y trouve dans un état de repos relatif. Pendant le jour tous nos organes ont fonctionné ; nos muscles, notre système nerveux ont dépensé, désassimilé, ils se sont épuisés, fatigués. Le soir venu, tous nos organes sont en déficit ; c'est alors que pendant le sommeil, la restauration des organes se fait par l'apport de matériaux d'assimilation élaborés durant le jour par l'introduction dans le sang des produits de l'alimentation.

CONCLUSION. — *Bien que l'acidification soit l'expression chimique constante, continue de l'activité fonctionnelle et désas-*

similatrice, comme l'alcalinisation est l'expression chimique permanente du courant assimilateur, en langage de chimie biologique, alcalinité signifie bien repos relatif et acidité activité pleine.

II

LOIS QUI RÉGISSENT L'ACTION DES ACIDES SUR LES PHOSPHATES INSOLUBLES ET L'ACTION DES ALCALIS SUR LES DISSOLUTIONS ACIDES DES PHOSPHATES INSOLUBLES.

On admet que les acides qui ont une action sur les phosphates insolubles agissent de deux manières :

1° Les uns en enlevant un ou deux équivalents de leur base, suivant que l'on opère sur un phosphate bi ou trimétallique et en donnant naissance à un phosphate acide ;

2° Les autres en les dissolvant sans trace de décomposition.

La formule suivante rend compte de l'action des acides de la première section :

$$3 \,(CaO).\,PhO^5 + 2\,(SO^3.HO) = 2\,(CaO.SO^3) + CaO,HO,PhO^5$$
Phosphate acide de chaux

Cette réaction serait particulière à l'acide sulfurique.

L'action des acides de la seconde catégorie semble expliquée par les faits suivants :

A. Du phosphate de chaux traité par l'acide chlorhydrique ou nitrique donne une liqueur incolore.

B. Si l'on verse dans cette liqueur de la soude ou de la potasse, on obtient un précipité blanc gélatineux ayant toutes les apparences du phosphate de chaux hydraté.

On a conclu de là qu'il y avait dissolution du phosphate dans les acides chlorhydrique et nitrique et on a généralisé le fait. Il y a erreur. Nous allons établir que les acides qui ont une action sur les phosphates agissent tous, quels qu'ils soient, de la même façon, sans qu'il y ait d'exception, même pour l'acide sulfurique.

Tout phosphate insoluble, qu'il soit neutre ou basique, cède, à une partie de l'acide employé comme dissolvant, un ou deux

équivalents de sa base et se transforme en phosphate acide so-
luble.

L'équation suivante traduit cette action :

$$3 \ (MO), \ PhO^5 \ + \ 2 \ A = 2 \ (MO.A) \ + \ MO,HO,PhO^5$$

Biphosphate.

C'est ce qu'il s'agit de démontrer.

Quand il y a dissolution d'un corps solide dans un liquide, on peut régénérer ce corps en le précipitant de sa solution au moyen d'un réactif approprié, qui n'a d'action que sur le dissolvant.

Le phosphate de chaux tricalcique (phosphate des os) et l'acide chlorhydrique vont servir à notre démonstration.

Or, si le phosphate de chaux est soluble dans l'acide chlorhydrique, que doit-il se passer si nous traitons par un alcali un mélange liquide d'acide chlorhydrique et de phosphate de chaux ? Il y aura, en cas de simple dissolution, précipitation du phosphate de chaux et formation de chlorure alcalin.

Voyons si les choses se passent ainsi :

125 centigrammes de phosphate de chaux (os calcinés) sont dissous dans une quantité suffisante d'acide chlorhydrique, de manière à former 250 centimètres cubes de liqueur. On titre d'abord 50 centimètres cubes de cette liqueur, lesquels correspondent à 25 centigrammes de phosphate de chaux ; afin de s'assurer de la richesse en acide phosphorique du phosphate de chaux employé. Ce dosage est fait au moyen de la solution titrée d'urane ; il donne 0,085, soit pour un gramme de phosphate de chaux.

Acide phosphorique. 0,340

Ce chiffre correspond à 0,759 de phosphate de chaux pur.

Ce titrage fait, on verse dans les 200 centimètres cubes de liqueur, qui correspondent à 1 gramme de phosphate, un léger excès de potasse, de manière à précipiter tout le phosphate de chaux. On opère à chaud afin d'avoir un précipité

27

grenu plus facile à laver ; on filtre. Le précipité est lavé avec soin et les eaux de lavage sont réunies aux eaux mères. Ce précipité est redissous dans l'acide chlorhydrique et quantité suffisante d'eau distillée, pour former 100 centimètres cubes de liqueur, que l'on divise en deux parties. L'acide phosphorique dosé séparément donne pour chaque partie 0,085, soit pour les deux :

$$\text{Acide phosphorique.} \ldots \ldots \ldots \ldots \quad 0,170$$

au lieu de :

$$\text{Acide phosphorique.} \ldots \ldots \ldots \ldots \quad 0,340$$

chiffre que nous aurions dû trouver et qui correspond à 1 gramme du phosphate de chaux employé.

L'analyse des eaux mères va éclairer ce point obscur et compléter nos résultats. L'excès de potasse de ces eaux est neutralisé par l'acide chlorhydrique et la liqueur additionnée d'un excès d'ammoniaque liquide. En versant dans ce liquide une quantité suffisante de solution de sulfate de magnésie et de chlorhydrate d'ammoniaque, il se forme un abondant dépôt de phosphate ammoniaco-magnésien.

Ce précipité, analysé comme il convient, renferme :

$$\text{Acide phosphorique.} \ldots \ldots \ldots \ldots \quad 0,170$$

lesquels ajoutés aux 0,170 obtenus précédemment forment : 0,340.

Nous retrouvons bien tout l'acide phosphorique du phosphate de chaux ; mais le précipité que nous a donné la potasse n'en contenait que la moitié.

Ce ne sont pas là les résultats auxquels nous devions arriver, en admettant l'hypothèse de la dissolution sans décomposition du phosphate de chaux dans l'acide chlorhydrique.

Pour bien comprendre les résultats que nous ont fourni les analyses précédentes, nous avons étudié aussi l'action de la

potasse sur le biphosphate de chaux. Nous avons constaté
que l'addition de la potasse à la solution aqueuse de biphosphate de chaux a pour effet de diviser l'acide phosphorique
en deux parties égales, dont l'une est précipitée en combinaison insoluble avec la chaux (phosphate neutre de chaux)
et dont l'autre reste en dissolution à l'état de phosphate neutre
de potasse.

Ce mode d'action de la potasse sur le biphosphate de chaux
ne peut bien s'expliquer que si l'on envisage le biphosphate
de chaux comme une combinaison instable d'acide phosphorique avec le phosphate neutre de chaux, combinaison
soluble dans l'eau.

$$2\ [CaO,\ (HO)^2,\ PhO^5] = (CaO)^2,\ HO,\ PhO^5 + PhO^5,\ 3\ (HO)$$

Nous ne nous appesantirons pas à discuter cette hypothèse,
ce n'est pas le moment, nous dirons seulement que le mode
d'action de l'acide sulfurique sur le phosphate acide de chaux,
la rend très admissible. Pour nous, elle a une grande importance physiologique, comme nous le verrons plus loin (1).

Si nous comparons les résultats que nous avons obtenus
précédemment, en traitant par la potasse la liqueur qui contenait du phosphate de chaux tribasique et de l'acide chlorhy·
drique, avec ceux qui nous ont été fournis en traitant la
solution de biphosphate de chaux par le même alcali, nous
voyons qu'ils sont identiques.

Donc, l'acide chlorhydrique, en agissant sur le phosphate
de chaux, ne l'avait pas simplement dissous ; cet acide l'avait
décomposé en formant du phosphate acide de chaux et du
chlorure de calcium, solubles tous deux.

(1) Lorsque nous avons émis l'idée de considérer les dissolutions de
phosphates acides comme étant constituées par des phosphates bi-
métalliques tenus en dissolution par l'acide phosphorique libre (mars
1873), nous n'avions pas connaissance des travaux de M. Debray, qui
donnent la démonstration de ce fait.

Les mêmes expériences, répétées avec des phosphates différents, ont donné des résultats analogues.

Les acides nitrique, acétique, tartrique, citrique, etc., ont été successivement employés. Leur action sur les phosphates insolubles a toujours été la même, lorsqu'ils attaquaient ces phosphates, que celle de l'acide chlorhydrique sur le phosphate de chaux.

En même temps que nous étudiions l'action des différents acides sur les phosphates insolubles, nous avons également étudié l'action des différents alcalis et des carbonates alcalins sur les liqueurs obtenues par l'action des acides sur ces phosphates.

La soude caustique, les carbonates de potasse et de soude agissent sur ces liqueurs comme la potasse caustique.

L'ammoniaque fait exception.

Lorsqu'on en verse dans une solution acide d'un phosphate insoluble, celui-ci est régénéré sous l'état qu'il avait avant d'avoir subi l'action des acides.

Ce mode d'action de l'ammoniaque s'explique très bien dans ce cas particulier et la réaction n'est exceptionnelle qu'en apparence, parce qu'elle est compliquée par une réaction secondaire.

En effet : Supposons du phosphate de chaux bi ou tri calcique dissous dans l'eau à la faveur de l'acide chlorhydrique; par cette action les produits suivants ont pris naissance :

$$2\,[PhO^5,\ 3\,Cao] + 4\,H\,Cl = 4\,Ca\,Cl + PhO^5,\ 3\,HO + PhO^5,\ HO,\ 2\,CaO.$$

Si dans cette liqueur on verse de la potasse, la réaction suivante s'opère :

$$4\,Ca\,Cl + PhO^5,\ 3\,HO + PhO^5.\ HO\ 2\,CaO + 7\,KO = 4\,KCl + PhO^3\ 3\,KO + PhO^5,\ 3\,CaO + 3\,CaO.$$

Nous l'avons démontré.

Supposons qu'à la place de la potasse on mette de l'ammoniaque; nous ferons remarquer d'abord que l'ammoniaque ne déplace pas la chaux dans le chlorure de calcium, quand il n'y a pas d'autre affinité à satisfaire ; mais ici, à côté de l'ammoniaque, nous avons du phosphate bicalcique qui a encore de l'affinité pour la chaux, par suite de la présence d'un alcali : donc, un équivalent de chaux se portera sur le phosphate neutre calcique, pour former du phosphate tribasique. Pour cette raison, quatre équivalents d'ammoniaque seulement, interviendront dans les réactions :

$$4 \text{ Ca Cl} + \text{PhO}^5, 3 \text{ HO} + \text{PhO}^5, \text{HO}, 2 \text{ CaO} + 4 \text{ Az H}^4\text{O} = 3 \text{ Ca Cl} + \text{Az H}^4 \text{ CL} + \text{PhO}^5, 3 \text{ Az H}^4\text{O} + \text{PhO}^5, 3 \text{ CaO} + \text{aq.}$$

Après cette première réaction, qui est commune à tous les alcalis, il reste dans la liqueur les composés suivants :

Chlorure de calcium $+$ phosphate d'ammoniaque solubles par eux-mêmes.

Mais en vertu de la loi sur la statique des dissolutions chimiques, le chlorure de calcium et le phosphate d'ammoniaque ne peuvent pas se trouver ensemble dans une liqueur, sans donner naissance à deux nouveaux composés : un sel insoluble, le phosphate de chaux et un sel soluble, le chlorure d'ammonium. En outre, comme la réaction s'opère en présence d'un excès d'ammoniaque libre, le phosphate de chaux qui prend naissance est du phosphate tricalcique :

$$3 \text{ Ca CL} + \text{PhO}^5, 3 \text{ Az H}^4\text{O} = 3 \text{ Az H}^4\text{CL} + \text{PhO}^5 \, 3 \text{ CaO.}$$

En résumé, dans l'action de l'ammoniaque sur les dissolutions acides des phosphates insolubles, la moitié du phosphate insoluble est précipitée en vertu du mode d'action général des alcalis et la seconde moitié est régénérée par une réaction secondaire spéciale à l'ammoniaque.

Les conclusions de ces recherches forment deux lois dont nous ferons plus loin ressortir l'importance.

1° Lorsqu'un acide minéral ou organique exerce une action sur un phosphate insoluble, il n'y a pas simplement dissolution, il y a décomposition. Le phosphate neutre ou basique cède, à une partie de l'acide, un ou deux équivalents de sa base et se transforme en phosphate acide soluble.

2° Si dans la dissolution acide d'un phosphate on verse un alcali fixe (potasse et soude) ou son carbonate, la réaction s'opère entre deux ou trois équivalents de biphosphate et deux ou six de base. Il y a formation d'un équivalent de phosphate insoluble (bi ou trimétallique) *et un ou deux équivalents de phosphate alcalin* (bi ou trimétallique).

Dans les laboratoires, les phosphates neutres ou bi-métalliques étant les phosphates qui ont le plus de tendance à se former, la réaction s'opère entre deux équivalents de biphosphate et deux de base :

Dans l'organisme, au contraire, tous les phosphates de constitution étant trimétalliques, la réaction s'opère entre trois équivalents de biphosphate et six de base. Il n'est régénéré qu'un équivalent de phosphate insoluble trimétallique, tandis qu'il se forme deux équivalents de phosphate alcalin trimétallique également.

III

IL Y A DANS L'ORGANISME DES COURANTS MULTIPLES DE RÉACTION CHIMIQUE CONTRAIRE

Nous avons vu dans le premier paragraphe de ce chapitre, que tout organe qui fonctionne, brûle et produit des acides ; dès lors sa réaction est acide.

Pendant la période de repos, ce même organe présente une réaction alcaline, occasionnée par un apport considérable de matériaux sanguins.

Cette différence de réaction d'un même organe, dans des temps différents, détermine des mouvements multiples ; les uns allant du milieu intérieur (sang) vers l'organe, mouvement d'importation de principes nutritifs, d'assimilation ; les autres partant de l'organe vers le milieu intérieur, mouvements d'exportation des déchets de la nutrition, de désassimilation. Ces divers mouvements s'opèrent par osmose, puisque le sang est contenu dans des vaisseaux fermés, veines et artères, dont le tissu forme une séparation qui empêche toute communication directe avec les organes.

Chez les êtres vivants, toute membrane, si inerte qu'elle paraisse, ne l'est pas en réalité; elle reçoit une impulsion directe du système nerveux par l'intermédiaire des filets nerveux qu'elle renferme toujours ; impulsion qui doit avoir pour but d'accélérer ou de ralentir les divers mouvements osmotiques, selon les besoins de l'organe. Quelles sont les impulsions déterminées aux organes par les nerfs, nous ne les connaissons pas et nos moyens scientifiques d'investigation ne nous permettent pas encore de le faire aujourd'hui ; nous en sommes réduit aux hypothèses, mais nous croyons que le système nerveux ne doit pas avoir pour but d'opposer un obstacle complet aux affinités chimiques des corps en présence.

D'après cet ordre d'idées, nous nous sommes proposé de déterminer par l'expérience le mode et la vitesse des mouvements l'un vers l'autre de deux liquides présentant quelqu'analogie avec ceux de l'organisme.

Dans ce but, nous avons institué les deux expériences suivantes :

Première expérience. — Dans un vase de verre A, contenant un gramme de biphosphate de chaux dans 100 centimètres cubes d'eau distillée, nous avons placé un vase poreux B, contenant un gramme de carbonate neutre de potasse en solution également dans 100 centimètres cubes d'eau distillée.

Deuxième expérience. — Dans un autre vase de verre C, contenant la même solution alcaline que le vase poreux B, nous avons placé un autre vase poreux D, contenant la même solution acide que le vase de verre A. C'est la première expérience renversée.

Les colonnes liquides acides et alcalines étaient de même

hauteur ; les solutions avaient même densité ; l'osmose ne pouvait donc s'effectuer qu'en raison des affinités chimiques.

Par le choix des substances minérales en solution, nous nous rapprochions autant que possible des conditions que présentent à un moment donné :

D'une part, le plasma alcalin hématique;

D'autre part, le plasma acide des sucs interstitiels.

Les deux expériences se contrôlaient l'une par l'autre.

A peine les solutions A et B furent-elles en présence, que nous vîmes un précipité blanchâtre se déposer dans le vase de verre A ; un phénomène semblable se produisit dans le vase C.

Au bout de vingt-quatre heures, ayant analysé les liqueurs acides des vases A et D et les liqueurs alcalines des vases B et C, nous constations :

1° Que la liqueur acide de chaque vase contenait 0,050 milligrammes de biphosphate de chaux saturé par le carbonate de potasse.

2° Que la liqueur alcaline de chaque vase renfermait 0,015 milligrammes d'acide phosphorique correspondant à 0,025 milligrammes de biphosphate de chaux.

CONCLUSION. — *Le courant alcalin vers le liquide acide avait été deux fois plus rapide que le courant acide vers le courant alcalin.*

Il ressort de ces expériences que, si dans l'organisme les phénomènes se passent de la même manière, le courant assimilateur serait deux fois plus rapide que le courant désassimilateur ; cela n'a rien d'improbable.

IV

L'ACIDE PHOSPHORIQUE EST UN PUISSANT STIMULANT DE LA MOLÉCULE VIVANTE

Pour démontrer que l'acide phosphorique agit comme un puissant stimulant de la molécule vivante, il nous faut établir, qu'à chaque instant il y a, dans toutes les parties de l'organisme, mise en liberté d'acide phosphorique. Pour cela nous allons passer en revue les différentes phases de la nutrition.

Les phosphates pénètrent dans l'estomac soit à l'état libre, soit associés aux matières protéiques. Par l'action des ferments stomacaux, ces matières protéiques sont désorganisées; elles sont transformées d'abord en syntonines, puis en peptones dans lesquelles les phosphates qu'elles renfermaient se trouvent mis partiellement en liberté. Ces phosphates subissant l'action des acides du suc gastrique se transforment en phosphates acides qui, ainsi que nous l'avons vu au paragraphe II, se comportent comme s'ils étaient constitués par un mélange de phosphate neutre et d'acide phosphorique libre. Cet acide exerce donc une action stimulante sur l'estomac.

Quand la masse alimentaire franchit le pylore elle est encore acide. Cette acidité est utile, car elle exerce une action excitante sur la muqueuse intestinale et provoque la sécrétion du suc entérique qui est alcalin et a pour but de neutraliser une grande partie des acides libres. Cette saturation des acides a pour résultat de préparer un milieu favorable à l'action du suc pancréatique, qui doit achever la digestion des matières alimentaires et n'agit que dans un milieu neutre ou alcalin. Cependant, la neutralisation du chyme ne doit pas être complète, car le chyle conserve une réaction légèrement acide, laquelle doit favoriser son osmose vers le sang à travers la muqueuse intestinale et les vaisseaux chylifères; de telle sorte qu'une partie des phosphates alimentaires traverse les villosités intestinales à l'état de phosphates acides. Cette acidité produit une excitation qui doit favoriser l'osmose et l'activer. Mais en arrivant dans le sang tous les acides libres sont neutralisés.

Le sang est un milieu fortement alcalinisé dans lequel naissent et se développent les globules, organites fondamentaux de la nutrition. En étudiant leur genèse, nous avons vu que les principes albuminoïdes qu'ils emploient ne renferment pas une proportion suffisante de phosphates et surtout de phosphate de fer; dès lors ils sont obligés d'en emprunter au plasma, afin de pouvoir s'organiser. Ils prennent d'abord celui qui est tout formé et ensuite ils en composent d'autre de toutes pièces à la faveur des sels de fer non phosphatés et du phosphate de soude du plasma qui cède son acide phosphorique. Or, dans ce double échange, de l'acide phosphorique se trouve libre à un moment donné dans le globule. Si petite que soit cette durée, si rapide que soit la reconstitution du phosphate, l'acide phosphorique ne peut-il pas encore produire une action excitante sur le globule, action qui active ses fonctions ? Ainsi, même dans un milieu alcalin, l'acide phosphorique produit probablement encore son action stimulante. Je dis probablement, parce que théoriquement on conçoit que les choses se passent ainsi ; mais il n'est pas possible de le constater expérimentalement. Jusqu'à son arrivée à l'état adulte, le globule ayant un besoin incessant de phosphates de fer et de potasse, il exercera sa faculté créatrice de ces éléments et en conséquence il éprouvera incessamment l'action stimulante de l'acide phosphorique libre, lequel exaltera ses fonctions.

Reprenons maintenant sous un autre aspect le phénomène de la désassimilation et de l'assimilation dans le tissu musculaire, par exemple. Pendant la période d'activité du système musculaire, l'organe détruit une partie de sa propre substance, la fibre musculaire, en produisant des acides urique, sarcolactique, inosique, etc., et met en liberté les phosphates qui lui servaient de support. Ces phosphates trimétalliques de constitution subissent l'action des acides formés, leur cèdent deux équivalents de leur base et donnent naissance à des phosphates acides, dont l'acide phosphorique libre excite les cellules fibro-musculaires non détruites. Quand, à cette période de destruction histologique caractérisée par le travail effectif, succède la période de régénération dont le travail est latent et se traduit par le repos relatif de l'organe, nous assistons à des phénomènes d'un autre ordre. Les globules hématiques qui circulent dans les capillaires de la circulation locale des muscles y sont arrêtés; ils s'accolent alors aux parois des vaisseaux et se désorganisent. A ce moment, entre les deux milieux, l'un acide (muscles), l'autre alcalin (sang) s'établit, à travers les parois des vaisseaax sanguins, un double courant osmotique dont le résultat se traduit par l'introduction dans les espaces intercellulaires des muscles (tissu conjonctif) des matériaux d'assimilation provenant de la fonte des globules hématiques (globuline et phosphates tri-métalliques), ainsi que des éléments du plasma, tels que du phosphate de soude trimétallique, des bicarbonates alcalins, des sels divers, etc. A la faveur de ces alcalis bicarbonatés, les acides organiques de désassimilation sont saturés puis déversés dans le sang pour être éliminés. D'autre part aussi, les phosphates acides de désassimilation subissent également l'action des bicarbonates alcalins d'où résulte la formation, pour trois équivalents de chaque biphosphate, de deux équi-valents de phosphate de soude et d'un équivalent de phos-phate trimétallique de la base du phosphate acide; phosphates trimétalliques qui peuvent être repris par l'assimilation, tan-dis que l'excès de phosphate de soude produit est reversé dans le sang, pour, de là, être éliminé en même temps que les autres produits de désassimilation par les différentes voies excrémentitielles (foie, reins, glandes sudoripares, etc.).

Les phosphates fournis par les matériaux hématiques n'étant pas tous de l'espèce de ceux qui sont nécessaires pour la régénération de la nouvelle fibre musculaire; il s'en forme d'autres par voie de double échange, d'où résulte encore mise en liberté, pour un temps incommensurable, d'acide phosphorique qui, avant de se recombiner à l'état de phos-phate trimétallique, peut encore produire son action irritante sur la cellule organique.

Si maintenant nous examinions les phénomènes qui se

passent dans le système nerveux ou dans tout autre organe, nous verrions se reproduire les mêmes phénomènes et nous arriverions alors à cette conclusion que : *Plus un organe déploie d'activité, plus il se produit de phosphates acides et, par conséquent, plus est grande l'excitation produite par l'acide phosphorique.*

Ainsi donc, en tout lieu de l'organisme il y a, à un moment donné, mise en liberté d'une certaine portion de l'acide phosphorique que les organes renferment.

Mais cet acide étant immédiatement saturé, c'est-à-dire reconstitué à l'état de phosphate trimétallique ou de constitution ; les dangers que pourrait occasionner cet acide disparaissent ; alors nous concluons :

1° *Que les phosphates doivent leurs propriétés stimulantes à leur acide phosphorique ;*

2° *Que la stimulation phosphorique de la molécule vivante, bien qu'incessante, n'est jamais que de très courte durée.*

CHAPITRE XII

MÉCANISME DE LA NUTRITION

OU CONDITIONS PHYSICO-CHIMIQUES NÉCESSAIRES A L'ACCOMPLISSEMENT DE CE PHÉNOMÈNE

Dans les chapitres qui précèdent nous avons démontré :

1° Que tout tissu, tout organe se détruit partiellement par le fonctionnement vital ;

2° Que ce sont les globules hématiques qui, en se dissociant, fournissent les matériaux de réparation fonctionnelle des tissus.

Cette double action qui caractérise la vie nécessite un double mouvement, l'un, d'exportation ayant pour but l'élimination des déchets de la nutrition ; l'autre, d'importation ayant pour résultat l'introduction des matériaux de réparation nutritive.

Ce double mouvement se produit-il simplement sous l'impulsion du système nerveux ; ou bien doit-il naître des causes spéciales ayant pour effet de le favoriser ? Tel est le point que nous avons à rechercher et dont nous aurons à faire ressortir la valeur.

Afin d'être plus clair dans l'exposition de cette question ; nous l'étudierons spécialement dans le tissu musculaire, parce que d'une part, c'est pour ce système que la nutrition a été le mieux étudiée et ensuite parce que l'expérimentation, chez les animaux, est facile et nous permet mieux d'en controler l'exactitude.

Par le travail mécanique une certaine quantité de fibres musculaires sont détruites et durant la période de repos qui succède, d'autres fibres prennent naissance et se développent pour remplacer celles qui ont disparu. Elles empruntent leurs matériaux au tissu interstitiel dans lequel viennent s'accumuler les éléments provenant de la désorganisation des globules hématiques. Or, tous les vaisseaux sanguins qui sillonnent les tissus et les organes, aussi bien dans le système musculaire que dans tout autre système, sont fermés et ne communiquent qu'entre eux ; le sang qu'ils renferment n'est jamais en communication directe avec aucun élément et la relation ne peut s'établir qu'à travers le tissu des vaisseaux, c'est-à-dire par osmose.

Que les nerfs, qui président à toutes les fonctions organiques, aient une influence, soit pour augmenter, soit pour diminuer le mouvement osmotique, nous en sommes convaincu, bien qu'il ne soit pas facile de le prouver expérimentalement ; mais nous sommes non moins persuadé que d'autres causes doivent avoir également une grande influence ; nous citerons en particulier la différence de réaction des milieux en présence.

Parmi les produits résultant de l'oxydation des tissus, on

constate la formation d'acides organiques, dont la quantité est proportionnelle à l'activité désorganisatrice. La formation de ces acides est utile à plus d'un chef. D'abord, par une action secondaire, ils agissent sur les phosphates désassimilés et les transforment en phosphates acides, dont l'acide phosphorique libre excite les molécules vivantes. Enfin ils acidifient le milieu où ils se sont produits.

D'autre part, le sang est alcalin.

Or, nous voulons établir que la différence de réactions entre le tissu musculaire acide et le milieu sanguin alcalin est la principale cause qui favorise les échanges nutritifs, tout en admettant l'action du système nerveux comme adjuvant ou comme correctif de ce mouvement. Et, si les choses se passent comme pour les expériences du laboratoire (voir chapitre précédent § III) ce qui peut être, nous dirons que le courant assimilateur allant du sang (alcalin) au tissu musculaire (acide) est deux fois plus rapide que le courant désassimilateur qui va du milieu acide (muscles) vers le milieu alcalin (le sang). Enfin, s'il en est ainsi, nous pourrons conclure que : plus l'activité musculaire est considérable, plus est grande la quantité produite d'acides et plus les échanges nutritifs seront activés par la différence plus profonde des réactions et réciproquement, si un animal est astreint au repos aussi absolu que possible, moins grande sera la différence des réactions des milieux et plus les échanges nutritifs se feront mal et alors le sujet ira s'affaiblissant.

Le travail ou le mouvement est tellement nécessaire à l'équilibre nutritif des organes que quand à la suite d'une fracture un membre ou une articulation est immobilisé, les muscles condamnés au repos absolu s'atrophient rapidement et plus ou moins complètement selon la durée de l'immobilisation.

Nous avons une autre preuve à l'appui de l'activité des échanges nutritifs dans l'augmentation d'appétit qui accompagne tout exercice musculaire un peu anormal. De même aussi, voyons-nous les individus sédentaires avoir généralement peu d'appétit. Quand, par exception, ils mangent beaucoup, alors ils engraissent énormément.

Aujourd'hui, c'est en s'appuyant sur cette double donnée de l'immobilité et de l'alimentation forcée que l'on procède à l'engraissement des animaux destinés à la boucherie. L'examen des résultats produits fournira des arguments en faveur de la question que nous voulons démontrer.

Il n'y a pas bien longtemps encore, les bœufs que l'on voulait soumettre à l'engraissement avant de les livrer à la boucherie étaient simplement parqués dans de gras paturages, où ils pouvaient vaquer en liberté dans un assez grand espace et se rassasier d'herbe verte. En raison de la liberté relative dont ils jouissaient, les phénomènes nutritifs s'accomplissaient d'une manière parfaite. S'ils n'engraissaient pas beaucoup; d'une part, parce que les feuilles vertes contiennent peu d'amidon et beaucoup de cellulose difficilement soluble; que d'autre part, les mouvements de l'animal déterminaient la combustion d'une certaine quantité de principes alimentaires. Par contre, le tissu musculaire proprement dit se développait beaucoup et sa richesse minérale était très élevée; aussi augmentaient-ils considérablement de poids sans avoir un volume exagéré. C'est le tissu musculaire d'un bœuf élevé par ce procédé, en Normandie, que nous avons analysé et dont nous avons donné la constitution minérale phosphatée sous la désignation de bœuf gras. Dans le public on disait simplement que cette viande était très nourrissante.

Aujourd'hui, on procède bien différemment. Les animaux sont immobilisés le plus possible dans les étables, ou parqués dans des espaces très limités des paturages. La quantité d'herbe verte est rationnée et on ajoute à leur alimentation des tourteaux de graines, de la drèche des brasseurs, de la pulpe de betteraves, etc., qui contiennent une assez grande quantité d'amidon ou de sucre, substances capables de se transformer en graisse. Comme d'autre part à cause de leur immobilité relative, ces animaux brûlent peu de leurs aliments, ils emmagasinent beaucoup de graisse. En conséquence, leur tissu musculaire devenant très peu acide, les échanges nutritifs sont lents et faibles ; aussi les fibres vieilles qui s'atrophient ne sont-elles souvent remplacées que par de la graisse, ce qui donne aux muscles un aspect persillé. Quand, au contraire, des fibres nouvelles se forment pour remplacer les anciennes, elles sont toujours pauvres en éléments minéraux phosphatés, parce que l'absence de l'excitant vital acide est cause que les échanges nutritifs se font mal. Enfin, en soumettant comparativement à l'action dissolvante de l'acide chlorhydrique dilué et de la pepsine des fragments de muscles de deux bœufs engraissés par chacun des deux moyens, on peut constater par la pesée que le tissu du premier animal est beaucoup plus riche en fibres musculaires proprement dites, tandis que dans le second, c'est le tissu conjonctif qui est prédominant. Or, dans ce dernier cas, nous ne voyons pas de cause autre que l'absence d'acides résultant de l'immobilité, à laquelle on puisse attribuer la différence des résultats obtenus.

Le système employé maintenant pour les bœufs a été pratiqué pour les volailles bien longtemps auparavant et il l'est encore aujourd'hui plus que jamais. Les animaux tout jeunes encore sont gavés mécaniquement et immobilisés dans des cases étroites. Ils engraissent rapidement, et surtout augmentent considérablement de volume, mais leur chair est blanche et molle ; elle est recherchée parce qu'elle est tendre après la cuisson. Si l'on examine leurs muscles au microscope, on voit qu'ils renferment beaucoup de tissu conjonctif, substance collagène peu nutritive et fort peu de fibres musculaires proprement dites, la seule partie qui ait une valeur alimentaire. Et encore ces fibres sont-elles insuffisamment minéralisées.

Maintenant, regardons autour de nous et voyons ce qui se

passe dans les classes aisées. Les enfants jusqu'à l'âge de 10 ou 12 ans ont pleine liberté de courir, de prendre de l'exercice ; mais au-dessus de cet âge, pour les demoiselles et les dames surtout, à part peut-être quelques rares petites courses à pied, on ne sort généralement plus qu'en voiture et la journée s'écoule entre le coussin d'une voiture et le fauteuil d'un salon. Non seulement, il y a manque d'exercice, mais la situation est encore aggravée par le séjour dans un milieu confiné et presque toujours insuffisamment éclairé. Dans ces conditions, la nutrition se fait mal, l'appétit disparaît subitement et l'anémie se produit inévitablement. Ce genre d'anémie est plus fréquent qu'on ne le croit dans les classes riches habitant les villes et elle résiste, cela se conçoit, à peu près à tous les agents médicamenteux usités en pareil cas. Les exercices musculaires et les promenades à pied, dont l'absence a été la cause principale de la maladie, sont les moyens qui, rationnellement, devaient être employés, mais c'est à eux qu'on a le moins souvent recours et quand ils sont conseillés c'est plutôt à titre accessoire. Souvent on conseille l'hydrothérapie et on a quelquefois recours à l'électricité ; or, ces deux moyens thérapeutiques n'ont d'action, ainsi que nous allons le prouver, que par les oxydations qu'ils provoquent ; d'où la formation d'acides qui, rétablissant les échanges nutritifs, rappellent l'appétit et raniment les forces.

Lorsqu'on projette avec une certaine violence de l'eau sur le corps, deux phénomènes différents se produisent : Il y a choc d'abord, puis réfrigération de la partie du corps touchée par l'eau, même quand celle-ci est tiède. Le choc produit la contraction des muscles et ce mouvement détermine une dépense de calorique qui provoque de nouvelles combustions. La réfrigération, résultant de l'absorption du calorique par l'eau qui a tendance à se vaporiser, accentue encore les combustions par la nécessité pour l'organisme de maintenir sa température constante. La production d'acides qui en est la conséquence rétablit ou accentue les échanges nutritifs. On conçoit alors que si l'on fait usage de l'hydrothérapie à des intervalles constants et rapprochés on établira un mouvement régulier d'échanges, au moyen desquels les fonctions vitales pourront reprendre leur cours normal. L'hydrothérapie agit donc en augmentant les oxydations qui activent les fonctions vitales.

L'emploi de l'électricité est loin d'être généralisé comme l'hydrothérapie ; on y a recours surtout quand il s'agit d'exercer une action sur un organe ou sur une région parfaitement délimitée. On emploie l'électricité pour réagir sur le système nerveux au début des paralysies, par exemple, ou pour combattre une atrophie musculaire commençante. Nous n'envisageons ici dans l'emploi de l'électricité que son action sur la nutrition.

Supposons les deux extrémités d'une région musculaire mises en communication avec un courant électrique induit ou continu, le pôle positif étant placé à une extrémité quelconque et le pôle négatif à l'autre ; il y a dans toute la région musculaire qui ferme le circuit, mouvement imprimé aux éléments anatomiques et réactions chimiques provoquées par le courant.

Le mouvement produit par l'électricité dynamique détermine des oxydations avec formation d'acides comme tous les autres mouvements naturels ou provoqués.

En outre, le courant électrique produit des décompositions chimiques électrolytiques qui se traduisent par l'accumulation d'acides dans la région avoisinant le pôle positif et d'alcalis à proximité du pôle négatif. Mais, on s'est demandé si la zone intermédiaire qui en apparence est restée neutre aux réactifs, a subi l'action chimique du courant ou si elle y est restée indifférente. Cette question a été étudiée avec le plus grand soin en 1868, par le D* Tripier *(Tribune médicale)*. Il proposa d'appliquer aux phénomènes dont cette zone intermédiaire est le siège, la théorie proposée par Grothus, pour rendre compte de l'état d'indifférence chimique apparente de cette région. L'apparition isolée des produits de l'électrolyse dans des points éloignés l'un de l'autre, s'expliquerait par une série de décompositions immédiatement suivies de recompositions molécule à molécule, consécutive à la polarisation des éléments matériels formant la chaine qui relie les points matériels des électrodes.

Mais cette polarisation des molécules, suivie de leur décomposition et de leur reconstitution par combinaison de l'élément électro-négatif de chacune avec l'élément electro-positif de la molécule voisine, ce mouvement chimique sur place, n'aboutissant qu'à la mise en liberté de la moitié de chacune des molécules extrêmes, pouvait être considéré comme une simple vue de l'esprit ne répondant à rien d'apparent.

La méthode ingénieuse d'expérimentation imaginée par le D' Tripier a démontré le bien fondé de cette théorie. D'abord, on pose alternativement sur la langue, tantôt le pôle positif, tantôt le pôle négatif, l'autre pôle étant tenu dans la main et l'on peut percevoir nettement alors, tantôt une saveur acide, tantôt une saveur alcaline. Quand la bouche a repris son état normal par la disparition de toute espèce de saveur, on applique les deux pôles du courant, l'un sur la joue droite, l'autre sur la joue gauche et immédiatement on perçoit dans la bouche une saveur métallique bien nette, qui n'a aucun rapport, ni avec la saveur acide, ni avec la saveur alcaline précédemment perçues. C'est donc une preuve qu'une action chimique a été produite sur tout le parcours du courant électrique. Mais alors, ces acides décombinés et recombinés par le courant, si rapide que soit cette action, peuvent agir cependant comme excitants de la molécule vivante. Enfin, ces déplacements d'acides et de bases ne sont pas les seuls résultats produits par le courant électrique, il y a aussi des combustions avec formation de déchets nutritifs que l'on retrouve dans l'urine par l'accroissement de l'urée et de l'acide phosphorique. Ainsi donc, l'action de l'électricité sur l'organisme vivant provoque des oxydations qui donnent naissance à des acides, lesquels changeant la réaction des divers milieux favorisent, par là, les échanges nutritifs.

Enfin, comme preuve à l'appui du rôle important que jouent les acides dans les échanges nutritifs entre le sang et les organes, nous citerons les résultats fournis par l'emploi des acides eux-mêmes dans certains cas déterminés. Nous pourrions emprunter à plusieurs médecins un nombre respectable d'observations sur ce sujet, mais nous nous contenterons d'en rapporter une seule :

Une jeune dame de vingt-cinq ans, femme d'un ingénieur, était atteinte d'anémie ; son état s'aggravait de plus en plus malgré les soins du Dr Potain et l'emploi du protochlorure de fer depuis près d'une année. L'appétit avait complètement disparu ; quelques tasses de bouillon et de lait constituaient toute l'alimentation. La faiblesse était extrême et occasionnait des syncopes plusieurs fois par jour ; elle gardait le lit ou restait étendue sur une chaise longue. Un médecin de nos amis, qui la vit accidentellement, conseilla l'emploi des phosphates hématiques qui, théoriquement, constituent le seul ferrugineux rationnel. Ne trouvant aucune amélioration au bout de huit jours, il les fit suspendre et ordonna de prendre quatre fois par jour, 5 centigrammes d'acide phosphorique dans un peu d'eau sucrée. Dès le lendemain, la malade sentit l'appétit renaître ; les syncopes diminuèrent et disparurent complètement à partir du cinquième jour. Au bout de huit jours, l'appétit étant bien revenu, elle reprit les phosphates hématiques tout en continuant l'acide phosphorique. La guérison fut rapide.

Ainsi, voilà une jeune femme qui, par l'affaiblissement progressif de toutes les fonctions, était tombée en pleine alcalinité ou tout au moins était arrivée à la neutralité de tous les milieux physiologiques. Les échanges nutritifs étaient à peu près anéantis, les agents thérapeutiques restaient sans action, et la vie pouvait s'éteindre d'un moment à l'autre.

A peine a-t-on introduit dans l'appareil digestif un acide qui est en même temps un stimulant énergique, l'acide phosphorique, qu'immédiatement l'alcalinité cessant, les fonctions digestives se réveillent, la nutrition recommence à se faire et les forces renaissent rapidement sous l'influence des réactions différentes des milieux.

Au début de ce chapitre, il pouvait paraître inutile d'étudier la nutrition au point de vue du mécanisme de cette fonction. Mais si nous résumons tous les faits qui ont été présentés et les conséquences qui en dérivent ; on voit que cette partie de la question acquiert une très grande importance comme tous les autres points de ce phénomène si complexe.

Nous constatons alors que les acides, qu'on ne considère guère que comme des produits de désassimilation, jouent cependant un rôle important en attirant, pour ainsi dire, les matériaux hématiques de rénovation. Ils agissent encore, par effet secondaire, comme excitants de la molécule vivante. En un mot, quoiqu'étant des déchets de la nutrition, les acides de désassimilation n'en sont pas moins des agents très actifs de cette fonction.

La conséquence de ce fait c'est que le mouvement, qui est une des conditions essentielles de la production des acides de désassimilation, devient aussi un agent vital important du tissu vivant et de ses éléments constitutifs. S'il provoque la destruction des éléments âgés ; il favorise aussi la genèse de cellules nouvelles destinées à remplacer les anciennes et enfin, il aide encore celles qui sont en voie de développement à augmenter leur vitalité en s'enrichissant de principes minéraux phosphatés.

CHAPITRE XIII

ÉLIMINATION DES PHOSPHATES DE DÉSASSIMILATION

I

L'ACIDE PHOSPHORIQUE ÉLIMINÉ PAR LES URINES EXPRIME LES DÉPENSES DE L'ÉCONOMIE

L'élimination des phosphates désassimilés forme un chapitre important, en ce sens qu'elle nous fournit des indications précieuses sur la manière dont s'accomplissent les phénomènes nutritifs et que, dans certains cas, elle peut nous renseigner sur les altérations pathologiques de certains organes.

Les voies d'élimination des déchets de la nutrition sont :

1° Les poumons, pour les produits gazeux, entre autres l'acide carbonique ;

2° Les glandes sudoripares, qui enlèvent une petite quantité de produits dissous ;

3° Les glandes rénales, par l'intermédiaire desquelles sont éliminés la plus grande partie des principes solubles ;

4° Le foie, dans lequel se condensent les éléments insolubles ou peu solubles des déchets de la nutrition, lesquels s'éliminent petit à petit, quand ils ont trouvé un dissolvant approprié. Ces éléments sont déversés dans l'intestin et expulsés avec les résidus de la digestion.

En étudiant le phénomène des combustions intra-organiques, nous avons vu que, par l'action des acides organiques produits, les phosphates trimétalliques sont transformés en phosphates acides d'une part et, d'autre part, l'afflux des produits hématiques alcalins donne lieu à des réactions secondaires d'après les lois que nous avons formulées au paragraphe 2 du chapitre XI, desquelles il résulte que trois équivalents de chaque espèce de phosphate désassimilé, transformés en phosphates acides, donnent naissance à deux équivalents de phosphate de soude trimétallique et à un équivalent de phosphate reconstitué à l'état trimétallique de la base du phosphate désassimilé. Or, le phosphate de soude étant très soluble, la plus grande partie est donc éliminée par les reins.

On conçoit alors que plus l'activité cellulaire est grande, plus il y a de phosphates désassimilés et plus est grande la quantité de phosphate de soude produit, puis éliminé par les reins. De sorte que si l'azote, d'une part, exprime la quantité de matériaux protéiques brûlés; l'acide phosphorique éliminé indique aussi, dans une certaine mesure, la quantité de tissus détruits par l'activité fonctionnelle.

Ainsi donc : *la quantité d'acide phosphorique émis par les urines peut donner une idée exacte des transactions organiques totales et mesurer, pour ainsi dire, à un instant donné, les dépenses de l'économie.*

Haxthausen a constaté, dans dix-sept observations, que la quantité d'acide phosphorique éliminé par l'intestin, ne varie qu'entre un quart et un cinquième seulement de l'acide phosphorique total éliminé. On peut donc, si l'on veut avoir les chiffres absolus, augmenter les chiffres donnés par l'analyse de l'urine d'un quart ou d'un cinquième et l'erreur ne dépassera pas un vingtième.

II

DES QUANTITÉS D'ACIDE PHOSPHORIQUE ÉLIMINÉ EN VINGT-QUATRE HEURES PAR L'URINE (1)

La quantité d'acide phosphorique éliminé en vingt-quatre heures, indépendamment de la forme des combinaisons, varie

(1) Une grande partie des documents contenus dans ce chapitre a été empruntée à l'important travail du professeur Beaunis, *sur l'élimination de l'acide phosphorique dans l'activité cérébrale. (Revue médicale de l'Est 1882).*

dans des limites très considérables. Elles tiennent certainement au régime alimentaire, à l'âge et aux circonstances individuelles particulières physiologiques ou pathologiques.
Le minimum que nous avons constaté a été de o gr. 6o chez
une femme et 4 gr. 20 chez un homme. Haxthausen a trouvé
un maximum de 6 gr. o51.

Voici les chiffres moyens donnés par un certain nombre
d'auteurs ; ils sont disposés en série ascendante.

1,25o. — Jolly (Femme).
1,735. — Haughton (Nourriture végétale).
2,026. — Byasson.
2,072. — Edlefsen.
2,133. — Beaunis.
2,409. — Haughton (Nourriture animale).
2,5oo. — Teissier.
2,5oo. — Jolly (Homme).
2,610. — Fleischer.
2,771. — Zuelzer (Convalescents de maladies légères).
2,8oo. — Aubert, Riesell.
2,879. — Sievert (Alimentation mixte).
2,900. — Haxthausen, Bædeker.
2,959. — L. Riess.
2,973. — Sievert (Alimentation riche en viande).
3,019. — C. J. Engelmann (Repos).
3,105. — Kaupp (1re série d'observations).
3,164. — Parkes.
3,18o. — Wimmer.
3,220. — Hardy.
3,25o. — Ch. Bouchard.
3,3o4. — C. J. Engelman (Mouvement).
3,417. — Kerner.
3,610. — Mering.
3,701. — Genth.
3,799. — Kaupp (Deuxième série).
3,845. — Hammond.
4,190. — Pettenkofer et Voit.
4,190. — Mosler.

Quelques-uns de ces chiffres sont trop élevés ; ils ont dû

être obtenus par le procédé de dosage au moyen du perchlorure de fer, qui était employé avant celui à l'acétate d'urane et donnait des chiffres trop élevés.

Voici dans le tableau suivant quelques chiffres maxima et minima trouvés par différents physiologistes; ils démontrent que les moyennes ont été prises souvent d'après des résultats très éloignés fournis par des sujets différents.

	Minimum	Maximum
Jolly (Femme)	0,600	1,900
— (Homme)	0,800	4,200
A. Gauthier	1,450	3,320
Beaunis	1,753	2,697
Bædeker	1,800	4,000
Winter	2,400	5,200
Kerner	3,000	4,069
Hardy	3,100	5,200
Haxthausen	3,508	6,051
Breed	3,765	5,180

L'élimination de l'acide phosphorique varie pendant les heures du jour et de la nuit; voici les résultats donnés par différents auteurs.

	Quantité d'acide phosphorique par heure		Rapport des deux quantités	
	Jour	Nuit	Jour	Nuit
Hammond	0,200	0,119	100	59 —
Forster	0,139	0,095	100	68 —
Zuelzer	0,090	0,087	100	96 —
Beaunis	0,0894	0,0871	100	97 —
Speck (Mouvement)	0,134	0,134	100	100 =
Edlefsen	0,0857	0,0869	100	101 +
Kaupp	0,143	0,173	100	120 +
Speck (Repos)	0,082	0,100	100	122 +

On voit par ce tableau que les résultats sont très variables et quelquefois absolument différents. Ainsi, sur neuf résultats que nous donnons, nous en trouvons quatre dans lesquels l'élimination nocturne de l'acide phosphorique est inférieure, quatre dans lesquels elle est supérieure et un seul dans lequel il y a parité entre l'élimination de jour et celle de nuit.

Si au lieu de diviser la journée en douze heures de jour et douze heures de nuit, nous la partageons en trois parties : matinée, après-midi et nuit, nous trouvons les résultats suivants :

M. Beaunis :

Acide phosphorique.

Matin (de 6 heures à midi).	0,407
Après-midi (de midi à 6 heures)	0,622
Soir (de 6 heures à minuit)	0,490
Nuit (de minuit à 6 heures)	0,553

Le minimum d'acide phosphorique éliminé se trouve le matin et le maximum l'après-midi.

Zuelzer sur quatre convalescents a trouvé les chiffres suivants :

	1	2	3	4
De 7 h. du matin à 1 h. du soir .	0,054	0,046	0,087	0,078
De 1 h. du soir à 9 h du soir . .	0,100	0,120	0,079	0,123
De 9 h. du soir à 7 h. du matin .	0,077	0,082	0,097	0,072

Ici encore dans trois cas le minimum tombe le matin et le maximum l'après-midi ; pour le n° 3 le minimum est l'après-midi et le maximum la nuit.

Neubauer a trouvé les résultats suivants :

	1	2	3	4
Matinée.	0,13	0,11	0,10	0,11
Après-midi.	0,18	0,28	0,18	0,11
Nuit.	0,20	0,21	0,16	0,14

Tous les minima sont le matin, tandis que les maxima tombent deux fois la nuit et deux fois l'après-midi.

Pour Speck, comme pour Haxthausen le minimum se place le matin, le maximum dans la nuit et la moyenne dans l'après-midi :

	Repos	Mouvement
Matinée	0,036	0,082
Après-midi	0,112	0,132
Nuit	0,121	0,162

On voit par ces chiffres que s'il y a divergences entre les auteurs pour savoir à quel moment doit se placer le maximum d'élimination de l'acide phosphorique, tous sont unanimes pour placer le minimum le matin.

M. Beaunis a étudié aussi les variations horaires de l'élimination de l'acide phosphorique et les a représentées par une courbe qui présente les particularités suivantes : à partir de 7 h. 30 du matin, point minimum, la courbe s'élève d'abord très peu jusqu'à 10 heures et demie du matin; puis à partir de là, elle subit une augmentation rapide, entrecoupée de quelques interruptions jusqu'à une heure de l'après-midi. A ce moment, elle reste à peu près stationnaire jusqu'à 5 heures et demie et décroît ensuite peu à peu jusqu'au matin.

Les repas n'ont exercé aucune influence sur les variations de l'acide phosphorique.

La quantité de liquide urinaire n'a présenté aucun rapport appréciable avec celle de l'acide phosphorique éliminé.

La comparaison des chiffres d'acide phosphorique éliminé par heure de jour et de nuit d'une part, par heure de lever et de coucher d'autre part fournit les résultats suivants :

	Quantité d'acide phosphorique par heure	Rapport des quantités
Lever	0,0910	100,»
Coucher	0.0840	92,3
Jour	0,0894	100,»
Nuit	0,0871	97,4

La différence est plus grande entre l'acide phosphorique éliminé par heure entre le lever et le coucher, qu'entre le jour et la nuit.

III

INFLUENCE DE L'AGE SUR L'ÉLIMINATION DE L'ACIDE PHOSPHORIQUE PAR L'URINE (1).

L'influence de l'âge sur la composition des urines a été jusqu'ici peu étudiée, sauf pour l'urine des nouveau-nés. C'est surtout pour l'âge adulte et la vieillesse que l'étude de cette question offre un grand intérêt.

Zuelzer a fait un certain nombre d'analyses d'urine aux différents âges; mais il n'a recueilli que les urines de 7 heures du matin à une heure de l'après-midi.

	Acide phosphorique Total
19 ans (urine de 7 h. matin à 1 h. après-midi). . . .	0,223
21 à 22 ans.	0,438
25 à 27 ans.	0,602
31 à 32 ans.	0,412
39 ans	0,322
45 ans	0,753
70 à 73 ans.	0,292

Ce qui ressort de ce tableau avec une assez grande exactitude, c'est une augmentation de l'acide phosphorique jusqu'à 30 ans et à partir de là une diminution graduelle.

1) Beaunis, *loc. cit.*

Nous empruntons au D' Roche le tableau suivant sur la désassimilation de l'acide phosphorique chez les vieillards en groupant les chiffres par séries quinquennales :

	Urée en 24 heures	Acide phosphorique
De 55 à 59 ans	15,67	1,850
De 60 à 64 ans	10,68	1,465
De 65 à 69 ans	13,09	1,350
De 70 à 74 ans	12,90	1,540
De 75 à 79 ans	8,73	0,886

On voit que sauf une ascension légère et probablement accidentelle de 70 à 74 ans, il a observé une diminution graduelle de l'acide phosphorique. La même décroissance se remarque aussi pour l'urée et la quantité d'urine.

Il est probable que cette décroissance des déchets nutritifs correspond à une diminution de travail d'une part et à une diminution correspondante de la quantité d'aliments.

M. Beaunis a, de son côté, analysé l'urine d'un vieillard de 85 ans et d'une vieille femme de 92 ans. Les chiffres que nous donnons représentent les moyennes de dix analyses :

	Urée	Acide phosphorique
Homme, 85 ans	22,534	0,966
Femme, 92 ans	8,312	0,662

IV

DES RAPPORTS ENTRE L'ACIDE PHOSPHORIQUE ET L'AZOTE ÉLIMINÉS

D'après nos recherches sur le rôle des phosphates chez les êtres vivants, il est évident que puisqu'il existe une corrélation entre les principes azotés et les phosphates qui leur servent de support dans les éléments organisés, ce même rapport doit exister entre les produits de leur destruction.

Or, quoique cette correlation soit plutôt pressentie que démontrée et connue, jusqu'à ce jour, dans le monde médical ; elle est cependant à peu près admise et un certain nombre de médecins recherchent avec soin ce rapport, auquel ils ajoutent une grande importance pour préciser certains états pathologiques.

En parlant de la nutrition proprement dite, nous avons fait remarquer qu'il existe deux courants d'opinions bien différentes, les uns admettant la destruction partielle des tissus par le fonctionnement vital, les autres ne l'acceptant pas ; d'où résulte, dans ce cas, que les produits éliminés proviennent uniquement de la combustion des matières alimentaires. Tandis que d'après l'autre opinion, si l'alimentation fournit une partie des déchets urinaires, une certaine quantité, aussi, provient de la destruction organique. Nous avons, à l'appui de cette dernière hypothèse, indiqué les preuves qui la rendent seule admissible.

De même, lorsque nous avons examiné la question de l'association des phosphates avec les principes azotés, chez les êtres vivants ; dans notre hypothèse qui consiste à admettre que les phosphates sont disposés en un groupement méthodique de manière à former une charpente de la cellule, nous avons insisté sur ce fait que s'il y a solidarité entre les deux groupes d'éléments, il y a aussi une indépendance relative qui permet à chacun des groupes d'augmenter ou de diminuer dans une certaine mesure, sans compromettre l'individualité organisée. Mais alors, lorsque la limite est dépassée dans un sens ou dans l'autre, il y a destruction organique.

Le rapport entre l'acide phosphorique et l'azote éliminé, peut nous fournir des renseignements assez précis sur la marche des fonctions désassimilatrices de l'organisme.

L'analyse de l'urine nous prouvera que les résidus qu'elle renferme sont des déchets de désassimilation organique par les désordres qui précèdent où suivent parfois ces éliminations et nous aurons par ce moyen, une nouvelle preuve que les phosphates et les éléments azotés sont intimement liés chez les êtres vivants.

Dans la somme des matériaux nutritifs qui lui sont fournis par l'alimentation, l'économie n'utilise pour sa réparation organique que la quantité nécessaire à remplacer celle qui a été détruite par l'activité fonctionnelle ; le surplus étant brûlé pour être expulsé, il vient donc mêler ses déchets à ceux produits par la désassimilation organique. Il en résulte alors que la quantité d'azote éliminé par la voie urinaire sous les diverses formes d'urée, d'acide urique, de matières extractives, etc., peut varier dans des limites très étendues, selon la nature de l'alimentation et la quantité ingérée.

◦ Voici les résultats obtenus séparément par MM. Lehmann et Franque, pour la quantité d'urée éliminée en vingt-quatre heures selon la nature de l'alimentation :

Urine d'un homme en bonne santé soumis à :

	Urée en 24 heures.
Une nourriture exclusivement animale. .	de 51 à 92 gr.
Une nourriture animale et végétale. . .	de 36 à 38 gr.
Une alimentation végétale	de 24 à 28 gr.
Une alimentation non azotée.	16 gr.

Nous ferons observer que ces expériences ont été faites sur des Allemands qui ont la réputation de gros mangeurs.

En France la moyenne est :

Pour un homme	de 20 à 30 gr.
Pour une femme	de 15 à 25 gr.

De sorte que, lorsque la proportion d'azote éliminé est considérable, il est important de rechercher si la cause ne doit pas être attribuée à une alimentation trop animalisée.

La quantité d'acide phosphorique éliminé en vingt-quatre heures peut varier comme pour l'urée, dans des limites très étendues : MM. Breed, Winter, Neubauer, etc., ont trouvé des quantités oscillant entre 1 gr. 5 et 5 gr. 5 chez les individus en bonne santé.

Sur cinquante analyses exécutées par nous, le minimum d'acide phosphorique éliminé en vingt-quatre heures a été o gr. 60, trouvé chez une dame et le maximum de 4 gr. 20, chez un homme diabétique qui avait une alimentation exclusivement azotée. Mais les chiffres les plus fréquemment trouvés ont oscillé entre 1 gr. 25 et 3 grammes.

Parmi les chimistes qui se sont occupés de rechercher le rapport entre l'acide phosphorique et l'azote éliminés, nous citerons en Allemagne, M. Zuelzer, qui admet comme moyenne la relation :: 1 : 5. En France, MM. Jacquin et Lépine, de Lyon, donnent la moyenne :: 1 : 8 en opérant sur des malades de l'Hôpital. Nous ferons remarquer que les chiffres donnés par ces auteurs doivent être trop éloignés, car ils n'ont déterminé que l'azote éliminé sous forme d'urée, négligeant l'acide urique et les matières extractives azotées, qui devaient modifier les résultats. Mais il résulte que si ces chiffres sont trop éloignés pour les malades des hôpitaux, dont l'alimentation est très réglée ; c'est ce même rapport :: 1 : 8 que nous avons trouvé pour les malades de la ville, comme moyenne de 50 analyses et en dosant l'azote total par le procédé que nous indiquons plus loin. Pour établir cette proportion, nous avons tenu compte des symptômes éprouvés par les malades et de la quantité absolue d'urée qui n'a jamais été inférieure à 13 gr. chez la femme et 18 grammes chez l'homme, à moins que les malades ne soient à la diète.

M. le Dr Cazeneuve, de Lyon, a attiré l'attention sur un point dont il était très important de vérifier l'exactitude. En présence de la difficulté qu'il y a, dit-il, pour des raisons diverses d'obtenir l'urine exacte de vingt-quatre heures et partant de produire les quantités d'acide phosphorique et d'azote, on peut se contenter d'une quantité quelconque d'urine ; le rapport entre les deux éléments restant à peu près constant. Si cette opinion est basée sur des recherches effectuées à l'hôpital, il est possible qu'elle soit exacte, attendu que chez ces sujets l'existence est d'une grande régularité. Mais nous pouvons affirmer, d'après nos recherches personnelles sur des malades de la ville, que les résultats seraient très souvent inexacts; parce que le temps est employé d'une manière extrêmement variée. En analysant à part l'urine émise aux différentes heures de la journée par une même personne, aussi bien que celle du soir et du matin, nous avons pu constater que l'acide phosphorique et les déchets azotés ne sont pas éliminés d'une manière régulière. Dans la journée, tantôt c'est l'acide phosphorique qui est en notable quantité, un peu plus tard ce sont les principes azotés qui seront en excès. Dans quelques cas, nous avons vu le rapport varier presque d'une unité. Enfin, en opérant sur des personnes différentes, nous avons pu constater que l'élimination de l'azote et celle de l'acide phosphorique ne suivent aucune marche régulière. Toutes ces observations sont corroborées d'ailleurs par les chiffres donnés plus haut sur l'élimination de l'acide phosphorique.

Il ressort donc de ces recherches, que si l'on veut obtenir avec exactitude le rapport entre les deux éléments azote et acide phosphorique, il faut absolument opérer sur l'urine émise en vingt-quatre heures. D'ailleurs, c'est par ce moyen seulement que l'on peut connaître les quantités absolues d'azote et d'acide phosphorique éliminés en vingt-quatre heures, quantités dont il faut également tenir compte pour formuler un diagnostic.

Procédé opératoire. — Pour doser l'azote total de l'urine sous quelque forme qu'il soit combiné, nous nous servons de l'appareil de Voït, avec quelques modifications au procédé opératoire.

Principe. — Tous les corps organiques azotés dans lesquels l'azote n'est pas sous forme d'acide nitrique sont, lorsqu'on les chauffe avec de la chaux sodée, décomposés de telle sorté, que tout l'azote se dégage sous forme d'ammoniaque ; laquelle peut être facilement recueillie, comme par le procédé de Will et Varrentrapp modifié par M. Peligot, dans une solution d'acide sulfurique titré de manière que chaque centimètre cube corresponde à 0,014 milligrammes d'azote.

Appareil. — L'appareil se compose d'un matras de 100 centimètres cubes de capacité, environ, muni d'un tube deux fois recourbé qui le met en communication avec un tube de Will à boules renfermant 20 centimètres cubes de liqueur titrée acide. Le matras est placé dans un bain de sable et le goulot est entouré d'un manchon métallique pour éviter les refroidissements. On mesure dans un mortier 5 centimètres cubes d'urine, à laquelle on ajoute 1 gramme de sucre en poudre ou d'amidon et 4 grammes environ d'acétate de soude. Le mélange est solidifié rapidement par une addition de chaux sodée en poudre et introduit dans le matras, au fond duquel on a mis une couche de chaux sodée sèche ; la masse est recouverte d'une nouvelle couche de chaux sodée sèche.

Nous avons additionné l'urine de sucre, ou d'amidon, parce qu'il est reconnu qu'en présence d'un excès de substances hydrocarbonées, les matières azotées sont plus facilement décomposées.

Enfin, l'addition d'acétate de soude a pour but d'obtenir un dégagement de protocarbure d'hydrogène qui entraîne complètement toute l'ammoniaque.

Par ces modifications, le procédé devient très exact et reste d'un usage aussi simple que rapide.

Acide phosphorique. — Nous avons déjà signalé que M. Lépine avait considéré comme phosphore non oxydé ou incomplètement oxydé, des phosphates urinaires qui peuvent échapper aux réactifs parce qu'ils sont restés associés et occlus dans des matières protéiques non oxydées rejetées par l'urine.

Depuis que notre attention a été attirée sur ce point, nous

avons pu constater, dans plus de la moitié des cas, sur
200 personnes au moins dont nous avons eu l'urine à analyser, l'existence de matières albuminoïdes de ce genre et quelquefois nous avons vu la quantité dépasser 20 grammes par
litre d'urine.

Le réactif qui nous a servi à faire ces recherches est le sublime corrosif en dissolution aqueuse à 5 pour 100. La dissolution est facilitée par l'addition d'un peu d'alcool. Il est
très important d'éviter l'emploi comme dissolvant du chlorhydrate d'ammoniaque qui dénature le produit en formant
un sel double, lequel est sans action.

Dans un tube à essais on mélange à volume égal l'urine et
la solution de sublimé, il se forme immédiatement un précipité blanc qui, en très peu de temps, prend un aspect caille-
botté.

Cette matière albuminoïde se rapproche des peptones par
ses caractères chimiques.

Nous en avons constaté la présence chez les personnes qui
ont une alimentation très substantielle et une existence peu
active ; à la suite des grands dîners, chez celles qui ont
mangé un peu plus qu'à l'habitude, et enfin chez les sujets
atteints de névroses, ou sous la menace d'une affection de ce
genre.

Il est de règle, à peu près générale aussi, que dans les cas
de névrose il est éliminé, en même temps, un excès de phosphates.

Dans ces conditions, pour doser exactement tout l'acide
phosphorique éliminé il faut détruire la matière organique
soit par la chaleur, soit au moyen de l'acide sulfurique concentré.

On opère de la façon suivante :

On prend 100 centimètres cubes d'urine que l'on évapore à
siccité en carbonisant à une température aussi peu élevée que
possible. Il est bon d'ajouter à l'urine une petite quantité de
potasse caustique, de soude ou de leur carbonate afin d'alca-

liniser franchement le milieu et éviter la formation de pyro-phosphate par la chaleur.

On peut encore, quand l'urine est évaporée en consistance de miel, opérer la carbonisation en y ajoutant de l'acide sulfurique concentré et chauffer.

On redissout ensuite le mélange et on détermine l'acide phosphorique par la solution uranique en observant les précautions recommandées.

V

LA DÉTERMINATION DES ESPÈCES PHOSPHATÉES, ÉLIMINÉES PAR LA VOIE URINAIRE, PEUT-ELLE SERVIR A ÉTABLIR LA DÉPENSE DANS LES PRINCIPAUX SYSTÈMES ORGANIQUES ?

Partant de ce fait qu'à chacun des principaux systèmes organiques correspond un phosphate qui lui est propre ou qui est prédominant ; la présence du phosphate de potasse, en excès dans l'urine est-elle un indice d'une suractivité, ou d'un état pathologique du système nerveux ?

Le phosphate de magnésie en abondance dénote-t-il toujours une grande activité musculaire ?

Le phosphate de chaux en excès prouve-t-il absolument une altération de la charpente osseuse ?

Une destruction considérable de globules hématiques peut-elle être démontrée par l'analyse de l'urine.

A priori, il semble qu'il en doive être ainsi :

Supposons en effet, pour un instant, que l'organisme soit dans un état de repos complet, tous les milieux cellulaires, ainsi que le milieu hématique étant abondamment approvisionnés des éléments qui constituent leur milieu normal. Les choses étant ainsi, supposons encore qu'à un moment donné, un département de l'organisme entre en activité, le système nerveux, par exemple, riche en phosphate de potasse. En conséquence de son fonctionnement, le système nerveux détruira une partie de sa propre substance ; les matériaux comburés qui en proviennent et avec eux le phosphate de potasse qui

leur servait de support minéral seront rejetés dans le sang.
Par ce fait, le phosphate de potasse, dont le sang n'utilise
qu'une faible partie pour constituer les globules, se trouvant
en excès dans ce milieu, la plus grande partie sera éliminée
par les reins puis déversée dans la vessie.

Mais au lieu du travail physiologique, considérons un état
pathologique, la paralysie du système nerveux par exemple.
Tous les éléments histologiques, dans cet appareil ayant subi
une altération profonde, la nutrition se fait très imparfaitement ; alors, les matériaux qui auraient dû être assimilés ne
le sont pas ; ils sont rejetés, brûlés comme inutiles, puis éliminés. Si à cet état pathologique se joint l'atrophie, comme il
arrive presque toujours ; alors, aux matériaux non utilisés de
l'assimilation viendront s'ajouter les produits de la destruction. Dans ce cas encore, la somme de phosphate de potasse
éliminé par la voie urinaire sera plus élevée que la normale.

La vessie reçoit également tous les déchets des autres départements physiologiques et tous les éléments étrangers à sa
constitution, introduits par ou pour une cause quelconque.
Aussi, ces matières salines diverses peuvent-elles donner naissance à des réactions secondaires, en vertu desquelles des
composés salins nouveaux se forment. Ainsi, par exemple le
sel marin est ajouté comme condiment à nos aliments. Nous
avons vu que sa principale fonction consiste à transformer
en phosphate de soude le phosphate de potasse apporté par
les aliments végétaux ; mais comme il est à peu près toujours
en excès, il se retrouve abondamment dans l'urine. Se rencontrant dans ce milieu avec le phosphate de potasse des nerfs
il le transformera en phosphate de soude ; de sorte que si
l'appareil nerveux désassimile du phosphate de potasse, nous
ne trouverons plus que du phosphate de soude dans l'urine.

Il faut encore, dans l'appréciation du phosphate de potasse,
tenir compte de celui qui est introduit par les aliments végétaux, dont la quantité varie avec leur richesse intrinsèque.

Enfin, comme en dehors de la cristallisation, il n'existe

pas de procédé chimique pour différentier les deux phosphates de potasse et de soude en dissolution, l'analyse de l'urine ne peut donc en réalité nous indiquer que les variations de l'acide phosphorique.

Si nous appliquons au travail musculaire le raisonnement que nous venons de faire pour les fonctions nerveuses, nous verrons que le résultat se traduira par une augmentation des phosphates de soude et de magnésie principalement, auxquels on devra joindre aussi une petite quantité de phosphate de chaux. Mais ici encore, nous aurons à tenir compte des phosphates de magnésie et de chaux de formation intra-vésicale au moyen des sels calcaires et magnésiens introduits à la faveur des aliments ou de l'eau des boissons.

Les altérations du système osseux se traduisant par une augmentation de phosphate de chaux éliminé seront soumises aux mêmes causes d'erreurs.

Si, après avoir envisagé chacun des grands départements physiologiques, nous prenons le milieu hématique, dont les dépenses sont proportionnelles à l'activité générale ; deux phosphates peuvent nous renseigner : le phosphate de soude et le phosphate de fer.

Le phosphate de soude en raison de sa solubilité constante est toujours éliminé par la voie urinaire. Mais, le phosphate de soude peut aussi être formé dans la vessie par l'action du chlorure de sodium sur le phosphate de potasse. Il prend encore naissance dans l'action des alcalis de l'organisme sur les phosphates acides de désassimilation.

Le phosphate de fer étant le dispensateur principal de l'organisme en acide phosphorique, il est décomposé dans l'organisme. Son acide phosphorique sert à créer d'autres phosphates d'assimilation et son oxyde de fer est éliminé sous forme non phosphatée par la voie intestinale. Les fécès seules pourraient donc accuser par la présence du fer déphosphatisé la dépense en globules hématiques du système circulatoire. Mais, dans ce cas particulier, il faut tenir compte d'une cause d'erreur; nous voulons parler de l'oyde de fer non phosphaté qui peut avoir été introduit par les aliments ou par l'eau des boissons et que l'organisme rejette, parce qu'il n'a pû être employé à cause de son mode de combinaison.

Dans certains cas cependant, chez des malades à la diète depuis quelque temps déjà, la présence de l'oxyde de fer dans les déjections solides peut donner une indication précise de la déglobulisation hématique exercée par la maladie.

Nous résumerons en disant: *Quel que soit le département organique dans lequel est concentrée l'activité normale ou pathologique, l'analyse de l'urine ne peut déceler que les variations de l'acide phosphorique considéré isolément.*

Son mode de combinaison modifié ou grossi par des réactions secondaires ne peut fournir aucun résultat précis.

C'est dans les matières excrémentitielles solides des intestins qu'il faut rechercher le facteur qui accuse les dépenses du système circulatoire.

CHAPITRE XIV

DES SOURCES OU L'ORGANISME PUISE SA PROVISION PHOSPHATÉE

Dans ce chapitre, nous nous proposons seulement d'établir une comparaison entre les besoins de l'organisme en ses différents phosphates, la quantité qu'il se procure par l'alimentation et les moyens dont il dispose pour parfaire la somme dont il a besoin:

Si l'importance biologique des phosphates était proportionnelle à la quantité que l'on rencontre dans l'organisme, nous devrions accorder la première place au phosphate de chaux. Mais la principale fonction de ce phosphate est de concourir avec le carbonate de la même base à la formation

de la substance minérale du squelette des animaux; c'est
donc un phosphate de maçonnerie, de sustentation, de résistance, un phosphate passif. Ses qualités physiques, telle
que la solubilité, sont en rapport avec sa fonction ; il est insoluble dans l'eau pure. Tous nos aliments ne le contiennent
qu'en petite proportion combinée avec une matière protéique
qui le rend assimilable, à l'exception du lait, qui peut en contenir quelquefois beaucoup. Mais c'est un produit qui peut se
former indirectement dans l'organisme et c'est par ce moyen
que s'obtient la plus grande partie de celui que l'on rencontre,
aussi bien dans la charpente osseuse que dans les tissus.

C'est dans leur masse disponible directement utilisable,
dans leur masse circulante, que nous devons rechercher la
valeur biologique comparative des phosphates. C'est donc la
richesse du sang et la quantité qu'il renferme de chacun des
phosphates organiques qui leur assignera leur rang comme
importance physiologique.

Or, le sang, étudié au point de vue anatomique, se compose de deux éléments :

1° Le *cruor* essentiellement formé des globules rouges qui
sont l'organe du sang, partant l'organe des organes ; dans la
composition desquels les phosphates sont représentés par les
chiffres suivants :

Phosphate de chaux (et de magnésie?)   1
Phosphate de potasse   2
Phosphate de fer 36

2° Le *liquor* milieu physiologique approprié aux exigences
vitales des hématies, où prédomine le phosphate de soude.

Il ressort de là, qu'au point de vue de l'importance physiologique, les phosphates se rangent dans l'ordre suivant :

1° Phosphate de fer ;
2° Phosphate de soude ;
3° Phosphate de potasse ;
4° Phosphate de chaux;
5° Phosphate de magnésie.

Cependant, dans cette étude, nous ne suivrons pas l'ordre rationnel, nous commencerons par le phosphate le plus abondant, le phosphate de chaux.

Phosphate de chaux. — Tous nos aliments, à peu près, renferment du phosphate de chaux ; la chair musculaire des animaux, toutes les parties des végétaux en contiennent en plus ou moins grande abondance. Seulement, tandis qu'il est abondant dans les parties vertes des plantes, associé en partie à la matière azotée chlorophyllienne, les graines en contiennent beaucoup moins, dont une faible part seulement est combinée aux principes protéiques.

Cependant les globules sanguins n'en renferment que fort peu et le sang n'en charrie que des traces ; malgré cela l'organisme n'en est pas privé, parce qu'il peut le fabriquer de toutes pièces selon ses besoins, ainsi que nous l'avons vu précédemment, en empruntant l'acide phosphorique aux phosphates hématiques et principalement au phosphate de fer et la chaux aux sels calcaires non phosphatés qui existent en abondance dans les végétaux et dans l'eau de nos boissons.

Dans l'âge adulte, le phosphate de chaux ne fait donc généralement pas défaut à l'organisme ; souvent au contraire il peut lui être fourni en excès, comme le démontre la pathologie.

Mais à cette règle, que nous considérons comme générale, il convient cependant de faire des réserves pour quelques cas particuliers, tels que la grossesse chez la femme et la croissance des enfants.

Dans l'acte physiologique de la génération, il y a un tel besoin de phosphate de chaux pour le développement du fœtus, que la nature prévoyante commence ses réserves dès le début de la grossesse, en arrêtant l'élimination des phosphates de désassimilation pour constituer des dépôts de phosphate de chaux sous forme de concrétions ostéophytes immobilisées dans la région du bassin, phosphate qu'elle emploira à une époque déterminée pour constituer le squelette du jeune sujet. A ce moment, le besoin de phosphate de chaux sera tellement impérieux que, même avec l'alimentation la plus riche et la plus abondante, on n'y saurait subvenir, ni complètement, ni surtout assez rapidement.

Et il arrive trop souvent, comme nous le verrons en étudiant les causes de l'anémie, que l'alimentation insuffisante de la femme ne permet à l'organisme que des provisions incomplètes. C'est alors qu'elle donnera de sa propre substance, qu'elle fera de l'ostéomalacie en cédant à son enfant la substance minérale de ses os pour qu'il constitue son squelette.

De même encore, la jeune mère doit par son lait fournir à l'enfant une notable proportion de phosphate de chaux pour achever la minéralisation de son squelette. Mais alors, si le lait est pauvre à cause de l'état de misère physiologique de la mère, ce sera l'enfant qui fera de l'ostéomalacie.

Nous verrons plus loin que ce n'est pas en donnant du phosphate de chaux à la mère qu'on enrichira son lait ; c'est en lui administrant les phosphates hématiques que son organisme formera de toutes pièces le phosphate de chaux nécessaire.

Depuis sa naissance jusqu'à l'âge adulte, le développement continu du squelette chez l'enfant exige une certaine somme de phosphate de chaux qu'il devra se procurer directement par une alimentation fortement phosphatée telle que le bon lait, ou indirectement par voie de formation synthétique, comme nous l'avons déjà expliqué.

Phosphate de magnésie. — Le phosphate de magnésie est le phosphate des muscles. Il ne fait pas plus défaut à l'organisme que le phosphate de chaux. La chaux et la magnésie sont deux bases isomorphes ; elles s'accompagnent à peu près toujours et partout dans la nature. Le tissu musculaire des animaux, aussi bien que les végétaux, le renferment toujours en certaine proportion. L'analyse nous démontre que si le phosphate de chaux est souvent plus abondant dans les parties jeunes des plantes, c'est au contraire le phosphate de magnésie qui domine dans les graines. De plus, l'eau des boissons et les substances végétales renferment, en quantité suffisante, des sels magnésiens non phosphatés pour fournir à l'organisme, en cas de besoin, la somme de base nécessaire à parfaire le phosphate de magnésie indispensable.

Le phosphate de magnésie, comme le phosphate de chaux, loin de faire défaut à l'organisme, en général, peut s'y trouver en excès et former des sables, des graviers, des calculs uréthraux et intestinaux, en un mot des incrustations diverses.

Comme le phosphate de chaux, ce sel est incrustant.

Phosphate de potasse. — La potasse est l'alcali de la plante, comme la soude est l'alcali de l'animal. Aussi les végétaux renferment-ils cette base sous des formes salines multiples (sels organiques, carbonate, sulfate, phosphate, etc.). Comme la potasse existe le plus souvent, soit en faible proportion dans le sol, soit sous forme de combinaison peu soluble, dans les composés feldspathiques ; ce n'est que successivement que les plantes s'enrichissent en potasse et le phosphate vient s'accumuler dans les graines.

C'est donc dans le règne végétal que nous puisons et que nous devons puiser nos provisions phosphatées potassiques, ou à défaut la potasse qui nous est nécessaire pour constituer ces provisions. D'où l'obligation pour nous d'introduire dans notre alimentation une certaine quantité de substances végétales ; le phosphate de potasse étant l'élément phosphaté minéral du système nerveux.

Or, tandis que les végétaux forment la base de l'alimentation chez les habitants des campagnes ; les ouvriers des villes et la classe riche en consomment de moins en moins, parce que, proportionnellement à leur richesse en matières protéiques que l'on considère trop exclusivement, ils sont relativement pauvres et d'une digestion plus difficile que la viande.

Dans ces conditions, nous conclurons que le phosphate de potasse, principalement chez l'habitant des villes, peut quelquefois faire défaut à l'organisme.

Phosphate de soude. — Le phosphate de soude est le phosphate du plasma sanguin. Nos aliments n'en renferment que très peu ; parce que, d'une part, les végétaux n'en contiennent généralement pas et que d'autre part, la chair des animaux est privée par la saignée d'une partie de celui qu'elle renferme à l'état vivant.

Nous serions donc dans une grande disette de ce principe, si l'organisme ne pouvait le fabriquer de toutes pièces par plusieurs moyens.

Nous avons fait remarquer à la page 17, que le chlorure de sodium, que nous ajoutons comme condiment à l'alimentation, a pour fonction principale de transformer le phosphate de potasse en phosphate de soude.

Il est important de remarquer que l'action du chlorure de sodium ne porte que sur le phosphate de potasse libre.

De sorte que la partie végétale de l'alimentation fournit à l'organisme, directement, du phosphate de potasse, celui qui est intégré dans les éléments protéiques ; indirectement, du phosphate de soude produit par double décomposition.

Nous avons donc ici encore une preuve que les végétaux doivent faire partie de l'alimentation.

Indépendamment de cette source, le phosphate de soude prend encore naissance dans l'accomplissement des phénomènes nutritifs et fonctionnels, par la saturation de l'acide phosphorique mis incessamment en liberté. Mais il est probable que ce phosphate de soude constitue la plus forte partie de celui que l'on trouve dans les liquides excrémentitiels.

Cependant, si le phosphate de potasse première source du

phosphate de soude fait partiellement défaut à l'économie, il est certain qu'elle utilisera celui provenant des phénomènes vitaux. Dans ce dernier cas, la quantité produite étant proportionnelle à celle de l'acide phosphorique mis en liberté primitivement et aux dépenses du milieu hématique secondairement, il peut arriver encore qu'il soit formé en quantité insuffisante pour les besoins.

La pénurie de phosphate de soude engendrera l'aglobulie, le globule ne pouvant se constituer et les phénomènes d'hématose s'accomplir, sans l'alcalinité phosphatée sodique du plasma.

Ajoutons que l'insuffisance du rendement organique en phosphate de soude peut avoir également pour cause une aglobulie préalable ; les hématies ne fournissant pas aux organes d'acide phosphorique en quantité suffisante ; les transactions chimiques deviennent languissantes et effet secondaire, le phosphate de soude qui est un des éléments indispensables du milieu où se forment les hématies ne peut se constituer faute d'un de ses composants.

Ici les phosphates de fer et de soude sont donc enchaînés dans une dépendance mutuelle.

Phosphate de fer. — Notre alimentation n'est pas très riche en phosphate de fer. Les végétaux le renferment en proportion très variable ; tandis qu'il est souvent abondant dans les parties herbacées jeunes et vertes des plantes associé à la matière azotée chlorophyllienne, les autres parties des plantes, la graine en particulier, en contiennent beaucoup moins, une partie seulement étant associée aux principes protéiques. Mais si nos analyses établissent la présence dans les végétaux des phosphates de potasse de chaux, de magnésie et de fer en quantité parfois assez abondante, il ne faut pas oublier qu'une partie notable de ces phosphates est combinée aux matières protéiques chlorophylliennes disséminées au milieu d'une gangue ligneuse abondante et insoluble dans les liquides digestifs. Il en résulte qu'une certaine quantité échappe à l'action des ferments digestifs et devient inutile, le plus souvent à cause d'une mastication imparfaite. L'analyse de la fiente des ruminants le démontre surabondamment. Or, ainsi que nous l'avons déjà fait remarquer les substances végétales tiennent une faible place dans l'alimentation chez les habitants des villes, surtout dans la classe aisée. La chair musculaire qui fait la base de notre alimentation, aliment où il existe en quantité appréciable, en est dépouillée, en partie, par la saignée que les animaux subissent avant d'être livrés comme viande de boucherie.

Encore, si l'organisme avait, pour parer dans une certaine mesure à cette pauvreté, les ressources dont il dispose pour la fabrication du phosphate de soude; mais les conditions opératoires ne sont plus les mêmes. L'acide phosphorique à la faveur duquel se forment de toutes pièces les phosphates organiques n'est-il pas surtout fourni par le phosphate de fer.

Le phosphate de fer hématique peut se composer, il est vrai, à l'aide de l'acide phosphorique des autres phosphates et d'oxyde de fer emprunté à un sel non phosphaté ; mais cette opération est entourée de difficultés devant lesquelles elle échoue souvent. Elle rencontre dans l'instabilité relative du phosphate de fer un sérieux obstacle; elle est de plus soumise à une question délicate de posologie. Des cinq phosphates organiques, le phosphate de fer est le moins stable ; en supposant donc que tous les éléments nécessaires à sa constitution se trouvent en présence dans la cornue animale, ce produit ne se formera que quand seront satisfaites toutes les autres affinités chimiques capables de donner naissance à des produits phosphatés plus stables.

Cependant, objectera-t-on, les chloroses et les anémies, maladies tributaires de la médication ferrugineuse, sont si fréquentes ; on fait à la ville, aussi bien qu'à la campagne, une telle consommation de ferrugineux de toute nature, que si nous avons de nombreux insuccès, nous pouvons enregistrer aussi un grand nombre de guérisons.

Si l'on connaissait bien exactement tous les détails des conditions dans lesquelles se trouvaient ces malades, on constaterait facilement alors que ces succès que l'on croit opposer à nos travaux en sont, au contraire, la plus éclatante confirmation.

Il est parfaitement acquis d'ailleurs que c'est à la campagne, dans la population agricole, que l'anémie est le moins fréquente et que les préparations de fer non phosphaté donnent les meilleurs résultats. Or, par la nature de leur alimentation qui est presque exclusivement végétale, les individus de cette classe introduisent dans l'organisme, tantôt une suffisante proportion de phosphate de fer tout formé pour subvenir à leurs besoins physiologiques, tantôt une assez grande quantité de phosphate de potasse qui peut participer à la formation du phosphate de fer lorsqu'on a ajouté à l'alimentation un ferrugineux quelconque. A la ville, au contraire, dans les classes aisées, les succès sont beaucoup plus rares parce que l'alimentation est viciée ; le pain dit riche est le plus pauvre en principes minéraux phosphatés ; la viande fournie par des animaux trop jeunes ou engraissés artificiellement n'a que de faibles propriétés nutritives. Tous ces aliments fournissent à l'organisme une quantité insuffisante de phosphates qui rend impossible la génération du phosphate de fer et c'est à la ville cependant que le système nerveux surexcité continuellement occasionne une dépense de phosphates plus considérable.

Dans d'autres circonstances, le fer est administré à dose massive ; ce métal agissant alors par sa masse s'impose à l'acide phosphorique disponible et le fixe en vertu de l'adage *le nombre fait la force ;* ainsi, peut être rendue moins défectueuse la fabrication du phosphate de fer par l'organisme. Mais cette formation qui se fait au détriment d'autres affinités ne s'exerce que pendant un temps fort limité et l'action du ferrugineux cesse rapidement.

Ainsi donc, les conditions que rencontre dans l'organisme le phosphate de fer pour se constituer de toutes pièces sont des plus défavorables et, comme conséquence, le rendement de ce produit devient tout à fait incertain, aléatoire.

La pénurie alimentaire de phosphate de fer, qui sèvre la nutrition de son principe minéral le plus important, est aggravée encore par la grande quantité qu'en consomme la machine animale. Or, si recevant très peu de phosphate de fer et ne pouvant que très difficilement en constituer de toutes pièces, l'organisme en dépense beaucoup, à quelle source puisera-t-il donc ses provisions hématopoiétiques? Il n'aura souvent qu'une ressource, celle de les emprunter à la thérapeutique.

QUATRIÈME PARTIE

APPLICATIONS A LA PATHOLOGIE
ET A LA THÉRAPEUTIQUE

CHAPITRE XV

ANÉMIE

I

Les travaux récents du professeur Hayem sur l'origine et le développement des globules hématiques rapprochés de nos recherches, qui font de ces organistes les agents essentiels de la nutrition histologique, nous permettent d'aborder un des problèmes les plus importants de la pathologie, dont nous considérons la solution comme une application pratique de nos études ; nous voulons parler des causes qui produisent la chlorose et l'anémie, et des moyens d'y remédier.

Nous n'avons pas la prétention de produire ici une œuvre médicale pour laquelle nous sommes incompétent. Nos recherches de chimie biologique nous ont permis de constater que la cause essentielle de l'anémie est due à l'insuffisance d'un élément minéral dont l'organisme a un constant et impérieux besoin et que l'alimentation ne fournit pas toujours selon les nécessités ; c'est donc au point de vue chimico-physiologique exclusivement que nous voulons traiter ce sujet.

Mais d'abord qu'est-ce que la chlorose, qu'est-ce que l'anémie ? Ces deux états constituent-ils deux entités bien différentes au point de vue de la composition du sang.

La chlorose, dit Trousseau, est une maladie qui se produit lentement et ne disparaît aussi qu'avec lenteur. Elle est caractérisée par la pâleur excessive de la peau et accompagnée d'un cortège spécial de désordres généraux. Dans la chlorose, il y a diminution de la quantité des globules du sang, par rapport à la quantité du plasma dans lequel ils nagent ; mais pour un même poids ces globules contiendraient autant de fer qu'à l'état normal.

L'anémie, d'après le même auteur, consiste en une diminution du nombre des globules, par rapport à la masse du sang, obtenue brusquement par un traumatisme, une hémorragie, etc. Comme la chlorose, l'anémie se traduit extérieurement par la décoloration de la peau. L'anémie est un état accidentel qui souvent disparaît rapidement. Quand elle se prolonge, le plus souvent alors elle se transforme en chlorose.

Pour M. Hayem, l'affaiblissement de la couleur ou du pouvoir colorant du sang et le défaut de concordance entre le pouvoir colorant et le nombre des éléments colorés sont les deux seuls caractères essentiels et fondamentaux de l'anémie.

Elle n'est pas constituée toujours par le nombre des globules comme on l'admettait, mais avant tout par un état pathologique dans lequel les globules n'arrivent pas à un parfait développement. Il n'y aurait pas toujours diminution sur le nombre des hématies, mais sur le volume, la couleur et la consistance ; de sorte que la détermination du pouvoir colorant donne seule la mesure exacte du degré d'anémie.

La chlorose, d'après M. Wilcock, serait une forme de

l'anémie se produisant lors de l'évolution menstruelle et consistant en la présence dans le sang d'un grand nombre d'éléments jeunes imparfaitement colorés de telle sorte que la richesse en hémoglobine de chaque corpuscule sanguin est bien inférieure à la normale. L'insuffisance d'hémoglobine dans les hématies serait d'après l'auteur le caractère spécial de la chlorose.

On remarquera que ces deux auteurs donnent l'un le nom d'anémie, l'autre le nom de chlorose à un état identique du sang, dans lequel les hématies ont subi un arrêt de développement. Il y a là unité morbide si l'on veut; il ne devrait y avoir, en conséquence, qu'une seule dénomination. Il est juste de dire que les médecins, qui admettent la dualité pathologique, conviennent que l'organisme passe facilement d'une maladie à l'autre.

Avant d'expliquer le mode d'action du fer dans l'anémie, tel qu'il résulte de nos recherches ; il est nécessaire d'indiquer, au moins sommairement, les principales découvertes qui ont servi d'assises à cette médication.

Historique. — Bien que l'on trouve, disséminés dans les ouvrages de l'antiquité la plus reculée, une foule d'indications qui prouvent que le fer a été employé comme médicament à ces époques ; il faut arriver au milieu du dix-septième siècle pour bien connaître les propriétés médicamenteuses de ce métal et c'est à Sydenham que nous sommes redevable de cette importante découverte.

Nous trouvons en effet dans son admirable dissertation sur les affections nerveuses, adressée à Guillaume Cole le 20 janvier 1631, les passages suivants :

« De tout ce que nous avons dit jusqu'à présent, il me pa« raît résulter clairement que la principale indication qu'on « doit se proposer dans le traitement de l'affection hystérique « (nerveuse) consiste à fortifier le sang, qui est la source des « esprits animaux (fluide ou influx nerveux), afin que les

« esprits étant fortifiés eux-mêmes par ce moyen, soient en
« état de garder l'ordre qui convient à l'économie de tout le
« corps en général et de chacune de ses parties. *Je travaille*
« *à fortifier le sang*, et par conséquent les esprits qui en nais-
« sent, et pour cela j'ordonne pendant 3o jours quelque
« remède tiré du fer. Rien ne réussit mieux en pareille occa-
« sion ; *le fer communique à la masse du sang affaibli un*
« *certain feu et une certaine volatilité qui relève et ranime les*
« *esprits abattus.* Une preuve évidente de cela, c'est que toutes
« les fois que l'on donne les martiaux dans les pâles couleurs,
« le pouls devient aussitôt plus grand et plus fréquent, la
« pâleur se dissipe et le visage devient rouge et vermeil. »

C'est seulement un siècle après la publication de ces travaux que la présence du fer dans le sang et sa localisation
dans les globules furent établies. Les analyses du sang ne
remontent pas à beaucoup plus d'un demi-siècle, c'est-à-dire
au moment où la chimie eut fait assez de progrès et fut assez
sûre de ses méthodes pour tenter des opérations aussi déli-
cates.

Voici les proportions d'oxyde de fer que Nasse a trouvées
dans 1,000 parties de sang :

	Oxyde de fer.	Fer métal.
Homme	0,832 correspondant à	0,582
Femme	0,779 —	0,545
Chien	0,833 —	0,583
Oie	0,822 —	0,575
Porc	0,782 —	0,547
Poule	0,765 —	0,535
Bœuf	0,717 —	0,502
Cheval.	0,697 —	0,488
Mouton	0,671 —	0,469
Chat	0,610 —	0,427
Dinde	0,568 —	0,397
Chèvre.	0,469 —	0,328

Les globules du sang dans lesquels le fer est condensé présentent de grandes variations, c'est pourquoi les résultats des analyses peuvent donner d'assez grandes différences. Ainsi, il a été constaté que le poids des globules dans le sang varie non seulement d'un individu à un autre, selon l'âge et le sexe, mais chez un même individu sous l'influence des causes les plus diverses et souvent les plus légères. Lecanu a trouvé :

Chez les hommes robustes, globules 136 pour 1,000 gr. de sang.
     —   faibles,   —   116   —
Chez les femmes robustes,   —   126   —
     —   faibles,   —   117   —

En général, il existe toujours plus de globules dans le sang du mâle que dans celui de la femelle et cette loi est aussi vraie pour l'espèce humaine que pour les animaux.

Puisque le fer est condensé dans les globules, on comprend que le sang envisagé dans sa richesse ferrugineuse peut offrir des variations ; en un mot, chaque espèce de sang peut présenter une richesse variable. Mais sur ce point la différence est plus profonde encore qu'on ne pourrait le supposer et elle n'est plus toujours en rapport exact avec la quantité de globules ; parce que le fer peut différer pour un même poids de ces organistes chez des individus et des espèces différents ; voici quelques résultats fournis par les analyses :

Chez l'homme 1 partie de fer pour 230 p. de globules. (C. Schmidt.)
   —   1   —   251   —   (Becquerel et Rodier.)
Chez le bœuf 1   —   194   —   (C. Schmidt.)
Chez le porc 1   —   220   —   —
Chez la poule 1   —   304   —   —
   —   1   —   310   —   (Henneberg.)

Si le poids des globules varie dans le sang à l'état normal, sous l'influence des causes les plus légères ; les différences sont encore bien plus grandes dans les états pathologiques.

Becquerel et Rodier ont vu que dans toutes les maladies le poids des globules s'abaisse rapidement. Ils regardent cet

abaissement comme une conséquence et un caractère constant de la maladie et l'attribuent en partie à l'influence de la
diète. Ils ont observé cette autre particularité importante,
c'est que les autres principes du sang tels que la fibrine et l'albumine varient beaucoup moins et présentent plutôt des différences de qualité que de quantité.

Tous ces faits ne constituent-ils pas une preuve encore de
la durée éphémère des globules d'abord et de leur importance
fonctionnelle plus grande que celle des autres éléments sanguins.

Andral et Gavarret ont constaté que si dans le sang normal les globules pèsent 127 grammes en moyenne.

```
Dans la chlorose commençante ils ont trouvé.   108,8 de globules.
Dans la chlorose confirmée . . . . . . .    95,5      —
Dans la chlorose chez un homme . . . . .    84       —
```

Becquerel et Rodier sont arrivés à des résultats très rapprochés de ceux-ci.

Déterminer quelle peut être la masse totale du sang chez
l'homme et chez les animaux est une question qui a exercé
la sagacité d'un grand nombre de physiologistes. Bien que les
méthodes manquent de précision, on est parvenu cependant à
constater que la quantité de sang est à très peu près proportionnelle au poids du corps. Pour l'homme, on admet que la
quantité de sang est d'environ le onzième du poids du corps.
De sorte qu'un homme du poids moyen de 70 kilogr. renfermerait dans sa masse sanguine 3 gr. 500 de fer métallique.

Dans les anémies, les globules diminuant considérablement
et par conséquent la quantité de fer parallèlement; alors la
masse du sang au lieu de contenir 3 gr. 5 de fer, n'en renferme plus que 2 grammes, 1 gr. 50 et même 0,75 dans les
anémies les plus graves.

C'est sur ces données positives, fournies par l'analyse chimique, que repose l'emploi des ferrugineux pour combattre.
les anémies.

Notons encore que l'analyse a établi ceci :

Quand on administre les ferrugineux, il sort autant de fer qu'il en a été administré ; que le sang veineux est plus riche en fer que le sang artériel. Aussi quelques physiologistes ont-ils nié l'absorption de cette substance, tandis que d'autres l'ont considérée tout au moins comme très restreinte. Aujourd'hui on admet généralement que les préparations de fer sont absorbées.

Si l'on donne une préparation insoluble, fer réduit, limaille ou oxyde de fer, il se solubilise dans l'estomac en donnant naissance à du chlorure de fer (théorie Rabuteau). Ce chlorure de fer, rencontrant dans l'estomac ou dans l'intestin des matières albuminoïdes à l'état de peptones, se combine avec elles et passe dans le torrent sanguin. Une partie de ce chlorure de fer, ou la totalité même, peut encore pénétrer directement dans le sang et s'y combiner aux albuminoïdes que les hématies absorbent.

Tout ingénieuse que soit cette théorie, on convient cependant qu'elle ne peut pas être absolument générale et on admet deux exceptions pour l'iodure et le phosphate de fer.

Les hématies trouvent donc à l'état de peptonate de fer assimilable, toute la quantité de ce métal qu'elles ont perdu en passant à l'état chlorotique. La quantité ingérée chaque jour sous forme de préparation médicamenteuse n'est jamais inférieure à 10 centigrammes, la dose moyenne varie plutôt entre 20 et 3o centigrammes. Supposons qu'avec le concours des albuminoïdes de l'alimentation, il y en ait 5 centigrammes d'assimilés à chaque repas, la dose n'est pas exagérée ; il s'ensuit qu'en un mois le sang pourrait emmagasiner 3 grammes de fer, qui représentent la quantité la plus élevée de ses pertes. Supposons encore que du fait du fonctionnement vital, il y ait des dépenses quotidiennes à couvrir, il n'est pas déraisonnable d'admettre que l'assimilation du fer soit un peu plus élevée, surtout si le régime alimentaire est très animalisé ; on arrive alors à cette conclusion que le régime le plus animalisé, comme on l'observe dans les villes surtout dans les classes aisées, doit donner les meilleurs résultats et les plus rapides.

Or, dans la majorité des cas, il est loin d'en être ainsi. Au lieu que ce soient les jeunes filles qui ont le régime le plus azoté qui donnent le plus de guérison, ce sont celles dont le régime desquelles les aliments végétaux tiennent une grande place. Il y a encore ce fait bien démontré, que l'anémie est beaucoup plus fréquente, que ce soit à la ville ou à la campagne, chez les jeunes personnes dont l'alimentation est plus choisie, que chez celles où elle est plus commune.

En réalité, la théorie du chlorure de fer n'a que la valeur d'une hypothèse à laquelle les succès trop peu nombreux sont loin d'apporter un appui sérieux. Nous pouvons même ajouter que la préparation de chlorure de fer la plus vantée, parce que, dit-on, elle produit une augmentation de globules extrêmement rapide, ne donne que des globules nains, qui n'arrivent pas à leur parfait développement ; cela doit tenir à ce qu'ils n'ont pas tous les matériaux qui leur sont nécessaires. Elle ne donne rien de plus que les autres ferrugineux, c'est-à-dire une amélioration immédiate, mais incomplète et de courte durée.

Indépendamment de leur action physiologique générale qui est contestée, les ferrugineux produisent des effets locaux qui ne laissent aucun doute pour personne. Tous les ferrugineux, lorsqu'ils sont dissous, exercent une action astringente variable d'après la nature de l'acide auquel le métal est combiné. Ainsi, tous les sels de fer dont l'acide est minéral ont des propriétés astringentes très énergiques ; tandis que dans les sels à acides organiques les propriétés sont plus faibles, mais cependant bien évidentes encore. Le phosphate de fer quand il est dissous à la faveur d'un acide supplémentaire est aussi astringent ; il n'en est plus de même quand il est dissous à la faveur des substances salines neutres.

Alors, quand on administre un ferrugineux quelconque, il

produit sur tout l'appareil digestif estomac et intestin une
action astringente dont les effets peuvent se manifester plus
ou moins rapidement. Mais auparavant, leur ingestion se traduit par une excitation générale et une restauration des forces
dues peut-être à la production de cette grande quantité de
jeunes hématies que l'on a signalée ; l'appétit est augmenté
également. Mais peu à peu, l'astringence, qui a exercé son
action d'une manière continue, commence à manifester ses
effets par de la constipation ; peu après, les digestions se
ralentissent et deviennent quelquefois douloureuses ; puis,
se manifestent tout une série de malaises qui obligent à suspendre la médication et toute l'amélioration obtenue d'abord
disparaît rapidement. Les différences d'action que l'on constate sont tout à fait individuelles et à part le temps variable
qu'elles exigent pour se manifester et peut-être l'intensité
d'action, les effets sont identiques.

Depuis plus d'un demi-siècle que la médication ferrugineuse
a été remise en honneur, les résultats ont été et sont encore
incertains et aléatoires. Les insuccès ayant été attribués à la
nature des préparations ferrugineuses ; nous avons assisté à
une éclosion merveilleuse de produits ferrugineux laissant
bien loin derrière elle la multiplication légendaire des pains
de l'évangile.

Si nous avions à faire l'histoire des recherches physiologiques de notre époque ; nous pourrions constater que
la vogue, dont la plupart des ferrugineux ont joui tour à
tour, coïncidait avec une théorie ou une découverte physiologique. Ainsi, tant que l'on croit que l'acide lactique est
l'acide du suc gastrique, le lactate de fer jouit de la faveur
générale, lui seul peut guérir l'anémie. Dès qu'il est détrôné
au profit de l'acide chlorhydrique, nous voyons éclore une
foule de produits à base de chlorures ferrugineux qui se par-
tagent les faveurs. Aujourd'hui la mode est aux peptones et
les chlorures sont délaissés ; nous ne disons pas abandonnés,
car ils rentrent déguisés, masqués, atténués à la faveur des

peptones. Seront-ils plus heureux sous cette nouvelle incarnation ? Nous avons des raisons sérieuses pour en douter.

En résumé, aujourd'hui, on absorbe plus de fer que jamais, sous toutes les formes imaginables et non seulement l'anémie n'a pas diminué, mais, de l'aveu de tout le monde, elle tend à augmenter chaque jour davantage.

L'inconstance des effets thérapeutiques des ferrugineux, leur action spéciale sur l'appareil digestif, étaient connus de Cl. Bernard ; aussi disait-il, avec son grand sens : « Comme le fer existe dans les aliments, il faut qu'il y ait peut-être une certaine combinaison pour que son absorption s'effectue. »

On croyait enfin tenir la solution du problème avec la théorie ferro-peptonique, puisque le fer est combiné avec une matière albuminoïde ; mais les résultats ne répondent pas à l'attente.

En conséquence, on conclut modestement : « que le fer des aliments n'agit pas comme le fer donné sous forme médicamenteuse. »

Tout cela signifie qu'après avoir tour à tour expérimenté les nombreuses combinaisons ferrugineuses que la chimie peut créer, on n'est pas beaucoup plus avancé qu'au premier jour et si l'on n'explique plus leur action dans les termes employés par Sydenham, ils n'en disent pas plus au fond.

Pourquoi sort-il de l'organisme autant de fer qu'il en entre ?

Pourquoi le sang veineux est-il plus riche en fer que le sang artériel ?

Pourquoi tous les ferrugineux donnent-ils au début une amélioration qui s'arrête et disparaît le plus souvent avant la guérison ?

Pourquoi les succès sont-ils plus grands avec l'alimentation végétale, qu'avec l'alimentation azotée ?

Si la théorie peptonique était vraie, le contraire devrait avoir lieu.

Ce sont toutes ces questions, auxquelles jusqu'à ce jour il n'a pas été fait de réponse valable, qui ont amené un certain nombre de médecins à abandonner la médication ferrugineuse et à lui dénier toute espèce de propriété utile.

Nous espérons pouvoir formuler une réponse à tous ces faits.

II

ANÉMIE ORDINAIRE. — CAUSES DE L'ANÉMIE. — RÔLE DU FER

Dès le début de nos recherches sur le rôle des phosphates chez les êtres vivants ; nous avons eu le rare bonheur de nous trouver placé sur la véritable voie ; nous en avons donné la raison en commençant. Nos premiers résultats, d'une importance capitale, nous firent entrevoir immédiatement le rôle du fer chez les êtres vivants sous un aspect tout différent de celui qui est admis.

L'analyse des globules du sang nous démontre que : *le fer existe dans le globule à l'état de phosphate et seulement sous cette forme.*

Par la comparaison du sang artériel et du sang veineux pris simultanément sur un même animal adulte, nous constatons que :

Le sang artériel, riche en phosphate de fer, ne renferme pas de fer non phosphaté ;

Le sang veineux, moins riche en phosphate de fer, renferme de l'oxyde de fer non phosphaté. La quantité d'oxyde de fer contenu, indépendamment de son mode de combinaison, est plus élevé que dans le sang artériel.

Enfin, l'analyse des fécès nous fait voir que : *Le fer éliminé par cette voie n'est pas à l'état de phosphate.*

De l'ensemble de ces divers résultats, nous tirons les conclusions suivantes :

Des deux composants du phosphate de fer hématique, l'acide phosphorique seul exerce une action.

Le phosphate de fer hématique est le dispensateur principal de l'organisme en acide phosphorique.

Pour donner une sanction à ces conclusions, il fallait déterminer quelles sont les fonctions que remplissent les phosphates chez les êtres vivants?

Les analyses de tous les tissus des différents organes chez les animaux jeunes et adultes dont les résultats sont donnés dans les chapitres précédents, nous ont permis de conclure :

A L'ÉTAT STATIQUE. — *Les phosphates sont les supports mécaniques des éléments histologiques. Ils ne peuvent pas en être complètement enlevés sans que les éléments organisés soient détruits.*

Le phosphate de fer abondant dans les tissus jeunes est remplacé progressivement dans les tissus adultes et vieux par les phosphates terreux de chaux et de magnésie.

A L'ÉTAT DYNAMIQUE. — *Les phosphates sont les excitants des éléments histologiques.*

C'est précisément parce que nous avons trouvé dans les tissus jeunes et adultes, du phosphate de fer en notable proportion, que nous avons fait du globule hématique le pivot de la nutrition. Sur ce point, nous sommes en parfait accord avec les analyses des hématologistes depuis Becquerel et Rodier, qui affirment que dans toutes les maladies il y a diminution rapide des globules du sang.

Donc, dans la chlorose ou l'anémie, ce n'est pas seulement du fer qui manque, c'est du phosphate de fer, c'est-à-dire de l'acide phosphorique et du fer dont se compose le support minéral du globule. Et l'aglobulie se produit parce qu'il est détruit de ces organites, dans des conditions spéciales, plus que l'organisme n'en crée.

En analysant les principales causes qui produisent l'anémie, nous verrons si notre assertion est vraie.

Les causes de l'anémie peuvent être rangées dans deux catégories : les causes directes et les causes indirectes.

Comme causes directes de l'anémie nous citerons la croissance chez les jeunes gens et la maternité (grossesse et allaitement) chez les jeunes femmes.

Parmi les causes indirectes, on peut citer les affections ner-

veuses, le mauvais état de l'appareil digestif, l'alimentation
défectueuse, le manque d'exercice, d'air, de lumière, les états
diathésiques, etc.

CAUSES DIRECTES DE L'ANÉMIE

Croissance. — L'anémie, si fréquente chez les femmes des
villes surtout, commence presque toujours à se manifester
chez la jeune fille dès qu'elle devient nubile, époque qui correspond à la période de croissance la plus rapide ; souvent
aussi, elle commence dès la plus tendre enfance. L'existence
sédentaire des petites filles dans leur famille, l'exercice insuffisant qu'elles prennent au grand air, sont causes que l'appétit est peu développé, que les transactions organiques s'opèrent
avec lenteur et que leur nutrition est imparfaite ; aussi sont-
elles molles et nonchalantes. Mais c'est surtout vers l'âge nubile
que l'anémie acquiert un degré d'intensité plus grand. Or, si
nous cherchons quelles sont les exigences physiologiques auxquelles doit répondre l'organisme à ce moment, nous voyons
qu'il doit satisfaire à trois espèces de dépenses différentes et
impérieuses, savoir : dépense normale résultant du fonctionnement quotidien des organes ; emmagasinement de matériaux
azotés et phosphatés, par suite du développement de tous les
tissus et du squelette ; enfin, déperdition hématique mensuelle.

D'abord, la perte hématique menstruelle appauvrissant
brusquement le sang, un certain temps est nécessaire pour
combler ce déficit. Malgré cela, il faut faire face aux besoins
physiologiques quotidiens résultant du fonctionnement organique ; puis simultanément, il faut encore pourvoir à une
dépense extraordinaire, l'accroissement, qui exige une grande
somme de principes azotés et phosphatés lesquels sont immobilisés pour le développement des tissus et des organes. Tous
ces phénomènes, pour s'opérer normalement, doivent s'accomplir au milieu d'un excès de phosphates ainsi que nous
l'avons montré au chapitre de la nutrition. Or, à ce même
moment, il s'opère à travers la masse du sang un drainage

de phosphates destinés spécialement à donner naissance à du phosphate de chaux pour le développement du squelette ; développement qui doit précéder, ou tout au moins coïncider avec celui des organes puisqu'il leur sert de support.

Mais, comme à cette époque de l'existence l'activité vitale est surtout dirigée dans le sens de l'accroissement, les principes nutritifs sont accaparés en plus grande quantité pour l'accomplissement de ce phénomène et c'est avec le surplus seulement qu'il est pourvu aux dépenses physiologiques ordinaires.

Tous ces phénomènes, pour s'accomplir, emploient les éléments d'une quantité considérable de globules et déterminent la déphosphatisation du plasma d'où résulte un appauvrissement général du sang. Or, si robuste que soit à cette époque l'appétit d'une jeune fille, il lui est à peu près impossible de se procurer par l'alimentation seule tous les matériaux nécessaires à ces dépenses multiples. A la rigueur, avec une alimentation fortement animalisée, il est possible d'obtenir la somme de matériaux azotés nécessaires; mais les phosphates seront certainement en quantité insuffisante, à cause de la proportion anormale et extraordinaire qu'il en est dépensé et de la pauvreté relative de nos aliments en ces principes. En conséquence, selon que par l'alimentation elle se procurera une quantité de principes nutritifs, plus ou moins rapprochée de celle de ses besoins, l'état anémique se manifestera avec plus ou moins d'intensité.

Cette insuffisance de matériaux de constitution exerce une influence fâcheuse sur la reconstitution hématique ; les hématoblastes, ne trouvant plus ni des matériaux en quantité suffisante, ni un milieu plasmatique convenable, subissent un arrêt de développement et restent à l'état imparfait de globules nains. Dans ces globules, l'hémaglobine étant incomplètement élaborée, le sang paraît plus pâle et les tissus dans lesquels il circule moins colorés. D'autre part, les matériaux résultant de la dissociation de ces globules nains étant dans un état d'élaboration incomplète, ils ne peuvent fournir aux tissus que des éléments de mauvaise qualité, lesquels ne peu-vent concourir que très imparfaitement à la réparation orga-nique. Dès lors, tous les organes ne recevant plus qu'une quantité ou bien insuffisante de matériaux d'assimilation, ou bien de mauvaise qualité, toutes les fonctions deviennent languissantes et se traduisent extérieurement par la décolora-tion des tissus, l'apathie et la mollesse des individus.

Chez les jeunes garçons, l'anémie est moins fréquente que chez les jeunes filles, parce que, d'une part, ils n'ont pas la cause d'affaiblissement résultant du flux menstruel ; en outre, se livrant généralement à un exercice musculaire plus violent, l'appétit est chez eux plus grand, plus régulier et les transactions organiques s'opèrent avec plus d'énergie. Malgré cela, dans les villes surtout, on rencontre bien souvent en-core des jeunes gens anémiques, mais à un degré moindre, toutefois.

En résumé, si la croissance engendre l'anémie, c'est parce qu'elle détermine une dépense de matériaux d'assimilation et principalement de phosphates, supérieure à celle que four-nit l'alimentation.

Grossesse. — La grossesse est presque toujours aussi une cause d'anémie. Dans cet état, ne s'opère-t-il pas dans l'orga-nisme un accaparement de matériaux azotés pour le dévelop-pement de l'embryon et le drainage des phosphates pour la formation du squelette est si rapide et si considérable qu'il serait impossible à la femme d'y pourvoir complètement. Mais la nature prévoyante prend dès le début, dans la mesure du possible, des précautions pour cette dépense extraordi-naire, en arrêtant immédiatement la sortie des phosphates de désassimilation, et en les accumulant dans la région du bassin, à l'état de phosphate de chaux, sous forme de con-crétions ostéophytes. Mais, dans un grand nombre de cas, la femme des villes surtout, étant au-dessous de son niveau

physiologique, elle ne peut contribuer qu'imparfaitement à
ces réserves primitives qui restent incomplètes et plus tard
elle ne subvient aux besoins extraordinaires de la maternité
qu'en s'épuisant outre mesure. L'ostéomalacie, qui se produit
quelquefois chez la femme enceinte, provient, précisément,
de ce que les réserves des concrétions ostéophytes de phosphate de chaux sont insuffisantes ; c'est alors que la jeune
mère donne de sa propre substance pour parfaire ce qui
manque à la provision minérale phosphatée.

Ici encore, l'anémie coïncide avec une dépense phosphatique exagérée.

Allaitement. — L'allaitement est, pour ainsi dire, la continuation de la grossesse, au point de vue de la dépense phosphatique. Le lait, sécrétion destinée à être le premier aliment
de l'enfant, doit lui fournir, en abondance, des matériaux
protéiques et surtout du phosphate de chaux, afin de continuer le développement des tissus et surtout produire l'ossification du squelette. L'observation journalière permet de
constater, trop souvent, hélas ! par l'aspect des nourrices et
par celui des enfants, que bien souvent les besoins physiologiques ne sont satisfaits que bien imparfaitement. Nous nous
sommes déjà étendu longuement sur ce point, à propos de
l'alimentation du jeune enfant et nous avons fait remarquer
que le lait des nourrices, même mercenaires, contient souvent
des proportions insignifiantes de phosphates.

En enlevant à leur mère déphosphatisée les jeunes enfants,
pour les donner à des nourrices mercenaires qui font de
l'allaitement une industrie, on a cru que l'on obtiendrait ainsi
des générations plus robustes? On a cru éviter un danger et
l'on en a rencontré beaucoup d'autres.

Dans cette analyse rapide que nous venons de faire des
phénomènes physiologiques principaux qui donnent naissance
à l'anémie, nous avons vu que cet état anormal résultait
d'une dépense extraordinaire de phosphates hématiques (de

fer et de soude) dont l'organisme ne peut s'approvisionner qu'incomplètement. L'expérimentation par les phosphates hématiques (1) nous a donné des succès remarquables qui confirment les déductions tirées des résultats analytiques.

La pauvreté de notre alimentation tient aux prétendus perfectionnements que l'on opère en vue de l'engraissement rapide des animaux et aux procédés de mouture des grains; d'autre part, on impose aux anémiques un régime exclusivement animalisé qui ne contient qu'une faible proportion de phosphates, ceux du sang étant éliminés par la saignée. Ils le repoussent le plus souvent et recherchent au contraire les légumes verts, la salade, les fruits, etc. Ce que beaucoup de personnes appellent une aberration du goût, nous le considérons comme un acte instinctif de l'organisme qui indique les aliments où il trouvera plutôt les matériaux qui lui manquent.

L'homme a, dit-on, l'intelligence en plus des animaux; mais rien ne s'oppose à ce que, comme eux, il ait l'instinct pour certaines choses, quand son intelligence ne peut le guider.

Personne n'a appris aux animaux qui broutent l'herbe à reconnaître les plantes dangereuses et non seulement ils connaissent ces herbes et n'y touchent pas; mais on a remarqué qu'ils les piétinent et cherchent à les détruire.

Donc, nous repoussons comme aberration des sens, la répulsion des anémiques pour la viande. Leur goût pour la salade, les légumes et les fruits acides sont des indications précises de l'état de leur organisme. Les parties vertes des plantes sont riches en phosphates de fer, de chaux et de magnésie, c'est pourquoi les malades les recherchent. De même aussi, le vinaigre signifie que par la déphosphatisation de l'organisme toutes les transactions physiologiques sont ralenties et l'acide recherché a pour but de provoquer une excitation qui ranime les organes affaiblis.

(1) Fer hématique Michel.

On pourrait déduire de ce qui précède que l'alimentation végétale est préférable au régime animalisé ; nous n'irons pas jusqu'à l'exagération des végétarianistes, parce que le régime végétal exclusif a aussi ses inconvénients et ses défauts, surtout pour les personnes qui ne se livrent pas à des exercices musculaires violents. Le régime mixte est préférable. Ce régime alimentaire ne procure pas toujours, il est vrai, la somme de phosphates nécessaires ; il faut donc la compléter par l'addition d'une petite proportion de phosphates hématiques, au même titre que nous ajoutons du sel parce que nos aliments n'en contiennent pas assez.

La croissance est un acte physiologique qui met plusieurs années à s'accomplir ; c'est donc pendant tout ce temps qu'il faut faire usage de ces phosphates. Les résultats obtenus comme augmentation de vigueur des sujets compenseront les dépenses faites momentanément et celles-ci seront ensuite largement retrouvées dans la santé robuste qui préservera d'une foule de malaises.

Les phosphates hématiques administrés dès le début de la grossesse et continués pendant toute cette période donnent des résultats remarquables. Il est bien rare que les phénomènes nerveux qui accompagnent cet état ne soient pas absolument supprimés. Les femmes pendant tout ce temps jouissent d'une santé parfaite et sont remarquables par la fraîcheur de leur teint. L'enfant qui naît est fort et robuste.

C'est encore aux nourrices qui allaitent qu'il faut imposer ce régime phosphaté afin de donner à leur lait une richesse phosphatée suffisante pour satisfaire aux besoins physiologiques de l'enfant.

De même que l'agriculteur donne plus de vigueur aux plantes et augmente ses récoltes en leur fournissant des phosphates en abondance ; de même aussi, on obtiendra la régénération physique de l'homme en l'approvisionnant abondamment de principes phosphatés dont il a un besoin plus impérieux que les plantes, puisque chez lui tous les organes sont azotés et phosphatés.

Puisque ce sont les phosphates en général et en particulier le phosphate de fer qui font défaut dans l'organisme et produisent l'anémie ; il en résulte que quand on cherche à la combattre au moyen d'une préparation de fer non phosphaté, non seulement on ne donne à l'organisme que la moitié de ce dont il a besoin ; mais on ne lui procure même que la partie la moins importante, accessoire pour ainsi dire. Cependant, ce fer introduit en masse relative peut servir à former du phosphate de fer avec le concours des phosphates alcalins circulants, lequel peut être utilisé et servir au développement de nouveaux globules. Voilà pourquoi on obtient une amélioration momentanée et quoique l'organisme soit appauvri en phosphates circulants, le phosphate de fer se produit quand même, en vertu de l'adage : le nombre fait la force.

Mais si le phosphate de fer s'est formé au détriment des phosphates alcalins circulants, il a appauvri d'autant le plasma hématique et détruit sa composition physiologique, de sorte que les globules formés ne peuvent pas continuer à vivre et à se développer dans ce milieu anormal. Il en résulte que l'amélioration obtenue d'abord cesse bientôt et l'organisme retombe au même état.

Voilà l'explication des phénomènes que l'on a constatés par suite de l'emploi des ferrugineux non phosphatés et dont on ne pouvait pas trouver la raison.

Les ferrugineux, de l'avis du plus grand nombre des médecins, ont surtout donné de bons résultats à la campagne ou chez les personnes dont l'alimentation abondante, au moins, est plutôt commune que choisie. Remarquons qu'on donne généralement le nom d'alimentation choisie quand la viande est prédominante et commune quand les légumes y tiennent une grande place.

Si nous nous reportons au tableau de la composition phosphatée minérale des végétaux alimentaires, nous voyons que les graines et les racines charnues, ainsi que le pain bis, sont riches en phosphates alcalins, tandis que les parties herbacées vertes, renferment surtout des phosphates terreux et de fer. Lorsqu'une alimentation de ce genre est prise en quantité, comme c'est l'habitude, l'économie se trouve à peu près convenablement pourvue de phosphates minéraux. Si, dans de pareilles conditions, on administre un ferrugineux, non phosphaté, le phosphate de fer pourra se former comme nous venons de le dire un peu plus haut; mais comme dans ce cas l'alimentation fournit des phosphates en assez grande abondance, le plasma ne se trouve pas appauvri et les globules peuvent se développer normalement et parvenir à l'état adulte. Nous trouvons donc, ici encore, une explication plausible des faits observés et nous pouvons conclure que le succès de la médication ferrugineuse non phosphatée est subordonné à l'abondance de l'alimentation végétale, autrement dit des phosphates.

Ainsi, tandis qu'avec le régime azoté le phosphate de fer fait absolument défaut dans ses deux composants; avec le régime végétal, l'oxyde de fer seulement fait défaut.

Cette faculté de former les phosphates quand ils font défaut n'est pas un phénomène accidentel et unique à l'humanité civilisée; nous pouvons en donner deux exemples : tous les oiseaux, en raison de leur activité musculaire extraordinaire, ont besoin d'une notable proportion de phosphates terreux et ils se nourrissent presque exclusivement de graines riches en phosphates alcalins. Alors, ils fabriquent indirectement les phosphates terreux dont ils ont besoin, en ingérant en même temps que les graines, une certaine quantité de terre fine, indépendamment des cailloux siliceux, que renferme aussi leur estomac, dont le rôle est mécanique.

D'autre part, l'habitude qu'ont certaines peuplades de l'Inde de manger de la terre n'est point une dépravation du goût, elle répond à un besoin physiologique. Les *Géophages,* c'est ainsi qu'on les nomme, complètent par ce moyen et forment indirectement les phosphates minéraux qui manquent à leur nourriture ordinaire, le maïs et le riz, qui sont très riches en phosphates de potasse et relativement pauvres en phosphates d'autres bases.

III

ANÉMIES PAR CAUSES INDIRECTES

Le sang n'est pas seulement la source alimentaire commune fournissant aux organes leurs matériaux de développement, d'entretien et de réparation ; c'est aussi le confluent général où chacun d'eux rejette les résidus de la nutrition.

Tout vient du sang, tout y retourne.

Il en résulte que si le sang est malade, les organes n'y puisant qu'une nourriture malsaine, seront malades et réciproquement, si un organe est malade, il rejettera dans le sang des humeurs de mauvaise qualité. Le sang deviendra malade à son tour et alors il ira semant partout, sur son passage, le trouble et le désordre comme auparavant il allait portant partout la vie et la santé. Ainsi : *Les maladies viennent du sang ou y vont.*

De cette solidarité nutritive, qui enchaîne tous les actes organiques dans une dépendance mutuelle étroite, résultent des phénomènes si compliqués, que pour peu qu'on tarde à les connaître, on ne peut plus en démêler l'enchaînement et qu'il est souvent aussi difficile de remonter à la cause dont ils procèdent que de découvrir quel a été le siège primitif du mal.

Comme exemple fréquent de ces enchaînements morbides, nous pouvons citer la chlorose et l'anémie. Ne voyons-nous pas qu'elles sont presque toujours accompagnées d'une grande susceptibilité nerveuse qui, pour peu qu'elle se prolonge, deviendra maladie nerveuse réelle ? D'autre part, les maladies nerveuses, qui prennent le plus souvent naissance sous l'influence de causes physiques ou morales, ne produisent-elles pas l'anémie au bout d'un temps très court ? Aussi, en résulte-t-il qu'au bout de très peu de temps, anémie et maladie nerveuse se sont si intimement confondues, qu'il n'est plus possible de distinguer laquelle est cause première, laquelle est effet secondaire.

Pour comprendre l'influence de l'appareil nerveux sur le système sanguin, ainsi que les troubles hématiques qui accompagnent ou suivent les affections nerveuses, il suffit de se rappeler la dispersion du système nerveux dans tout l'organisme, son immixtion directrice à toutes les fonctions et aussi l'alliance nutritive entre tous les organes. D'où l'on peut déduire que : *Si le sang est fait pour les organes, il est aussi fait par les organes.*

La conséquence qui ressort de ces données générales pour la médecine, c'est qu'il faut poursuivre la maladie simultanément dans ses deux sièges, en agissant en même temps sur le sang et sur les nerfs.

Mais dans l'application pratique, il ne faut pas perdre de vue que le choix des médicaments doit être approprié à l'âge du sujet, puisque les conditions physiques, morales et physiologiques sont variables aux différentes époques de la vie.

IV

ANÉMIE NERVEUSE. — NÉVROSES. — NÉVROPATHIES, NEURASTHÉNIES, ETC., ETC.

Si, d'une part, on envisage la corrélation intime qui existe entre le sang et les phénomènes nerveux ; si, d'autre part, on se reporte au chapitre de la nutrition chez les personnes qui s'adonnent aux travaux intellectuels, nous voyons que l'alimentation exclusivement azotée, telle qu'elle est pratiquée principalement dans les classes aisées et riches, est absolument défectueuse en ce sens, que le système nerveux n'y trouve pas en quantité suffisante les principes phosphatés dont il a un besoin absolu. En conséquence, il s'affaiblit et manifeste son état par des désordres variés. Comme aussi dans chaque

système organique il préside à toutes les fonctions et les
dirige, nous voyons bientôt la faiblesse se généraliser. Le
système hématique est touché lui-même dans sa vitalité et
une hypoglobulie se produit ; c'est l'anémie d'origine nerveuse. Elle est généralement moins prononcée dans ses manifestations extérieures que l'anémie ordinaire ; mais comme
elle est le résultat secondaire de phénomènes nerveux, elle
résiste à peu près à tous les traitements ferrugineux, même
aux phosphates hématiques. Enfin, tandis que l'anémie ordinaire est l'apanage des jeunes gens ; les maladies nerveuses
appartiennent plutôt aux adultes. On en comprend facilement
la raison, puisque chez eux le fonctionnement du système
nerveux est beaucoup plus actif.

C'est précisément à cause de tous ces caractères différentiels
que l'anémie nerveuse n'est pas unanimement admise dans le
corps médical.

Il est incontestable toutefois, que dans la classe aisée et riche
des villes, dans le monde des penseurs, il se manifeste des
phénomènes nerveux pathologiques de plus en plus fréquents ;
on les appelle névroses, névropathies, neurasthénies, etc. Ils
n'atteignent pas seulement les femmes, mais aussi les hommes
et comme ces derniers par leurs travaux, leurs plaisirs, leurs
veilles, etc., etc., surmènent davantage leur appareil nerveux, les maladies nerveuses peuvent acquérir, chez
eux, plus de gravité et conduire à l'impuissance, au ramollissement de la moelle épinière, à la paralysie, à la folie,
etc., etc.

Ce qui constitue un danger pour l'homme et la menace
permanente des maladies nerveuses, c'est qu'elles ne se produisent qu'avec une extrême lenteur ; qu'il s'écoule souvent
un certain nombre d'années avant qu'elles se manifestent
d'une manière inquiétante. L'appétit capricieux, des insomnies, l'inégalité de caractère et quelquefois un peu d'excitabilité constituent tous les symptômes ; ceux-ci n'ayant rien
de grave pour le moment, on les néglige et c'est quand la

maladie éclate comme un coup de foudre, souvent, qu'on songe, mais bien tardivement, à la soigner.

Il existe cependant un signe constant et prémonitoire des maladies nerveuses, c'est la présence dans l'urine d'une quantité de phosphates de désassimilation excédant notablement celle que peut fournir l'alimentation actuelle de la personne et ce symptôme subsiste souvent pendant plusieurs années, sans amener autre chose qu'un peu d'affaiblissement progressif. Puisque jusqu'ici on ne connaissait pas les fonctions que remplissent les phosphates chez les êtres vivants, on comprend que cet élément de diagnostic si important ait été négligé par les cliniciens. Malgré cela, un assez grand nombre de cas sont décrits dans les ouvrages spéciaux, sous les noms de diabète insipide, polyurie, phosphaturie, etc. Un grand nombre de cas de glycosurie paraissent rentrer aussi dans ce cadre des affections nerveuses.

C'est en nous appuyant d'une part sur les indications fournies par l'analyse de l'urine et d'autre part sur la constitution phosphatée du système nerveux, qu'il nous a été permis d'établir la cause véritable des maladies nerveuses et d'indiquer les moyens de la combattre avec succès, quand elle n'est pas trop ancienne, par l'usage du phosphoglycérate de potasse ou de l'éther phosphorique acide. Ce dernier produit qui a une réaction acide réussit généralement mieux chez les femmes et les vieillards sédentaires; tandis que le premier convient plutôt aux hommes adultes.

Guérir est bien, dit la sagesse, mais prévenir est encore mieux. Nous renvoyons pour cela au chapitre de la nutrition chez l'homme adonné aux travaux intellectuels.

V

ANÉMIE DES MINEURS. — ANÉMIE PAR INSUFFISANCE LUMINEUSE

Les mineurs qui vivent presque continuellement loin des rayons solaires et dans un milieu humide, les carriers, les prisonniers, contractent une anémie que l'on a nommée anémie des mineurs.

Les hommes comme les plantes, pour accomplir normalement leurs phénomènes vitaux, ont besoin de subir l'influence de la lumière solaire. Ainsi, quand nous faisons végéter une plante dans l'obscurité, ses cellules ne renferment pas de chlorophylle verte, elle est étiolée et l'on remarque que son tissu est plus aqueux ; de même aussi, quand l'homme vit éloigné de l'action directe des rayons solaires, non seulement l'hémoglobine ne s'élabore que très imparfaitement dans les globules nouveaux, mais la nutrition des tissus se fait mal.

Quand l'état est récent, il suffit de revenir à la lumière pour voir les couleurs reparaître au bout de très peu de temps ; mais on constate aussi, lorsque l'état est ancien, que les liquides blancs et les vaisseaux qui les renferment, ont pris un développement anormal ; les tissus sont gorgés de sérosité.

Cette anémie par étiolement est beaucoup plus fréquente qu'on ne le pense, dans la classe laborieuse des grandes villes surtout. Combien d'hommes, de femmes, de jeunes filles, de jeunes gens, travaillent tous les jours dans des chambres mal éclairées, mal aérées, qui ne consacrent pas toujours quelques heures chaque semaine à faire provision de rayons solaires et à corriger leurs mauvaises conditions hygiéniques de tous les jours.

Les modifications anatomiques résultant de l'hypertrophie des vaisseaux blancs et l'inondation séreuse des tissus entraînent des changements importants dans le fonctionnement vital. Les échanges nutritifs sont entravés et il se produit un amaigrissement notable ; quelquefois, au contraire, c'est de la bouffissure qui se manifeste. Ce qui caractérise souvent ces états, c'est que la plupart des médicaments sont sans effets, l'excitation thérapeutique qu'ils produisent n'amène aucun changement notable.

Nous n'avons pas eu l'occasion d'étudier cette forme de l'anémie chez des mineurs ; mais nous avons trouvé beaucoup trop, malheureusement, de ces anémiques étiolés dans les classes laborieuses de Paris.

Ce sont les insuccès des phosphates hématiques employés chez certains sujets où ils étaient naturellement indiqués, comme dans les périodes de croissance, par exemple, qui ont appelé notre attention sur ces malades. En nous obligeant à rechercher avec soin les causes de ces insuccès, nous avons pu constater que souvent des conditions hygiéniques, que l'on considère comme banales, peuvent avoir sur la constitution les influences les plus sérieuses et faire échec à la médecine.

Quel peut donc être le rôle de la lumière sur les fonctions vitales humaines, pour que son absence détermine une anémie particulière? Il nous faut, pour trouver l'explication que nous cherchons, voir ce qui se passe dans le règne végétal. Nous avons déjà cité l'étiolement des plantes végétant dans l'obscurité; considérons, d'autre part, une forêt de grands arbres touffus et verdoyants. Ils accaparent tous les rayons du soleil et le dessous n'est éclairé que par la lumière diffuse; le sol n'est recouvert que d'une végétation herbacée rare et chétive. Si nous rencontrons une éclaircie de bois, où les rayons lumineux arrivent bien directement sur le sol; en cet endroit, nous constatons une végétation herbacée luxuriante qui contraste avec les alentours. Nous avons là une preuve évidente et indiscutable de l'action de la lumière directe sur la végétation. Si nous nous rappelons que les cellules vertes des feuilles absorbent les rayons chimiques de la lumière solaire, lesquels produisent la synthèse des principes immédiats qui doivent servir au développement du végétal; il en résulte que la lumière diffuse existant sous les arbres, ne renferme plus que les rayons lumineux inertes ou à très peu près. C'est pourquoi toute synthèse organique et toute végétation sont impossibles sous leur ombrage.

Si l'homme n'a pas de cellules chlorophylliennes comme les végétaux, n'a-t-il pas le sang et les muscles qui renferment un pigment rouge. Pourquoi ce pigment n'exercerait-il pas sur la lumière une action comparable à celle de la chlorophylle ? Ce n'est d'ailleurs pas la première fois que l'on met en parallèle le sang et la chlorophylle. En tout cas, l'homme reçoit par la nutrition des matériaux qui sont désorganisés par les ferments digestifs. Il faut donc, avant de les utiliser, qu'il leur donne des formes synthétiques et organisées nouvelles ; dès lors, il n'est pas déraisonnable de supposer que les rayons solaires actifs doivent participer à ces synthèses, leur action étant régularisée par le pigment rouge ? Toute manière d'être dans la nature a sa raison ; c'est pourquoi nous avons la conviction intime que l'intervention des rayons lumineux chimiques est absolument nécessaire à la nutrition des tissus et que le pigment rouge est le régulateur de leur action.

Et alors, quand nous voyons les femmes et les jeunes filles se garer sous leurs ombrelles des moindres rayons de soleil ; ne sommes-nous pas autorisé à nous demander si cette habitude antiphysiologique ne contribue pas à produire l'anémie, à l'entretenir, ou même à faire obstacle à sa guérison ?

La cause première de cette forme de l'anémie étant connue ; la première condition du traitement doit avoir pour but de la supprimer. Donc, les exercices au grand air et en pleine lumière sont de nécessité absolue.

Lorsque l'on constate une hypertrophie des vaisseaux blancs, avec une sorte d'inondation séreuse de tous les tissus, nous avons obtenu des résultats remarquables par l'association de l'iode métalloïde en combinaison organique instable (1) avec les phosphates hématiques. Sous l'influence de l'action excitante de l'iode, augmentée de l'action reconstituante des phosphates, les vaisseaux se contractent, les tissus se dessèchent et une prolifération abondante de nouveaux éléments histologiques succède à l'apathie vitale.

(1) De l'Iode (Étude nouvelle), etc.

VI

ANÉMIE LYMPHATIQUE. — ANÉMIE DIATHÉSIQUE

Le séjour prolongé dans des habitations humides, mal aérées ou imparfaitement éclairées, ou même un état trop sédentaire, etc., impriment à l'économie, au bout d'un certain temps, des modifications anatomiques et physiologiques profondes. Les vaisseaux lymphatiques s'hypertrophient et deviennent prépondérants sur le système sanguin ; les tissus inondés de sérosité sont mous et peu colorés. La peau paraît fine et transparente ; les formes sont arrondies et les sujets sont prédisposés à l'embonpoint. On remarque qu'ils manquent généralement d'énergie physique et morale. Les femmes surtout se plaignent de manquer de force ; le moindre exercice, le plus petit travail les fatiguent ; elles ont toujours froid, etc.

L'anémie est à peu près constante chez les personnes lymphatiques, enfants ou adultes. Ce qui surprend au premier abord, c'est que les ferrugineux sont sans action ou ne produisent, au début seulement, qu'une stimulation de courte durée. Les malades sur lesquels nous avons expérimenté avaient déjà, pour la plupart, épuisé l'arsenal ferrugineux. Les phosphates hématiques ont donné de meilleurs résultats aux débuts ; l'amélioration a été de plus longue durée, mais en fin de compte elle a été limitée également. Chez quelques sujets plus spécialement atteints d'engorgements ganglionnaires, nous avons cru bien faire en adjoignant l'iode aux phosphates hématiques. Les résultats ont été remarquables par la rapidité et le degré d'amélioration. La même médication, appliquée par plusieurs médecins de nos amis à leurs clients les plus lymphatiques, a produit des effets constants et durables.

Comment expliquer les insuccès des phosphates hématiques seuls et les cures remarquables quand on y adjoint l'iode ? Voici l'explication qui nous paraît la plus plausible. Chez

tous les sujets lymphatiques, les échanges nutritifs des éléments histologiques sont plus ou moins entravés par l'excès
de sérosité qui baigne les tissus, ainsi que par la trop grande
fluidité du sang. Il arrive souvent aussi que le système ganglionnaire où se forment les hématies est le siège de phénomènes inflammatoires, d'où résulte une aglobulie plus ou
moins accentuée. Tous ces phénomènes anormaux, qui s'en-
chaînent mutuellement, contribuent certainement à abaisser
la vitalité des éléments cellulaires et à ralentir les phénomènes
nutritifs.

Par l'emploi simultané de l'iode et des phosphates, nous
faisons disparaître l'inflammation ganglionnaire, les tissus se
dessèchent et le sang s'enrichit d'éléments de reconstitution.
D'autre part, l'action stimulante de l'iode réveille et excite
toutes les fonctions ; nous assistons alors à une véritable résurrection vitale.

On a constaté depuis longtemps qu'un certain nombre de
maladies, telles que la syphilis, la goutte, les états arthri-
tiques, herpétiques et cancéreux, etc., impriment à tous les
éléments anatomiques des modifications profondes et durables
dans leur vitalité fonctionnelle et nutritive. Quelques-unes de
ces altérations communes à toutes les maladies se transmettent
aux enfants par hérédité.

Les enfants nés sous ces influences ne présentent le plus
souvent que les caractères du lymphatisme. En général,
aucun symptôme ne laisse supposer une influence diathésique,
laquelle reste complètement dissimulée pour un temps fort
long peut-être. On comprend que pour combattre ces états il
faille beaucoup de temps et de persévérance.

Jusqu'à ce jour, nous ne connaissons que l'iode, associé aux
phosphates hématiques, qui puisse avoir raison de ces états,
dont les conséquences sont souvent si graves dans l'âge adulte.

Quoique nous ayons déjà dit plusieurs fois que nous ne
prétendions pas faire une œuvre médicale ; nous avons cependant cru devoir entrer dans quelques considérations sur

certaines formes spéciales de l'anémie, afin de bien faire ressortir que les phosphates hématiques, qui sont le *spécifique* de l'anémie, peuvent aussi se montrer quelquefois inactifs. Mais alors ce n'est pas la préparation qu'il faut incriminer, ce sont les états pathologiques des malades qui font obstacle à leurs effets curatifs.

CHAPITRE XVI

DU PHOSPHORE ET DES PHOSPHURES EN THÉRAPEUTIQUE

I

DU PHOSPHORE

Autrefois, dès qu'un corps nouveau était découvert, les médecins s'en emparaient, l'étudiaient et cherchaient s'il n'aurait pas la propriété de soulager quelques-unes des nombreuses souffrances de l'humanité.

Le phosphore semble faire exception à cette règle.

Ce corps, dont la découverte fit tant de bruit parce que ses propriétés étaient considérées comme merveilleuses, n'entre dans la médecine que quatre-vingts ans, environ, après sa découverte. Cependant il est l'objet des recherches de tout le monde savant et les magiciens s'en sont immédiatement emparés, pour en faire la base de tours nombreux qui passent pour miraculeux aux yeux des masses ignorantes de l'époque.

La cause de cet oubli apparent est due simplement aux difficultés de sa préparation, au faible rendement tant qu'on l'extrait des sels de l'urine et à son prix très élevé par conséquent. Mais dès que Gahn et Schéele le retirent des os, il devient plus abondant, moins cher et les médecins l'emploient.

Le premier médecin, qui a publié des observations sur l'emploi du phosphore, paraît être le Dr Mentz de Witteberg à la fin de l'année 1748.

Son travail est intitulé : *De phosphori loco medicamenti, aliquot casibus singularibus confirmata.* « A la suite d'une fièvre maligne pétéchiale, il était survenu une diarrhée opiniâtre avec grande anxiété vers les parties précordiales, délire et prostration générale des forces. Deux grains de phosphore, enveloppés dans un grain de thériaque, furent administrés. Ils produisirent immédiatement du repos, du sommeil et une douce transpiration. Le soir et le lendemain matin nouvelles doses avec addition d'un grain. La transpiration devint abondante et d'une odeur sulfureuse. Bientôt toutes les fonctions se rétablirent et la maladie cessa. Deuxième cas, affaiblissement absolu à la suite d'une fièvre bilieuse. Six grains de phosphore, enveloppés dans de la conserve de roses, furent administrés en deux doses dans le jour. Le repos de toute la nuit et une diaphorèse abondante amena la guérison. Troisième cas, délire, affaissement général, à la suite d'une fièvre catarrhale maligne. Six grains de phosphore en deux doses produisirent un effet semblable.

Vers la même époque, Morgenstern et Hatman (1753) célèbrent les avantages de ce puissant remède.

Wolff, dans une dissertation inaugurale soutenue à Gœttingue en 1791, rapporte douze observations extraites du journal de pratique de son père, sur l'emploi du phosphore. Les résultats ont été si extraordinaires, que l'auteur ne craint pas d'appeler le phosphore : *Un remède divin.*

La *London medical review*, mars 1799, contient un rapport fait par une société de médecins de Londres, sur les vertus médicales du phosphore. Il en résulte que cette substance tient le premier rang parmi les alexitères et les alexipharmaques et qu'elle a été employée avec succès dans plusieurs cas où l'action vitale était près de s'éteindre; mais que ce remède si puissant, si actif commande dans son emploi la plus grande réserve.

On lit dans la *Bibliothèque Britannique* que Conradi, médecin à Northeim, considère le phosphore comme un remède propre à relever les forces vitales. Il l'employait dans les fièvres de mauvais caractère, après que leurs premières périodes étaient passées et lorsque l'épuisement des forces amenait déjà les symptômes regardés pour l'ordinaire comme avant-coureurs de la mort. Sur sept cas qu'il rapporte, dans lesquels il a eu recours à ce moyen, quatre ont présenté les plus heureux résultats. Dans les trois autres, les malades n'ont point, à la vérité, échappé au danger, mais ils ont éprouvé un véritable soulagement par l'administration du remède.

Mandel parle de l'efficacité du phosphore dans les cas d'épilepsie par atonie ; mais ses observations ne paraissent point concluantes.

Hufeland a observé les bons effets du phosphore dans une goutte opiniâtre et tophacée, où ce médicament produisit de fortes sueurs ; dans un cas d'empoisonnement chronique par le plomb et l'arsenic et chez un homme dont la vie semblait être prochainement menacée par le marasme.

Au milieu de tous ces succès, Weickard, dans la deuxième partie de ses écrits divers, rapporte des observations et des expériences qui doivent faire tenir les praticiens en garde contre l'imprudente administration de ce remède. Il cite trois exemples de mort survenue, après son usage tant à l'intérieur à des doses élevées de 3, 4, 5 et 6 grains par prise, qu'employé en frictions au moyen de son association à un corps gras. L'autopsie a fait découvrir des plaques gangréneuses à l'estomac. Le même phénomène s'est retrouvé chez un chien qui avait servi à des expériences.

Alphonse Leroy, dans le premier volume des *Mémoires de la Société médicale d'émulation,* raconte une expérience qu'il a faite sur lui-même et dont il a failli être victime. Ayant vu que les médecins allemands donnaient le phosphore à la dose de 6, 8 et jusqu'à 12 grains par jour, mêlé à des confections, il en prit 13 grains dans un bol de thériaque. Il se repentit bientôt de cette imprudence. Il se trouva pendant deux heures fort incommodé. Il but fréquemment de petites doses d'eau très froide et le malaise disparut. Le lendemain ses forces musculaires étaient doublées et il sentit une *irritatation vénérienne insupportable.*

En 1802, Gaultier de Claubry père publia dans le *Journal général de médecine,* tome XVI, quatre observations du plus grand intérêt sur les bons effets de l'éther phosphoré dans la paralysie et l'atonie avec infiltration.

Gumprecht a inséré, dans le *London medical Repository,* 1815, deux observations sur l'efficacité du phosphore dans le traitement de la paralysie.

En 1815, Daniel Lobstein publie un ouvrage qui a pour but de déterminer les maladies où l'on pourrait employer le phosphore et ses diverses préparations, de fixer les doses de ce redoutable médicament et le meilleur mode de l'administrer. On pourrait peut-être reprocher à cet auteur un enthousiasme trop facile et quelque amour pour le merveilleux; car, entre ses mains, ce remède aurait produit de vraies résurrections. Les maladies où il a été administré avec grand succès, suivant cet auteur, sont les fièvres ataxiques et adynamiques avec extrême prostration des forces, les fièvres intermittentes opiniâtres, les affections rhumatismales et goutteuses, la suppression des règles, la chlorose, etc.

Le traité de Lobstein marque l'apogée de l'emploi thérapeutique du phosphore. A partir de cette époque le silence se fait sur ce sujet. Quelle en est la cause ? Peut-on supposer que Lobstein ayant épuisé la question, il ne reste plus rien d'intéressant à publier ? Ce médicament dangereux pouvant tomber en des mains inexpérimentées, les accidents ont-ils fait renoncer à son emploi ? La mode, toujours en quête de nouveautés, l'a-t-elle fait abandonner plus rapidement, en raison même du bruit qui s'était fait autour de lui ? Toutes ces causes peuvent y avoir contribué pour une part chacune. Toujours est-il que cet agent tombe dans le plus profond discrédit jusqu'en 1868 époque à laquelle MM. les Drs Dujardin-

Beaumetz, Tavignot, etc., essaient vainement de le remettre en vogue.

Dans quatre cas d'ataxie locomotrice progressive, dit M. Dujardin-Beaumetz, j'ai employé tantôt l'huile phosphorée, tantôt le chloroforme phosphoré. Les résultats ont été identiques et on peut les résumer ainsi : Chez tous il y a eu amélioration notable, la marche est devenue moins incertaine et l'incoordination moins grande. La sensibilité générale a été peu modifiée. Les yeux qui étaient plus ou moins atteints chez tous les sujets n'ont été nullement améliorés.

En commençant par 1 milligramme de phosphore il a été possible d'arriver progressivement jusqu'à 8 milligramms; mais le plus souvent des phénomènes d'inappétence ont commencé à se manifester à la dose de 5 milligrammes par de la diarrhée et des vomissements.

Le Dr Tavignot a employé l'huile phosphorée au 300° puis au 200° en collyre dans le traitement de la cataracte. Sur douze cas il y a eu dix guérisons ou améliorations très notables. Voici comment il s'exprime au sujet de l'action de cet agent thérapeutique : « J'ai constaté que la disparition de la « cataracte était liée à un travail spécial de la capsule cristal- « line, qui produit de toutes pièces un corps lenticulaire nou- « veau à mesure que l'ancien disparaît. Cette prolifération « *sui generis* plus ou moins analogue à celle du périoste « reproduisant le tissu osseux, ne peut guère s'expliquer qu'en « admettant une sorte de fécondation ou tout au moins de *vi- « talisation exagérée* de la capsule par le phosphore. »

Le phosphore a été aussi très employé à l'étranger, surtout en Allemagne. Le Dr Weyner de Berlin avait annoncé que le phosphore favorise l'ossification ; aussitôt après Kassowitz contrôle cette expérience et conclut de ses recherches:

Que les petites doses seules de phosphore favorisent l'ossification ;

Tandis que les doses élevées produisent le rachitisme.

Partant de ces données acquises, il a fait une large application du phosphore, chez les rachitiques. Plus de huit cents cas ont été traités de cette manière, le phosphore a été donné à la dose moyenne d'un demi-milligramme par jour à chaque enfant. Il était préalablement dissous dans l'huile, et une quantité déterminée de cette dernière était émulsionnée dans une potion gommeuse. On masquait l'odeur désagréable et les éructations phosphorescentes par l'addition d'un peu d'éther.

Voici les conclusions de l'auteur :

On ne peut pas dire que le phosphore soit un spécifique, mais c'est un agent qui agit directement sur la maladie en modifiant la constitution anatomique des tissus. Tous les symptômes du rachitisme disparaissent directement sous l'influence du traitement ; les changements ont lieu spécialement dans le crâne et la colonne vertébrale *(Berlin. Klin. Woch)*.

Le mémoire de Kassowitz mit la question du traitement du rachitisme par le phosphore à l'ordre du jour dans le corps médical de Vienne. La séance du 1er mai 1885 de la société de médecine de cette ville a été consacrée tout entière à la discussion des résultats obtenus. Tous les membres présents, sauf un, ont affirmé les bons résultats du phosphore dans le rachitisme.

En Angleterre, le Dr Greenway a eu l'idée d'employer le phosphore dans deux cas graves de méningite tuberculeuse et a obtenu la guérison de l'affection.

Il ne faut pas oublier que le phosphore métalloïde est un poison dangereux, même à dose faible ; aussi, à côté de brillants succès enregistrés il y eut des accidents sérieux et assez fréquents pour compromettre, en France tout au moins, la médication phosphorée.

Dans l'exposé historique de la médication phosphorée que nous venons de faire, nous avons enregistré les faits en suivant simplement l'ordre chronologique ; mais ils présentent un grand intérêt relativement à la forme pharmaceutique donnée à cet agent par les différentes personnes qui en ont fait usage.

Un espace de cinquante années sépare les deux époques principales de la médication phosphorée. Aussi, grâce aux progrès accomplis dans toutes les branches scientifiques durant cet intervalle, la forme pharmaceutique et la posologie sont essentiellement différentes.

Au début, les malades ingèrent le phosphore en fragments de 10 à 15 centigrammes une ou deux fois par jour en les enveloppant simplement dans un peu d'électuaire, probablement, dans le but unique d'empêcher l'inflammation spontanée et les brûlures locales qui en résulteraient. A ces doses, il est complètement inoffensif et produit tout au plus un peu de diaphorèse. Dans les mêmes conditions, Alphonse Leroy s'en administre jusqu'à 60 centigrammes par jour ; il est vrai qu'il en est gravement incommodé ; mais il lui suffit de boire abondamment de l'eau froide pour échapper à tout danger. Il est certain que, dans ces différents cas, le phosphore n'a été inoffensif que parce qu'il était en gros fragments et que la plus grande partie a pu être éliminée, telle qu'elle avait été ingérée.

Nous trouvons la preuve de cette assertion dans les expériences récentes de MM. Ranvier, D. Beaumetz et Adrian : Des fragments de phosphore, introduits sous la peau d'un certain nombre d'animaux (grenouilles, cochons d'Inde, lapins), n'a donné lieu à aucun phénomène d'irritation locale. M. Trasbot a observé une fois qu'un semblable bâton a déterminé un abcès, et, quand on l'en a retiré, il n'avait rien perdu de son poids ; il n'y a pas eu d'accidents généraux. Les choses se seraient passées tout autrement si, dans leur passage à travers l'organisme, les fragments de phosphore avaient rencontré un dissolvant qui les eut complètement divisés et précisément Weickart enregistre des accidents, parce que le phosphore avait été associé à des corps gras qui sont de bons dissolvants.

De nos jours les Drs Dujardin-Beaumetz et Tavignot emploient le phosphore dissous dans l'huile et le chloroforme, et sous cette forme, ils ne peuvent pas dépasser les doses de 10 milligrammes par jour sans provoquer des accidents sérieux ; souvent même les phénomènes d'intolérance se manifestent dès la dose de 5 milligrammes. La solubilisation du phosphore, qui facilite son oxydation plus rapide, le rend donc infiniment plus dangereux, et Personne, par de nombreuses expériences sur les animaux, conclut que le phosphore est d'autant plus toxique, qu'il est en état de dissolution plus parfaite.

Les dangers auxquels sont exposés les individus qui font usage du phosphore métal ont fait renoncer à son emploi ; est-ce un bien, est-ce un mal ? Pour nous prononcer en connaissance de cause sur ce point, il importe de connaître son action sur les êtres vivants.

Nous exprimerons, en passant, le regret que les Drs Dujardin-Beaumetz et Tavignot, qui possédaient une compétence exceptionnelle, n'aient pas jugé à propos de faire cette étude physiologique, et qu'ils en aient laissé le soin à M. Ritter.

Le savant chimiste de la faculté de Nancy a institué deux séries d'expériences sur des chiens :

1° Des chiens reçoivent journellement 2 milligrammes de phosphore dissous. Au bout de dix à douze jours, ils sont malades et atteints d'ictère ; on les tue, et voici ce que l'on constate : les globules du sang sont à peine déformés, mais ils sont visqueux ; le sang est riche en graisse et en cholestérine, les urines sont moins acides et moins riches en urée, mais elles contiennent de l'albumine et des pigments biliaires.

2° A d'autres chiens, on administre 10 milligrammes de phosphore dissous. Dès le deuxième jour, ils sont incommodés ; le troisième jour, ils sont franchement malades, mais ils ne sont sacrifiés, qu'au bout d'une semaine, quand ils sont devenus ictériques. A l'autopsie, on trouve que le sang est violet, il peut fournir quelques cristaux d'hémoglobine, mais rarement ; les globules sont déformés et ont un aspect framboisé. Tous les organes présentent la dégénérescence grais-

seuse. L'urine contient de l'hémoglobine et des pigments biliaires.

De ces expériences, M. Ritter tire les conclusions suivantes :

1° Le phosphore à dose forte et toxique, altère profondément le sang ; à dose faible, l'action est moins énergique.

2° Le globule sanguin est déformé, en même temps apparaissent des cristaux d'hémoglobine.

3° Le sang est anémique, les globules diminuent, la fibrine
augmente, la proportion de gaz diminue.

4° Le glucose augmente ordinairement.

5° Les corps gras augmentent toujours — il en est de même
de la cholestérine.

6° Dans l'urine, l'urée diminue, l'acidité fait place à l'alcalinité et cependant l'acide urique est toujours plus abondant.

Les données précédentes, qui ont été empruntées à la thèse
de doctorat ès sciences de M. Ritter, lui ont valu les éloges
de la faculté. Elles remplissaient le but que s'était proposé
l'auteur ; mais elles nous permettent d'aller plus loin. Nous
avons besoin de les interroger pour savoir quelles transformations a subi l'agent médicamenteux lui-même.

Le phosphore est un corps extrêmement avide d'oxygène ;
dans quelque milieu qu'il se trouve, il s'empare de celui qu'il
peut trouver pour s'oxyder ; c'est là un fait indéniable
prouvé expérimentalement. D'autre part, cette même affinité
pour l'oxygène est telle qu'il tend à passer au maximum
d'oxydation qui est représenté par l'acide phosphorique.

Dans l'organisme, il agit d'une manière identique. Il enlève
aux globules du sang leur oxygène, et par cet acte supprime
leur fonction oxydante qui se manifeste par l'accumulation des corps gras dans toutes les parties de l'organisme ;
puis il altère leur vitalité et les détruit progressivement en en
déformant un certain nombre, tandis que les matériaux provenant de la destruction des autres albumine et hémoglobine
se retrouvent intacts dans l'urine.

Une certaine portion de phosphore se transforme aussi en phosphure d'hydrogène, production qui est due à la décomposition d'une certaine quantité d'eau, dont l'oxygène et l'hydrogène se sont portés séparément sur des molécules différentes de phosphore. La production du phosphure d'hydrogène est manifestée par l'odeur alliacée qu'exhalent et la sueur et l'haleine des personnes qui ingèrent du phosphore.

A l'exception du suc gastrique qui est acide pendant l'acte de la digestion stomacale, lorsque l'on ingère du phosphore, il se trouve à peu près toujours dans un milieu alcalin. Nous avons voulu savoir par une expérience (*in vitro*) quelle est la nature des produits qui se forment par l'oxydation du phosphore.

Première expérience. — Pour cela, dans un ballon muni d'un tube courbé à dégagement de gaz qui plongeait dans une solution de chlorure de cuivre, nous avons introduit une solution sodique alcaline et carbonatée contenant 1 gr. 75 de phosphore en poudre. Le mélange a été chauffé à une douce température jusqu'à dissolution complète du phosphore. Pendant toute la durée de l'opération il s'est produit un dégagement abondant d'hydrogène. Au commencement, il se dégageait en même temps du phosphure d'hydrogène liquide PhH^2 spontanément inflammable, qui n'était pas absorbé par la solution cuprique. Vers la fin, le gaz ne s'enflammait plus à l'air, il se formait surtout du phosphure d'hydrogène gazeux PhH^3 qui se combina avec le cuivre donnant un hydrate vert, que nous n'avons pas examiné, puisque le composé liquide et inflammable du commencement de l'opération n'avait pas pu être recueilli.

Le liquide du ballon, renfermait 2 gr. 79 d'acide phosphorique produit par l'oxydation de 1 gr. 24 de phosphore, et une quantité de phosphite 0,51 correspondant à 0,23 de phosphore.

Il y a donc eu 0,28 de phosphore, qui a été dégagé à l'état

de combinaison liquide ou gazeuse avec l'hydrogène.

Ainsi donc, plus des deux tiers du phosphore ont été transformés en acide phosphorique.

Cette expérience prouve que les alcalis favorisent non seulement l'oxydation du phosphore, mais, de plus, ils tendraient à le pousser au maximum d'oxydation.

Cette réaction s'accomplit exactement comme nous venons de l'indiquer, quand on emploie la potasse et la soude caustiques ou leurs carbonates alcalins. Avec les alcalis caustiques l'oxydation est plus rapide qu'avec leurs carbonates et elle se ralentit encore bien davantage en présence des bicarbonates alcalins qui n'ont plus de réaction alcaline.

Si l'on met le phosphore en présence d'une base terreuse, la chaux ou la baryte qui sont très faiblement solubles dans l'eau, il se formera en notable proportion de l'acide hypophosphoreux et moins d'acide phosphorique. C'est ainsi qu'on prépare les hypophosphites en partant du sel correspondant de baryum ou de strontium.

Deuxième expérience. — Dans cette deuxième expérience, nous avons voulu savoir comment se comporte le phosphore métalloïde dans un milieu acide. 2 grammes de phosphore en poudre ont été introduits dans un ballon avec de l'eau additionnée d'un peu de chlorure de sodium et d'acide lactique dans la proportion d'environ 5 grammes pour mille. Après une digestion de dix heures à la température de 40°, le phosphore a paru à peine attaqué. Cependant, dans le liquide décanté, nous avons pu précipiter 20 centigrammes d'acide phosphorique et environ 3 centigrammes d'un acide moins oxygéné que l'acide phosphorique. Nous n'avons pas pu constater si c'était de l'acide phosphoreux ou de l'acide hypophosphoreux. Il y a eu aussi un dégagement de quelques traces d'hydrogène phosphoré gazeux.

Il ressort de ces expériences que le phosphore s'oxyde plus facilement en présence des alcalis qu'en présence des acides.

Les phénomènes observés à la suite de l'administration du

phosphore prouvent que dans l'organisme les transformations s'opèrent d'une manière à peu près semblable.

Des expériences qui précèdent et des faits rapportés, nous tirerons les deux déductions suivantes :

1° Les accidents toxiques sont imputables au phosphore, en sa qualité de métal extrêmement avide d'oxygène ;

2° Les succès curatifs doivent être mis au compte de l'acide phosphorique produit par l'oxydation du métalloïde.

. Nous concluerons alors que : *En présence des graves dangers qui peuvent résulter de l'emploi du phosphore métalloïde en médecine ; il y a lieu de le proscrire d'une manière absolue et de le remplacer par l'acide phosphorique libre ou combiné qui est absolument inoffensif à dose médicinale.*

PHOSPHURES

Après l'insuccès bien établi des Drs Dujardin-Beaumetz et Tavignot, voulant remettre en vogue la médication phosphorée en France, MM. Vigier et Curie proposèrent de substituer le phosphure de zinc au phosphore métal. M. Van Holsbeck, d'autre part, a préconisé le phosphure de cuivre.

Disons d'abord que, pour avoir accordé la préférence au phosphure de zinc, les auteurs donnent comme raison que les phosphures des métaux de la première classe sont trop peu stables ; tandis que chez d'autres, tels que le phosphure de fer, les affinités des éléments composants sont telles qu'ils sont inattaquables par les liquides de l'économie.

Le mode d'action du phosphure de zinc est identique à celui du phosphore, de l'avis des auteurs qui le préconisent, car il produit sur les animaux empoisonnés les mêmes lésions et phénomènes que lui ; c'est-à-dire : altération du sang, ecchymoses et hémorragies de siège variable, congestion du poumon, paralysie du cœur, altération granulo-graisseuse des cellules du foie et des reins, etc., etc.

Si les deux agents phosphore et phosphure de zinc ont les

mêmes actions toxiques, il n'y a donc aucun avantage à substituer l'un à l'autre.

Comme l'emploi thérapeutique du phosphure de zinc a donné, dit-on, quelques résultats bien marqués de relèvement des fonctions nutritives, nous avons voulu savoir comment il se comporte en présence des acides et des alcalis, afin de déduire son action sur l'organisme.

Le phosphure de zinc est sensible à l'action des acides et des alcalis, mais beaucoup plus à celle de ces derniers. Comme cette action est assez lente dans les dissolutions acides et alcalines étendues, nous sommes porté à croire que la plus grande partie des réactions s'opère dans le torrent circulatoire et par conséquent dans un milieu alcalin.

Le phosphure de zinc a pour formule Zn^3Ph^2. Comme il est insoluble dans l'eau, nous sommes forcé de conclure que s'il est entraîné par les acides et les alcalis, ce n'est que par suite de dissociation. Le phosphore peut se combiner avec l'hydrogène et avec l'oxygène; le zinc n'a d'affinités que pour l'oxygène. La dissociation amènera donc une formation d'oxyde de zinc et de phosphure d'hydrogène gazeux, par suite de la décomposition d'une certaine partie de l'eau et il n'y a aucun dégagement de gaz. La formule suivante exprime cette première réaction :

$$Zn^3Ph^2 + 3\,(HO) = 3\,(ZnO) + PhH^3 + Ph.$$

Comme l'hydrogène phosphoré est un corps gazeux et assez stable, il est probable qu'il se dégage en totalité sous forme d'éructations d'odeur alliacée.

$$Zn^8 = 33 \times 3 = 99 \text{ ou } Zn^3 = 6o$$
$$Ph^2 = 32 \times 2 = 66 \text{ ou } Ph^2 = 40$$
$$\text{Total } 165 \qquad \text{Total } 100$$

Donc des 4o parties pour 1oo de phosphore contenues dans le phosphure de zinc, il n'y en a que la moitié soit 2o parties d'actives.

Dans les expériences *(in vitro)* les choses se passent ainsi, la moitié du phosphore se dégage sous forme d'hydrogène phosphoré gazeux PhH^3 non inflammable. Ce qui nous porte à croire que, dans l'expérimentation physiologique sur les animaux, les choses se passent de la même manière ; c'est que, dans les autopsies qui ont été faites, on a trouvé de fortes quantités d'hydrogène phosphoré dans les intestins.

Quant à la seconde partie de phosphore que nous désignons sous le nom de phosphore actif, il se transforme en presque totalité en acide phosphorique et d'après les phénomènes observés dans l'expérimentation ; l'oxygène des globules hématiques intervient dans la plus large mesure pour la formation de cet acide phosphorique.

Les expérimentateurs Curie et Vigier nous ont dit que le phosphure de zinc se comporte comme le phosphore métal dans les expériences physiologiques ; il n'est donc pas étonnant qu'il subisse des transformations chimiques à peu près semblables.

Il n'y a de différence qu'en ce que le phosphure de zinc, ne contenant qu'un cinquième de son poids de phosphore actif, il peut être administré à dose plus élevée. D'autre part, ce phosphore étant intégré dans une combinaison, il n'agit qu'à mesure de sa mise en liberté ; son action est donc moins rapide.

Nous arrivons alors à des déductions identiques à celles que nous a données le phosphore ; à savoir que :

1° Les accidents toxiques par le phosphure de zinc sont imputables à la partie du phosphore que nous avons désigné sous le nom de phosphore actif, lequel agit comme corps extrêmement avide d'oxygène ;

2° Les succès curatifs appartiennent à l'acide phosphorique qui est le principal produit qui se forme dans l'oxydation du phosphore.

Nous concluerons alors : *L'emploi du phosphure de zinc en médecine présentant des dangers, il y a lieu de le proscrire et de le remplacer par de l'acide phosphorique libre ou combiné, qui est le résultat de l'oxydation du phosphore dans l'économie.*

CHAPITRE XVII

ACIDE PHOSPHORIQUE

L'acide phosphorique a été aussi le sujet de quelques observations et d'expériences qui ont fixé l'opinion des médecins sur son utilité. Le Dr Lentin a donné à la Société Royale de Goettingue un mémoire intitulé : *De acido phosphori cariei ossium domitoré.* L'auteur fait observer que l'acide phosphorique constitue la partie essentielle des os puisqu'il y existe aussi longtemps que ceux-ci conservent une forme solide et puisque, lorsqu'un phénomène chimique quelconque le dissout, le résidu qui est le résultat de cette décomposition s'en trouve saturé. Il a donc pensé qu'il serait possible d'employer utilement cet acide dans la carie des os. A cet effet il appliqua des compresses imbibées d'acide phosphorique, étendu avec 8 parties d'eau distillée, sur des ulcères dont le fond reposait sur des os cariés. Il renouvela le pansement deux fois par jour et, lorsque l'ulcère n'annonça plus de fétidité, il fit des injections et couvrit le tout d'un plumasseau chargé de myrrhe et de mastic. Dans plusieurs cas de cette nature, le Dr Lentin a retiré les plus grands avantages de cette application. Les ulcères perdirent leur fétidité, la sanie ichoreuse qui en découlait changea graduellement de nature et prit le caractère d'une bonne suppuration ; l'exfoliation des portions d'os cariés se fit avec facilité.

Lobstein, dont nous avons déjà parlé à propos de l'emploi thérapeutique du phosphore, a également employé l'acide phosphorique. Il le conseillait à la dose de 20 à 30 gouttes, dans un verre d'eau distillée et sucrée toutes les trois heures dans la phtisie pulmonaire exempte de toute complication

inflammatoire. Il faisait boire du lait sucré après chaque
dose. Il en a retiré de grands avantages.

Bertrand Pelletier rapporte qu'un homme, livré sans réserve
aux plaisirs de l'amour, avait tous les symptômes de la con-
somption dorsale, et était arrivé au plus haut degré d'épuisement ; il se mit à l'usage d'une tisane préparée avec l'acide
phosphorique et le miel et, dans un espace de temps très court,
il reprit ses forces et se livra de nouveau sans mesure à ces
mêmes plaisirs.

Alphonse Leroy a connu des personnes qui de temps en
temps faisaient usage d'une limonade composée avec de l'a-
cide phosphorique, du sucre et de l'eau de fleurs d'oranger.
Elles croyaient avoir en ce remède un moyen de conserver
leur santé, leurs forces et même de prolonger leur vieillesse.
Il donnait cette limonade dans les fièvres putrides malignes et
il la préférait à celle qui est faite avec l'acide sulfurique.

Sedillot a vu guérir avec une étonnante rapidité des scro-
fules avec carie portées au plus haut degré par l'emploi de
l'acide phosphorique.

Les quelques notes qui précèdent constituent à peu près
tous les documents que nous avons pu recueillir dans les
ouvrages anciens concernant l'emploi médical de l'acide phosphorique. Cependant, nous croyons qu'on doit encore lui attribuer une bonne part dans les succès qu'ont obtenus au
moyen âge les préparations appelées Or potable, Élixir de
Cagliostro, etc.

On se figure encore de nos jours que les alchimistes du
moyen âge étaient uniquement occupés à la recherche du
grand œuvre, de la *pierre philosophale,* c'est-à-dire de la découverte d'un secret pour transformer en or tous les métaux
inférieurs. C'est une erreur. Il est vrai que les adeptes proclamaient hautement ce but, afin d'obtenir l'appui des puissants de la terre, toujours avides d'or ; il est vrai qu'ils con-
sidéraient aussi la transmulation des métaux comme une
conséquence nécessaire de l'accomplissement du *grand œu-*

vre ; mais le véritable objet de leurs travaux, était la découverte d'une médecine universelle, d'un breuvage de vie, d'une panacée à tous les maux. « Guérir par la science tous les maux, tel est le secret de l'alchimie », a dit un adepte du seizième siècle. Et pour arriver à ce résultat que faut-il ? Réunir en une essence le principe de vie répandu dans toute la nature en l'empruntant aux trois règnes minéral, animal et végétal. « Cette pure essence est donc triple, animale, végétale et minérale. Dans les animaux, elle est très subtile et conséquemment volatile, combustible et destructible ; dans les végétaux, elle réunit les mêmes attributs et elle est de plus corruptible ; mais, dans les minéraux et surtout dans les métaux parfaits, elle est fixe et incorruptible. »

Or, le métal le plus parfait c'est l'or, il représente la perfection vitale dans les minéraux.

Le phosphore, retiré d'abord de l'urine, puis des os, que tous les tissus renferment et surtout le cerveau, constitue l'essence vitale du règne animal principalement quand il est combiné avec le feu et la lumière. Pour nous aujourd'hui, la combinaison du phosphore avec le feu et la lumière, le phosphore brûlé, c'est l'acide phosphorique.

Enfin, l'essence de la vie chez les végétaux est représentée par les parfums, les huiles essentielles, dont le caractère est la volatilité.

Tous ces principes étant réunis, solubilisés par des procédés longs et minutieux, constituaient la panacée des alchimistes du moyen âge. On croyait qu'il se mêlait des sortilèges à cette préparation, parce que chaque chef jaloux de conserver son secret s'enfermait avec le plus grand soin pour accomplir son opération, laquelle durait généralement plusieurs jours.

On se figure, sur la foi des ouvrages, que l'or n'est soluble que dans l'eau régale, c'est une erreur. Quand il est très divisé ou à l'état d'oxyde d'or précipité par la magnésie, il peut se dissoudre dans la plupart des acides minéraux, et on constate que l'addition d'un acide organique à l'acide minéral augmente notablement cette solubilité. Les anciens connaissaient cette particularité, et il est probable qu'ils ajoutaient de l'acide acétique ou de l'acide lactique (acide du lait aigri) à l'acide phosphorique pour dissoudre l'or. Il convient d'ajouter que ces dissolutions d'or ne se conservent bien que quand il y a un grand excès d'acide et à l'abri de la lumière solaire directe.

En résumé, l'or potable du moyen âge était une dissolution d'or dans un grand excès d'acide phosphorique additionné d'alcool et de parfums végétaux. Cette préparation prenait en vieillissant un goût éthéré des plus agréables.

L'or potable a joui d'une grande réputation ; Hermès dit : « Si tu prends de notre élixir gros comme un grain de moutarde pendant sept jours de suite, tes cheveux blancs tomberont et tu deviendras jeune et robuste. »

Voici encore ce que dit le comte Pic de la Mirandole ; son rang élevé, sa position comme savant des plus éclairés de son temps, la gravité de son caractère ne laissent aucun doute sur la véracité de son assertion : « Il est bien prouvé qu'Antoine notre chirurgien, il y a quelques années, a guéri en peu de jours une dame d'Imola qui se mourait de la poitrine et l'a rendue à sa première santé seulement avec l'or potable. »

Il est très important de faire remarquer que l'or potable du moyen âge avait des degrés de concentration très variés. Ceci ressortirait au besoin seulement de l'énorme différence des doses. Nous venons de voir un auteur qui prescrit son or potable à la dose d'un grain de moutarde, quelques autres vont jusqu'à un gros et enfin un médecin permet une once par jour, mais en recommandant pendant ce temps de boire peu de vin.

Un autre médecin Hermann, violent antagoniste de l'École de Paracelse, considère certaines préparations d'or potable comme dangereuses parce qu'elles contiennent des *menstrues corrosives*, cependant il a guéri avec ce remède un malade attaqué d'un abcès du poumon et qui a vu à la suite de ce traitement renaître ses cheveux qui sont revenus du blanc au noir.

Dans ces préparations d'or potable, il est certain que l'or a des propriétés dont il faut tenir compte, surtout de son action excitante sur le système nerveux ; mais on ne peut nier que l'acide phosphorique qui est en grand excès, en raison de sa double action stimulante et reconstituante sur le système nerveux, doit donner à ce remède ses principales propriétés, en régulariser l'action et la rendre efficace et salutaire.

A partir de 1820, l'acide phosphorique cesse d'être employé ou du moins les publications périodiques sont absolument muettes à son égard jusqu'en 1856, où nous trouvons une note de Magnus Huss. Cet auteur fait préparer une solution d'acide phosphorique au quart qu'il prescrit à la dose de dix à quinze gouttes de deux en deux heures. Il la recommande dans le premier stade du typhus, qu'il apparaisse comme abdominal ou comme pétéchial. L'état de la langue ne contre-indique nullement l'emploi de ce moyen ; qui rend toujours la marche de la maladie plus bénigne.

En 1871, l'action physiologique de l'acide phosphorique a été soumise à une étude sérieuse par le Dr Andrews Judson, si l'on en juge par le trop court résumé que nous possédons de ce travail. C'est après avoir étudié sur de nombreux malades et sur lui-même que l'auteur a formulé des conclusions.

L'acide phosphorique médicinal est administré à différents malades à des doses qui varient entre 4 et 12 grammes. Le pouls est examiné au sphygmographe un quart d'heure après l'ingestion du médicament et jusque plus d'une heure après ; il indique un accroissement très notable dans la force des pulsations, sans changement sensible dans leur nombre. Cet accroissement est plus marqué une heure après l'administration du remède et ce n'est qu'au bout de plusieurs heures que le pouls revient à son état normal.

A cette même dose variable l'acide phosphorique produit
sur le cerveau une sorte d'excitation comparable à l'excitation alcoolique en même temps qu'un peu de céphalalgie fron-
tale. A plus haute dose, il survient de l'assoupissement et une
grande répugnance à tout effort intellectuel ; ces phénomènes
persistent pendant plusieurs heures.

L'acide phosphorique est donc un stimulant général, qui
s'adresse plus spécialement au système nerveux ; il augmente
la force du cœur, il influence manifestement le système vaso-
moteur ; enfin on peut le considérer comme un tonique des
nerfs.

Il paraîtra certainement que les doses d'acide phosphorique
employées dans l'étude précédente sont excessives, et que les
malades ont dû éprouver une grande répugnance à ingérer
une telle quantité d'acide en raison de sa saveur styptique désagréable, même quand il est dilué dans une certaine quantité
d'eau. Mais il ne faut pas oublier d'autre part, que c'était une
étude physiologique ; qu'il fallait obtenir des effets rapides et
bien nets, afin qu'ils ne puissent pas être attribués à d'autres
causes et fixer par ce moyen les propriétés de cet agent. C'est
ce qui est arrivé.

La conclusion que l'acide phosphorique est un stimulant
général portant son action spécialement sur le système nerveux restait sans explication à l'époque où elle a été formulée.
Aujourd'hui nous en trouvons la raison dans la constitution
minérale extrêmement phosphatée des tissus nerveux et l'acide
phosphorique, agit comme stimulant nerveux, parce qu'il
apporte à ce système un élément essentiel de sa constitution
minérale. Secondairement il fait cesser la douleur, parce que
pouvant se reconstituer avec le concours de l'acide phosphorique, le système nerveux redevient calme, régulier et l'harmonie est rétablie dans les fonctions après le retour à l'état
constitutif normal.

Les recherches que nous avons faites sur la constitution minérale des tissus nerveux nous ont amené à expérimenter dans

les affections nerveuses un certain nombre de préparations phosphatées telles que le phosphate de fer, le phosphate de potasse, le phospho-glycérate de potasse, l'acide phosphorique, l'acide phospho-glycérique et l'acide phospho-vinique. Nous ne retiendrons ici que les trois dernières préparations : l'acide phosphorique parce qu'il existe dans les nerfs combiné aux bases métalliques ; l'acide phospho-glycérique parce qu'on le rencontre aussi dans le même tissu combiné à la né-vrine et enfin l'acide phospho-vinique à cause de sa consti-tution éthérée qui le rapproche de l'acide phospho-glycérique et que d'autre part il tient aussi de l'acide phosphorique or-dinaire par son acidité partielle. Nous avons supposé aussi que ce composé en raison de sa constitution éthérée pouvait jouir de propriétés sédatives particulières et il avait pour nous sur l'acide phospho-glycérique l'avantage de pouvoir être préparé plus facilement et dans un grand état de pureté.

Avec le concours d'un certain nombre de médecins, nous avons pu suivre sur plusieurs centaines de malades l'action comparative des trois préparations ci-dessus administrées à dose médicale, c'est-à-dire à une dose n'excédant pas 3o à 4o cen-tigrammes par jour d'acide phosphorique supposé pur. On commençait par 5 centigrammes et on augmentait progres-sivement tous les quatre ou cinq jours.

Quand il y avait état névropathique sans douleur, les trois préparations acide phosphorique, acide phospho-glycérique et acide phospho-vinique administrées à des doses correspon-dant à quantité égale d'acide phosphorique ont donné des ré-sultats identiques de restauration des forces dans un délai d'un mois environ quelquefois plus.

Quand l'état nerveux était accompagné de douleurs, ce qui est le cas le plus fréquent, l'acide phospho-vinique et l'acide phos-pho-glycérique ont donné des résultats plus marqués, plus rapides et identiques. Au bout de quinze jours, en général, les phénomènes douloureux étaient sensiblement atténués. Les améliorations ont été d'autant plus rapides que les états pathologiques étaient moins anciens.

Il nous est arrivé souvent aussi d'expérimenter sur des individus simplement fatigués, ayant été surmenés momentanément par les affaires. Il y avait pesanteurs de tête, insomnies, diminution de l'appétit; après huit ou quinze jours d'usage de l'acide phospho-vinique (1) à la dose de 5 à 20 centigrammes par jour, la santé était parfaitement rétablie. Nous avons même quelques personnes qui font usage de l'acide phospho-vinique dès que commence la période de suractivité occasionnée par leurs affaires ; elles affirment être, par l'usage de cet agent, en état de produire une très grande somme de travail sans éprouver de fatigue durant plus d'un mois consécutivement.

Il convient de rappeler ici le cas dont nous avons parlé à propos des conditions physico-chimiques nécessaires à l'accomplissement de la nutrition. Chez cette jeune dame qui était arrivée progressivement à un état d'affaiblissement des plus graves avec des syncopes plusieurs fois par jour, l'acide phospho-vinique, qui a produit une véritable résurrection en quelques jours, alors que tous les autres toniques et reconstituants étaient restés sans effet, a exercé une triple action : il a saturé les alcalis qui inondaient tous les tissus et entravaient les échanges nutritifs ; il a stimulé le système nerveux et réveillé les fonctions presque éteintes; enfin il a apporté un élément de reconstitution organique.

Dans le chapitre précédent sur le rôle du phosphore en thérapeutique, nous avons conclu que les résultats curatifs obtenus par l'emploi de cet agent doivent être portés à l'actif de l'acide phosphorique d'après les recherches chimiques que nous avons effectuées. Avec le concours du Dr P. Bouland, nous avons employé l'acide phospho-vinique, chez des rachitiques et

(1) Nous avons constaté que l'acide phospho-vinique en dissolution alcoolique s'améliore encore en vieillissant, son acidité s'atténuant de plus en plus ; c'est pourquoi nous l'employons sous forme d'*élixir phospho-vinique.*

chez des scrofuleux. Les améliorations ont été constantes et quelquefois remarquables par la rapidité avec laquelle elles se sont produites.

Nous citerons en particulier le cas d'un jeune homme de seize ans atteint d'une carie suppurée des métatarsiens du pied droit datant de deux ans. Toutes les médications n'avaient donné que des résultats insignifiants; on le soumet à l'usage de l'élixir phospho-vinique et au bout d'un mois il a déjà produit une amélioration légère mais bien visible, elle se continue régulièrement et au bout de six mois le malade peut s'appuyer sur le pied, ce qu'il ne pouvait faire depuis deux ans, la suppuration s'est arrêtée progressivement.

En résumé, l'acide phosphorique donne d'excellents résultats dans toutes les affections du système nerveux; il agit comme stimulant et comme reconstituant du système nerveux.

L'acide phosphorique a donné aussi de très bons résultats dans les affections du tissu osseux dans la scrofule, le rachitisme, etc.

L'acide phospho-glycérique et l'acide phospho-vinique en raison de leur constitution éthérée ont donné de meilleurs résultats lorsque les phénomènes pathologiques étaient accompagnés de douleurs.

Malheureusement, l'acide phosphorique, l'acide phospho-glycérique et l'acide phospho-vinique, à cause de leur acidité plus ou moins accentuée ne peuvent pas être employés lorsque l'estomac est très sensible à l'action des acides.

Quand nous avons donné l'histoire chimique de l'acide phosphorique, nous avons fait remarquer que par l'action de la chaleur et par d'autres moyens on peut obtenir trois espèces d'acides phosphoriques, auxquels on a donné les noms d'acides métaphosphorique, pyrophosphorique et orthophosphorique, ce dernier étant l'acide phosphorique ordinaire, l'acide physiologique.

Le Dr Gamgée a étudié comparativement l'action physiologique de ces trois espèces d'acides :

Voici les conclusions qu'il a présentées au Congrès de Glascow en 1876 :

L'acide orthophosphorique est inoffensif ; l'acide métaphosphorique est vénéneux et l'acide pyrophosphorique se trouve entre les deux par ses propriétés ; en d'autres termes, il est moins vénéneux que l'acide métaphosphorique, mais il l'est certainement.

<hr>

CHAPITRE XVIII

HYPOPHOSPHITES (1)

Le 21 juillet 1857, le Dr Churchill présentait à l'Académie de Médecine sur l'emploi des hypophosphites un mémoire qui eut un certain retentissement.

Les propositions suivantes résument la théorie de cet éminent praticien :

Je suppose premièrement que les principes immédiats dont l'organisme tire ses matériaux de formation, d'entretien et de réparation, recèlent le phosphore à l'état oxydable ;

Je suppose deuxièmement que ce phosphore oxydable est l'élément essentiel de la vitalité ;

Je suppose troisièmement, que les maladies pour la plupart, surtout celles à désassimilation rapide telles que la phtisie et le diabète, privent, en plus ou moins grande partie, l'organisme de ce phosphore oxydable ; quel sera le remède ?

Si tout est ainsi que je le suppose, le remède sera l'agent phosphoré qui présentera le phosphore à l'organisme sous forme à la fois oxydable et assimilable.

(1) En collaboration avec le Dr Paquelin.

Or, continue M. Churchill, les hypophosphites, surtout ceux de soude et de chaux, sont des composés phosphoreux à la fois oxydables et assimilables; ce sont donc des agents réparateurs de premier ordre.

A l'appui de ses conclusions, l'auteur cite un grand nombre d'observations cliniques attestant l'efficacité des hypophosphites. Telles sont les données qui ont servi de préface à l'introduction des hypophosphites dans la matière médicale et qui servent aujourd'hui encore de base à cette médication.

Mais malheureusement la théorie de M. Churchill repose sur une erreur fondamentale; le phosphore n'est pas dans l'organisme à l'état de phosphore oxydable; on ne l'y trouve qu'à l'état d'acide phosphorique, c'est-à-dire au maximum d'oxydation ou de phosphore complètement brûlé.

D'autre part, tandis que M. Churchill place les hypophosphites au premier rang des agents thérapeutiques; MM. Dechambre, Vigla, Riéken, Flachner, les déclarent complètement inertes.

En présence de ces affirmations contradictoires, nous avons voulu savoir quelles transformations les hypophosphites subissent à travers l'organisme, afin d'en déduire leur valeur thérapeutique.

Nous savons que les hypophosphites en solution s'oxydent lentement au contact de l'air atmosphérique; nous savons aussi que les hypophosphites chauffés en présence des alcalis dégagent de l'hydrogène et se transforment en phosphates; mais nous ignorons absolument si la chimie vivante se prête à cette métamorphose.

Toutefois de deux choses l'une : ou bien les hypophosphites traversent l'organisme sans subir une décomposition; ou bien ils s'y transforment en phosphates à ses dépens, en lui empruntant de l'oxygène.

Dans le premier cas, ils n'agiraient pas comme composés

phosphorés; ce ne seraient pas des agents réparateurs, ils devraient être classés parmi les corps dialytiques.

Dans le second cas, pourquoi ne pas leur substituer les phosphates, puisque c'est comme phosphates qu'ils agiraient et que pour se transformer en phosphates ils devraient puiser de l'oxygène aux provisions de l'organisme et l'en appauvrir d'autant. Mais ne préjugeons pas la question.

Le problème se trouve ramené à ces deux termes : les hypophosphites traversent-ils l'organisme sans subir de transformation; ou bien se transforment-ils plus ou moins en phosphates ?

Procédé opératoire. — Notre méthode analytique repose sur la réaction suivante :

Soumis à l'action oxydante d'un mélange de chlorate de potasse et d'acide chlorhydrique, les hypophosphites quand ils sont en solution se transforment en phosphates.

Cette donnée étant acquise; si un liquide renferme en même temps en solution un phosphate et un hypophosphite, voici la manière d'opérer.

Diviser le liquide en deux parties égales; doser l'acide phosphorique dans l'une; traiter l'autre par un mélange oxydant de chlorate de potasse et d'acide chlorhydrique, la chauffer pour chasser l'excès de chlore qui se forme pendant cette opération, puis y doser l'acide phosphorique comme précédemment.

La différence entre les deux résultats obtenus donnera la somme d'acide phosphorique résultant de la transformation de l'hypophosphite en phosphate.

En doublant le premier résultat et cette différence, on saura, d'une part, ce que le liquide contenait d'acide phosphorique à l'état de phosphates; d'autre part, la somme d'acide phosphorique résultant de la transformation de l'hypophosphite en phosphate.

Ces opérations faites, étant connu le rapport qui existe

entre un hypophosphite et la quantité d'acide phosphorique
que donne ce poids d'hypophosphite par suroxydation, il sera
facile de déterminer la somme d'hypophosphite contenue dans
la totalité du liquide.

Expérimentation physiologique. — Madame N... a suivi
pendant quinze jours un régime alimentaire uniforme.
Du sixième jour inclusivement au onzième exclusivement,
elle a pris à chaque repas principal 50 centigrammes d'hypophosphite de soude soit 5 grammes de sel en cinq
jours.

Un gramme de cet hypophosphite produit par suroxydation 450 milligrammes d'acide phosphorique, soit pour
5 grammes d'hypophosphite 2 gr. 250 d'acide phosphorique.

Les tableaux ci-contre retracent jour par jour l'analyse des
urines totales, émises pendant les quinze jours d'expérimentation.

I. — Composition normale des urines.

Jours	Urines de 24 heures	Densité	Urée totale	Acide phosphoriq. Total	Acide phosphorique provenant de l'hypophosphite de soude non suroxydé par l'organisme.	
1	1070	1026	18,20	1,173	»	»
2	1030	1026	19,50	1,185	»	»
3	1050	1025	17,30	1,155	»	»
4	1275	1024	21,80	1,158	»	»
5	1250	1022	19,62	1,125	»	»
Totaux. ...	5675		96,42	5,796	»	»
Moyennes..	1135	1024	19,284	1,159	»	»

II. — INGESTION EN DEUX FOIS D'UN GRAMME D'HYPOPHOSPHITE DE SOUDE PAR JOUR.

Jours	Urines de 24 heures	Densité	Urée totale	Acide phosphoriq. Total	Acide phosphorique provenant de l'hypophosphite de soude non suroxydé par l'organisme.
6	1200	1031	18,84	1,815	0,425
7	1220	1030	19,50	1,586	0,435
8	1380	1023	20,97	1,450	0,460
9	1200	1031	18,20	1,320	0,450
10	1000	1030	20,90	0,900	0,435
Totaux.....	6010		98,41	7,071	2,205
Moyennes..	1205	1029	19,882	1,514	» »

III. — RETOUR AU RÉGIME ALIMENTAIRE ORDINAIRE.

Jours	Urines de 24 heures	Densité	Urée totale	Acide phosphoriq. Total	Acide phosphorique provenant de l'hypophosph te de soude non suroxydé par l'organisme.
11	1100	1030	23,76	1,320	0,015
12	1200	1029	22,48	0,960	» »
13	1100	1031	23,81	1,320	» »
14	1050	1029	21,30	1,260	» »
15	1040	1028	21 »	1,200	» »
Totaux.....	5490		112,35	6,060	0,015
Moyennes..	1098	1029	22,47	1,212	» »

Les analyses des cinq premiers jours donnent la composition normale des urines. Celles des dix derniers jours accusent les changements apportés dans cette composition par l'ingestion, pendant cinq jours, d'un gramme d'hypophosphite de soude.

De nos analyses, il ressort que, sous l'influence de l'ingestion d'un gramme d'hypophosphite de soude en vingt-quatre heures, dans le même temps, la quantité moyenne des urines s'est élevée de 1135 à 1205; que la densité de ce liquide a été portée de 1024 à 1029; que l'élimination de l'urée a augmenté de 598 milligrammes et celle de l'acide phosphorique de 335 milligrammes.

De plus, nos analyses démontrent que les hypophosphites traversent l'organisme sans subir aucune transformation et qu'on les retrouve en totalité dans les urines.

Conclusions. — Les hypophosphites ne sont pas des reconstituants ;

Les hypophosphites produisent un effet diurétique.

CHAPITRE XIX

PYROPHOSPHATES (1)

En 1848, Persoz, pharmacien en chef de la Charité signala ce fait que le pyrophosphate de fer, qui est insoluble, donne naissance, en se dissolvant dans un excès de pyrophosphate de soude, à un pyrophosphate double de fer et de soude, sel soluble et cristallisable.

Ce sont les médecins anglais qui les premiers tentèrent de mettre à profit la découverte de Persoz par l'emploi en thérapeutique du pyrophosphate de fer et de soude. Mais, graves inconvénients, il faut une grande quantité de pyrophosphate de soude pour maintenir le pyrophosphate de fer en solution dans l'eau et encore n'obtient-on qu'une liqueur très altérable qui ne tarde pas à se colorer en noir et à prendre une saveur d'encre insupportable.

(1) En collaboration avec le Dr Paquelin.

C'est alors que M. Leras (1849) eut l'ingénieuse idée de
tourner la difficulté, en préparant une solution où le fer
n'existe plus, pour ainsi dire, qu'à l'état d'intention. Cette
solution ne contient en effet (analyse Lebaigue) qu'un déci-
gramme de fer métallique par 100 centimètres cubes de
liquide; de plus, elle a le grave inconvénient de contenir de
l'acide sulfurique libre. Elle est vendue sous le nom de phosphate de fer soluble.

Robiquet et Trousseau ont proposé de substituer au pyrophosphate de fer et de soude très altérable, le pyrophosphate
de fer citro-ammoniacal qui est inaltérable et de plus parfaitement soluble.

Ce qui a fait le succès des pyrophosphates en médecine,
c'est qu'on les a présentés comme reconstituants du sang par
leur élément fer et du système osseux par leur acide pyrophosphorique. Pour cela on a eu l'habileté d'établir et d'entretenir à leur égard une confusion qui ne pouvait que leur
être avantageuse en faisant confondre l'acide pyrophosphorique avec l'acide phosphorique ordinaire. Aujourd'hui
on les présente franchement comme préparations phosphatées;
ont-ils droit à ce titre? C'est la question que nous nous
sommes proposé de résoudre.

Les pyrophosphates, ainsi que leur nom l'indique, sont des
phosphates qui ont changé de propriétés par l'action du feu.

Exemple. — Le phosphate de soude neutre, qui a pour
formule $(NaO)^2$, PhO^5, HO, $+ 24$ aq. sous l'influence d'une
calcination prolongée, perd ses 24 équivalents d'eau d'hydratation, plus son équivalent d'eau de constitution et
se transforme en pyrophosphate de soude neutre dont la composition est représentée par la formule $(NaO)^2$, PhO^5, nouveau corps doué de propriétés physiques et chimiques toutes
différentes de celles du phosphate dont il dérive. Ajoutons
que le pyrophosphate de soude sert à préparer le pyrophosphate de fer par double décomposition.

Tandis que les orthophosphates ou phosphates ordinaires que l'on rencontre dans l'organisme sont toujours trimétalliques et tribasiques et ont pour formule générale :

$$3 \, (MO) . \, PhO^3 ;$$

les pyrophosphates sont bibasiques et sont représentés par la formule :

$$2 \, (MO), \, PhO^5.$$

Ces deux classes de corps ne sont donc pas isomorphes et ne peuvent pas se substituer les uns aux autres.

D'autre part, il résulte des travaux de M. Graham qui a fait une étude approfondie des pyrophosphates que :

A. Tous les pyrophosphates alcalins et notamment le pyrophosphate de soude en dissolutions aqueuses, se conservent sans se modifier. L'acide pyrophosphorique (bibasique) qu'ils renferment n'est transformé en acide phosphorique ordinaire (tribasique) ni par l'ébullition, ni par un contact prolongé même d'une année ;

B. Dans les pyrophosphates alcalins, terreux et minéraux, l'acide pyrophosphorique peut être ramené à l'état d'acide phosphorique ordinaire par la fusion prolongée avec un excès d'alcali ou de carbonate alcalin ;

C. Les acides opèrent la transformation de l'acide pyrophosphorique en acide orthophosphorique dans ses combinaisons salines, mêmes lorsqu'elles sont à l'état dissolution. Cette transformation ne s'opère pas à froid ; il faut pour qu'elle réussisse le concours prolongé de la chaleur, la présence d'un acide énergique en excès et enfin agir sur des dissolutions concentrées.

Il résulte donc de tous ces faits que le feu, en modifiant la constitution des phosphates, change leurs propriétés physico-chimiques et en fait de nouveaux corps. Chimiquement les phosphates et les pyrophosphates sont donc des corps essentiellement différents, qui n'ont conservé entre eux qu'une similitude de nom pour rappeler leur origine.

Les travaux de M. Graham nous ont révélé les conditions qui peuvent modifier les pyrophosphates et les ramener à l'état de phosphates ordinaires. Ces transformations peuvent-elles s'accomplir dans l'organisme? l'expérimentation seule peut prononcer et trancher la question.

Méthode analytique. — Le procédé dont nous avons fait usage repose sur les données suivantes :

1° Le molybdate d'ammoniaque précipite l'acide phosphorique de ses solutions et n'en précipite pas l'acide pyrophosphorique;

2° La transformation des pyrophosphates en phosphates ordinaires peut s'opérer sous la double influence d'une température élevée et d'une base alcaline énergique telle que la potasse ou la soude.

Réactif. — Pour préparer la solution de molybdate d'ammoniaque, on fait dissoudre une partie d'acide molybdique dans huit parties d'ammoniaque concentrée. A cette solution, il est ajouté une quantité suffisante d'acide nitrique (environ vingt parties) jusqu'à ce que la liqueur qui se trouble d'abord redevienne parfaitement limpide ; laisser reposer et décanter au besoin s'il y a dépôt ; c'est la formule qu'a donnée Sonnenschein.

Mode opératoire. — L'urine à analyser contenant en solution des phosphates et pouvant, en outre, renfermer des pyrophosphates conformément aux données précédentes, l'analyse comporte deux opérations distinctes :

1° De la masse connue des urines on prélève 5o centimètres cubes dans lesquels on verse un excès de molybdate d'ammoniaque (pour une partie d'acide phosphorique il faut environ quarante parties d'acide molybdique). La liqueur est abandonnée au repos pendant vingt-quatre heures, dans une étuve dont la température ne dépasse pas 40 degrés. Au bout de ce temps, on essaye sur une portion de liquide, au moyen du réactif molybdique, s'il reste encore des phosphates libres et cela jusqu'à cessation de précipité. Tous les précipités sont recueillis sur un filtre et lavés avec de l'eau aiguisée d'acide nitrique.

Dans cette opération, deux points sont à observer :

Il ne faut pas que la température du liquide dépasse sensiblement 40 degrés;

Il faut avoir soin de séparer le précipité au bout de vingt-quatre heures.

Sans ces précautions, sous la double influence de la chaleur de l'étuve et de l'excès d'acide nitrique contenu dans la liqueur, le pyrophosphate pourrait se transformer en phosphate, au moins partiellement et entacher les résultats.

Le phospho-molybdate d'ammoniaque n'offre pas une composition constante ; sa richesse en acide phosphorique peut varier de 3,6 à 4,2 pour 100. Pour obtenir des résultats exacts, il est donc nécessaire de doser directement l'acide phosphorique que ce sel double renferme. Pour cela, il faut dissoudre le précipité dans un excès d'ammoniaque, en neutraliser une partie avec de l'acide chlorhydrique, puis ajouter du sulfate de magnésie. On précipite ainsi tout l'acide phosphorique à l'état de phosphate ammoniaco-magnésien dont on détermine l'acide phosphorique, soit par la pesée du précipité calciné, soit au moyen de la solution uranique titrée.

2° 50 autres centimètres cubes d'urine sont évaporés à siccité dans une capsule de platine puis additionnés de 4 grammes de soude caustique solide. La masse est maintenue en fusion pendant une heure environ. Ce temps suffit pour que tout le pyrophosphate soit converti en phosphate. La masse reprise par l'eau est additionnée d'une quantité suffisante d'acide chlorhydrique pour saturer l'excès de soude caustique et l'acide phosphorique est dosé soit par la solution titrée d'urane, soit par précipitation à l'état de phosphate ammoniaco-magnésien, après avoir séparé la chaux.

Si du poids de l'acide phosphorique trouvé dans cette seconde opération, on retranche le poids du même acide trouvé dans la première ; la différence donnera le poids de l'acide pyrophosphorique contenu dans 5o centimètres cubes d'urine. Cette donnée servira à calculer la quantité d'acide pyrophosphorique contenu dans la totalité des urines émises.

Expérimentation. — Mme R... a été soumise pendant quinze jours à un régime alimentaire aussi uniforme que possible. Dans ce régime, nous avons introduit, du sixième jour inclusivement au onzième jour exclusivement, 2 grammes par vingt-quatre heures de pyrophosphate de soude titré.

Les urines des cinq premiers jours nous ont servi à déterminer la quantité d'acide phosphorique éliminé sous l'influence de l'alimentation ordinaire ; celle des dix derniers jours à rechercher les 10 grammes de pyrophosphate de soude administrés du sixième au onzième.

Voici jour par jour les résultats de nos recherches :

PREMIÈRE PÉRIODE

Régime alimentaire ordinaire.

Jours	Urine de 24 heures	Acide phosphorique Total	Acide pyrophosphorique non transformé	
1	790 c.c.	1,659	» »	
2	780	1,482	» »	
3	1100	1,210	» »	
4	740	1,628	» »	
5	790	1,817	» »	
Totaux . . .	4200 c.c.	7,796	» »	» »
Moyennes . .	840 c.c.	1,559		

DEUXIÈME PÉRIODE

Addition au régime alimentaire ordinaire, à midi et le soir, au milieu du repas, de un gramme de pyrophosphate de soude renfermant : acide pyrophosphorique 0,280 et acide phosphorique ordinaire 0,020 soit pour 10 grammes de pyrophosphate, acide pyrophosphorique 2 gr. 800.

Jours	Urine de 24 heures	Acide phosphorique Total	Acide pyrophosphorique non transformé	
6	825 c.c.	2,600	0,445	
7	1360	1,610	0,461	
8	900	1,800	0,468	
9	1100	1,620	0,726	
10	1565	1,550	0,518	
Totaux . . .	5550 c.c.	9,180	2,618	2,618
Moyennes . .	1110 c.c.	1,836		

TROISIÈME PÉRIODE

Reprise du régime alimentaire ordinaire.

Jours	Urine de 24 heures	Acide phosphorique Total	Acide pyrophosphorique non transformé	
11	1100 c.c.	1,342	0,088	
12	1175	1,034	0,023	
13	1110	1,330	» »	
14	1025	1,335	» »	
15	1325	1,590	» »	
Totaux . . .	5735 c.c.	6,631	0,111	0,111
Moyennes . .	1147 c.c.	1,326		

Acide pyrophosphorique total. 2,729

De ces analyses, il ressort :

1° Que la totalité du pyrophosphate ingéré pendants le repas a été éliminée par les voies urinaires sans avoir subi

aucune transformation. Nous disons la totalité. En effet, sur
10 grammes de pyrophosphate ingérés, lesquels contenaient
2 gr. 8 d'acide pyrophosphorique, nous avons retrouvé
2 gr. 729 de cet acide, soit un déficit de 71 milligr. qui ont
échappé à l'analyse. En raison de la délicatesse et du nombre
des opérations qu'elle comporte, cette quantité est assez faible
pour qu'on puisse n'en pas tenir compte;

2° Que l'addition dans le régime alimentaire ordinaire de
2 grammes par jour de pyrophosphate de soude a élevé de
840 centimètres cubes à 1,110 centimètres cubes la moyenne
des urines émises en vingt-quatre heures.

Ainsi les pyrophosphates, tant en raison de leur constitution qu'en raison de la résistance avec laquelle ils maintiennent
cette constitution en présence des réactions organiques, ne
peuvent être considérés ni chimiquement, ni physiologiquement comme des phosphates.

Ainsi la dénomination de phosphates, sous laquelle on les
désigne quelquefois est, au point de vue physiologique, ou
une erreur, ou à la fois un mensonge et une duperie.

Ainsi les pyrophosphates bien loin d'être des reconstituants
comme on a pu le croire, depuis plus de trente ans, ne sont
que des corps étrangers à l'organisme et l'ingestion de ces
produits ne fait qu'accroître les dépenses de l'économie en
raison du travail d'élimination qu'y nécessite leur présence.

Cependant de nombreuses observations, signées de noms
médicaux très honorablement connus, attestent l'efficacité du
sel de Persoz comme reconstituant.

Comment concilier ces attestations avec les résultats fournis
par l'expérimentation ? Nous avons analysé huit échantillons
de pyrophosphates provenant de diverses maisons; or, les huit
échantillons de pyrophosphates qui nous avaient été livrés
comme des produits de vente courante et parfaitement purs,
contenaient une proportion d'acide phosphorique non transformé variant de 5 à 30 pour 100 du poids de l'acide total.

D'après les auteurs, le pyrophosphate de soude chimique-

ment pur doit contenir 32,14 pour 100 d'acide pyrophosphorique ; or, le pyrophosphate de soude de nos expériences
nous a donné pour un gramme de pyrophosphate :

Acide pyrophosphorique 0,280
Acide phosphorique ordinaire 0,020

L'explication que nous cherchons se trouve-t-elle dans
l'état d'impureté des pyrophosphates du commerce ? C'est
l'hypothèse la plus vraisemblable.

En résumé :

1° Les pyrophosphates sont des corps parfaitement définis
qui maintiennent avec énergie leur constitution ;

2° Les pyrophosphates ne sont pas assimilables ; ce sont des
corps étrangers à l'organisme ; ils le traversent sans subir
aucune transformation et ils en sont rejetés en totalité. Ils
produisent un effet diurétique ;

3° Les pyrophosphates ne sont pas des phosphates ; leur
acide pyrophosphorique n'exerce aucune action sur l'organisme ;

4° Les pyrophosphates du commerce contiennent presque
toujours des quantités variables de phosphates ordinaires.

CHAPITRE XX

PHOSPHATE DE CHAUX (1)

Le phosphate de chaux est, de tous les phosphates celui
qui est répandu dans l'organisme en plus grande abondance.
On le trouve en proportion variable dans tous les tissus et il
entre dans la proportion de 80 pour 100 de la totalité des
éléments minéraux qui constituent les os.

(1) L'article qui suit diffère sur plusieurs points importants de celui
que nous avons publié en collaboration avec M. Paquelin dans le *Bul-
letin de Thérapeutique.*

Si l'on considère qu'un être humain du poids moyen de 63 kilogrammes donne à l'incinération environ 5 kilogrammes de cendres minérales dans lesquelles le phosphate de chaux entre pour près de 4 kilogrammes, il est logique de penser que cette substance a une importance considérable dans la constitution humaine.

La charpente osseuse est chez le jeune enfant le département organique qui réclame le plus impérieusement sa minéralisation, d'où il résulte que dès le premier moment de sa procréation, pour ainsi dire, le nouvel être a besoin de phosphate de chaux. Nous avons traité spécialement cette partie d'abord dans le chapitre sur l'embryogénie, ensuite à propos de l'alimentation des jeunes enfants, nous n'avons pas à y revenir ici.

Chez l'homme, la charpente osseuse met de vingt à vingt-cinq années en moyenne pour arriver à son complet développement; la nutrition ne s'arrête pas cependant malgré une immobilité apparente, le mouvement nutritif se traduit par l'apposition de couches osseuses externes nouvelles et la résorption des couches internes anciennes et se continu d'une manière lente et régulière pendant toute la durée de l'âge adulte.

D'autre part, on a constaté par l'analyse que l'urine renferme toujours une quantité notable de phosphate de chaux, mais variant dans des limites larges.

Alors, en s'appuyant sur toutes ces données on a fait du phosphate de chaux le pivot de la nutrition et l'on a expliqué son action d'une façon fort ingénieuse en disant que le phosphate de chaux allait s'emmagasiner dans le tissu osseux pour être ensuite dynamisé et distribué à tout l'organisme.

Le système osseux a été considéré comme le grenier d'abondance à phosphate de chaux de l'organisme et la vitalité générale de l'économie devait être corrélative de la richesse phosphatée calcaire.

Il y a quinze années environ que cette théorie a été émise et depuis cette époque le phosphate de chaux est largement entré dans la thérapeutique. Employé sous forme de solution ou insoluble, à la dose de plusieurs grammes par jour le plus souvent et sur des millions de sujets (ce nombre n'est pas exagéré), il ne paraît pas que le niveau de la santé générale et de la force se soit relevé, au contraire. Le problème n'est donc pas résolu et le phosphate de chaux, sur lequel on avait fondé de si brillantes espérances, n'a laissé que des déconvenues dans l'immense majorité des cas.

Tel est aujourd'hui le tableau exact de la situation, alors que la période d'engoument fanatique a fait place à des idées plus réfléchies.

Le phosphate de chaux est un élément de première nécessité, à tel point que durant la vie fœtale, nous voyons la mère faire de l'ostéomalacie pour fournir du phosphate de chaux au fœtus, quand elle n'en trouve pas une quantité suffisante dans son alimentation. Malgré cela, la fonction que la plus grande partie du phosphate de chaux remplit n'en est pas moins passive, c'est un élément de sustentation, un phosphate de maçonnerie destiné à consolider la charpente osseuse des vertébrés.

Dans ce chapitre, nous nous proposons d'établir :

1° Que le phosphate de chaux n'est assimilable directement qu'en proportion très minime et en quantité tout à fait insuffisante pour répondre, dans certains cas, aux besoins de l'organisme;

2° Que le phosphate de chaux urinaire est, pour la plus grande partie, un produit de formation intravésicale.

Ces deux points étant les principes fondamentaux de la théorie dynamique du phosphate de chaux, son inexactitude se trouve scientifiquement démontrée comme les résultats de l'expérimentation l'ont fait pressentir.

Dès le début des études sur les phosphates; tandis que quelques savants proclamaient que le phosphate de chaux est le plus important des éléments minéraux de l'organisme; qu'il

est l'agent principal destiné à entretenir l'irritabilité des tissus ;
d'autres, lui refusant toute qualité ou à peu près, ne voient
dans cette substance que le principe actif de la décoction
blanche de Sydenham et le relèguent au rang vulgaire des
antidiarrhéiques. Où est la vérité ? Elle se trouve en partie
dans les deux camps. Le phosphate de chaux fait partie intégrante de nos tissus et se trouve dans nos aliments, c'est
dire qu'il est reconstituant. Mais cette substance n'est absorbable qu'en très petites proportions ; aussi, quand l'alimentation la renferme en trop grande abondance, · se dépose-t-il
dans l'intestin, sous forme de poudre blanche, pour jouer le
rôle d'anosmotique ; de là ses propriétés antidiarrhéiques.

Si nous voulons connaître le rôle physiologique du phosphate de chaux dans l'organisme, il suffit d'étudier les mutations qu'il subit dans son passage à travers les différents
organes de l'appareil digestif. Nous allons en tracer l'histoire
aussi brièvement que possible.

Les premières voies digestives n'ont aucune action sur le
phosphate de chaux. Dans l'estomac, ce sel subit l'action du
suc gastrique ; que ce suc doive son activité à l'acide chlorhydrique, à l'acide lactique, ou à ces deux acides réunis,
ou encore à tout autre acide, cela n'a pas la moindre importance, le résultat ne varie pas. Le phosphate de chaux ingéré
se transforme en phosphate acide de chaux, principe éminem-
ment soluble, en cédant une partie de sa base à l'acide ou aux
acides en présence (1). Observons que la quantité de phosphate acide de chaux formé varie suivant le degré d'acidité
du suc gastrique, suivant aussi que le phosphate de chaux
ingéré est plus ou moins facilement attaquable par les acides.
Le phosphate de chaux ne se solubilise donc dans l'estomac
qu'à la condition de se transformer en phosphate acide de
chaux.

Signalons en passant que les préparations pharmaceutiques

____

(1) Voir les lois qui régissent l'action des acides, etc. Page 416.

de phosphate de chaux soluble (chlorhydrophosphate de chaux, lactophosphate de chaux, biphosphate de chaux, phosphate de chaux monocalcique, etc.) ne sont autre chose que des solutions de phosphate acide de chaux.

Arrivé dans l'intestin, le phosphate acide de chaux subit la double action alcaline du suc pancréatique et du suc entérique, laquelle a pour effet de neutraliser presque complètement l'acidité du chyme, afin de permettre à la pancréatine l'achèvement de la digestion des matières alimentaires, transformation qui ne peut s'opérer que dans un milieu à peu près neutre. Dans ces conditions, le phosphate acide de chaux est neutralisé et d'après la loi qui régit l'action des alcalis sur les solutions acides de phosphates, les produits suivants prennent naissance : moitié de l'acide phosphorique du phosphate acide de chaux est transformé en phosphate de soude alcalin soluble et assimilable et l'autre moitié d'acide phosphorique est reconstitué à l'état de phosphate basique de chaux insoluble. De sorte qu'il ne reste plus en fait de phosphate de chaux absorbable, en dehors de celui qui était intégré dans les matières albuminoïdes alimentaires, que la très faible partie du biphosphate gastrique qui est maintenue dans cet état à la faveur de la faible acidité que présente alors la masse du chyme.

D'où il résulte qu'administrer des solutions acides de phosphate de chaux quelles qu'elles soient, cela reviendrait à employer du phosphate de soude s'il n'y avait à tenir compte de l'acidité excessive qui exerce aussi une influence dont nous parlerons et de l'excès de phosphate de chaux déposé dans l'intestin, lequel peut s'opposer plus ou moins à l'osmose des matières alimentaires à travers les villosités intestinales.

L'analyse comparative du sang artériel et du sang veineux dont nous avons donné précédemment les résultats est une preuve analytique que le phosphate de chaux n'est absorbable qu'en très minime quantité. Nous ajouterons que Schmidt en a fourni une autre, par l'analyse du chyle provenant d'un jeune poulain auquel il avait pratiqué une fistule thoracique. Ce liquide ne contenait par 1,000 grammes que 20 centigrammes de phosphates terreux.

D'autre part, l'expérimentation physiologique a surabondamment démontré que le phosphate de chaux n'est pas absorbable.

Les travaux de M. André Sanson, professeur de zootechnie à l'école de Grignon, ont fait voir que le phosphate de chaux solubilisé ou insoluble, que l'on ajoute d'une façon artificielle à la ration des animaux, passe tout entier dans les déjections. Ces résultats ne sont d'ailleurs qu'une confirmation de ceux qui ont été obtenus en Allemagne par Lehmann, von Gohren et Weiske (1).

Les conclusions auxquelles est arrivé W. Edwards sont encore plus préjudiciables au phosphate de chaux que celles qui ont été formulées par M. André Sanson; elles établissent que cette substance est antinutritive, conséquence toute naturelle de son action anosmotique. Des expériences de ce physiologiste, il résulte qu'il ne suffit pas d'ajouter à l'alimentation pauvre en phosphates terreux, de la poudre osseuse en nature pour refaire les os, car des chiens qui recevaient pour aliments de la viande, du sucre et des os n'en arrivèrent pas moins à un véritable état rachitique (2).

Les solutions acides de phosphate de chaux jouissent en thérapeutique d'une vogue extraordinaire, depuis une quinzaine d'années. Le phosphate acide de chaux est absorbé à la dose de plusieurs grammes trois ou quatre fois par jour, or en outre qu'à cette dose le phosphate de chaux est un anosmotique puissant, nous affirmons que l'acidité même de ces préparations, quelle que soit d'ailleurs la nature de l'acide, exerce une action antinutritive des plus intenses dans la plus grande majorité des cas.

(1) *Gazette hebdomadaire*, 1874, p. 241.
(2) A. Gautier. *Chimie appliquée*, t. I, p. 360.

M. Chery Lestage, dans des expériences faites au laboratoire de chimie biologique de la faculté de médecine de Paris, sous la direction du professeur A. Gautier, qui sont d'une remarquable précision, a parfaitement mis en évidence cette action anosmotique du phosphate de chaux sous ses différentes formes (1). Il a nourri pendant deux mois et demi des cobayes, les uns avec du son pur, les autres avec un mélange de son et de l'une des quatre substances suivantes : phosphate de chaux tribasique, chlorhydrophosphate de chaux, lacto-phosphate de chaux et glycérophosphate de chaux.

Le tableau suivant indique l'influence de chacun de ces régimes phosphatés calciques sur le développement de ces animaux :

	Augmentation de poids au bout de 2 mois 1/2.
Son pur.	167 grammes.
Son mélangé de chlorhydrophosphate de chaux	109 —
— de glycérophosphate de chaux. .	108 —
— de phosphate tribasique de chaux.	105 —
— de lactophosphate de chaux . .	12 —

Ainsi, tandis que le son pur élève en deux mois et demi de 167 grammes le poids des cobayes, chiffre que nous pouvons considérer comme normal et prendre comme l'expression qui représente la moyenne d'accroissement de ces animaux soumis à un régime convenable :

Le chlorhydrophosphate de chaux leur fait perdre	167 — 109 =	58 gr.
Le glycérophosphate de chaux.	167 — 108 =	59 —
Le phosphate tribasique de chaux	167 — 105 =	62 —
Le lactophosphate de chaux	167 — 12 =	155 —

Ces expériences démontrent que le phosphate de chaux solubilisé ou insoluble est un obstacle à l'accomplissement des actes nutritifs.

Le phosphate de chaux n'est donc assimilable qu'autant

(1) Chery Lestage, *Thèse inaugurale*. Paris, 1874.

qu'il est intégré dans une combinaison avec les matières albuminoïdes. Or, ces matières n'en renfermant jamais qu'une très faible quantité, il en résulte que le phosphate de chaux n'est assimilé qu'en quantité excessivement minime, insuffisante pour les besoins de l'organisme dans une foule de cas.

Ce sel ne fait pas pour cela défaut à l'économie, car nous avons déjà vu au chapitre de la nutrition que l'organisme peut fabriquer de toutes pièces les phosphates dont il a besoin, pourvu que les éléments qui constituent ces phosphates soient fournis en quantité suffisante.

Nous donnerons immédiatement quelques preuves expérimentales de cette assertion et nous en donnerons encore d'autres au chapitre suivant.

Chossat, ayant nourri des pigeons avec des graines soigneusement dépouillées de carbonate de chaux, a vu ces animaux dépérir en même temps que leurs os devenaient fragiles. Rappelons en même temps avec quelle avidité les oiseaux recherchent instinctivement le carbonate de chaux.

Le même auteur a observé que quand les jeunes animaux ne trouvent pas dans leurs aliments solides la somme de sels calcaires utiles à leur développement, ils en empruntent le complément aux aliments liquides en augmentant instinctivement la quantité de leurs boissons.

M. Boussingault, en étudiant l'ossification chez les jeunes animaux, a confirmé expérimentalement l'observation de Chossat.

L'eau potable est riche en carbonate de chaux, mais elle ne renferme aucune trace de phosphate.

Les animaux fabriquent donc le phosphate de chaux dont ils ont besoin en prenant d'une part l'acide phosphorique aux phosphates alcalins de l'alimentation et le sel calcaire à l'eau des boissons. Ceci nous permet d'expliquer un fait bien connu des cultivateurs, dont on nous a demandé souvent la raison: une vache laitière, produisant de 12 à 15 litres de lait par jour, ingère des quantités d'eau qui varient entre 60 et 100 li-

tres par jour (20 à 30 litres à chaque repas). Ces quantités
n'étant nullement en rapport avec le lait produit, on est conduit à admettre que c'est le besoin impérieux d'oxyde de
calcium, pour fabriquer du phosphate de chaux élément du
lait, qui pousse l'animal à absorber des quantités de liquide
aussi considérables.

Le professeur Sanson nous dit encore ceci : lorsque nous
voulons, en zootechnie, hâter le développement du squelette,
pour fabriquer des animaux précoces, ce n'est point aux préparations pharmaceutiques que nous avons recours pour augmenter, dans leur ration alimentaire, la proportion des éléments
de phosphate de chaux nécessaire, l'expérience nous ayant
démontré que ce serait en vain. Nous demandons le surcroît
d'acide phosphorique assimilable, d'abord à un allaitement
plus abondant et de meilleure qualité ; puis à l'addition dans
la ration alimentaire d'une quantité suffisante de semences
de céréales, légumineuses ou oléagineuses.

Or, si nous consultons la teneur minérale de trois espèces
de semences précitées, nous constatons que les phosphates
alcalins y sont prédominants.

Mais, a-t-on dit, dans les différents cas physiologiques et
pathologiques où l'organisme a besoin à courte échéance de
quantités relativement assez considérables de phosphate de
chaux, ne peut-il pas y avoir utilité à lui présenter cette substance sous forme de solution artificielle ? C'est dans cette
pensée qu'ont été élaborées toutes les préparations de phosphate de chaux solubles. Les expériences de Lehmann,
de Von Gohren, de Weiske, d'André Sanson, de W. Edwards,
de Chery Lestage, d'A. Gautier, ont jugé sans appel la valeur
thérapeutique du phosphate de chaux. Son emploi est presque
toujours nuisible.

Cependant ces solutions comptent à leur actif des observations qui affirment leur efficacité ; nul doute qu'elles aient
été efficaces dans plus d'un cas. N'avons-nous pas prouvé en
commençant que l'ingestion des solutions acides de phosphate

de chaux donnait comme résultat final l'apport à l'organisme
de moitié de leur acide phosphorique sous forme de phosphate alcalin et seulement une trace infinitésimale de phosphate de chaux. Or, tous nos travaux démontrent l'importance
des phosphates alcalins dans l'organisme et l'insuffisance de
ce principe dans nos aliments, en raison de ses besoins. Mais
alors, dans ce cas, les solutions acides de phosphate de chaux
ne peuvent-elles pas être utilement remplacées par du phosphate de soude et nous n'aurons rien à craindre des propriétés
anosmotiques et de l'encombrement du phosphate de chaux
précipité et rejeté comme inutile ?

Dans quelques cas aussi, les solutions de phosphate de
chaux peuvent être utiles par leur acide phosphorique libre,
en qualité de liqueur acide. Nous avons vu précédemment
que l'acide phosphorique jouit de propriétés excitantes énergiques. Or, il est certains cas, comme au début des convalescences, quand toutes les fonctions sont presque anéanties, ou
l'acide phosphorique est d'un précieux secours pour stimuler
l'organisme et réveiller ses fonctions ; mais les conditions de
son emploi sont nettement indiquées et qui plus est très limitées. Mais alors, dans ces circonstances bien déterminées,
n'est-il pas beaucoup plus simple de recourir directement à
l'acide phosphorique pur pour éviter les dangers de l'apport
du phosphate de chaux en excès. C'est à l'action excitante de
l'acide phosphorique qu'il faut attribuer l'appétit énorme
qu'elles provoquent souvent.

Nous pouvons donc condenser toutes ces explications
en disant que quand les solutions acides de phosphate de
chaux ont exercé une action thérapeutique utile, c'est exclusivement à leur acide phosphorique libre, soit sous forme
de phosphate alcalin, soit à l'état même d'acide qu'elles ont
dû leur efficacité, mais nullement à leur phosphate de
chaux.

Dans l'organisme, l'introduction de phosphate de chaux
en quantité exagérée peut provoquer des accidents graves

ainsi que l'a démontré le Dr Bergeret, médecin à l'Hôtel-Dieu
de Saint-Étienne.

« Lorsque les phosphates terreux sont en excès dans l'organisme, leurs dissolvants peuvent être en quantité insuffisante pour les maintenir dissous ; ils se précipitent alors,
partout où ils se trouvent pour y déterminer, sous forme
d'encroûtements, de sable, de gravier ou de calcul, les processus morbides les plus divers (congestions, inflammations,
apoplexies, etc.) »

« Il n'est aucune partie du corps, aucun organe, aucun
tissu (artères, veines, reins, vessie, glandes salivaires,
glandes du pharynx, amygdales, foie, muscles, péricarde,
plèvres, péritoine, etc.) qui n'ait été rencontré encroûté de
phosphates terreux. »

Nous insérerons l'observation ci-dessous, elle est assez con-
firmative de tout ce que nous avons avancé, pour avoir
besoin de commentaires :

« M. le Dr Arnozan rapporte dans le *Journal de médecine de
Bordeaux* un fait intéressant au point de vue de l'indication
des sels de chaux. Il s'agit d'un enfant de quatorze ans, sans
antécédents aucuns, atteint d'une coxalgie et qui fut soumis
pendant six mois à l'usage de la solution Coirre à la dose de
deux cuillerées par jour. Cette préparation contient, on le
sait, du chlorhydrophosphate de chaux à la dose de 1 gramme
par 20 grammes. A cette époque, il eut, à peu de jours d'intervalle, trois coliques néphrétiques, caractérisées par des
vomissements et par de très faibles douleurs rénales, coliques
dont le diagnostic eût été très difficile, s'il n'y avait pas eu
ultérieurement rejet pendant la mixtion de trois petits calculs.
On suspendit immédiatement la médication phosphatée. Les
coliques néphrétiques ne se sont plus reproduites et il n'y a
plus eu aucun signe de lithiase rénale depuis environ trois
mois. La coxalgie semble guérir et l'enfant, quoiqu'un peu
maigre, ne présente aucune lésion des organes internes.

« Le plus volumineux des trois calculs expulsés a été examiné. Il était gros comme un simple grain de chanvre, de couleur gris blanchâtre, de surface un peu rugueuse et du poids de 25 milligrammes. Au moment du rejet, il était beaucoup plus volumineux. A part des traces de matière organique, il était uniquement composé de phosphate de chaux. Cette composition est un peu exceptionnelle. Sans doute, les phosphates ne sont pas rares dans les concrétions rénales, mais ils n'y sont pas seuls et se trouvent en général unis à l'acide urique ou aux sels uratiques. Dans le cas actuel, au contraire, le phosphate de chaux était le seul élément minéral du calcul.

« Au point de vue étiologique, il n'est pas possible de ne pas incriminer la médication suivie par le malade. La composition du calcul soumis à l'analyse, sa formation chez un enfant qui n'a aucune prédisposition héréditaire à la gravelle et qui absorbe de notables quantités de phosphates, la non-reproduction des coliques néphrétiques aussitôt que l'on cesse d'administrer ce médicament : toutes ces circonstances réunies ne paraissent pouvoir laisser que peu de place au doute.

« Cette observation porte à se demander si l'examen de l'urine des malades soumis à l'usage des phosphates ne pourrait donner des indications utiles pour le moment où il conviendrait de suspendre ou de cesser la médication, et si, spécialement chez les malades immobilisés, il ne vaudrait pas mieux substituer les phosphates de soude et de potasse aux phosphates calcaires. »

Nous avons déjà démontré précédemment que le phosphate de chaux des excréments est, pour une bonne partie, un produit de formation intra-intestinale; nous allons démontrer expérimentalement, que le phosphate de chaux éliminé par la voie urinaire se forme de la même manière dans la vessie, en empruntant l'acide phosphorique aux phosphates alcalins provenant de la désassimilation et l'oxyde de calcium aux sels calcaires carbonatés que l'eau des boissons ou les aliments introduisent en excès dans l'organisme par les voies digestives.

Le sujet de nos expériences est une femme âgée de trente ans environ, pesant 60 kilogrammes et d'un appétit moyen.

Pendant toute la durée de l'expérimentation qui a été divisée en quatre périodes de cinq jours chacune, elle a été soumise à un régime alimentaire sensiblement uniforme, qui s'est composé de viandes et de légumes.

Chacune des analyses dont suivent les résultats a porté sur la totalité des urines émises en vingt-quatre heures.

Après avoir déterminé la moyenne d'élimination du phosphate de chaux urinaire sous l'influence du régime alimentaire ordinaire; nous avons recherché successivement les modifications apportées dans la teneur phosphatée calcique des urines, par l'ingestion supplémentaire d'abord d'un phosphate alcalin, puis d'un sel organique de chaux, enfin de ces deux sels réunis.

Voici les résultats de ces analyses :

PREMIÈRE PÉRIODE

Détermination de la quantité de phosphate de chaux éliminé sous l'influence de l'alimentation ordinaire.

Jours	Urine de 24 heures	Phosphate de chaux contenu	Acide phosphorique Total
1	780 c.c.	0,75	2,180
2	860	0,90	2,210
3	900	1 »	1,990
4	840	0,80	1,890
5	930	1,05	2,085
Totaux	4,310 c.c.	4,50	10,355
Moyennes . . .	862 c.c.	0,90	2,710

DEUXIÈME PÉRIODE

Addition, à la ration alimentaire de chaque repas, d'un gramme de phosphate de soude cristallisé, contenant par gramme 20 centigrammes d'acide phosphorique, soit pour 2 grammes : 40 centigrammes.

Jours	Urine de 24 heures	Phosphate de chaux contenu	Acide phosphorique Total
6	950 c.c.	1,00	2,210
7	1,080	1,20	2,240
8	1,050	1,05	2,215
9	1,200	0,95	2,225
10	1,140	1,25	2,235
Totaux	5,420 c.c.	5,45	11,125
Moyennes . . .	1,085 c.c.	1,09	2,225

TROISIÈME PÉRIODE

Ingestion, à chaque repas, d'un gramme d'acétate de chaux contenant 35 centigrammes d'oxyde de calcium, soit pour 2 grammes : 75 centigrammes.

Jours	Urine de 24 heures	Phosphate de chaux contenu	Acide phosphorique Total
11	1,025 c.c.	1,55	2,220
12	980	1,35	2,160
13	1,015	1,40	2,205
14	950	1,30	1,185
15	890	1,25	1,190
Totaux	4,950 c.c.	6,85	8,960
Moyennes . . .	990 c.c.	1,37	1,792

QUATRIÈME PÉRIODE

*Ingestion de 2 grammes de phosphate de soude au repas de midi
et de 2 grammes d'acétate de chaux au repas du soir.*

Jours	Urine de 24 heures	Phosphate de chaux contenu	Acide phosphorique total
16	1,200 c.c.	2,05	2,180
17	1,240	2,55	2,190
18	1,180	2,40	2,280
19	1,250	2,20	2,275
20	1,280	2,70	2,215
Totaux	6,150 c.c.	11,90	11,140
Moyennes . . .	1,230 c.c.	2,38	2,228

De ces analyses il résulte que, la quantité de phosphate de
chaux s'est élevée progressivement dans les urines, d'une période à l'autre, de 0,90 à 1,09 puis à 1,37 et enfin à 2,38.
Chacun de ces chiffres représente la quantité moyenne de
phosphate de chaux éliminé quotidiennement dans chaque
période de l'expérimentation.

Ces analyses prouvent bien que la plus grande partie du
phosphate de chaux éliminé est de formation intravésicale.
La quantité formée varie selon l'apport dans la vessie de la
proportion des éléments qui servent à le former.

Nous nous résumons et nous concluons :

1° Le phosphate de chaux n'est absorbable qu'en très petite
proportion ;

2° La circulation n'en charrie que des quantités insignifiantes ;

3° L'économie fabrique le phosphate de chaux dont elle
a besoin, en puisant dans l'organisme l'acide phosphorique
et l'oxyde de calcium qui lui sont fournis séparément par les
aliments et l'eau des boissons ;

4° Le phosphate de chaux des urines est en majeure partie un produit de formation intravésicale ; la totalité du phosphate de chaux des urines n'est donc pas un produit direct de désassimilation. Aussi le chiffre indiqué par les auteurs, qui n'ont pas tenu compte de cette donnée, comme représentant normalement la somme moyenne de phosphate calcique désassimilé est-il entaché d'une grosse erreur ;

5° Des deux éléments acide phosphorique et chaux qui entrent dans la composition des préparations de phosphate de chaux soluble, le premier seul, l'acide phosphorique est absorbé dans la proportion de moitié à l'état de phosphate alcalin ; le second, la chaux, est rejeté directement presque en totalité par les voies intestinales à l'état de phosphate calcique insoluble renfermant l'autre moitié de l'acide phosphorique des liqueurs primitives ;

6° L'addition de ces préparations de phosphate de chaux en quantité massive dans le régime alimentaire est souvent un obstacle à la nutrition ;

7° Les préparations solubles de phosphate de chaux agissent primitivement comme principes acides (action souvent inutile, parfois désastreuse) ; puis, en raison des mutations qu'elles subissent dans l'intestin, elles agissent secondairement, comme phosphate de soude. Elles pourraient donc être avantageusement remplacées par des solutions de phosphate de soude.

CHAPITRE XXI

EMPLOI DES PHOSPHATES HÉMATIQUES EN THÉRAPEUTIQUE
LEUR INFLUENCE SUR LA COMPOSITION DU LAIT

Toutes les recherches que nous venons d'exposer nous ont amené à faire du globule hématique le pivot de la nutrition, en démontrant qu'il intervient dans ce phénomène en fournissant aux tissus toute sa substance organique et minérale. Puis, analysant les principales causes qui engendrent l'anémie, nous avons constaté que c'est surtout l'absence des éléments minéraux phosphatés qui produit cet état pathologique. Il nous reste maintenant à en donner la preuve par l'expérimentation. Ce devrait être la partie la plus importante de notre travail, car elle en est l'application pratique et la sanction; ce sera cependant la plus courte.

Afin d'éviter toute confusion, nous dirons que nous désignons sous le nom de phosphates hématiques les deux phosphates essentiels du sang, c'est-à-dire le phosphate de fer support du globule et le phosphate de soude phosphate du plasma.

Depuis plusieurs années, les phosphates hématiques ont été largement expérimentés par un grand nombre de médecins, dans l'anémie, et toujours les résultats curatifs ont été concluants. Seulement, comme nous n'avons pas relevé ces observations, qu'elles ne sont pas notre propriété personnelle, nous n'en parlerons pas davantage; laissant à chacun le soin de se former une opinion sur ce sujet par des expériences particulières.

Le point sur lequel nous avons porté spécialement notre attention, c'est l'action des phosphates hématiques sur les nourrices, c'est-à-dire sur la composition de leur lait.

Nous avons choisi ce sujet d'étude thérapeutique parce que les résultats peuvent être contrôlés par l'analyse et ne prêtent à aucune fausse interprétation.

Il n'est pas rare de rencontrer dans la classe ouvrière, à Paris surtout, des mères allaitant leur enfant et paraissant très fatiguées par la fonction maternelle qu'elles remplissent, en raison de la nourriture souvent insuffisante, ou de mauvaise qualité qu'elles prennent.

Nous avons toujours auparavant procédé à l'analyse du lait, en prenant notre échantillon au milieu d'une tétée, parce qu'il représente à peu près la composition moyenne du lait. Or, tandis qu'un enfant exige en moyenne un gramme de phosphate de chaux par jour pour que son ossification s'accomplisse dans des conditions normales, nous avons fréquemment rencontré des laits de nourrices qui ne contenaient pas plus de 25 centigrammes de phosphate de chaux par litre de lait. Et comme un enfant dans les six premiers mois ingère d'abord 3oo grammes de lait environ par jour et augmente progressivement jusqu'à trois quarts de litre, il en résultait que dans ces conditions l'enfant prenait entre 10 et 20 centigrammes de phosphate de chaux par jour, soit un déficit de 90 et 8o centigrammes par jour.

Les laits de nourrice les plus riches que nous ayons eus à analyser contenaient 8o centigrammes de phosphate de chaux par litre de lait. Dans ces cas encore, l'enfant éprouvait un déficit moyen de 5o centigrammes par jour, c'est-à-dire près de la moitié.

En nous appuyant sur les analyses de laits de nourrices que nous avons exécutées, ainsi que sur celles des autres chimistes, nous sommes convaincu que le lait des femmes nourrices n'est jamais assez riche en phosphates minéraux pour pourvoir complètement aux besoins normaux des jeunes enfants. Faut-il s'étonner après cela 'de voir la race française s'affaiblir de plus en plus?

Nous avons donc administré les phosphates hématiques (1) à un certain nombre de nourrices. Nous avons constaté que leur lait changeait rapidement d'aspect, qu'il devenait plus épais, plus opaque, signes d'augmentation dans la richesse en éléments nutritifs ; qu'il était plus nourrissant, car les enfants, tout en se développant bien, réclamaient le sein moins souvent. Nous avons vu, souvent aussi, la diarrhée acide verte des nouveaux nés disparaître pour ne plus revenir rien qu'en faisant prendre des phosphates hématiques à la nourrice. Nous ajouterons que les nourrices qui nous ont donné les résultats les plus marqués sont précisément celles qui paraissaient le plus fatiguées avant de commencer le traitement phosphaté.

Nous désirions particulièrement connaître les changements que ce traitement imprime à la composition du lait ; mais la difficulté, pour ne pas dire l'impossibilité d'obtenir d'une même femme un lait identique et en quantité suffisante pour en faire l'analyse complète nous a engagé à entreprendre des expériences en ce sens sur les animaux et particulièrement sur la vache.

Deux expériences ont été faites à la campagne, une troisième a été faite à Paris.

Première expérience. — Avant de commencer nos recherches, l'animal choisi a été pesé et placé dans un compartiment à part ; puis son lait a été analysé en prélevant l'échantillon sur la traite entière. Alors, sans qu'il ait été rien changé à l'alimentation, on a fait prendre à la vache pendant dix jours, quarante grammes de phosphates hématiques par jour répartis sur les principaux repas.

(1) La préparation dont on a fait usage est connue dans le commerce sous le nom de *Fer hématique L.-J. Michel.* Elle renferme le phosphate de fer solubilisé donnant une liqueur neutre.

Voici les résultats de cette expérience :

Éléments contenus dans un litre de lait.	Avant l'expérience.	Après.
Beurre.	45 »	36,50
Caséine et albumine (ensemble) . .	31,50	26 »
Lactine	50 »	63 »
Phosphates contenus dans les cendres :		
Phosphates alcalins	0,081	0,175
— de chaux.	2,616	4,410
— de magnésie.	0,438	0,467
— de fer	0,156	0,152
Total des phosphates.	3,291	5,204

Le lait résultant du traitement phosphaté, comparé au premier, présente les différences suivantes : Les phosphates qui étaient de 3 grammes dans le premier lait, se sont élevés à 5 grammes dans le second et cependant parmi ces phosphates celui de fer a diminué. La caséine et le beurre ont également diminué, tandis que le sucre de lait est notablement augmenté.

Si l'on rapproche les deux termes caséine et phosphate de fer, dont l'un est élément constituant des globules, l'autre dérivé de la globuline, on arrive à cette conclusion que : la fonte des globules sanguins, pour fournir des matériaux à la sécrétion lactée, a diminué. Nous avions déjà constaté un fait analogue chez la femme. Tant qu'elle nourrit, la femme est presque toujours au-dessous de son niveau physiologique. La vache laitière se trouve bien souvent aussi dans le même cas. La sécrétion lactée détermine un mouvement de matériaux vers les glandes mammaires. L'extraction du lait s'opérant à époque déterminée, il y a vers cet organe un entraînement régulier d'éléments nutritifs à leur profit et au détriment des autres organes. Mais si, par l'administration d'agents stimulants et réparateurs tels que les phosphates, on vient déterminer une excitation générale dans tout l'organisme, chaque organe attire à lui des matériaux nutritifs et les assimile pour reprendre son état normal ; c'est-à-dire. que la fonction d'assimilation excède la fonction de désassimilation jusqu'au rétablissement de l'état normal. A ce moment alors, l'assimilation et la désassimilation tendent à s'équilibrer et une plus grande quantité de matériaux sont dirigés vers les glandes mammaires. C'est à cette cause qu'il faut, croyons-nous, attribuer la diminution momentanée de la caséine dans les premiers jours qui suivent l'ingestion des phosphates.

Quant à la diminution du beurre d'une part et à l'augmentation de la lactine d'autre part, ce sont deux corps combustibles, présentant une certaine analogie de composition, dont nous ne connaissons pas encore le mode de formation dans l'organisme ni les conditions qui les favorisent ; nous ne savons donc à quelle cause attribuer ce changement.

Deuxième expérience. — Cette deuxième expérience, identique à la première pour toutes les conditions, a été faite sur un autre animal et continuée pendant vingt-cinq jours. La dose des phosphates hématiques administrée était de 5o grammes par jour pris en deux fois.

Voici les résultats de cette deuxième expérience :

Eléments contenus dans un litre de lait.	Avant le traitement.	Après.
Beurre.	40　»	54　»
Caséine	29　»	32　»
Lactine	61　»	5o　»
Phosphates contenus dans les cendres :		
Phosphates alcalins	0,037	0,080
— de chaux.	3,584	5,435
— de magnésie	0,35g	0,4o5
— de fer.	0,16o	0,177
Total des phosphates.	4,14o	6,097

Cette seconde expérience nous a permis de constater ce fait très important à savoir que : bien que la quantité des phosphates hématiques ait été notablement augmentée dans l'alimentation ; l'augmentation totale des phosphates n'a été que de 2 grammes environ comme dans la première expérience. Il y a donc eu un excès d'éléments phosphatés qui n'ont pas été utilisés et ont été éliminés par les voies urinaire et intestinale. Cette élimination des phosphates en excès a produit un peu de diurées et comme conséquence la quantité de lait a un peu diminué.

La vache a un peu diminué de poids. Elle a paru incommodée de ce régime, qui lui répugnait visiblement.

En résumé, l'excès des phosphates hématiques dans cette seconde expérience, a été nuisible à l'animal qu'il a fatigué et dont il a diminué la quantité de lait produite.

Troisième expérience. — Cette troisième expérience a été faite dans un autre établissement, sur une vache qui avait été malade quelque temps après la parturition. Elle était guérie depuis deux mois, mais son appétit n'était pas bien revenu. Son lait était pauvre et peu abondant (4 litres par jour seulement). En un mot c'était un sujet bien choisi pour l'expérimentation.

Son lait a d'abord été analysé deux fois à huit jours d'intervalle avant de commencer le traitement ; puis elle a été mise au régime phosphaté pendant un mois en réduisant la dose des phosphates hématiques à 20 grammes par jour pris en deux fois.

Voici les résultats de cette troisième expérience :

Eléments contenus dans un litre de lait.	Avant le traitement.		Après.
	1re analyse.	2e analyse.	
Beurre	25 »	24 »	36 »
Caséine	20 »	22 »	28 »
Lactine	42 »	45 »	54 »
Phosphates contenus dans les cendres :			
Phosphates alcalins.	0,017	0,021	0,042
— de chaux	2,032	2,016	4,645
— de magnésie	0,247	0,285	0,389
— de fer	0,105	0,112	0,157
Total des phosphates	2,401	2,434	5,233

La quantité de lait, qui n'était que de 4 litres par jour, s'est élevée à 6 litres. A côté de l'augmentation en quantité, nous pouvons constater qu'il y a eu une notable amélioration dans la qualité. Le lait est devenu plus riche aussi bien en éléments organiques qu'en principes minéraux phosphatés.

L'état général de la vache s'est considérablement amélioré, elle a augmenté de poids ; ce régime paraît lui plaire, elle mange avec avidité.

Les expériences qui précèdent et les résultats obtenus sont instructifs à plus d'un point de vue.

Dans le chapitre précédent, à propos de l'emploi abusif que l'on fait des solutions acides de phosphate de chaux, nous avons démontré que le phosphate de chaux, éliminé par la voie urinaire et par la voie intestinale, sur lequel on s'est appuyé pour donner une raison plus ingénieuse que scientifique de son emploi, est un produit de formation intra-vésicale et intra-intestinale, dont la quantité variable n'a, le plus souvent, aucun rapport avec les phénomènes de désassimilation, mais avec la richesse alimentaire de cet élément.

Ici nous ferons remarquer que pour augmenter la quantité de phosphate de chaux dans le lait, ce n'est pas cet élément que nous avons administré. Nous appuyant sur nos recherches précédentes, nous avons donné les phosphates hématiques, c'est-à-dire le phosphate de fer et le phosphate de soude en abondance, une fois même en trop grande quantité.

Le lait est une sécrétion temporaire qui sert momentanément de voie d'élimination à certains principes en dissolution dans le sang. Il ne renferme aucun élément organisé vivant qui puisse s'opposer aux réactions des divers principes en présence. C'est pourquoi les phosphates alcalins provenant du sérum sanguin d'une part et les sels calcaires non phosphatés provenant des boissons ou des aliments d'autre part éliminés par la glande mammaire produisent du phosphate de chaux. Ce phosphate de chaux n'est donc pas, pour une grande partie du moins, un produit de désassimilation. Il s'est formé de toutes pièces dans l'organisme et il est utilisé pour subvenir aux besoins physiologiques du nouveau-né. N'y a-t-il pas là une nouvelle preuve de ce que nous avons avancé à savoir que : quoique le phosphate de chaux soit très peu soluble ; que le sang n'en charrie que très peu ; l'organisme n'en est pas dépourvu pour cela, car il forme par voie indirecte celui dont il a besoin, pourvu qu'on lui procure les éléments qui le constituent.

Il ne faut pas croire qu'il n'y a que chez les femmes nourrices que l'on constate la pauvreté minérale phosphatée du lait. Le même fait se présente aussi chez la vache. On conçoit qu'il en puisse être ainsi, d'après les explications que nous avons données précédemment et nous pouvons conclure que la richesse d'un lait est toujours proportionnelle à la richesse des aliments, étant donné que la quantité est en rapport avec celle du lait produit.

A l'appui de cette assertion nous donnerons ici les résultats, de deux nouvelles analyses, dont les chiffres dispensent de tous commentaires.

Le premier lait provient de chez un nourrisseur des environs de Paris ;

L'autre, de chez M. Gillet, cultivateur à Bonneuil.

	I (Nourrisseur)	II (Gillet)
Caséine	26 gr.	31 gr.
Beurre.	38	54
Sucre de lait.	54	57

PHOSPHATES MINÉRAUX

	I (Nourrisseur)	II (Gillet)
Phosphates alcalins	0,322	0,072
de chaux	0,423	3,499
de magnésie.	0,155	0,605
de fer.	0,150	0,056
Total des phosphates.	1,050	4,232

Les résultats de ces deux analyses sont intéressants à plus d'un titre :

Les principes caséine, beurre et sucre que l'on a considérés jusqu'à ce jour comme les éléments essentiels du lait ne présentent pas une bien grande différence dans chacune de ces deux analyses et en s'en rapportant à la quantité de ces seuls éléments on peut considérer ces deux laits comme également bons.

Si maintenant nous comparons la richesse phosphatée de ces deux laits nous voyons que le n° 2 est quatre fois plus riche que le n° 1. On voit immédiatement la différence des résultats que l'on obtiendra avec chacun de ces deux laits s'ils doivent servir à l'alimentation de jeunes enfants.

Il ressort encore des résultats de ces deux analyses que la richesse en caséine, sucre et beurre d'un lait ne peut nous permettre en aucune façon de préjuger de ce qu'est la richesse minérale phosphatée. C'est l'analyse seule qui peut fournir cette indication.

Comme on ne peut jamais obtenir d'une nourrice (femme) une quantité de lait suffisante pour opérer la séparation des phosphates minéraux on peut se contenter de la détermination en masse, en partant de cette donnée très approximative, que chez la femme les phosphates représentent à très peu près la moitié du poids des cendres.

Alors, tout lait de nourrice qui donnera une quantité de cendres inférieure à trois milligrammes par gramme de lait doit être considéré comme pauvre.

Nous tirerons de cette étude les conclusions pratiques suivantes :

Le jeune enfant qui vient de naître a un besoin impérieux de phosphate de chaux pour compléter la minéralisation de sa charpente et d'autres phosphates pour l'accroissement des autres tissus. Or, dans le plus grand nombre des cas, le lait des nourrices étant trop pauvre pour fournir la quantité physiologiquement nécessaire de phosphates, il est d'une importance capitale de vérifier par l'analyse la richesse minérale du lait.

Lorsque la pauvreté est établie, on peut la faire disparaître par l'addition aux aliments des phosphates hématiques. Il y aura bénéfice pour la nourrice et pour l'enfant, car il est rare que la pauvreté du lait ne coïncide pas avec une faiblesse relative de la nourrice.

Nous conseillerons encore, quand le lait de vache doit servir à l'alimentation des jeunes enfants, de faire procéder à l'analyse chimique et surtout à la détermination des éléments minéraux phosphatés.

CHAPITRE XXII

CONCLUSIONS THÉORIQUES ET DÉDUCTIONS PRATIQUES

RÉSUMÉ

Nous voici arrivé au terme de l'exposition de nos recherches ; nous ne prétendons pas que le sujet soit épuisé, loin de là. Mais tel qu'il est, notre travail nous paraît former un ensemble assez complet pour que nous puissions le présenter au public. Nous devrions laisser à chaque lecteur le soin de résumer les conclusions théoriques et d'en tirer les déductions pratiques qu'il croira ; nous allons essayer de le faire, afin d'économiser le temps de chacun.

Que l'on prenne la matière vivante, la plus simple, la plus élémentaire, dépourvue de forme définie, comme l'amibe des ruisseaux ; ou bien le protoplasma d'une cellule organisée simple comme celui de la levure de bière ; que cette matière encore soit empruntée à l'être le plus parfait de la création, à l'homme, nous constaterons toujours dans cette matière vivante trois éléments composés indispensables : l'eau qui y entre pour les trois quarts du poids ; une matière protéique et enfin une petite quantité de principes phosphorés minéraux. A côté, selon les aptitudes morphologiques du protoplasma, on trouvera d'autres matériaux organiques et minéraux secondaires, variables dans leur nature, et selon l'espèce à laquelle la matière vivante a été empruntée.

Le protoplasma vivant a la faculté de créer des principes albuminoïdes de la classe des matières protéiques et toujours ils sont accompagnés de principes phosphorés.

Pendant longtemps ces phosphates ont été considérés comme des matières étrangères, des impuretés souillant les substances albuminoïdes. Ce n'est guère qu'au commencement de ce siècle, quand le duc de Richemond démontra l'utilité du phosphate de chaux, dans la végétation, pour augmenter les récoltes, que l'attention fut fixée sur ces corps. Un progrès nouveau et immense s'accomplit lorsque M. Pasteur démontra que la levure de bière est un être vivant végétal qui se nourrit et se reproduit comme les végétaux les plus compliqués et que parmi les matériaux dont elle a un besoin indispensable, pour l'accomplissement de ses fonctions vitales, figure l'acide phosphorique. Cet élément est donc aussi nécessaire au végétal le plus simple comme au plus compliqué ; à celui qui croît sur la terre, comme à celui qui se développe dans l'eau.

L'analyse chimique ne nous a jamais révélé le phosphore chez les plantes et chez les animaux autrement qu'à l'état d'acide phosphorique ; tantôt d'acide simple combiné aux bases minérales, potasse, soude, chaux, magnésie et fer, tantôt sous forme d'acide conjugué, acide phosphoglycérique, combiné avec un alcali organique la névrine et des acides gras.

Malgré cela on a admis pendant bien longtemps que le phosphore existait à l'état oxydable et que ce sont les méthodes d'analyse qui produisaient son oxydation et sa transformation à l'état de phosphate. Ce qui a surtout contribué à maintenir cette croyance, c'est que la décomposition des matières animales peut donner naissance à du phosphure d'hydrogène spontanément inflammable.

Le phospho-glycérate de névrine est surtout condensé dans des principes immédiats, ayant physiquement un aspect gras; c'est pourquoi on leur donne souvent le nom de graisses phosphorées. Ce genre de combinaison phosphorique est surtout accumulé dans le cerveau et dans tout le système nerveux. C'est cet acide phosphoglycérique qui, mis à nu pendant la putréfaction peut subir l'action de l'hydrogène naissant qui se forme et donner naissance au phosphure d'hydrogène que l'on a constaté.

Aujourd'hui, il est bien nettement établi que le phosphore n'existe pas à l'état oxydable chez les êtres vivants végétaux et animaux, mais à l'état complètement brûlé, c'est-à-dire d'acide phosphorique.

Partant de ce fait bien constaté par tous les chimistes, que les cendres de tous les principes azotés protéiques sont riches en phosphates, ce qui a fait dire à l'un d'eux, le Professeur Dehérain « que les phosphates sont les fidèles compagnons des principes azotés; » nous avons voulu savoir comment les phosphates sont unis à ces éléments.

Pour arriver à la solution de ce problème, nous avons analysé les principaux tissus des animaux supérieurs jeunes et adultes, en séparant, dans la mesure du possible la substance propre des éléments histologiques des matières conjonctives. Nous avons également analysé des corps protéiques isolés tels que : des albumines végétales et animales, des légumines, la fibrine, le gluten, etc.

Voici les conclusions dont l'importance ressortira plus loin :

Dans tous les tissus et les substances de nature ou d'origine protéique, on rencontre des phosphates métalliques au nombre de cinq, savoir : des phosphates de potasse, de soude, de chaux, de magnésie et de fer.

Ces phosphates sont inégalement répandus dans chaque espèce de tissu ; mais chacun d'eux est prédominant dans un organe ou un système organique particulier. C'est ainsi que :

Le phosphate de potasse est prédominant dans l'appareil nerveux ;

Le phosphate de soude est abondant dans le sérum hématique ;

Le phosphate de fer se trouve surtout condensé dans les globules du sang ;

Le phosphate de magnésie prédomine dans les muscles ;

Le phosphate de chaux est en excès dans les os.

Ces phosphates sont accumulés dans les tissus jeunes, en voie d'accroissement, dans les graines, dans les œufs et dans les bourgeons ;

Dans chaque organe d'un même individu, ils y sont condensés en quantité directement proportionnelle à l'activité de l'organe ;

Dans un même tissu chez des sujets différents, la quantité des phosphates peut varier dans une large proportion ; mais l'ordre de prédominance de ces éléments n'est pas changé.

Plusieurs hypothèses ont été émises relativement au mode d'association des phosphates avec les principes azotés.

1° On a dit que les phosphates étaient dissous à la faveur des principes azotés et entraînés l'un par l'autre ;

2° Certains chimistes admettent que les phosphates sont unis aux principes azotés à la manière des combinaisons chimiques ;

3° Pour nous, l'hypothèse la plus vraisemblable est celle qui consiste à admettre : *que les molécules minérales phosphatées sont disposées en un groupement méthodique, au milieu des éléments histologiques figurés ; qu'ils en forment la charpente comme les os sont le squelette des animaux supérieurs.*

C'est à leur constitution minérale phosphatée variable, que

les éléments histologiques doivent une partie de leurs propriétés physiques.

C'est aussi en raison de ce mode de groupement minéro-organique des deux ordres d'éléments, que chacun d'eux conserve, dans une certaine mesure, son indépendance, son autonomie, son instabilité propre et peut se modifier physiologiquement et même pathologiquement dans des limites assez larges sans que la vitalité soit détruite.

Cependant l'observation démontre que cette vitalité croît ou décroît, selon que le support phosphaté des éléments histologiques augmente ou diminue.

Dans le règne végétal, l'enveloppe des cellules est de nature cellulosique; le protoplasma intérieur est seul azoté et phosphaté. A mesure que la végétation progresse, le protoplasma crée et organise des couches cellulosiques qui remplissent successivement la cellule; lui-même se résorbe petit à petit et va plus loin créer d'autres cellules.

Le protoplasma chlorophyllien crée des matières protéiques qui bien qu'ayant des caractères physiques différents et portant des noms variés selon les plantes qui les contiennent, sont cependant très voisines comme constitution chimique minérale; elles contiennent aussi des phosphates dans leur organisation moléculaire. Ces matières albuminoïdes vont s'accumuler dans les graines et serviront l'année suivante à l'extension du protoplasma des plantes nouvelles jusqu'au moment où elles seront assez développées pour pouvoir créer elles-mêmes tous les éléments dont elles auront besoin.

La cellule végétale, quand elle a acquis son développement complet, n'a plus guère qu'un rôle passif, celui de servir de support à la matière vivante et de contribuer, avec les autres cellules, à donner à la plante sa forme particulière.

Dans le règne animal, les cellules de tous les tissus ont une origine commune; la même substance protéique leur donne naissance et, autant que nous pouvons le juger, elle paraît identique à celle du protoplasma ; la constitution des cellules embryonnaires le démontre. Mais à mesure que l'embryon se développe, de nouvelles cellules prennent naissance qui se différentient de plus en plus, au bout de quelque temps elles se groupent par espèces et forment des organes différents. Chacun d'eux ayant une fonction spéciale, leur vitalité sera différente ainsi que leur mode nutritif.

A l'aspect extérieur seulement, une cellule osseuse, une fibre musculaire et une cellule nerveuse ne peuvent pas être confondues, malgré une origine commune et l'unité de leur matière constituante ; mais si nous envisageons la composition minérale, nous trouvons d'autres différences, non moins importantes. Tandis que dans l'embryon nous trouvions cinq phosphates minéraux groupés probablement d'une manière uniforme dans une substance fondamentale à peu près homogène, dans les organes développés de l'embryon nous trouvons ces phosphates groupés tout différemment dans chaque espèce d'organe et nous constatons que les propriétés physiques des phosphates prédominants, présentent une certaine corrélation avec les qualités physiques des éléments histologiques dans lesquels ils sont condensés. Ce qui prouve que les phosphates contribuent à donner leurs propriétés physiques aux éléments organisés.

L'unité originelle de la matière fondamentale de tous les éléments histologiques constituant l'individualité animale ou humaine la plus compliquée n'est pas le seul lien qui rapproche tous ces éléments ; nous retrouvons encore cette unité dans la matière alimentaire qui fournira des matériaux à tous les éléments organisés si différents. Cette matière alimentaire unique, c'est l'hémoglobuline, résultant elle-même de matières protéiques variées végétales ou animales, désorganisées et reconstituées en une matière homogène. De même aussi, que ces matières protéiques diverses renfermaient des phosphates variés groupés différemment, l'homogénéisation dans l'hémoglobuline amène une nouvelle reconstitution minérale et le phosphate de fer devient prédominant dans la matière fondamentale hématique définitive, alors qu'il ne l'est dans aucune des matières alimentaires qui peuvent servir à la former.

Et tandis que la constitution phosphatée minérale de l'hémoglobuline ne présente plus aucune corrélation avec celle des matériaux qui ont servi à la constituer; les tissus jeunes, qui sont formés et approvisionnés par cette hémoglobuline, conservent pendant longtemps des traces de leur constitution minérale phosphatée ferrugineuse. Ce n'est que lentement et progressivement qu'elle se change par la substitution d'éléments terreux au principe ferrugineuse. Nous retrouvons les traces de cette constitution phosphatée ferrugineuse aussi bien dans le tissu musculaire que dans les tissus osseux et nerveux.

C'est précisement la persistance de la constitution phosphatée ferrugineuse dans les jeunes tissus qui nous a conduit à affirmer que ce sont les matériaux résultant de la fonte des globules hématiques qui servent à la nutrition histologique et non pas l'albumine comme l'admettent un certain nombre de physiologistes.

Tandis que dans le règne végétal, en dehors des phénomènes de synthèse et d'assimilation, le rôle de la cellule est pour ainsi dire passif; dans le règne animal, au contraire, à mesure que l'on s'élève dans l'échelle des êtres, les fonctions des éléments histologiques deviennent de plus en plus actives.

Comme conséquence de leur activité fonctionnelle, elles désassimilent et brûlent une partie de leur substance, par suite du travail effectué. Elles brûlent, en outre, des matières hydrocarbonées pour produire du calorique. Elles doivent donc assimiler des matériaux azotés de reconstitution organique et des éléments combustibles.

Pendant que s'effectuent ces phénomènes de destruction organique, des phosphates constituants sont mis en liberté et des acides organiques prennent naissance. Ces derniers agissant sur les phosphates désassimilés mettent de l'acide phosphorique en liberté ; lequel, en raison de ses propriétés stimulantes puissantes, agit sur les éléments cellulaires non désorganisés, les excite et exalte leurs fonctions. De même aussi, les phosphates qui vont servir à reconstituer les tissus affaiblis doivent subir un changement dans leurs bases et affecter des combinaisons nouvelles ; si petite que soit, pendant ce changement, la durée de la mise en liberté de l'acide phosphorique, elle est encore suffisante pour qu'il puisse produire, momentanément, une action excitante sur la cellule vivante. Ainsi donc, à sa sortie des éléments histologiques, comme à son entrée dans ces éléments, l'acide phosphorique exerce une action stimulante. On comprend alors que, plus les éléments histologiques sont riches en phosphates, plus il en est mis en mouvement à l'entrée et à la sortie, plus l'excitation produite est intense et plus sont actives les fonctions de la cellule.

En résumé : *A l'état statique,* les phosphates sont les supports des éléments histologiques ;

A l'état dynamique, leur acide phosphorique est un puissant stimulant de la molécule vivante.

Telles sont, en peu de mots les propriétés physiologiques des phosphates.

La vie dans les éléments histologiques est caractérisée par deux ordres de phénomènes :

Phénomène de création,

Et phénomène de destruction organiques.

Quand un organe fonctionne, muscles, glandes, nerfs, cerveau, une partie de la substance de ces organes se consume, se détruit. Cette destruction est un phénomène physico-chimique, le plus souvent le résultat d'une combustion, d'une fermentation, etc. Elle correspond aux manifestations fonctionnelles visibles, manifestations par lesquelles nous connaissons la vie et par lesquelles nous sommes amenés à la caractériser.

Les phénomènes de création organique sont les actes plastiques qui s'accomplissent dans les organes au repos et les régénèrent. La synthèse assimilatrice rassemble les matériaux et les réserves que le fonctionnement doit dépenser. C'est un travail intérieur silencieux, caché, sans expression phénoménale évidente.

Ces deux phénomènes sont absolument solidaires chez les êtres vivants et se succèdent dans un enchaînement qu'on ne saurait rompre. Ils sont connexes et inséparables en ce sens que la rénovation est le corollaire nécessaire de la destruction. Les actes de destruction organique sont donc les précurseurs des actes de rénovation par lesquels les parties se rétablissent et renaissent. Des deux types de phénomènes, celui qui est le plus vital, c'est celui de création, il est prédominant et presque exclusif dans la phase de jeunesse, tandis que dans l'âge adulte il est subordonné à l'autre.

La création ou la restauration organique ne peuvent s'effectuer qu'au moyen d'éléments semblables à ceux qui ont été détruits; on les appelle des *aliments*. Le corps, par les conditions mêmes de la vie, étant dans un état de mutations incessantes; l'alimentation doit être réglée en espèces et en quantité sur la dépense organique.

La vie d'un individu comprend trois périodes : une phase de jeunesse, dans laquelle les phénomènes de création l'emportent sur les phénomènes de destruction; c'est la période d'accroissement dans laquelle la quantité d'aliments doit être abondante et notablement supérieure aux dépenses. La deuxième période est l'âge adulte, caractérisé par un état à peu près stationnaire. L'alimentation et la dépense doivent théoriquement se faire équilibre; mais, dans l'application, l'alimentation doit être un peu supérieure aux besoins, de manière à permettre à l'organisme de faire une réserve de matériaux pour des dépenses imprévues. En raison de ce léger excédant alimentaire, l'accroissement se continue souvent encore, mais dans des proportions beaucoup plus faibles en général. Enfin, la dernière phase est celle de la vieillesse, dans laquelle les phénomènes de destruction deviennent prédominants. Par cette raison, l'activité fonctionnelle doit être ralentie et tous les soins les plus minutieux doivent être pris de manière à retarder, dans la mesure du possible, cette régression histologique, afin de prolonger l'existence.

L'animal a été défini : *un être vivant fortement azoté, digérant, sensible et locomotile.* Pour que la définition soit complète, il faut ajouter : *et fortement phosphaté.*

Les besoins de l'organisme nous sont indiqués par la nature des déchets éliminés par les deux voies pulmonaire et urinaire. Les exhalaisons pulmonaires contiennent surtout de l'acide carbonique et de l'eau résidus de combustions. L'urine renferme principalement de l'eau, des déchets azotés et des phosphates.

Tandis que les déchets de l'urine ne varient que dans des limites étroites en général, quel que soit le département organique qui fonctionne ; nous rencontrons parfois des dépenses considérables dans la proportion d'acide phosphorique éliminé.

Si nous traduisons toutes ces données en principes immédiats tels que l'alimentation peut nous les fournir ; nous voyons que l'organisme a besoin d'éléments de reconstitution organique comprenant des principes azotés albuminoïdiques, des phosphates et en outre des matériaux combustibles produisant du calorique transformable en mouvement et en force ; ce sont des hydrates de carbone tels que l'amidon, le sucre, les graisses.

Tandis qu'on se préoccupe de la richesse des aliments en carbone et en azote ; il est surprenant que l'acide phosphorique, dont la découverte dans l'urine remonte aux alchimistes, ait été négligé jusqu'à ce jour, et que l'on n'ait tenu aucun compte de sa présence constante dans les déchets de l'organisme.

En résumé, l'idéal dans l'alimentation, aujourd'hui, consiste à fournir des principes azotés en quantité considérable et souvent en excès à l'économie. Ces matériaux mal brûlés produisent de grandes quantités d'acide urique qui, éliminé difficilement à cause de sa faible solubilité, donne naissance aux affections goutteuses, cutanées et parasitaires. Les générations sont-elles pour cela plus robustes? c'est tout le contraire.

Il est temps de corriger cette alimentation si incomplète et si vicieuse. Il faut tenir compte, dans un aliment, de sa richesse en azote, cela est certain; mais il faut aussi se préoccuper de la quantité d'acide phosphorique qu'il renferme.

Cl. Bernard a dit : *Les plantes et les animaux se nourrissent de la même manière mais vivent différemment.* Quoiqu'il y ait loin d'une plante à l'homme, puisqu'elles se rapprochent par un point, la nutrition, nous pouvons donc établir une comparaison entre eux.

Une graine renferme un embryon, c'est-à-dire la plante qui devra perpétuer l'espèce, mais à l'état rudimentaire; à côté d'elle se trouve la provision alimentaire dont elle aura besoin dès le début de la germination. Cette provision se compose d'hydrates de carbone, amidon sucre, corps gras; d'une matière azotée protéique renfermant des phosphates et en outre de phosphates libres.

Les phosphates libres sont là pour faciliter l'extension du protoplasma vivant, par l'assimilation des matières protéiques qui en renferment cependant déjà.

Dans les cellules des feuilles qui renferment du protoplasma chlorophyllien, laboratoire où s'effectueront les créations organiques, des phosphates sont apportés en excès par la sève et y restent pour être employés à mesure des créations organiques.

Voilà ce que nous indique l'analyse, c'est-à-dire la théorie. Quels sont maintenant les enseignements que nous donne la pratique agricole ? Dans un sol absolument dépourvu de phosphates, les plantes ne fructifient pas. Quand les phosphates sont en petites quantités, la végétation est chétive et la production des graines peu abondante. Si à ces terrains on ajoute des phosphates facilement assimilables par les plantes, on obtient une végétation luxuriante et un rendement beaucoup plus considérable de grains.

La production du sucre dans la racine de betteraves est représentée par l'aphorisme suivant : chaque kilogramme d'acide phosphorique assimilé par la plante correspond à 100 kilos de sucre produit.

Donc, lorsque le sol est riche, la nature facilite l'extension du protoplasma et les créations organiques au moyen d'un excès de phosphates qu'elle accumule. La végétation atteint son maximum d'intensité. Est-il téméraire d'admettre que des résultats analogues doivent être obtenus dans le règne animal et chez l'homme ?

L'animal emprunte ses principes alimentaires aux plantes ; ses tissus doivent contenir une proportion plus élevée de phosphates que les éléments empruntés aux plantes pour être dans un état constitutif normal. Les transformations, que ces matériaux doivent subir avant d'être intégrés, s'opérant dans le corps de l'animal ; elles doivent se produire dans un milieu contenant un excès de phosphates libres.

L'homme emprunte ses aliments à la chair des animaux et aux plantes. Son activité fonctionnelle étant plus grande encore que celle des animaux ; ses tissus doivent être plus forts et par conséquent plus phosphatés. Il faut donc ici encore que les transformations s'effectuent dans un milieu contenant un excès de phosphates libres.

En est-il ainsi ? Nous affirmons que cela n'est pas dans la

majorité des cas avec l'alimentation dite recherchée des villes. Les phosphates libres se trouveraient surtout dans le sérum sanguin des animaux, mais ils sont saignés avant de servir à l'alimentation ? Les plantes pourraient fournir une certaine provision de phosphates libres ; mais à la ville elles tiennent une place si petite dans l'alimentation ? Nous n'avons que le pain ? Mais pour avoir un produit plus blanc, on ne prend que les premiers produits de la pulvérisation riches en amidon et pauvres en azote et en phosphates, parce que ces éléments accumulés surtout au voisinage de l'embryon, dans des parties plus dures, sont rejetés avec le son.

Plus la chair des animaux est tendre, plus elle est recherchée ? Pour satisfaire à ce goût, les gros animaux, bœufs, moutons, porcs, aussi bien que les volailles sont forcés en nourriture et immobilisés le plus possible. Dans ces conditions, leurs tissus acquièrent un développement rapide et considérable et au bout de quelques mois ils sont livrés à la boucherie. La partie azotée cellulaire des tissus a pris une grande extension, mais la charpente phosphatée ne s'est formée que d'une manière incomplète, parce qu'il lui faut du temps pour cela et qu'on ne le lui laisse pas. En conséquence, la chair de ces animaux, qui est insuffisamment phosphatée, ne donne qu'un aliment imparfait.

Nous signalerons encore une autre pratique désastreuse dans le but de satisfaire à une idée erronée du public. Les ménagèrent recherchent la chair de veau la plus blanche comme étant préférable à celle qui est rouge. Pour obtenir ce résultat on soumet les veaux à de petites saignées périodiques. On les rend anémiques par cette pratique, leurs tissus sont appauvris et leur chair est molle flasque et peu nourrissante.

Faut-il s'étonner qu'avec l'existence surmenée des villes et une alimentation si incomplète et si peu réparatrice, la race s'affaiblisse de plus en plus ? Dans les campagnes, les individus sont plus robustes, parce qu'ils ont une alimentation

plus végétale, plus grossière si l'on veut, mais incomparablement plus minéralisée.

Il est certain que, lors même que la provision de phosphates
est insuffisante, les fonctions créatrices ne sont pas arrêtées ;
les éléments anatomiques se réparent quand même, de nouvelles cellules peuvent se former, mais avec une charpente
imparfaite, qu'elles n'ont pas les moyens de compléter, puisque
les matériaux font défaut. Elles ne peuvent pas offrir les qualités
physiques normales de résistance ; il en résulte nécessairement
un affaiblissement et par conséquent un abaissement de la
vitalité.

L'observation nous démontre que tous les sujets rachitiques
ou ostéomalaciques sont moins robustes que les autres ; pourquoi n'en serait-il pas de même de l'élément anatomique considéré isolément ? On comprend alors pourquoi une collectivité
d'éléments affaiblis ne peut pas produire un travail normal. Toutes ces explications permettent de comprendre, comment l'insuffisance de l'élément phosphaté minéral agit sur la
vitalité générale et finit par affaiblir les races.

Tous les économistes s'élèvent contre le coefficient peu
élevé de l'accroissement de la race Française et le signalent
comme un danger national. On invoque comme cause l'égoïsme
des parents, qui limitent le nombre des enfants afin de diminuer les dépenses et jouir de plus de bien-être qu'elles transmettent à leurs enfants peu nombreux. Nous ne contestons pas
la valeur de cette raison et de quelques autres encore ; mais
croit-on, par exemple, que la mortalité des enfants en bas-
âge serait aussi grande, si le père et la mère qui les ont pro-
créés étaient plus robustes. Ne peut-on pas encore invoquer
la même cause, contre le développement désastreux de l'industrie des nourrices mercenaires, qui déplace la mortalité, sans
la diminuer ; en la transportant de la ville à la campagne,
puisque ce sont les enfants des nourrices qui sont les victimes
de ce commerce. Il nous semble encore que la race Française
serait plus prolifique si par une alimentation mieux entendue

et plus minéralisée elle était rendue plus vigoureuse et souvent les résultats déjoueraient les calculs égoïstes. La stérilité, enfin, n'est-elle pas plus fréquente chez les femmes faibles que chez les femmes robustes ?

L'insuffisance minérale phosphatée n'est pas la seule cause de l'affaiblissement de la race française. Les veilles prolongées, les nuits consacrées aux plaisirs, quand on donne le jour au sommeil, sont encore des habitudes déplorables par le retentissement qu'elles ont sur la santé.

Si nous avons introduit dans notre travail une étude du sommeil, c'était pour bien démontrer que c'est pendant cet état de repos relatif de tous les organes que se fait la réparation histologique des pertes produites pendant le jour, ce que ne disent pas les ouvrages qui ont traité cette question. C'est donc en réalité pendant le sommeil de la nuit que nous nous nourrissons.

Est-il indifférent que le sommeil ait lieu pendant la nuit, ou le jour, pourvu qu'on lui consacre la même durée ? Non, Car si nous avons besoin du sommeil et du repos relatif qui en est corollaire pour nous nourrir, nous avons besoin de la lumière vive du jour pour élaborer et transformer les aliments que nous prenons. Pendant le jour nos organes, nos muscles, notre cerveau dépensent et s'usent ; mais en même temps notre appareil digestif reçoit des aliments, les digère, les élabore, les prépare à la nutrition proprement dite et la lumière du jour lui est nécessaire pour cet acte.

Nous voyons alors ce qui arrive quand la plus grande partie de la nuit est consacrée aux veilles, que ce soit pour cause de travail ou de plaisir et qu'une bonne partie du jour est abandonnée au sommeil. Notre organisme ne reçoit que des matériaux imparfaitement élaborés ; la nutrition est incomplète et il s'épuise.

La manière de vivre dans les classes élevées est donc anti-physiologique.

L'analyse chimique a démontré qu'à chacun des grands systèmes organiques de l'homme et des animaux supérieurs correspond un phosphate qui lui est propre ou prédominant ; de sorte que, quand l'activité vitale est plus grande dans un système organique, quand le travail est localisé dans un appareil particulier, il est dépensé, en excès, d'un phosphate spécial, selon l'organe qui fonctionne et ce phosphate, il doit le retrouver en quantité suffisante dans l'alimentation, ou bien les éléments pour le produire doivent y être réunis.

C'est en analysant chacun des principaux actes physiologiques ou fonctionnels chez l'homme que nous arriverons à connaître ses besoins en phosphates minéraux, selon les conditions de son existence.

ENFANCE

Période embryogénique. — A partir du moment où l'ovule est fécondé, chez la femme, l'utérus devient le centre d'une activité extraordinaire qui est caractérisée par un afflux sanguin dans tous les vaisseaux et une coloration rouge de tous les tissus beaucoup plus foncée qu'à l'état normal. On constate aussi, dès ce moment, que l'acide phosphorique disparaît complètement de l'urine.

La plus grande partie de l'acide phosphorique éliminé par l'urine est sous forme de phosphate de soude acide ; or, Follin a constaté que, dans les premiers mois de la grossesse, chez la femme, il se forme des dépôts de phosphate de chaux dans la région du bassin sous forme de concrétions ostéophytes. M. Dastre a observé des dépôts de phosphate de chaux semblables dans les plaques du chorion chez les ruminants. Ces réserves qui augmentent jusque vers le cinquième mois, disparaissent ensuite très rapidement et on n'en trouve plus trace à partir du huitième mois chez la femme. Le phosphate de chaux des réserves est donc un produit de formation intra-organique ; ce fait est très important.

Tant que l'embryon n'est pas arrivé au moment où tous les organes sont bien dessinés, les réserves de phosphate de chaux s'accroissent. Aussitôt que la charpente osseuse est indiquée par la formation de cellules cartilagineuses, celles-ci font successivement place à des cellules osseuses qui emploient beaucoup de phosphate de chaux. L'alimentation la plus substantielle aurait été impuissante à fournir une telle quantité de phosphate de chaux, en si peu de temps ; c'est pourquoi la nature prévoyante a formé ces réserves en vue d'une dépense extraordinaire.

Les réserves de phosphate de chaux étant surtout formées avec l'acide phosphorique de désassimilation, on comprend immédiatement que la quantité en est proportionnelle à celle de l'acide phosphorique éliminé. La conséquence pratique qui découle de cette donnée ; c'est qu'il faut enrichir l'organisme en principes minéraux phosphatés afin que toutes les transactions vitales soient plus actives et l'élimination plus abondante. Le moyen d'arriver à ce résultat consiste à ajouter, à l'alimentation quotidienne de chaque repas, une petite quantité de phosphates hématiques (phosphates de fer et de soude) ; puisque : enrichir le sang c'est enrichir tous les organes.

Enfance. — Quand l'enfant est né, il a encore besoin d'une grande quantité de phosphate de chaux, pour achever la minéralisation de son squelette qui est loin d'être terminée ; c'est dans le lait qu'il doit puiser cette provision minérale. Mais l'analyse a démontré que le lait de la femme mère ou nourrice en ville surtout, dans la majorité des cas, ne renferme qu'une quantité tout à fait insuffisante de phosphate de chaux. L'expérimentation nous a prouvé encore que par l'usage des phosphates hématiques, une mère peut enrichir considérablement son lait en phosphate de chaux. Nous ne pouvons encore que les recommander instamment ici. Sous leur influence les enfants se développent admirablement et les progrès sont parfois surprenants.

Les expériences du laboratoire de la faculté de médecine de Paris ont établi que toutes les préparations de phosphate de chaux, pompeusement décorées du titre d'assimilables, sont antiphysiologiques et antinutritives.

Le meilleur moyen de donner du phosphate de chaux assimilable aux enfants c'est de leur administrer un lait très riche que l'on peut se procurer facilement aujourd'hui. On peut encore donner du phosphate de chaux hydraté en nature, mais à la dose très faible de 5 à 10 centigrammes par prise que l'on peut répéter cinq ou six fois par jour.

En résumé, l'économie fabrique de toutes pièces le phosphate de chaux dont elle a besoin et, quand elle le présente en nature, c'est intégré dans une combinaison organique comme le lait, seule forme sous laquelle on peut le dire vraiment assimilable.

Adolescence. — La croissance générale dans tous les départements organiques est le phénomène prédominant à cette époque de la vie de l'homme. Il faut donc à l'enfant une provision considérable de phosphates organiques, si l'on veut que tous les éléments anatomiques, qui vont se former, aient une charpente solide d'où dérive une vitalité puissante.

Mais si l'on considère que l'organisme fabrique de toutes pièces les phosphates terreux de chaux et de magnésie dont il a besoin, à cause de leur insolubilité et de la difficulté qu'il éprouve à les faire circuler en quantité suffisante, on voit que nous n'avons à nous préoccuper de ces phosphates qu'incidemment. Restent les trois phosphates de potasse, de soude et de fer. Le phosphate de potasse n'entre que dans la constitution du système nerveux ; les besoins de l'organisme en cet élément sont modérés à cette époque et la partie végétale de l'alimentation pain et légumes peut les fournir en quantité suffisante. Ce sont les deux phosphates du sang, phosphates de soude et de fer, dont l'organisme a le plus pressant besoin et qu'il consomme en plus grande quantité.

Comme le phosphate de fer est élément constituant du globule hématique et le phosphate de soude le principe essentiel de son milieu physiologique ; l'anémie qui se manifeste d'une manière presque constante à cet âge, surtout dans les villes, a donc pour cause : d'abord une dépense de globules plus élevée et ensuite une pénurie de phosphates de fer et de soude dans l'alimentation, laquelle s'oppose à une genèse abondante de globules.

L'exactitude de ces faits a été démontrée par l'analyse et l'expérimentation l'a confirmée. En administrant des phosphates hématiques (1) aux adolescents pendant toute la durée de la croissance, nous les avons vus devenir beaucoup plus robustes que leurs états de santé antérieure ne permettaient de l'espérer. Douze années d'expérimentation avec des succès constants sont des arguments péremptoires à l'appui de ces conclusions analytiques.

Comme, dans les transactions physiologiques, le phosphate de fer cède son acide phosphorique pour produire d'autres phosphates d'assimilation, selon les besoins de chaque organe et que l'oxyde de fer est éliminé, on a la raison du peu de résultats obtenus depuis cinquante années jusqu'à ce jour, par toutes les préparations ferrugineuses non phosphatées.

Il est très important de ne pas confondre les phosphates proprement dits avec les pyrophosphates qui sont des corps altérés par le feu. Ils n'agissent plus comme phosphates physiologiques. Nous mettons en garde contre cette substitution, parce que des commerçants dans un but intéressé cherchent à établir une confusion entre ces deux classes de corps si différents au triple point de vue physique, chimique et physiologique.

(1) Le Fer hématique Michel renferme ces phosphates physiologiques sous forme soluble (neutre) et assimilable.

AGE ADULTE

Chez l'homme arrivé à l'état adulte, tous les organes ont acquis leur développement complet; théoriquement il ne devrait plus augmenter de poids, les dépenses et les recettes devant se faire équilibre. Seulement, comme l'homme doit effectuer un travail musculaire ou intellectuel, que ce travail n'est pas toujours égal; la quantité d'aliments doit légèrement surpasser les besoins habituels, afin qu'il y ait des réserves pouvant servir à une augmentation imprévue de travail. C'est cette réserve alimentaire qui détermine souvent le léger accroissement qui se continue dans l'âge adulte.

Travail musculaire.. — Il est le résultat d'une transformation mécanique de la chaleur.

Pour s'effectuer convenablement, le travail musculaire exige une quantité déterminée de carbone représenté par de la graisse, du sucre ou de l'amidon, éléments combustibles produisant beaucoup de calorique; puis des matériaux de réparation organiques comprenant des matières protéiques et des phosphates.

Jusqu'à ce jour, on ne s'est préoccupé dans la réglementation de la nourriture de l'ouvrier que du carbone et de l'azote, les phosphates ont été négligés. Il n'y a pas lieu d'en être surpris puisque l'on n'en connaissait pas la valeur. Cette alimentation est forcément mixte, le pain et les légumes y tiennent une place assez importante. A la campagne, où la viande est quelquefois complètement supprimée de l'alimentation et la nourriture presque exclusivement végétale, l'azote est fourni par le gluten du pain, les œufs, le lait, le fromage, ainsi que la petite quantité d'albumine contenue dans les autres parties végétales alimentaires. Or, il se trouve par hasard, que la quantité de phosphates nécessaires existe dans la nourriture mixte de l'ouvrier, même lorsqu'elle est la moins réparatrice au point de vue de l'azote.

Les ouvriers trouvent donc dans leur alimentation mixte, tous les matériaux dont ils ont besoin ; aussi sont-ils robustes. Il n'y a de dangers pour eux que quand ils font usage d'une trop grande quantité d'alcool ou même de vin ; alors que ces boissons amènent une diminution importante dans la quantité d'aliments ingérés chaque jour.

Pris à petite dose, l'alcool est complètement brûlé dans l'économie et produit rapidement une certaine quantité de calorique transformable en force. C'est pour ainsi dire à cause du coup de fouet qu'éprouve l'organisme, presque instantanément, que les ouvriers recherchent l'excitation produite par ce liquide.

Mais, lorsque la quantité d'alcool introduit dépasse celle que l'organisme peut brûler, cet alcool circule dans le sang, imprègne les liquides physiologiques et les tissus, modifie les fonctions vitales et produit plus ou moins rapidement des effets toxiques, selon la quantité ingérée.

Travail intellectuel. — Tandis que les dépenses de l'organisme, effectuées par le travail musculaire ont été l'objet d'études approfondies, aussi bien en France, qu'en Allemagne et en Angleterre ; le travail intellectuel n'a donné lieu à aucune recherche complète. Partant de ce fait que la quantité d'urée éliminée ne présente qu'une faible différence chez les individus, soit qu'ils accomplissent un travail musculaire ou s'adonnent à des travaux intellectuels, on a conclu que l'alimentation fortement azotée devait répondre, et au delà, à tous les besoins de l'organisme.

Couerbe et Vauquelin, au commencement de ce siècle, avaient bien prouvé, chacun de leur côté, qu'il y a une corrélation étroite entre les fonctions cérébrales et les phosphates urinaires ; mais ces faits sont oubliés aujourd'hui. En 1868, Byasson affirma, à la suite d'expériences faites sur lui-même, que les jours d'activité cérébrale son organisme brûlait un quart d'acide phosphorique en plus que les jours de repos ou d'activité musculaire. Moleschott avait résumé depuis longtemps tous les faits connus par cette expression imagée : *Sans le phosphore point de pensée.* Malgré tous les travaux antérieurs ayant une signification analogue, les travaux de Byasson ont été contestés. L'expérimentation physiologique présente de si grandes difficultés, en raison des conditions nombreuses dont il faut tenir compte, que l'on ne doit pas être surpris quand les résultats sont douteux, parfois même contradictoires en apparence. Mais à défaut d'expériences physiologiques complètement probantes, nous avons des preuves pathologiques trop nombreuses malheureusement qui appuient les conclusions de Couerbe, de Vauquelin et de Byasson. Indépendamment des maladies graves du système nerveux, telles que l'impuissance, les ramollissements de la moelle épinière, les paralysies, etc., nous avons aussi les névroses qui frappent à peu près indistinctement tous les travailleurs du cerveau, aussi bien l'employé de bureau que le commerçant, l'homme d'affaires que le littérateur, l'artiste, le savant, etc. La vie à outrance qui caractérise notre époque, que ce soit le travail, le plaisir, l'ambition ou les peines, déterminent des perturbations graves que les chimistes peuvent prévoir à l'avance quand ils analysent les urines. Ils constatent une élimination d'acide phosphorique qui n'est pas en rapport avec la quantité fournie par l'alimentation. La science a enregistré un certain nombre de faits de ce genre, mais on ne s'en est pas préoccupé.

Tous ces faits deviennent compréhensibles quand on tient compte de la constitution minérale phosphatée du cerveau qui est beaucoup plus élevée que celle des autres tissus ; ainsi qu'il résulte de nos analyses.

Nous pouvons donc dire que l'analyse chimique, l'expérimentation physiologique et les observations pathologiques fournissent des résultats qui se confirment mutuellement et établissent que tous les hommes adonnés aux travaux de l'esprit, ou exigeant seulement une contention de cet organe doivent recevoir une alimentation très phosphatée, parce qu'ils en dépensent une quantité beaucoup plus élevée que dans tout autre genre de travail.

Or, tous les prétendus perfectionnements dont les diverses parties de l'alimentation sont l'objet, dans le but de répondre aux goûts du public, ont pour résultat, précisément, de les appauvrir, outre mesure, en principes minéraux phosphatés dont on a le plus besoin. Aussi, malgré l'exagération de l'alimentation azotée que l'on considère aujourd'hui comme la perfection, ne doit-on pas être surpris, si les états nerveux deviennent chaque jour de plus en plus fréquents et vont frapper la vitalité des individus jusque dans leur descendance.

En résumé, l'état de névrose dont la race française est atteinte dans ses classes intelligentes (nous ne parlons pas des autres races ne les connaissant pas) a pour cause une déphosphatisation de l'organisme produite par un excès permanent de dépenses sur les recettes. La preuve expérimentale de cette assertion peut être facilement faite, en administrant à un névropathe du phospho-glycérate de potasse dans un liquide approprié. Tandis qu'avec le bromure de potassium on n'obtient qu'une sédation momentanée ; nous obtenons avec les phosphates une amélioration rapide d'abord et la guérison ensuite, accompagnée du relèvement des forces.

La loi *de restitution* qui est venue jeter un si grand jour sur la culture des végétaux doit aussi nous guider dans l'alimentation de l'homme. Il dépense des phosphates dont l'espèce prédominante varie selon le département organique dans lequel l'activité vitale est concentrée ; restituons-les-lui et si nous ne le pouvons pas toujours directement, par les aliments, dans la crainte de trop surcharger l'estomac, ce qui nuirait aux travaux intellectuels, faisons-le indirectement au moyen de boissons appropriées.

Nous avons la conviction que, par l'usage judicieux des phosphates, nous relèverons la vigueur de notre race dans ses classes intelligentes ; nous faisons des vœux pour que nos idées soient partagées et mises en pratique par le plus grand nombre. Le bien qui en résultera, pour tout le monde, nous donnera la satisfaction intime d'avoir été utile à notre Pays.

FIN

TABLE DES MATIÈRES

PRINCIPES IMMÉDIATS DÉRIVÉS DU PHOSPHORE

CHAPITRE PREMIER. — DU PHOSPHORE ET DE SES COMPOSÉS OXYGÉNÉS

LA MATIÈRE VIVANTE AMORPHE ET ORGANISÉE

CHAPITRE II

RÈGNE VÉGÉTAL

RÈGNE ANIMAL

Première Partie

LES PHOSPHATES SONT RÉPANDUS DANS TOUTES LES PARTIES DE L'ORGANISME